Ute Schlömer

Psychologische Unterstützung in der Strahlentherapie

Springer-Verlag Wien New York

Ute Schlömer

Klinische Psychologin, Psychotherapeutin BDP
Abteilung für Medizinische Psychologie,
Universitätskrankenhaus Hamburg-Eppendorf
Bundesrepublik Deutschland

Satz: Datenkonvertierung durch Bernhard Computertext KG, A-1030 Wien

Titelbild: L. Janssen-Seetzen, Aurich-Rahe
Weitere Erläuterungen zu diesem Bild siehe Vorwort

Gedruckt auf säurefreiem, chlorfrei gebleichtem Papier – TCF

Die Deutsche Bibliothek – CIP-Einheitsaufnahme
Schlömer, Ute:
Psychologische Unterstützung in der Strahlentherapie /
Ute Schlömer. – Wien ; New York : Springer, 1994
ISBN-13: 978-3-211-82546-4 e-ISBN-13: 978-3-7091-9348-8
DOI: 10.1007/978-3-7091-9348-8

ISBN-13: 978-3-211-82546-4

Vorwort

Krebstherapien können Leben retten und Leben verlängern. Jeder, der Krebspatienten behandelt, pflegt, betreut oder begleitet, wird Zeuge ihrer für den Patienten anstrengenden physischen und psychischen Auswirkungen und erlebt dies häufig selbst als belastend.

Im Gegensatz zur psychischen Befindlichkeit von Krebspatienten unter Chemotherapie und Möglichkeiten der psychologischen Hilfe wurde die Stituation von Strahlentherapiepatienten bislang nur wenig erforscht.

Das vorliegende Buch entstand im Rahmen eines vom Bundesforschungsministerium geförderten Projektes mit dem Titel: „Psychosoziale Unterstützung in einer Radiologischen Klinik: Entwicklung und Implementierung eines Modellprojektes." Wir haben den Versuch unternommen, psychologische Unterstützung für Krebspatienten in die Abteilung für Strahlentherapie der Radiologischen Klinik des Universitätskrankenhauses Hamburg-Eppendorf zu integrieren, psychoonkologische Erkenntnisse in Fortbildungen für Klinikpersonal weiterzuvermitteln und die damit gemachten Erfahrungen zu dokumentieren.

Der Schwerpunkt dieses Buchs liegt in der Beschreibung und Evaluation der Erfahrungen bei der psychologischen Arbeitsaufnahme im ambulanten Bereich der Abteilung für Strahlentherapie. Weiterhin werden die Aktivitäten eines Teams von einem Arzt/Psychologen, drei Psychologen, einer Soziologin und einer Musiktherapeutin bezüglich der Fortbildung des Klinikpersonals beschrieben.

Die im Klinikalltag gesammelten Erfahrungen mit Patienten und Mitarbeitern wurden mit Hilfe von „Feldnotizen" computergestützt dokumentiert. Neben der qualitativen Forschung durch „Teilnehmende Beobachtung" führten wir eine Mitarbeiterbefragung in der Abteilung für Strahlentherapie durch. Es geht also um die Perspektive der Patienten, des Klinikpersonals und der psychosozialen Mitarbeiter.

Die Beobachtungen und analysierten Erfahrungen in der Erlebniswelt der Strahlentherapeuten, der Krebspatienten und der psychosozialen Mitarbeiter sollen dazu führen, die verschiedenen Welten transparenter zu machen und das Verständnis füreinander zu fördern. Sie sollen Psychologen, Sozialarbeitern, Seelsorgern, Ärzten, Medizinisch-Technischen Assistenten, Pflegekräften, aber auch Laienhelfern, die sich Strahlentherapiepatienten zuwenden wollen, als mögliche Orientierung und als Hilfe beim Einstieg in diesen Arbeitsbereich dienen.

Bei den Krebspatienten, um die es in diesem Buch geht, handelt es sich nicht um einen Querschnitt von Patienten der Abteilung für Strahlentherapie, sondern um Patienten, die mir als Psychologin zugewiesen wurden oder von sich aus Kontakt aufnahmen, weil sie besonders stark belastet waren.

In meiner psychotherapeutischen Begleitung von Krebspatienten hat sich der Einsatz von kreativen Medien als ein besonderer Zugang zur psychischen Innenwelt der Menschen erwiesen.

Das Titelbild wurde von Lieselotte Janssen-Seetzen aus Aurich-Rahe gemalt. Vor einigen Jahren entdeckte sie, daß ihr das Malen in Zeiten persönlicher Krisen Entlastung und Bewältigungshilfe gab. Gefühle flossen auf das Papier und wurden zu Spiegelbildern der Seele.

Das Titelbild symbolisiert viele der Gefühle, die Krebspatienten im Verlauf ihrer Krebserkrankung empfinden. Der grelle Blitz der Erkenntnis: „Ich habe Krebs!“ und die damit verbundene Angst vor der Erkrankung, vor der Krebstherapie und vor den Reaktionen der sozialen Umwelt.

Wichtige Säulen des bisher gelebten Lebens können ins Wanken geraten und das eigene, sonst so selbstverständliche Gleichgewicht nachhaltig erschüttern. Viele Krebspatienten beschreiben dies als Gefühl, daß ihnen der Boden unter den Füßen weggezogen wird und das Herz schmerzhaft blutet. Sie fühlen sich hilflos und allein, auch wenn die Familie sie liebevoll unterstützt, und finden sich in einem tiefschwarzen Loch wieder. Der Tod steht plötzlich schemenhaft im Raum, weil es selbst bei guter Prognose keine Heilungsgarantien gibt.

Der Entschluß, die Krebserkrankung überleben zu wollen, gleicht dem Erklimmen einer Leiter, deren Stufen im Verlauf der Krebstherapien mühsam genommen werden müssen, für viele Patienten ein langer, anstrengender und tränenreicher Weg.

In dem grellen und schmerzhaften Blitz des Bildes von Frau Janssen-Seetzen steckt gleichzeitig noch etwas anderes: die Farbe rosa als Symbol der Hoffnung. Diese Hoffnung begleitet den Krebspatienten durch seine Therapie- und Nachsorgephase und läßt sich weder durch eine fortschreitende Krebserkrankung noch durch einen näherkommenden Tod vertreiben.

Hoffnung kann ebenso viele Inhalte haben wie das Leben selbst: Hoffnung auf Heilung, auf ein möglichst langes Weiterleben, auf ein neues Medikament, auf ein Wunder, Hoffnung, keine Schmerzen erleiden zu müssen, nicht einsam sterben zu müssen.

Hoffnung kann den Menschen tragen, auch wenn das Leben zeitweilig unerträglich erscheint. Auch davon berichtet dieses Buch.

Hamburg, Januar 1994 *Ute Schlömer*

An dieser Stelle möchte ich mich bei den Menschen bedanken,

... durch die die Rahmenbedingungen für diese Arbeit erst geschaffen wurden:

Prof. Dr. med. Dr. rer. physiol. Klaus-Henning Hübener, Direktor der Abteilung für Strahlentherapie der Radiologischen Klinik des Universitätskrankenhauses Hamburg-Eppendorf

Prof. Dr. med. Dipl.-Psych. Rolf Verres, Ärztlicher Direktor der Abteilung für Psychotherapie und Medizinische Psychologie der Psychosomatischen Universitätsklinik Heidelberg

Dr. phil. Dietrich Klusmann, Mitarbeiter der Abteilung für Medizinische Psychologie des Universitätskrankenhauses Hamburg-Eppendorf

den Mitarbeitern der Gesellschaft für Strahlen- und Umweltforschung in München, die für die administrative Betreuung unseres Projektes zuständig sind, und dem Bundesministerium für Forschung und Technologie

... die mich in der langen Projektvorlaufphase finanziell unterstützt haben:

meinen Eltern Georg und Hanna Schlömer

... die mich teilhaben ließen an ihrer Arbeits- und Erlebenswelt:

den Ärzten und Ärztinnen, den Medizinisch-Technischen Assistenten und Assistentinnen, dem Pflegepersonal der Abteilung für Strahlentherapie und den Patienten und Patientinnen, die ich im Rahmen meiner Arbeit dort kennengelernt habe

... mit denen ich meine inhaltliche Klinik- und Fortbildungsarbeit diskutieren konnte und wertvolle Anregungen erhielt:

Dietrich Doll, Stabsarzt, Leiter StOSanitätszentrum Beelitz

Maike Frost, Soziologin in unserem Projekt

Dr. Christian Leuschner, Arzt der Abt. f. Strahlentherapie

Dr. Gabriele Ramin, Ärztin und Psychotherapeutin

Frank Schulz-Kindermann, Psychologe in unserem Projekt

Prof. Dr. Bernhard Dahme, Psychologisches Institut, Hamburg

allen Kollegen und Kolleginnen in den psychoonkologischen Arbeitsgemeinschaften

Inhaltsverzeichnis

Abkürzungsverzeichnis

FN US = Feldnotizen von Ute Schlömer

FN MF = Feldnotizen von Maike Frost

FN Interview K.L. = Feldnotizen aus Interviews von Katrin Lamszus

MTAs = Medizinisch-Technische Assistenten

P27 = Patient 27 (Patientendokumentation)

In der deutschen Sprache wurde bis vor kurzem selbstverständlich die männliche Form gewählt, wenn von Berufsgruppen die Rede war.

Von „Arzt", „Ärztin", „Pfleger", „Krankenschwester" etc. zu sprechen, verbot mir das Bemühen, die Anonymität in einem möglichst großen Maße zu gewährleisten, was bei einer derart überschaubaren Abteilung ohnehin schon schwer genug ist.

Die Lösung, von „MitarbeiterInnen", „ÄrztInnen", „PsychologInnen" etc. zu schreiben, verwarf ich, da die Texte unleserlich und hölzern wurden.

Schließlich bin ich etwas unglücklich wieder zu der „männlichen Lösung" zurückgekehrt, da ich keine überzeugende Möglichkeit gefunden habe, die Frauen unter den „Ärzten", den „Medizinisch-Technischen Assistenten" und im „Pflegepersonal" angemessen zu würdigen.

1. Allgemeine Psychoonkologie: Die psychische Situation von Krebspatienten und die Auswirkungen auf die Arzt-Patient-Beziehung

Zu Beginn dieses Kapitels möchte ich betonen, daß *die* psychische Verfassung von Krebspatienten nicht existiert. Die klinische Beobachtung von Krebspatienten in gleichen Phasen ihrer Krebserkrankung (Prädiagnostische Phase, Diagnostische Phase, Initialphase, Progredienzphase, Terminale Phase) zeigt zwar ähnliche psychische Probleme und Bedürfnisse auf, aber das Spektrum der möglichen psychischen Reaktionen ist breit.

Die psychische Verfassung eines Menschen, der an Krebs erkrankt ist, ist neben Art und Stadium der Erkrankung immer mitbeeinflußt von seiner Lebensgeschichte, Krankengeschichte und seinem Lebens- und Bezugsrahmen.

1.1 Die Phase der Diagnostik

Der persönliche und/oder ärztliche Verdacht auf eine Krebserkankung führt den betroffenen Patienten in die Phase der Diagnostik, die eine hohe Anpassungsleistung und, damit verbunden, Kraft kostet.

Die Einweisung in ein Krankenhaus trägt unvermeidbar zur *Verunsicherung* bei: Getrennt von seinem Alltag und seinem sozialen Umfeld ist der Mensch als Patient hinsichtlich seiner sozialen Rolle in vielen Beziehungen freigesetzt oder zusätzlich belastet; Verunsicherung ist die Folge. Im Zusammenhang mit der Diagnostik muß er viele neue Beziehungen eingehen: zu Ärzten, Schwestern, Pflegern, medizinisch-technischem Personal, Verwaltungskräften usw., zu denen er häufig nur ganz gezielte kurze Kontakte hat und die oft mit unangenehmen Prozeduren verbunden sind, die sein Schamgefühl verletzen und sein Bedürfnis nach Selbstbestimmung untergraben können.

In der Institution Krankenhaus ist er mit einem Tagesablauf, spezifischen Verhaltensregeln und einer Fachsprache konfrontiert, die weiterhin zu seiner Verunsicherung beitragen können. Viele Patienten fühlen sich „wie eine Nummer", auf deren psychische Befindlichkeit wenig Rücksicht genommen wird. Willi und Heim (1986) sprechen von Untersuchungen, in denen von Patienten als Hauptanklage angeführt wird, daß sie sich im Krankenhaus nicht ernstgenommen gefühlt und sich unpersönlich behandelt gefühlt haben.

Krebspatienten bezeichnen die Phase der Diagnostik häufig als „schlimme Zeit der Unsicherheit“, eine Zeit des „Hoffens und des Bangens“ (Brusis 1985); eine Zeitspanne, die durch „sich zusammenreißen“ und Anflüge von Panik, Hilflosigkeit und vor allem auch durch Warten charakterisiert wird.

1.2 Stellenwert subjektiver Laientheorien

Spätestens in dieser Situation werden die subjektiven Laientheorien von Patienten aktualisiert. Fast jeder Mensch kennt Krebspatienten oder hat zumindest von deren Schicksal gehört, öffentliche Medien lassen sich mehr oder minder qualifiziert über Wesen und Behandlung von Krebserkrankungen aus. Auf dieser Basis entwickeln sich subjektive Krankheitstheorien, die nicht nur eine Anhäufung von richtigem oder falschem Wissen und emotionalen Einstellungen sind, sondern auch den Charakter von Phantasien und irrationalen Vorstellungen haben können.

Verres (1986) kommt aufgrund von Forschungsergebnissen in seinem Buch „Krebs und Angst“ zu der Auffassung, daß die Laienvorstellungen über Krebserkrankungen als *Grundkonzepte* verstanden werden können, die bei tatsächlichem Betroffenwerden, d.h. bei einer entsprechenden Diagnoseeröffnung blitzartig aktualisiert werden und dann den Bezugsrahmen darstellen, in dem der betroffene Patient fortan alle ärztlichen Äußerungen und Maßnahmen wahrnimmt und für sich verarbeitet. Subjektive Krankheitstheorien sind nicht statisch, sondern haben wie die Krankheitsverarbeitung prozessualen Charakter. Häufig verändern sie sich, ohne daß es den Betroffenen bewußt wird (Meerwein 1985). Für alle an der Behandlung und Betreuung beteiligten Personen kann es in der Beziehung zum Patienten sehr wichtig sein, den jeweiligen Stand der persönlichen Theorie seines Patienten zu kennen. Als Beispiele seien hier nur die Laienvorstellungen genannt, Krebs sei grundsätzlich unheilbar, würde sich im Falle einer Operation über den ganzen Körper ausbreiten oder sei gar ansteckend.

1.3 Die Aufklärung: „Offene Kommunikation“ und Bewältigungsformen von Krebspatienten

Die Phase der Diagnostik führt zu einem *Aufklärungsgespräch.* Das Gespräch wird von den Patienten gleichzeitig herbeigesehnt und gefürchtet und der Verlauf bestimmt für viele Patienten den weiteren Umgang mit der Krebserkrankung.

Inzwischen liegt eine große Anzahl von Untersuchungen bzgl. der Aufklärungsproblematik vor. Eine der ersten Arbeiten, die sich damit beschäftigte, wieviele Patienten eine offene Aufklärung wünschen, stammt von Kelly und Friesen aus dem Jahr 1950.

Sie befragten 100 Krebspatienten und 100 Klinikpatienten, die keinen Krebs hatten. Für eine Aufklärung waren bei den Krebspatienten 83%, gegen eine Aufklärung 17%. Die Nichtkrebspatienten wünschten eine Aufklärung in ähnlichem Ausmaße, nämlich 82%, dagegen waren 18% (Jonasch 1985).

Diese erste Untersuchung kann als paradigmatisch gelten, weil alle anderen folgenden Untersuchungen zu ähnlichen Prozentzahlen kamen. Samp und Curreri (1957) befragten 560 Patienten, von denen ebenfalls 86% für eine Aufklärung und 14% dagegen waren.

Kubanek und Köhle (1981) befragten 100 Leukämiepatienten der Ulmer Universitätsklinik. 96% wollten ihre Diagnose wissen, lediglich 4 Kranke wollten nicht informiert werden.

Cassileth et al. (1980) stellten fest, daß jüngere Patienten stärker zur Information tendieren als ältere, und daß die Patienten, die soviel Information wie möglich erwarten, eine stärker ausgeprägte Hoffnung hatten als die Patienten, die nur eine minimale Information oder nur gute Nachrichten wissen wollten.

Zur Kritik der obigen Untersuchungen ist allerdings festzustellen, daß sie fast alle nach einem recht einfachen Ja-Nein-Schema arbeiten, d.h. Einwände und Einschränkungen der Patienten, sie wollten schon aufgeklärt werden, aber nur unter besonderen Voraussetzungen, nicht berücksichtigen.

Eine Studie von Jonasch (1985) fragt auch nach *„Zwischentönen“ der Aufklärungsproblematik.*

In dieser Studie aus dem Jahre 1985 wurden insgesamt 106 Fragebögen von Ambulanzpatienten beantwortet. 41 Fragebögen wurden von Krebspatienten ausgefüllt, die sich zur operativen- und chemotherapeutischen Krebstherapie stationär in der Chirurgischen Universitätsklinik Heidelberg befanden.

Jonasch stellte u.a. die Frage: „Als die Diagnose Ihrer Erkrankung feststand, wie hätte aus Ihrer heutigen Sicht der Arzt Sie aufklären sollen?“ Beide Gruppen waren mit 90% für eine sofortige Aufklärung. Dabei wünschten sich Krebspatienten allerdings mehrheitlich, der Arzt solle ihnen bei der Aufklärung Heilbarkeit versprechen können. Die Ambulanz-Patienten wünschten in einem fast doppelt so hohem Prozentsatz auch bei Nichtheilbarkeit eine Information (Jonasch 1985).

Senn (1985) vertritt die Auffassung, daß über 90% aller Tumorpatienten ihre Diagnose erahnen. Bei einer Untersuchung von Schwarz (1985) an 76 Patientinnen mit verdächtigem Mamma-Befund machten 75% vor der Diagnose-Eröffnung zutreffende Aussagen über ihre Erkrankung.

Im Verlauf der letzten Jahre erzählten mir Krebspatienten immer wieder, daß sie sich der Diagnose „Krebs“ schon vor der eigentlichen Diagnosevermittlung sicher waren. Sie hatten es an den Gesichtern und an dem Verhalten des Pflegepersonals und der Ärzte abgelesen oder es „atmosphärisch“ wahrgenommen. Dies zeigt den großen Stellenwert der nonverbalen Ebene zwischenmenschlicher Kommunikation. Menschen, die mit einer möglicherweise lebensbedrohlichen Krankheit konfrontiert sind, scheinen außerordentliche Antennen für die Authentizität im Sinne von

Echtheit, Glaubwürdigkeit und Zuverlässigkeit ihrer Mitmenschen zu entwickeln.

Hinsichtlich der *Einstellung von Ärzten zur offenen Kommunikation* hat sich innerhalb der letzten zwei Jahrzehnte offensichtlich ein Wandel vollzogen. In einer Untersuchung von Reimer und Kurthen (1985) gab fast die Hälfte von 60 internistischen Krankenhausärzten an, entsprechend dem Befund zu informieren; 30% berichteten, nicht vollständig zu informieren und 15% gaben an, sich unterschiedlich zu verhalten.

Meerwein (1985) warnt im Zusammenhang mit der Patientenaufklärung allerdings eindringlich vor einer *Gefahr der „Überinformation"*, deren psychologische Folgen ebenso schädlich sein können wie das Zurückhalten von Information oder Falschinformation.

Laut Köhle (1986, S. 1216) entlastet die offene Kommunikation die Patienten, ihre Familienangehörigen, Ärzte und Pflegepersonal sowie die Beziehung zwischen allen Beteiligten: „Die Kommunikation mit dem Arzt stärkt das Selbstwerterlebnis des Kranken; er fühlt sich trotz seiner Erkrankung ernst genommen und akzeptiert, als für seine Zukunft verantwortlich anerkannt".

Dennoch ist die Information nach Auffassung von Köhle et al. (1984) nicht das Entscheidende bei der Aufklärung, sondern die gleichzeitig vermittelte emotionale Unterstützung bei der Verarbeitung der Information. Die Aufklärungssituation erfordert vom Arzt ein großes Maß an Flexibilität und Einfühlungsvermögen. Der Arzt ist gefordert, den Patienten und seine subjektiven Theorien über Krebserkrankungen und die damit verbundenen Ängste und Abwehrvorgänge kennenzulernen, um so ein angemessenes und Vertrauen schaffendes Aufklärungsgespräch durchführen zu können.

Zur Aufklärungsarbeit gehört immer auch die Reflexion, das Wahrnehmen und das Bearbeiten eigener Ängste und Befürchtungen, um die Realität des Patienten wahrnehmen zu können.

Jonasch (1985) berichtet von einem Kollegen, der Aufklärung kategorisch ablehnte. Auf die Frage, was er selbst täte, wenn er an einem Krebsleiden erkranken würde, antwortete er rasch und ohne zu zögern, er würde sich dann mit Sicherheit umbringen. Seine Phantasie des Suizids übertrug er auf alle Patienten, die er in undifferenzierter Weise als gefährdet ansah und deshalb nicht aufklären konnte.

Doch ganz gleich, wie einfühlsam und taktvoll der Arzt das Gespräch führt und wie stark die Vermutung des Patienten, Krebs zu haben, ist: die Bestätigung der Verdachtsdiagnose, die Eröffnung der Diagnose „Krebs" ist fast für jeden Betroffenen eine große Bedrohung und eine schockierende Nachricht.

Die Diagnose „Krebs" wird wie kaum eine andere Krankheit (mit Ausnahme von AIDS) mit einem Todesurteil gleichgesetzt, mit dem magische Ängste und unheimliche Vorstellungen verbunden sind (Niederle und Aulbert 1987).

Weitverbreitete Assoziationen mit der Krebsdiagnose sind z.B. die einer unheilbaren, unbeeinflußbaren Krankheit; qualvolles, langsames Dahinsiechen; „von innen aufgefressen" werden; Hinterhältigkeit, Unheimlichkeit, Bösartigkeit (vgl. Sontag 1981).

Viele Patienten berichten, daß sie dem weiteren Verlauf des Aufklärungsgesprächs nicht haben folgen können, nachdem sie von dem Gefühl übermannt worden waren, daß ihnen „der Boden unter den Füßen weggezogen worden war", daß jetzt „alles vorbei sei" und die „Angst ihnen die Ohren verschlossen hatte".

Einige Patienten werden von ihrer Diagnose dermaßen überwältigt, daß keine Anpassungs- und Bewältigungsmechanismen mehr zur Verfügung stehen. Es kommt dann zur zeitweisen *Verleugnung der Diagnose.* Dieses Nichtwahrhabenwollen ist ein in allen Phasen der Krebserkrankung auftretender *Schutzmechanismus,* der in den ersten Tagen nach der Diagnoseeröfffnung besonders ausgeprägt sein kann (Lazarus 1981, Niederle 1987). Sinn dieses Schutzmechanismus ist es, überflutende Angst- und Depressionseinbrüche abzuwehren und sich der Wahrheit langsam innerlich zu nähern. Es erübrigt sich wohl, darauf hinzuweisen, daß ein solcher Schutz nicht gewaltsam durchbrochen werden sollte.

In einer Untersuchung stellten Weisman und Worden (1976, 1977) fest, daß von 120 Krebspatienten, die sorgfältig über Befund und Diagnose informiert worden waren, zehn Tage später 10% angaben, ihre Diagnose nicht zu kennen.

Für den Zustand des um die Diagnose Wissens und gleichzeitig Nicht-Wissens hat der amerikanische Psychiater Weisman (1976) die zutreffende Beschreibung *„middle knowledge"* gefunden. Meerwein (1985) beschreibt diesen Zustand als „doppelte Buchführung": der Patient weiß einerseits um seine Erkrankung sehr wohl Bescheid, andererseits kann er sie in einem anderen Kontext verleugnen.

Dieses Pendeln zwischen „Wissen" und „Nicht-Wissen" kann verständlicherweise Irritationen bei den behandelnden Ärzten, dem Pflegepersonal und den Angehörigen auslösen.

Verleugnung kann auch eine soziale Funktion haben. Sie dient dann dazu, Angehörige, aber auch Ärzte zu schützen. Zwischen Ärzten und Patienten kann es in solchen Fällen zu einer sog. Verleugnungskollusion kommen (Meerwein 1985, S. 109):

> Patient: Ich weiß, daß ich Krebs habe, spreche aber nicht davon, um meinen Arzt nicht zu beunruhigen und ihn in Verlegenheit zu bringen. Ich muß verhindern, daß er sich von mir zurückzieht.
> Arzt: Er hat Krebs. Ich sage es ihm aber nicht, um ihn nicht zu beunruhigen und seinen Lebenswillen nicht zu lähmen. Daß er nicht davon spricht und nicht danach fragt, beweist, daß er die Wahrheit nicht wissen will.

Meistens wird die anfängliche Verleugnung von einer depressiven Phase abgelöst. Depressive Reaktionen sind notwendige Phasen der Krankheitsverarbeitung.

Nach den obigen Ausführungen geht die Frage wohl nicht mehr dahin, ob man aufklären sollte oder nicht, sondern wie man es tun sollte. Die Aufklärung ist offensichtlich ein prozeßhaftes Geschehen, deren Basis die vertrauensvolle Beziehung zwischen Arzt und Patient darstellt. Die klinischen

Beobachtungen machen deutlich, daß die Aufklärung nur eine langsame, einfühlsame Annäherung an die Wahrheit sein kann.

Senn (1985) plädiert dafür, den Patienten vorerst kennenzulernen und den subjektiven Informationsstand des Patienten durch „abholende informative Gegenfragen" – z.B. Was meinen Sie zu ihrer Krankheit? Im Sinne von: was weiß er schon, was möchte er wissen und welche Unklarheiten hat er? – zu ergründen, taktvoll und dem Verständnis des Patienten angepaßt zu informieren, immer Hoffnung offenzulassen, auch in sog. „hoffnungslosen" Situationen, ohne Illusionen zu züchten.

Das Vertrauen in den behandelnden Arzt ist Dreh- und Angelpunkt der Kooperation, die für die Behandlung und die Angstbewältigung unentbehrlich ist. Meerwein (1985) schlägt vor, in einer kurz nach der Erstinformation anberaumten zweiten Konsultation dem Patienten die Gelegenheit zu geben, Ängste, Befürchtungen und Phantasien, die sich an die Information angeschlossen haben, eingehend mit dem behandelnden Arzt zu besprechen.

Nach meiner Erfahrung entspricht dieser Vorschlag exakt den Bedürfnissen vieler Patienten. Sie werden mit zeitlicher Verzögerung von Stunden oder Tagen nach dem Aufklärungsgespräch mit Fragen und Ängsten überflutet und trauen sich häufig nicht, um einen erneuten Gesprächstermin zu bitten, weil sie z.B. Angst haben, als „hysterisch" zu gelten, die Belastungen ihres Arztes sehr deutlich wahrnehmen sowie Schwierigkeiten haben, sich mit ihren Ängsten zuzumuten. Ein solches vom Arzt angebotenes zweites Gespräch ist nicht nur dem Angstabbau dienlich, sondern vermittelt den Patienten ein Gefühl des „Gesehen-Werdens" und des „Aufgehobenseins" in der Beziehung zu ihrem Arzt. Patienten wünschen sich von ihren Ärzten nicht nur Heilung, sondern Begleitung durch alle Phasen ihres Krankheitsverlaufes.

1.4 Psychologische Aspekte verschiedener Krebstherapien

Die guten therapeutischen Chancen bei einigen onkologischen Krankheitsbildern lassen trotzdem nicht übersehen, daß es in der Onkologie keine Möglichkeiten gibt, den therapeutischen Eingriff ausschließlich auf die entarteten Zellen zu beschränken (Thiel 1981, Jungi 1982, Begemann 1988, Schwarz 1989), so daß der alte Grundsatz: „Die Therapie darf nicht gefährlicher sein als die Krankheit" von unverminderter Aktualität bleibt und nicht immer einfach zu befolgen ist, wie die Diskussion zum Thema „Übertherapie" (Nagel 1988) belegt (Schwarz 1989, S. 213).

Die modernen Tumortherapien bedeuten für die Patienten hohe psychophysiologische Belastungen. Fast alle Therapien zur Krebsbehandlung haben einen „eingreifenden, aggressiven" Charakter (Meerwein 1985) und werden von den Patienten wegen ihrer Begleitumstände, Nebenwirkungen und Spätfolgen gefürchtet. Häufig bedeutet Therapie auch eine Gratwanderung zwischen Tumorvernichtung und Inkaufnahme von Nebenwirkungen und Spätfolgen, wobei die Lebensqualität der durch die Therapie errungenen Überlebenszeit nie aus den Augen verloren werden sollte.

Trotz des großen Spektrums möglicher Reaktionen krebserkrankter Menschen auf ihre Krebstherapie hat jede Behandlungsart ihre charakteristischen Merkmale, aus denen spezifische Unsicherheiten, Probleme und Ängste für die Patienten resultieren können.

Komplikationslose *chirurgische Maßnahmen* werden von den Patienten psychisch im allgemeinen gut bewältigt. Ist der Eingriff allerdings mit dem Verlust von Körperteilen oder körperlicher Entstellung verbunden, ist anschließend an den Eingriff mit einem Einbruch des Selbstwertgefühls, Identitätsproblemen und erheblichen depressiven Reaktionen zu rechnen (Meerwein 1985). Für Menschen, die verstümmelnden operativen Eingriffen ausgesetzt worden sind (Mastektomie, Colostomie, Laryngektomie), sind spezielle Rehabilitationsmaßnahmen von größter Bedeutung für den Verlauf der Krankheitsverarbeitung und für die empfundene Lebensqualität.

Ich erlebte eine Patientin mittleren Alters, die aus der Narkose erwachte und erfahren mußte, daß das Anlegen eines Anus praeter unumgänglich geworden war. Sie war entsetzt und konnte sich im Verlauf nicht überwinden, bei der Wundversorgung auf ihren künstlichen Darmausgang zu schauen, geschweigedenn konnte sie sich vorstellen, diesen selbst zu versorgen. Scham-, Ekel- und Angstgefühle überfluteten sie. Gedanken wie: „Ich kann nie wieder in die Öffentlichkeit gehen. Das riecht man doch. Wie wird mein Mann reagieren, wenn ich mich schon nicht mehr ertragen kann?" führten sie in eine Krise, in der ihr das Leben nicht mehr lebenswert erschien.

In solchen Fällen, aber auch in weniger dramatischen, kann eine Krisenintervention durch einen Psychologen, Beratung durch einen Stomatherapeuten und auch der Kontakt mit einem Mitglied einer Selbsthilfegruppe für Stomaträger (ILCO) dazu führen, dem Gedanken an das Weiterleben wieder positive Aspekte abgewinnen zu können.

Idealtypisch sollten die verschiedenen Berufsgruppen interdisziplinär zusammenarbeiten und einen Gesamt-Behandlungsplan erstellen, der verhindert, daß Patienten sich abgeschoben fühlen (Meerwein 1985).

70–80% aller Krebskranken erhalten im Laufe ihrer Erkrankung eine *Strahlentherapie* (Meerwein 1985). Der Behandlung haften hoch angstbesetzte, unheimliche Phantasien an. Auf die spezifische Situation von Krebspatienten unter Strahlentherapie werde ich im Kapitel 2 ausführlich eingehen.

Die antineoplastische *Chemotherapie* ist laut Schwarz et al. (1989) vielen Kranken in ihrer Wirkung weder intellektuell vollends faßbar noch der sinnlichen Wahrnehmung zugänglich – am ehesten noch durch die Schwere der Nebenwirkungen, die sich durch kaum beherrschbare konditionierte Reaktionen nicht selten bis zur Unerträglichkeit steigern. Es fällt Patienten oft schwer, an eine heilsame oder lindernde Wirkung dieser Behandlungsform zu glauben.

Die Krebstherapien sind mit großen Hoffnungen, aber auch großen Ängsten verbunden und die häufig auftretenden Nebenwirkungen wie der Verlust der Haare, Übelkeit und Erbrechen, Entzündungen der Schleimhäute, die Verminderung des körperlichen Vitalgefühls etc. erschüttern die

Menschen in ihrem Selbstwertgefühl. Einige Patienten erwerben durch klassische Konditionierung eine sog. antizipatorische Übelkeit bzw. Erbrechen, die durch Reize hervorgerufen wird, die mehr (Anblick von Injektionsnadeln, Geruch von Desinfektionsmitteln) oder minder (Gedanken an die Klinik) eng mit der Behandlungssituation zusammenhängen (Beutel 1988).

Schuldgefühle spielen bei vielen an Krebs erkrankten Menschen eine große Rolle. Das Kausalitätsbedürfnis des Menschen führt zu Überlegungen und Grübeleien im Sinne von: „Warum ich? Was habe ich falsch gemacht?" Im Anschluß an die Aufklärungssituation stellen sich häufig mit Schuldgefühlen verknüpfte Fragen ein, die eher selten Thema im Gespräch zwischen Arzt und Patient sind.

85% der 41 von Jonasch befragten Krebspatienten meinen, um eine Krebserkrankung zu vermeiden, solle man regelmäßig und anständig leben und seelischen Streß vermeiden. Als der wichtigste Faktor wird angegeben, man solle regelmäßig zu Vorsorgeuntersuchungen gehen. 70% geben an, daß man das Rauchen unterlassen sollte und 33%, daß man keinen Alkohol trinken solle. Erkrankt also ein Mensch, so bleibt eine fast 100%ige Wahrscheinlichkeit, daß er sich aus einem der oben genannten Gründe Schuldgefühle macht (Jonasch 1985).

Ungeachtet ihrer wissenschaftlichen Objektivierbarkeit spielen auch *psychosomatische Aspekte oder Theorien* eine nicht unwesentliche Rolle im subjektiven Krankheitserleben vieler Krebsbetroffener (Meerwein 1985). Auf der Suche nach dem „Sinn" verknüpfen viele Krebskranke belastende Lebensumstände, Verluste oder Enttäuschungen, aber auch Verfehlungen (z.B. Unterleibskrebs als „Bestrafung für ein ausschweifendes Sexualleben") mit dem Ausbruch ihrer Krebserkrankung.

Veröffentlichte Untersuchungsergebnisse bezüglich der Suche nach einer *„Krebspersönlichkeit"* in Massenmedien nähren diese Überlegungen. Während diese Untersuchungen in psychoonkologischen Fachkreisen innerhalb der letzten Jahre kontrovers diskutiert wurden (Schwarz 1986, 1993) und Distanz genommen wurde von Vertretern, die eine ausschließlich psychische Krebsentstehung vertraten, ist die Darstellung in einigen Boulevard-Zeitungen sogar im „Test-Verfahren" aufgetaucht: „Sind Sie eine Krebspersönlichkeit?". Im Sinne: Sind sie konformistisch, selbstlos, harmonisierend; stellen sie oft eigene Bedürfnisse zurück; haben sie Schwierigkeiten, Aggressionen zu zeigen? Wenn ja, dann laufen sie Gefahr, an Krebs zu erkranken.

Eine Auseinandersetzung dieser Art kann bei den an Krebs erkrankten Menschen zu Selbstvorwürfen und Schuldgefühlen führen.

Sontag (1981) vertritt den Standpunkt, daß die zunehmende Akzeptanz psychosomatischer Krebsentstehungstheorien in der Bevölkerung mit einer „Verurteilung" der Krebspatienten einhergehe: „Die Anschauung vom Krebs als einer Krankheit aus Mangel an Ausdrucksfähigkeit verurteilt den Krebspatienten: Sie drückt Mitleid aus, läßt aber auch Verachtung spüren ... Psychologische Krankheitstheorien sind machtvolle Instrumente, um die Schande auf die Kranken abzuwälzen" (Verres 1986, S. 77).

Meerwein (1985, S. 115) plädiert dafür, derartige Mitteilungen von Patienten als Ausdruck ihres Bedürfnisses nach „Sinngebung“ ihrer Krankheit zu verstehen und zu vermeiden, sich mit ihnen darüber in ein wissenschaftliches Streitgespräch einzulassen: „Patienten, die stark ichdystone Verknüpfungen vorbringen, wird es allerdings erleichtern, wenn im ärztlichen Gespräch versucht wird, diese Verknüpfung wieder zu lösen“.

Der Arzt könnte zum Beispiel sagen: „Ich verstehe, daß sie sich solche Überlegungen machen. Über die Ursachen der Krebserkrankung wissen wir aber noch viel zu wenig, als daß wir mit Bestimmtheit sagen könnten, daß ihre Überlegungen auch wirklich zutreffen“.

Es ist eine „beklagenswerte Tatsache“ (Meerwein 1985, S. 135) daß die *Sexualität* von Krebskranken immer noch einer beträchtlichen *Tabuisierung und Stigmatisierung* unterliegt. Nicht nur der Verlust der Brust führt zu Störungen des Selbstwertgefühls, der weiblichen Identität und zu Störungen der zwischenmenschlichen Beziehungen (Buddeberg 1985), auch die Hysterektomie (Entfernung des Uterus) wird gleichgesetzt mit Verstümmlung bzw. Kastration, einem Verlust an Weiblichkeit und Jugend (Beutel 1988).

Bei gynäkologischen und urologischen Karzinomen treten bevorzugt Störungen von Körperbild, Selbstwertgefühl, sexueller Identität, Scham- und Schuldgefühle sowie Ängste auf, vom Partner abgelehnt oder verlassen zu werden (Spengler und Kleber 1982, Beutel 1988). Angesicht der Bedeutung sexueller Adaptation für den Patienten und seine Partnerbeziehung, der vielfältigen Fehlvorstellungen und Ängste, vertritt Beutel (1988) die Auffassung, daß sexuelle Probleme nicht länger ausgeklammert werden sollten, sondern in die ärztliche Behandlung und Beratung einbezogen werden, wie dies auch von der Mehrheit der befragten Krebspatienten gewünscht wird (Bullard 1980, Capone et al. 1980, Beutel 1988).

Eine weitere Belastung während der Primärtherapie im Krankenhaus kann die Konfrontation mit dem Krankheitsverlauf von Mitpatienten darstellen. Beim Miterleben des Leidens, des Sterbens und des Todes eines Mitpatienten findet u.U. eine starke Identifizierung statt, insbesondere wenn dieser vom gleichen Tumor betroffen war. Durch eine solche Situation kann die eigene Gefährdung schlagartig in das eigene Erleben treten, zu einem Zusammenbruch der Abwehrmechanismen führen und somit die Grenzen der psychischen Belastbarkeit erreichen.

1.5 Krebserkrankungen und die Reaktionen des sozialen Umfeldes

Krebserkrankungen bedeuten nicht nur für den Betroffenen, sondern auch für die Familie eine erhebliche Belastung und führen nicht selten zu einer familiären Krise. Oft aktualisieren Krebserkankungen verschleierte Probleme innerhalb der Familie und fördern wie ein Katalysator das ganze Potential an latenten negativen Gefühlen, Vorwürfen und Ängsten zutage (Gerdes 1984). Die Beziehung von Krebspatienten zu ihren Mitmenschen ist häufig durch „Berührungsängste" (Verres 1986) geprägt und gipfelt in einzelnen Fällen in Ansteckungsphantasien (Daniel 1987).

Dornheim (1983) kommt aufgrund ihrer in der Schwäbischen Alb durchgeführten empirischen Analysen über soziokulturelle Aspekte des Umgangs mit Krebserkrankungen zu dem Schluß, daß es den Anschein hat, als sei heute jeder in der Lage, über Krebs zu sprechen – so lange er nicht auf einen an Krebs Erkrankten zugehen und mit ihm sprechen muß.

1.6 Die Bewältigung von Krebserkrankungen und mögliche Probleme in der Arzt-Patient-Beziehung

Eine weitere Frage der Jonasch-Studie (1985) lautete: „Welche Faktoren beeinflussen die Bewältigung der Belastung durch die Diagnosemitteilung?"

- das Vertrauen zum aufklärenden Arzt 97,4%
- die individuellen Heilungschancen 92,5%
- die individuelle Stimmungslage des Patienten 90,0%
- die Unterstützung durch die Familie 90,0%
- der individuelle Informationsstand über die Erkrankung 87,2%

Diese Ergebnisse sind allerdings nicht krebsspezifisch.

Das Vertrauen in den behandelnden Arzt ist, wie bereits erwähnt, Dreh- und Angelpunkt einer guten Krankheits- und Therapiebewältigung.

Die *Copingforschung* (Herschbach 1985, Beutel 1988) zeigte auf, daß die notwendige Verarbeitung der Krebserkrankung die Aufmerksamkeit nicht nur auf lebenspraktische Probleme lenkt, sondern die Selbstaufmerksamkeit allgemein steigert und unter Umständen den bisherigen Lebensstil und die Lebensbezüge in Frage stellt.

Die Erfahrung und wissenschaftliche Untersuchungen (Wortman und Dunkel-Schetter 1979, Yalom 1980) zeigen, daß die meisten dieser Belastungen vor den Ärzten verborgen werden. Negative Gefühle, Befürchtungen und Ängste werden eher dem Pflegepersonal und den psychosozialen Mitarbeitern gegenüber offenbart, was zur Folge hat, daß Ärzte den fälschlichen Eindruck bekommen können, die Patienten kämen mit den Folgen ihrer Erkrankung und der Behandlung recht gut zurecht.

Soll es also zu einer vertrauensvollen, offenen Kommunikation zwischen Arzt und Patient kommen, muß der Arzt in den meisten Fällen die Initiative ergreifen.

Gerade in der Initialphase einer Krebserkrankung braucht der Patient besondere Unterstützung durch seinen behandelnden Arzt bzw. durch das Behandlungsteam. In dieser Phase werden die Weichen für die Lebensqualität nach kurativer oder palliativer Krebstherapie gestellt.

Lazarus (1987) resumiert seine fast 20jährige grundlegende Copingforschung folgendermaßen: „Wir hüten uns vor ausgeprägten Verallgemeinerungen über gutes oder schlechtes Bewältigungsverhalten, weil wir von der Prämisse ausgehen, daß der funktionale Wert des Bewältigungsvorganges kaum jemals von dem Zusammenhang getrennt werden kann, in dem er abläuft." Das heißt, daß der einzelne Bewältigungsvorgang günstige oder ungünstige Ereignisse nach sich ziehen kann; je nachdem, wer ihn wann, unter welchen Bedingungen und im Hinblick auf welches Anpassungsverhalten verwendet.

Das heißt auch, daß es keine Patentrezepte gibt. Professionelle Behandler und Helfer sollten Krebskranke darin unterstützen, selbst einen eigenen, nicht destruktiven oder selbstzerstörerischen Weg der Krankheitsbewältigung zu finden. Das Zuhören und das Ansprechen möglicher Angstquellen, die Vermittlung von Offenheit und Verläßlichkeit können aus all diesen Gründen oft wichtiger sein als das Handeln.

Ganz gleich welchen Verlauf eine Krebserkrankung nimmt, die Erkrankung stellt auf jeden Fall eine Lebenskrise für den betroffenen Menschen und seine Angehörigen dar.

Für viele Menschen, die eine Krebserkrankung überlebt haben, bedeutet das Weiterleben auch *„Leben mit der Angst"*. Auch die als „geheilt" entlassenen Patienten wissen in vielen Fällen, daß die Wissenschaft selbst bei klinischer Symptomfreiheit keine Heilung attestieren kann. Die regelmäßigen Nachsorgetermine zeigen, daß mit Rezidiven und/oder Metastasen gerechnet werden muß.

Wander (1980, S.15) schreibt dazu: „An Krebs denken ist, als wär' man in einem dunklem Zimmer mit einem Mörder eingesperrt. Man weiß nicht, wo und wie und ob er angreifen wird."

Eine Befragung von 300 Tumorpatienten zum Thema „Ambulante psychosoziale Krebsnachsorge" von Bappert (1984) zeigte folgende Ergebnisse: 73% der befragten Patienten gaben an, daß ihnen nach der Entlassung aus der erstbehandelnden Klinik Beratung fehlte. Die Schwerpunkte der Fragestellungen lagen auf seelischen (48,3%), familiären (22%) und beruflichen Themen (19,6%). In 22,3% aller befragten Fälle fehlten Angaben. Nur 4,6 % der Beteiligten (14 von 300 Personen) gaben an, bei der Rückkehr in den Alltag keine Probleme gehabt zu haben.

1.7 Das Stadium der Progredienz und die palliative Therapie

Die Diagnose eines Rezidivs oder das Auftauchen von Metastasen stellt oft eine dramatische Situation im Erleben der Krebspatienten dar. Die Verzweiflung ist groß für Patienten und Angehörige, aber auch die Enttäuschung für das behandelnde Team im Krankenhaus.

Im Stadium der Metastasierung ist laut Niederle (1989) die psychische Belastung für den Patienten oft noch größer als bei der Erstkonfrontation mit der Diagnose. Die anfängliche Hoffnung auf Heilung wird geringer und muß oft der Realität weichen, daß Heilung nun nicht mehr möglich ist.

In vielen Fällen ist nur noch eine palliative Therapie möglich, die der Linderung von Krankheitssymptomen und der Reduktion von Schmerzen dient. Der enttäuschte Patient glaubt, daß die bisher durchgeführten Therapiemaßnahmen und die dabei erlittenen Nebenwirkungen „umsonst" waren und entwickelt u.U. Skepsis gegenüber weiteren Untersuchungen und Behandlungsangeboten. Häufig eskaliert die Angst, die sich auch nach Beendigung der Primärtherapie wie ein „roter Faden" durch das Leben vieler Krebspatienten zieht.

Wenn die Wiedererkrankung beim Patienten nicht umgehend nach dem Auftauchen erster Symptome, z.B. Rückenschmerzen als Folge einer Knochenmetastase erkannt wurde, wird der Arzt nicht selten mit der *Wut* und dem *Ärger* des Patienten über diesen Zeitverlust konfrontiert. Es gilt dann, diese Situation neu zu gestalten und auch auszuhalten, um wieder ein Vertrauensverhältnis aufzubauen, welches für eine weitere Therapie unabdingbar ist.

Gerade das Annehmen negativer Gefühlsäußerungen und die Bereitschaft, den Patienten auch unter diesen Umständen zu „halten", stellen hohe Anforderungen an die Ärzte, das Pflegepersonal und die MTAs.

Das erneut notwendig gewordene Aufklärungsgespräch angesichts der enttäuschenden und beängstigenden Situation einer Wiedererkrankung stellt die Weichen für das Therapie- und Krankheitserleben des Patienten und die Beziehung zwischen Arzt und Patient in der Progredienzphase.

Hinsichtlich der Einstellung von Ärzten zur offenen Kommunikation über Diagnose und Prognose hat sich, wie bereits erwähnt, innerhalb der letzten zwei Jahrzehnte ein positiver Wandel vollzogen.

Dennoch tauchen in Literatur und Diskussionen immer wieder *Argumente gegen eine offene Aufklärung bei einer Krebserkrankung* auf.

Ein Punkt in der Argumentation wider die umfassende Aufklärung des Krebspatienten betrifft den Umstand, daß durch die Diagnosemitteilung die Hoffnung des Patienten zerstört werden könnte. Diese Hoffnung brauche er jedoch, um weiterleben zu können. Im Zustand der Hoffnungslosigkeit würde sich sein Leiden rapide verschlechtern und er dadurch Schaden nehmen (Hoff 1975).

Nach meinen Erfahrungen schließt ein Wissen um die Diagnose keineswegs den Faktor Hoffnung aus. Denn selbst wenn die Unmöglichkeit einer Heilung klar erkannt und akzeptiert ist, genügt oft die Hoffnung auf eine zeitweilige Besserung oder Linderung der Schmerzen und das Gefühl, nicht alleingelassen zu werden, um die Lebensqualität eines krebskranken Menschen deutlich zu verbessern.

Weitere Untersuchungen zeigten deutlich, daß umfassend aufgeklärte Patienten, die über ihre Erkrankung sehr gut Bescheid wußten, häufig mehr Hoffnung haben als nicht aufgeklärte Patienten (Jonasch 1985).

Oft hört man auch ein weiteres Argument gegen die Aufklärung: Die Aufklärung schade dem Patienten und dränge ihn in den Selbstmord.

In der Literatur gibt es vielfältige Beschreibungen von Einzelbeobachtungen über eine Beziehung zwischen Aufklärung über Krebs und anschließendem Selbstmord. – Empirische Daten, die diese These stützen könnten, liegen allerdings nicht vor.

Farberow (1970) stellte fest, daß verübte Suizidversuche und geglückte Suizidfälle in dieser Patientenkategorie prozentual nicht häufiger sind als in der gesunden Durchschnittsbevölkerung.

Auch die Erfahrungen der Mitarbeiter des psychosozialen Nachsorgeteams der Chirurgischen Universitätsklinik Heidelberg unterstützen diese Beobachtungen. Im Kontakt mit über 2000 Krebspatienten innerhalb von fünf Jahren erlebten sie nicht einen einzigen Selbstmordversuch trotz einer umfassenden Aufklärung (Jonasch 1985).

Die Vorstellung, daß eine umfassende offene Aufklärung häufiger zu Hoffnungslosigkeit, Selbstaufgabe oder gar Selbstmord führen würden, kann empirisch nicht bestätigt werden.

Offene Kommunikation ist kein Synonym für Schonungslosigkeit. Informationsvermittlung ist auch in der Progredienzphase nicht allein das Entscheidende bei der Aufklärung, sondern die gleichzeitige emotionale Unterstützung bei der Verarbeitung der angstauslösenden Information.

Krebspatienten nehmen oft atmosphärisch wahr, wenn Ärzte oder Angehörige nicht offen mit ihnen sprechen und auf geäußerte Befürchtungen mit unbegründetem Optimismus reagieren. In einem solchen Fall fühlt der Mensch sich nicht ernst genommen, ist gekränkt und verliert das Vertrauen.

Wenn der behandelnde Arzt sich wirklich in die Kommunikation über Diagnose und Prognose mit Krebskranken im fortgeschrittenen Stadium einläßt, so wird er vermehrt mit Orientierungsschwierigkeiten, Isolations- und Todesängsten, Selbstwertproblemen und zum Teil heftigen, auch aggressiven, emotionalen Reaktionen des Patienten konfrontiert werden (Köhle 1984).

Eine Studie von Mackillop et al. (1988), die an dieser Stelle kurz besprochen werden soll, beschreibt massive *kommunikative Mißverständnisse in der Arzt-Patient-Beziehung angesichts der palliativen Therapiesituation.*

Insgesamt wurden 56 Männer und 44 Frauen im Alter von 20 bis 86 Jahren (davon 59 Patienten zwischen 50 und 70 Jahren), die sich einer ambulanten Krebstherapie unterzogen hatten, anhand eines Interview-Leitfadens interviewt. Erfragt wurden demographische Daten, die Wahrnehmung der Krebserkrankung durch den Patienten, die Wahrnehmung der Behandlungsintention sowie die Erwartung des Patienten hinsichtlich des Behandlungserfolges. Den Patienten wurde mitgeteilt, daß die Studie dazu dienen sollte, zu erfahren, wie gut sie über ihre Erkrankung informiert seien und wie gut die Kommunikation zwischen ihnen und ihren Ärzten funktioniere. Die Interviewer waren keine medizinischen Fachleute und kannten die Diagnosen der Befragten nicht. Von den Gesprächen wurden Videoaufzeichnungen angefertigt.

Die aufklärenden Ärzte mußten parallel einen zweiseitigen Fragebogen zum Grad der Information und Aufklärung des Patienten beantworten; weiterhin gab es Fragen zur Behandlungsintention, zum erwarteten Ausgang der Behandlung sowie zur Wahrnehmung des Arztes hinsichtlich des Verständnisses des Patienten für die Situation.

98 von 100 Patienten wußten, daß sie an Krebs erkrankt waren. 87 konnten ihre Tumorart korrekt benennen. 6 Patienten konnten dies nicht genau. 5 wußten nicht, welche Art von Krebserkrankung sie hatten. Von 67 Patienten mit lokalisierten Tumoren machten 64 korrekte Angaben über das Stadium ihrer Erkrankung.

Allerdings dachten 11 von 33 Patienten mit einer metastasierten Krebserkrankung fälschlicherweise, daß ihre Krebserkrankung lokal begrenzt sei.

In 98 Fällen glaubten die befragten Ärzte, daß sie ihre Patienten sorgfältig und genau über das Ausmaß ihrer Krebserkrankung aufgeklärt hätten.

Die Patienten wurden nach dem Ziel ihrer Behandlung, korrespondierend dazu wurden die Ärzte nach dem kurativen bzw. palliativen Therapieansatz befragt. 5 von 52 Patienten, die mit kurativer Absicht therapiert wurden, glaubten, daß sie palliativ behandelt würden.

16 von 48 Patienten, die palliativ behandelt wurden, glaubten, daß sie mit kurativer Absicht behandelt werden würden. In 15 von 16 Fällen hatten die behandelnden Ärzte dies nicht erkannt.

In 90 (von 100) Fällen berichteten die Ärzte, sie hätten den Patienten exakt die gleiche Information gegeben wie den Interviewern.

Patienten unter 65 Jahren neigten häufiger zur Fehleinschätzung der Behandlungsabsicht als ältere Patienten. Patienten, die die High School nicht abgeschlossen hatten, neigten signifikant zur Fehleinschätzung der therapeutischen Absicht; die Geschlechtszugehörigkeit führte zu keiner signifikanten Beeinflussung.

Auch hinsichtlich der Erwartungen an das Behandlungsergebnis klaffte die Einschätzung zwischen Ärzten und Patienten deutlich auseinander: Die Ärzte hielten 41 Patienten für inkurabel, davon realisierten nur 20 Patienten ihre Unheilbarkeit; die anderen 20 Patienten glaubten, sie hätten eine Chance auf Heilung.

Bei der Gruppe der 48 palliativ behandelten Patienten wurde auch die Erwartung der Ärzte und Patienten hinsichtlich der Verlängerung der Lebenszeit untersucht:

40 von 48 Patienten zeigten sich hinsichtlich der Wahrscheinlichkeit einer Lebensverlängerung durch eine onkologische Therapie optimistischer als ihre Ärzte. Bei 9 von 40 Patienten sahen die Ärzte keinerlei Chance auf eine Lebensverlängerung; keiner der Patienten hatte dies realisiert.

Bei einem ungünstigem Krankheitsverlauf wird der Arzt mit der Begrenzung der therapeutischen Möglichkeiten insgesamt konfrontiert. Die Konfrontation mit dem Tod kann auch in den Ärzten vermehrt Todesphantasien mobilisieren, therapeutische Mißerfolge können verunsichern oder narzißtisch kränken; Nebenwirkungen der Therapie können Schuldgefühle auslösen. Diese ganz verständlichen menschlichen Reaktionen können wiederum dabei behindern, offen und sensibel auf den kranken Menschen einzugehen (Köhle 1984).

Hoffnung und Zuversicht, die lebensbedrohlich erkrankte Menschen in die Behandlung setzen, hängen laut Schwarz (1989) nicht zuletzt auch davon ab, in welcher Haltung Arzt und Pflegende dem Patienten begegnen können, mit welcher unausgesprochenen Botschaft sie die Therapie gestalten. In gleicher Weise, wie es Patienten oft schwerfällt, die jeweiligen Behandlungen als hilfreich zu erleben, haben auch die Ärzte und das Pflegepersonal mit Zweifeln zu kämpfen.

Gerade hier wird deutlich, daß Kranke, Behandelnde und Pflegende in einem wechselseitigen Austausch miteinander stehen, einmal im Sinne der Kooperation, dann aber auch in gegenseitiger Sensibilisierung und Verunsicherung; auf die Krankheit bezogen würde das heißen: „Wir leiden nicht nur miteinander, sondern auch aneinander" (Rhode 1974, Schwarz 1989).

Dazu tragen *spezifische Konfliktfelder im onkologisch-therapeutischen Bereich* bei. Häufig gibt es eine große Diskrepanz zwischen dem therapeutisch Machbaren und dem Erwünschten. Die Ärzte haben Widerstände, sich selber und den Patienten die Tatsache dieser Diskrepanz einzugestehen.

Kagan et al. (1984) beschreiben, daß gerade junge Ärzte unsicher und ängstlich sind, was sie Patienten angesichts der Diagnose Krebs sagen sollen und sie häufig mit vagen Erklärungen zurücklassen, die allerdings für viele Patienten beängstigender sind als eine klare Besprechung im Sinne von: „Where am I and what I can expect". Kagan vertritt die Auffassung, daß Ehrlichkeit die beste Strategie ist: „Honesty is the shortest distance between two points". Er weist aber auch darauf hin, daß Ärzte nicht angemessen ausgebildet sind, um mit schwierigen emotionalen Situationen umzugehen.

Köhle (1984) weist darauf hin, daß das *Ausmaß emotionaler Beteiligung und Belastung für den Arzt und im Krankenhaus für die Mitarbeiter im Pflegebereich* bisher noch erheblich unterschätzt wird. Bei der Verarbeitung dieser Belastungen werden die Beteiligten oft alleingelassen.

Zur guten Kommunikation mit dem Krebspatienten gehört die Reflexion, das Wahrnehmen und das Bearbeiten eigener Ängste und Befürchtungen von seiten des Arztes, um die Realität des Patienten vom eigenen Erleben unterscheiden zu können.

Gerade die Arbeit mit den Behandlungsteams in Form von *Balint-Gruppen oder Stationskonferenzen* hat sich als wirksames Instrument erwiesen, die psychischen Belastungen in Grenzen zu halten und somit mittelbar auch das Therapieumfeld der Patienten zu verbessern (Köhle 1984).

Eberbach (1984), Medizinjurist, weist auch auf den *Stellenwert der Einstellung des aufklärenden Arztes zum Thema Tod und Sterben* in der Aufklärungssituation hin: „Hält der Arzt Krankheit und Tod für wesentliche „Dimensionen des Menschlichen", wird er eher geneigt sein, die ihn fragenden Kranken umfassend aufzuklären, weil er ihnen damit einen wichtigen Teil ihres persönlichen Schicksals erschließt ... Sieht er dagegen das Sterben an als Beginn einer definitiven Negation, als Anfang endgültiger Sinn-Losigkeit; oder verdrängt er Gedanken an eigenen Tod und Siechtum; oder befällt ihn angesichts des sterbenden Patienten Hilflosigkeit, weiß er nicht, wie mit ihm reden (Pattmos 1972, Kübler-Ross 1971), wird seine Neigung, den Patienten ausführlich aufzuklären, viel geringer sein."

Viele Patienten wenden sich in ihrer fortgeschrittenen Erkrankungsphase – nach der enttäuschten Hoffnung auf Heilung – den sogenannten *„Alternativen Therapien"* zu.

Laut Schwarz (1989) ist es nicht verwunderlich, daß sich zahlreiche Patienten „angesichts der als beziehungslos und auf Fernwirkung ausgelegt empfundenen Strahlenbehandlung und der als Gift erlebten Chemotherapie" parallel den sog. biologischen oder unkonventionellen Therapieformen zuwenden. Viele Patienten versprechen sich davon u.a. eine Neutralisierung der Schädigung durch „die heilbringenden Kräfte der Natur." Nach der Auffassung von Schwarz sind die sog. alternativen Heilmethoden als individuelle Mittel der Krankheitsbewältigung zu verstehen und haben insofern, ungeachtet einer fraglichen biologischen Wirksamkeit, stabilisierende Effekte auf das psychische Befinden der Patienten.

Häufig kommt es vor, daß Patienten ihren behandelnden Krankenhausärzten nicht erzählen, daß sie sich inzwischen auf biologische oder unkonventionelle Behandlungsmethoden eingelassen haben und fühlen sich, als ob sie einen Vertrauensbruch begangen hätten.

Gerade in der Progredienzphase einer Krebserkrankung braucht der Patient die vertrauensvolle Unterstützung und Begleitung durch seinen behandelnden Arzt bzw. durch das Behandlungsteam.

1.8 Die terminale Phase – Sterben und Tod in unserer Gesellschaft

Der Zeitraum zwischen der Diagnose einer lebensbedrohlichen Krebserkrankung, der Erkenntnis der Nichtheilbarkeit und dem Eintritt des Todes hat sich in den letzten Jahrzehnten aufgrund sich ständig erweiternder medizinischer Möglichkeiten vergrößert.

Die terminale Phase – das Sterben – weckt bei den meisten nicht selbst betroffenen Menschen in unserer Gesellschaft trotz der Fortschritte in der Palliativ- und Schmerztherapie Bilder und Gefühle von Leid, Depression, Schmerzen, Einsamkeit, Angst und Verzweiflung.

Das Leben mit der Ungewißheit – der Zeitpunkt des Todes ist nicht vorauszusagen – stellt für Krebspatienten und Angehörige eine große psychische Belastung dar.

Noch vor 100 Jahren bot die christliche Religion in der westlichen Welt vielen Menschen einen Rahmen, in dem sie ihr Leben und ihr Sterben als sinnerfüllt ansehen konnten. Diese Möglichkeiten der Sinngebung sind heute für viele Menschen durch die zunehmende Verweltlichung unserer Gesellschaft nicht mehr nachzuvollziehen.

Innerhalb der Psychologie hat sich zum Thema „Sterben und Tod" mittlerweile ein eigenständiges Fachgebiet, die Thanatologie, etabliert.

Bis vor wenigen Jahrzehnten war es in unserem Kulturkreis unüblich, Patienten über ihren nahenden Tod aufzuklären. In den sechziger Jahren haben Glaser und Strauss (1967) in verschiedenen Krankenhäusern im Bereich San Francisco den Umgang mit dem Wissen über den bevorstehenden Tod untersucht. Sie identifizierten vier typische Situationen:

1. Geschlossener Bewußtheitskontext: Nur der Arzt weiß um die Terminalphase des Patienten, eventuell auch das Pflegepersonal und die Angehörigen. Es gilt, diesen Zustand so lange wie möglich aufrechtzuerhalten; die Haltung ist, den Patienten zu schonen und ihm die Hoffnung nicht nehmen zu wollen.
2. Argwohn: Der Patient kämpft um die ihm vorenthaltene wahre Auskunft und versucht mit komplizierten Strategien, das Personal zur Offenbarung der verschwiegenen Nachricht zu verleiten.
3. Gegenseitige Täuschung: Der Patient weiß, daß er sterben muß, teilt dies aber nicht mit und verhält sich so, als würde er wieder gesund werden. Seine Umgebung gibt vor, dies ebenfalls zu glauben. Alle Beteiligten sind stillschweigend übereingekommen, so zu tun, als wäre eine Heilung noch möglich. Von daher ist es unmöglich, über das Sterben zu sprechen.
4. Offener Bewußtheitskontext: Alle Beteiligten und der Patient selbst wissen um die Terminalphase. Sie können gemeinsam Dinge, die es vor dem Tod zu besprechen und zu regeln gilt, thematisieren und voneinander Abschied nehmen.

Vor etwa 20 Jahren bewirkte Kübler-Ross mit ihren „Interviews mit Sterbenden" einen nachhaltigen Anstoß zum Nachdenken über das Sterben des Menschen in der heutigen Zeit.

In ihrem Buch „On Death and Dying" versucht Kübler-Ross (1969) anhand von Interviews mit Sterbenden, eine Beschreibung der Konflikte zu leisten, mit denen Sterbende und deren Umfeld konfrontiert sind, und Hilfen zur möglichen Bewältigung zu geben.

Sie entwickelte ein 5-Phasen-Modell des menschlichen Sterbens, dessen Kenntnis und Vermittlung zum besseren Verstehen eines sterbenden Menschens beitragen soll:

1. Phase: Nicht-wahrhaben-wollen und Isolierung	*Es kann nicht sein.*
2. Phase: Zorn	*Warum trifft es gerade mich?*
3. Phase: Verhandeln	*Ich möchte nur noch …*
4. Phase: Depression	*Ich gebe auf.*
5. Phase: Zustimmung	*Ich bin bereit.*

Im Erleben von sterbenden Menschen zeigt sich ein weites Spektrum möglicher gefühls- und verstandesmäßiger Reaktionen. Das Phasen-Modell ist nicht so zu verstehen, daß der sterbende Mensch die einzelnen Phasen in der oben beschriebenen Reihenfolge regelhaft durchlaufen muß.

Das Phasenmodell gibt aber eine hilfreiche Orientierung in der Begegnung mit Sterbenden. Genauso wichtig wie die Verallgemeinerung und Fokussierung der möglichen psychischen Befindlichkeiten von Sterbenden ist die Erkenntnis, daß jeder sterbende Mensch auf seine ganz individuelle Weise Abschied von seinem Leben nimmt.

Die eigene Erfahrung in der klinischen Praxis zeigt, daß die einzelnen Phasen selten längere Zeit konstant sind. Es können sich sogar gegensätzliche Reaktionen wie Akzeptanz und Widerstand, weiterleben und sterben wollen, Hoffnung und Verzweiflung sowie Zuversicht und Angst abwechseln.

Wie in der Aufklärungssituation ist auch in der Sterbephase das von Weisman (1981) beschriebene Phänomen des „middle-knowledge" zu beobachten: Der Sterbende pendelt dann zwischen dem Wissen um den nahenden Tod und Akzeptanz, Verdrängung oder Verleugnung der Realität.

Aufgrund psychischer Abwehrprozesse kann es dazu kommen, daß ein Krebspatient die Tatsache der Unheilbarkeit seiner Erkrankung und des Sterbens verdrängt oder verleugnet.

In der letzten Lebensphase thematisieren Patienten nicht selten ihre *Lebensbilanz:* Die Frage nach dem Sinn des eigenen Lebens und dem Sinn der Erkrankung.

Butler (1980) betrachtet es als eine natürliche Erscheinung, daß in dieser Lebensphase Erinnerungen wieder einen größeren Stellenwert bekommen und auch ungelöste Konflikte wieder auftauchen können. Krebspatienten, die sich der Tatsache ihres Sterbens, ihren Erinnerungen und vielleicht damit verbundenen Konflikten im Gespräch nähern möchten, erleben oft Abwehr bei ihren Angehörigen, bei ihren behandelnden Ärzten oder dem Pflegepersonal.

Es kann aber auch sein, daß der Patient, der um seine Situation weiß, sich aus Rücksicht auf die Zurückbleibenden nicht zu seinem eigenen Sterben äußert, weil er glaubt, daß dies über die Kräfte seiner Angehörigen und/oder des Behandlungsteams gehen würde.

In beiden Fällen gerät der sterbende Mensch in eine zunehmende Isolation. Ein Prozeß antizipatorischer Trauer mit den nächsten Angehörigen und Freunden und ein wirkliches Abschiednehmen wird so verhindert.

Viele Familien fühlen sich den Anforderungen und Problemen, die durch ein sterbendes Familienmitglied auftauchen, nicht gewachsen. Angehörige fühlen sich mit der Pflege und Versorgung des Sterbenden physisch und psychisch überfordert.

Dies spiegelt allerdings ein gesamtgesellschaftliches Problem wider: In unserer Gesellschaft ist der Prozeß des Sterbens oft aus den alltäglichen Lebenszusammenhängen herausgelöst, der Tod als Bestandteil und Ende des Lebens ausgegrenzt und nicht in das Leben integriert. Das Sterben eines Menschen wird in familienferne Institutionen verlagert.

In der Bundesrepublik sterben heute ca. 70 % der Bevölkerung in Krankenhäusern oder klinikähnlichen Einrichtungen; in Größstädten sind es zwischen 90 % und 100%. Demgegenüber haben 92 % Prozent den Wunsch, zu Hause, in der Geborgenheit der Familie zu sterben (Becker 1989).

Das Krankenhaus ist in erster Linie auf die Erhaltung und Wiederherstellung von Gesundheit von Menschen eingestellt und weniger auf das Sterben. Dennoch erweckt die Institution bei vielen Menschen durch ihre technische Perfektion den Eindruck, besser für das Sterben von Menschen ausgerüstet zu sein.

Angehörige, die emotional überfordert sind, weil das Sterben des Betroffenen ihnen Schmerzen zufügt und die durch die Notwendigkeit einer konsequenten Pflege überfordert sind, glauben, daß die im Krankenhaus arbeitenden Menschen besser mit dem Sterben und somit auch mit den Sterbenden umgehen können. Sie sind der Auffassung, dem Sterbenden die letzte Phase dadurch zu erleichtern, daß sie ihn in die Obhut einer kompetenten Institution bringen.

Wenn Patienten dann erleben, daß eine offene Kommunikation über das Thema Sterben mit dem behandelnden Arzt nicht möglich ist, kann dies zu einem Vertrauensverlust von seiten des Patienten führen, was dann zu einer schlechten Kooperation während der palliativen Therapie oder Schmerztherapie führen kann. Verleugungskollusionen (Meerwein 1985) können auch hier beobachtet werden (Kapitel 1.3).

Diese Kommunikationsstrukturen können manchmal zu entwürdigenden und quälend langen Sterbeprozessen führen. Der Arzt meint dann z.B., dem Patienten nicht zumuten zu können, ihm das Beenden der Therapie vorzuschlagen in der Sorge, der Patient könne psychisch völlig dekompensieren. Der Patient interpretiert die Weiterführung der Therapie als Zeichen der Hoffnung für einen dennoch möglichen positiven therapeutischen Effekt aus Sicht der Ärzte. Die Vermittlung eines psychologischen Mitarbeiters zwischen Patient und Arzt kann in einem solchen Fall hilfreich sein.

Potthoff (1980) befragte Medizin-Studenten und Ärzte in Facharztausbildungen zu ihren Todesvorstellungen und ihrem Todeserleben. Unter anderem setzte er Satzergänzungsverfahren ein, um die Definition des Todes, das Todeserleben, die Bedeutung des Lebensverlustes, mögliche Hilfen für Sterbende, Phantasien über den Zustand nach dem Tod und die Bedeutung des Todes für andere erfassen zu können.

Als Resumee der Befragung von Ärzten in allen Ausbildungsabschnitten kommt Potthoff zu folgender Erkenntnis: „Mit zunehmendem Patientenkontakt im klinischen Studienabschnitt und probeweiser Identifikation mit ärztlicher Tätigkeit und Verantwortung bei den Studenten läßt sich eine deutliche Entwicklung hin zu emotionalen Deutungen des Todes erkennen. Die abstrakten und emotional indifferenten Vorstellungen vom Tod als Lebensende treten zurück und Deutungen, die eine emotionale Evaluation einschließen, nehmen zu. Allerdings scheinen die negativen, angstbesetzten Bewertungen stärker zuzunehmen“ (1980, S. 87).

Die Studienergebnisse zeigen weiterhin, daß die Annahme, Ärzte würden den Tod und das Sterben von Patienten verdrängen oder gar tabuisieren, nicht zutrifft: „Der Schmerz und die Einsamkeit des Sterbenden werden deutlich erlebt und formuliert“ (1980, S. 100).

Die Kritik am Krankenhaus als Institution erscheint Potthoff jedoch trotzdem gerechtfertigt. In seiner Umfrage zeichnet sich in der Vorstellung der Befragten das Bild des alleingelassenen Sterbenden ab, der in seinem Schmerz und in seiner Angst keinen Trost bei den Mitarbeitern der „Institution Krankenhaus“ findet und dessen Leid durch eine sterile und technische Umgebung eher noch vergrößert wird. Diese Kritik wiegt nach seiner

Auffassung um so schwerer, als die Befragten die Situation der Sterbenden im Krankenhaus theoretisch auch mitgestalten könnten.

Potthoff schließt daraus, daß eine verstärkte reflektierende Auseinandersetzung der Studenten und Ärzte im Studium und im klinischen Alltag über das Erleben von und den Umgang mit sterbenden Menschen dringend erforderlich ist. Er regt an, die Thematik „Sterben und Tod" in das Medizinstudium zu integrieren und Gesprächsgruppen im klinischen Alltag einzurichten, die eine Chance zur Bewältigung berufsbedingter Konflikte im Umgang mit Sterbenden leisten könnten.

Gleiches gilt meiner Meinung nach auch für die Ausbildung und den beruflichen Alltag von Pflegekräften. Das Pflegepersonal hat in der Regel den engsten Kontakt zu Sterbenden und leidet oft unter der fehlenden Zeit und Flexibilität, den oft mangelhaften Räumlichkeiten und der nicht vorhandenen Vorbereitung auf die Situation von Sterben und Tod (Kautzky 1985).

Die Erfahrung mit sterbenden Menschen zeigt, daß viele in erster Linie den Beistand und die Nähe von ihnen vertrauten Menschen wünschen. Dennoch können Gespräche mit außenstehenden, aber in der Betreuung während des Krankheitsverlaufs vertraut gewordenen Psychologen Entlastung bringen und Hilfestellung geben, z.B. gewünschte Gespräche mit Freunden und/oder Angehörigen über den Abschied aufzunehmen.

Eine *therapeutische Begleitung Sterbender* kann zur Unterstützung der Lebensbilanzierung, zur „Schließung der Lebensgestalt" (Petzold 1980) führen. Das Ziel ist, den seelischen Tod vor dem körperlichen Tod zu verhindern, quälende Ängste und nagende Einsamkeitsgefühle von Krebspatienten zu lindern und allgemein eine Verbesserung des seelischen Wohlbefindens zu erreichen.

Tausch (1980) machte in der Betreuung sterbender Krebspatienten die Erfahrung, daß durch eine therapeutische Begleitung für die Betroffenen nicht nur die Qualität des Lebens eine andere wurde, sondern auch die Qualität des Sterbens.

1.9 Krebserkankung als Krise und das Identitätskonzept der Integrativen Therapie

Was ist eine Krise? Im Fremdwörterlexikon findet sich die Definition: „1. Entscheidungssituation, Wende- und Höhepunkt einer gefährlichen Entwicklung. 2. gefährliche Situation" (Duden 1990).

Kast (1989) spricht von einer Krise, wenn ein für den „Kriselnden" belastendes Ungleichgewicht zwischen der subjektiven Bedeutung des Problems und den Bewältigungsmöglichkeiten, die ihm zur Verfügung stehen, entstanden ist.

Der Kriselnde fühlt sich in seiner Identität, in seiner Kompetenz, das Leben einigermaßen selbständig führen zu können, bedroht. Da die Erfahrung, das Leben gestalten zu können, für Menschen einen sehr hohen Wert darstellt (der nun in Gefahr ist) reagieren Menschen in Krisen mit großer – ausgedrückter oder nicht ausgedrückter – Angst.

Ein Mensch, der ganz und gar von einer Krise ergriffen ist, fühlt sich von panischer Angst erfaßt, weiß keine Auswege mehr und ist in seinem Problemlösen außergewöhnlich eingeschränkt. Er fühlt sich hilflos und hat den Eindruck, es werde sich jetzt nie mehr etwas verändern, zumindest nie mehr zum Guten hin. Die Krise erfaßt das ganze Leben; das Leben und das Bewußtsein engen sich auf den Gegenstand der Krise ein. Der Mensch ist ausschließlich auf sich selbst und auf die Suche nach Lösungen konzentriert. Krebspatienten beschreiben diesen Zustand oft als „Chaos, Leere, fehlender Boden."

Krisen sind nicht statisch, sondern verlaufen prozeßhaft. Sie sind in der Regel außenverursacht, sei es durch direkte Einwirkung oder durch allmähliche Ansammlung von Konfliktmaterial.

Laut Petzold (1979) kommt es mit dem Eintritt der „Noxe" zu einer Phase der Labilisierung, in der der Mensch versucht, sich mit seinen gewohnheitsmäßigen Bewältigungsstrategien zu restabilisieren. Gelingt dies nicht oder kommen noch weitere Belastungen hinzu, tritt die Phase der Turbulenz ein, in der der Mensch versucht, mit Notreaktionen und unter Aufbietung aller Kräfte, Stabilität zu gewinnen. Die Dynamik steigert sich, und es entscheidet sich, ob neue Lösungsmöglichkeiten gefunden werden oder eine Dekompensation eintritt.

Dekompensationen können „überschießend" erfolgen. So kommt es z.B. zum Ausbruch unkontrollierter Aggressionen und zu spontanem Suizid. Dekompensationen können auch „regressiven" Charakter haben; sie finden ihren Ausdruck dann in einer körperlichen Erkrankung und/oder psychiatrischen Erkrankungen.

Wird eine Krise aus eigener Kraft oder mit fremder Hilfe gelöst, ohne daß es zu einer Dekompensation kommt, ist dies mit einem Wachstum der menschlichen Potentiale verbunden. Es stehen neue Möglichkeiten, Lösungswege und neue Kompetenz zur Verfügung. Wird die Krise nicht gelöst, sondern der alte Zustand restabilisiert und damit eine Dekompensation vermieden, besteht die Gefahr der Minderung der menschlichen Möglichkeiten mit Verzweiflung und Regression.

Im Laufe einer Krebserkrankung können Krisen durch verschiedene Situationen induziert werden:

- Mitteilung einer Verdachtsdiagnose oder einer Krebsdiagnose
- Mitteilung eines Rezidivs oder von Metastasen
- Mitteilung über die Vergeblichkeit von Therapiemaßnahmen und Therapieänderungen
- Unsicherheit über den Krankheitsverlauf (Gefühl der Lebensunsicherheit)
- Belastungen durch medizinische Diagnostik und Therapie
  - Angst vor dem Computer-Tomographen (Angst vor räumlicher Enge), der Knochenmark- und Rückenmarkpunktion; der Blutentnahme bei Problemen mit der Venenpunktion nach Chemotherapie;
  - Kontrollverlust durch Nebenwirkungen wie Übelkeit, Erbrechen und Durchfall;

  - Erleben von Haarausfall, Speichel- und Geschmacksverlust; von rapider Gewichtsabnahme; von Gewichtszunahme und gravierenden Veränderungen im Aussehen (Cushing-Syndrom); von sexuellen Schwierigkeiten; Einschränkungen der Mobilität und Vitalität;
  - Verzicht auf die Erfüllung von Kinderwunsch;
  - Verlust von Organen und Körperteilen;
  - Konfrontation mit einem künstlichen Darm- oder Blasenausgang; mit einem Tracheostoma usw.
- Belastungen durch den Krankenhausaufenthalt (Isolation und Verlust der Privat- und Intimsphäre)
- Soziale Probleme (Einbuße von Arbeit und Leistungsfähigkeit, finanzielle Einbußen oder Schwierigkeiten, Abhängigkeit von der Hilfe anderer und damit verbundene Selbstwertzweifel, Sorgen um die Angehörigen, Hilflosigkeit gegenüber Institutionen und Behörden
- Kommunikationsstörungen und Konflikte mit Beziehungspartnern, Angehörigen, Pflegepersonal und Ärzten (vgl. Ratsak und Schiebel-Piest 1992).

Das Identitätskonzept der Integrativen Therapie

Eine Krebserkrankung betrifft die gesamte Persönlichkeit eines Menschen und hat somit auch Einfluß auf seine Identität. Identität hängt im wesentlichen mit dem Selbstgefühl eines Menschen zusammen.

Die Integrative Therapie ist ein humanistisches Therapieverfahren, das Petzold et al. unter anderem aus der Psychoanalyse (Freud, Ferenczi) und Gestaltherapie (Perls) weiterentwickelt haben, wobei auch soziotherapeutische und körpertherapeutische Elemente einfließen.

Im anthropologischen Konzept der Integrativen Therapie wird der Mensch als Ganzheit gesehen, dessen körperliche, seelische und geistige Dimension ihre Grundlage in der Leiblichkeit haben.

Dieser „Körper-Seele-Geist-Organismus“ ist in einem unlösbaren Verbund mit dem sozialen und ökologischen Umfeld, der Lebenswelt. Aus der Interaktion mit diesem Umfeld gewinnt er seine Identität (Petzold 1988). Der Begriff „Leib“ wird im Sinne der phänomenologischen Psychologie als Ausdruck für den ganzen Menschen gebraucht (Marcel 1978, Petzold 1980).

Der Mensch und seine Lebenswelt müssen dabei immer auf dem Hintergrund einer konkreten persönlichen Biographie und der kollektiven Geschichte gesehen werden.

Die Entwicklung der Persönlichkeit wird als das Zusammenwirken von angelegten Reifungsprozessen und der Sozialisation gesehen, wobei letztere definiert wird als „... die wechselseitige Veränderung von Systemen entlang eines Zeitkontinuums“ durch „die Internalisierung von Atmosphären, Szenen und Szenensequenzen ...“ (Petzold 1988).

Die Identität wird so als das Zusammenwirken von Leib und Kontext im Zeitkontinuum gesehen, wobei die aus dem sozialen Kontext von außen kommenden „Identifizierungen“, d.h. Identitätszuschreibungen und Verhaltenserwartungen für die Identität konstitutive Bedeutung haben. Sie müssen allerdings angenommen, d.h. mit „Identifikationen" von innen belegt werden.

Das Identitätskonzept Petzolds integriert die individuelle und gesellschaftliche Wirklichkeit. Es verbindet in sich die zentralen Bereiche des menschlichen Lebens. *Fünf „Säulen des Supports" konstituieren die Identität:*

1. Leiblichkeit, die jeweils zugleich „mein leiblicher Körper" und „sozialer Körper" ist.
   Die leibliche Integrität, Vitalität und das Gefühl von Leistungsfähigkeit stützen das Identitätserleben. Krankheit, Verstümmlung, Kontrollverlust und Leistungsschwäche bedrohen die Identität. Dies ist besonders nach Operationen, Chemo- und Strahlentherapie der Fall.
2. Soziales Netzwerk, in dem ich mich identifiziere und durch das ich identifiziert werden kann.
   Im Falle einer langen Trennung von der Familie und dem Arbeitsplatz durch Krankenhausaufenthalte kann ein wesentlicher Teil der menschlichen Identität verlorengehen; Freunde können sich zurückziehen.
3. Arbeit und Leistung, in denen ich mich identifiziere und durch die ich identifiziert werden kann.
   In unserer Gesellschaft spielen Arbeit und Leistung eine wichtige Rolle. Die Arbeit dient vielen Menschen nicht nur der Sicherung des Lebensunterhalts, sondern, indem sie ihre intellektuellen Fähigkeiten, ihre Geschicklichkeit und Kraft einsetzen, auch der Anerkennung und Achtung durch andere Menschen. Krebskranken fehlt oft dieses Gefühl der Bestätigung von außen, sie fühlen sich „wertlos" und als Belastung ihrer Familie und Mitmenschen.
4. Materielle Sicherheit, die gleichfalls Identifikation und Identifizierung ermöglichen.
   Über ein regelmäßiges ausreichendes Einkommen und den Besitz (eine Wohnung, ein Haus) gibt es viele Identifikations- und Identifizierungsmöglichkeiten. Die heutige soziale Gesetzgebung läßt immer mehr krebskranke Menschen in „finanzielle Löcher" fallen.
5. Werte, mit denen ich mich identifizieren kann, die meine sind, aber auch die anderer; nämlich derjenigen, die sich mit mir zu diesen Werten bekennen.

Krebspatienten erleben im Laufe ihrer Krebserkrankung häufig eine Veränderung im Erleben und Bewerten „ihrer Werte": Der „Glaube an Gott" kann verlorengehen oder neu aufleben; das Verantwortungsgefühl gegenüber ihren Mitmenschen kann weniger oder stärker werden; politische Einstellungen können sich aufgrund selbst erlebter sozialer und finanzieller „Ungerechtigkeiten" ändern. Diese Wandlungen können Probleme im sozialen Netzwerk heraufbeschwören.

In dem Identitätskonzept Petzolds herrscht das „Synergieprinzip". Es besagt, daß die „Gesamtwirkung mehr und etwas anderes ist als die Summe kausal verknüpfter und verknüpfbarer Einzelwirkungen" (1978, S. 23).

Wenn eine der fünf Säulen „bricht", kann die Identität eines Menschen gefährdet sein. Bei Krebspatienten zerbrechen als Folge der Erkrankung oft gleichzeitig mehrere Säulen. So geht z.B. die Einbuße der körperlichen Unversehrtheit fast immer mit einem zumindest zeitweisen Verlust der Arbeit einher.

Die Gefährdung der Identität führt oft in eine Krise und in damit verbundene, oben bereits beschriebene, Gefühle von Angst und Orientierungslosigkeit. In solchen Fällen ist häufig eine Krisenintervention erforderlich, um den Patienten wieder zu stabilisieren (vgl. Kapitel 6.2.7.2).

2. Ansätze zu einer speziellen Psychoonkologie in der Strahlentherapie: Psychische und physische Situation von Krebspatienten unter Strahlentherapie – Stand der Forschung

Die Ära der klinischen Strahlentherapie begann Anfang des Jahrhunderts durch die Präsentation der ersten erfolgreichen Behandlungen (Perez und Brady 1987).

Die Strahlentherapie ist heute eine hochtechnische biophysikalische Krebstherapie und wird mit verschiedenen Intentionen eingesetzt: als alleinige kurative Behandlung (z.B. in frühen Stadien des Kehlkopfkrebses und Hodgkin-Lymphoms) und in Kombination mit Operation und Chemotherapie; weiterhin als palliative Therapie zur Tumorkontrolle; als Prophylaxe gegen Hirn- und Lebermetastasen und als Symptomkontrolle, vor allem bei Schmerzen, die durch Knochenmetastasen verursacht werden. Auch als „Notfallbestrahlung" hat die Strahlentherapie eine wichtige Indikation, wenn lebenswichtige Körperfunktionen durch Tumormasse eingeschränkt werden.

Aufgrund des breiten therapeutischen Einsatzes der Strahlentherapie werden laut Steinert (1988) 60–80% aller Krebspatienten im Verlauf ihrer Krebserkrankung mindestens einmal mit einer strahlentherapeutischen Behandlung konfrontiert (vgl. auch Meerwein 1985).

Obgleich die körperlichen Belastungen und Nebenwirkungen durch die Bestrahlung und auch die Bestrahlungszeiten durch die technische Entwicklung der letzten Jahrzehnte erheblich reduziert werden konnten, kann die Strahlentherapie bei den betroffenen Krebspatienten sowohl starken körperlichen als auch psychischen Streß auslösen.

Frischenschlager et al. (1991) verweisen darauf, daß die psychosozialen Auswirkungen der Strahlentherapie, verglichen mit Chirurgie und Chemotherapie, noch wenig untersucht sind.

Als hauptsächliche physische Beeinträchtigungen werden in der Literatur – abgesehen von Lokalreaktionen – häufig Müdigkeit, Abgespanntheit, Depression und Appetitlosigkeit angegeben. Nach King et al. (1985) nehmen diese Beschwerden jedoch nach Beendigung der Therapie schnell wieder ab.

Irwin et al. (1986) bestätigen zwar die Abnahme von Angst und Depressivität nach Abschluß der Strahlentherapie, weisen aber darauf hin, daß die erhobenen Werte auch nach dem Ende der Therapie noch höher waren als die der Durchschnittsbevölkerung. Im Gegensatz dazu haben Andersen et al. (1984) in einer Untersuchung keine Abnahme der Belastungen nach Beendigung der Strahlentherapie feststellen können.

Die Strahlentherapie wird von Krebspatienten nach Untersuchungen von Steinert (1987, S. 401) hoch ambivalent erlebt: „Die Einleitung einer Bestrahlung bedeutet immer die ausdrückliche Bestätigung des Krebsleidens – unabhängig vom Aufklärungsstand des Patienten. Ein Irrtum oder eine Verwechslung sind endgültig ausgeschlossen. Patienten, die präoperativ bestrahlt werden, befürchten, die Krebsgeschwulst sei nicht mehr zu operieren und könnte unter der Bestrahlung weiter wachsen und streuen. Zugleich hoffen sie, zu den „günstigeren Fällen" zu gehören. Da sie nicht sofort operiert werden, sei eine Lebensbedrohung ausgeschlossen, der Tumor nur im Anfangsstadium. Patienten, die postoperativ bestrahlt werden, befürchten, die Operation sei wegen der Ausdehnung des Tumors nicht mehr vollständig gelungen."

Schon vor Beginn der Behandlung kommen bei den betroffenen Patienten Laientheorien (Verres 1986) über Strahlenbehandlung und deren Folgen zum Tragen, die durch Informationen über mögliche Nebenwirkungen noch weiter genährt werden.

Die meisten Patienten kennen oder haben von Menschen gehört, die sich einer Strahlentherapie unterziehen mußten. So blieben Sätze hängen wie: „Ich fühlte mich verbrannt!"; „Ich wurde ein nervöses Wrack!" oder „Ich konnte nicht atmen!" (vgl. Gyllensköld 1978, S. 84). Häufig werden negative Krankheits- und Therapieverläufe besser erinnert als positive.

Peck und Boland (1977) stellen in ihrer Untersuchung fest, daß manche Patienten sich gezielt durch Fachliteratur über die Strahlenbehandlung informieren, was den Angstpegel steigern kann, wenn kein kompetenter Gesprächspartner zur Verfügung steht.

Steinert (1987) berichtet von besonderen Phänomenen während der ersten drei Strahlenbehandlungen. Obgleich eine Bestrahlung objektiv gesehen nicht mit den menschlichen Sinnesorganen wahrnehmbar ist, berichten Patienten über ein Wärmegefühl exakt innerhalb der Bestrahlungsfelder. Wärme hat die Eigenschaft, sich auszubreiten, so daß sich eigentlich auch das umliegende Gewebe erwärmen müßte. Da allerdings 4200 Gy nötig sind, um 1 l Wasser um 1 Grad Celsius zu erwärmen, pro Bestrahlung aber nur 2–2,5 Gy appliziert werden, handelt es sich offensichtlich um ein psychisches Phänomen.

Während der Strahlentherapie ist der Patient allein, überwacht vom Personal mit Hilfe eines Monitors und mit der Möglichkeit der Kontaktaufnahme über eine Gegensprechanlage. Der Patient erlebt, daß sich das Personal bei der Behandlung schützen muß; dadurch wird er für eine mehr oder weniger lange Zeit von seiner psychosozialen Umwelt isoliert.

Allein im Behandlungsraum, konfrontiert mit zum Teil überdimensional großen Geräten erleben die Patienten immer wieder Gefühle der Hilflosigkeit, Abhängigkeit und totaler Verlassenheit. Sie befürchten, vom

Personal vergessen zu werden. Einige Patienten glauben, durch die Behandlung selbst zu einer Strahlenquelle und somit zu einer Gefahr für die Gesundheit ihrer Mitmenschen zu werden (Gyllensköld 1978).

Peck und Boland (1977) beschreiben auf die technischen Geräte bezogene Ängste von Patienten, so zum Beispiel, daß das Bestrahlungsgerät auf sie herunterfallen könne, oder die Patienten entwickeln Ängste, daß das medizinisch-technische Personal die Kontrolle über die hochtechnischen Geräte verlieren könnte. Auch Gyllensköld beschreibt diese Ängste: „... so that the machines would give too high a dose, explode, break down, or even fall upon them" (1978, S. 85).

Sowohl die Untersuchungen von Peck und Boland (1977) als auch von Gyllensköld (1978) zeigen, daß ein Großteil der Patienten während der Strahlentherapie zumindest einen „Anflug von Panikgefühlen" erlebte, mit denen sie auf die verschiedenste Art und Weise umgingen.

Allein der Gedanke an die bevorstehende Behandlung kann körperliche Symptome bzw. die befürchteten Nebenwirkungen hervorrufen. Steinert (1987) geht davon aus, daß die empfundene Müdigkeit nach der Strahlentherapie nicht allein durch die biologische Strahleneinwirkung bedingt ist, sondern auch eine „psychische Erschöpfungsneigung" darstellt.

Darüber hinaus scheint auch der Behandlungsrahmen eine wichtige Rolle dabei zu spielen, in welchem Maße Patienten Symptome entwickeln. Forester et al. (1978) führten eine Studie durch, um die Art, die Intensität und den Verlauf der emotionalen Belastung an zwei verschiedenen Strahlentherapiegeräten zu messen: der Linearbeschleuniger ist ein relativ kleines Gerät, arbeitet sehr schnell (2–3 Minuten Bestrahlungszeit) und kann während der Behandlung rotieren. Ein 42 MeV-Betatron-Bestrahlungsgerät ist ein sehr großes, extrem lautes Gerät. Es wird meist stationär betrieben, die Bestrahlungszeiten sind wesentlich länger. Beide Geräte kommen auch in der Radiologischen Klinik in Eppendorf zum Einsatz.

Die Forschungsgruppe untersuchte 200 Patienten, die sich aufgrund einer Krebserkrankung einer Strahlentherapie unterziehen mußten. Gemessen wurden folgende seelische und körperliche Befindlichkeiten und deren Veränderungen: Gewichtsabnahme, Depression, Pessimismus, Hoffnungslosigkeit, somatische Vorreaktionen, Sorgen, soziale Isolation und Rückzug, Müdigkeit, Schlaflosigkeit und Angst.

Während der 5–6wöchigen Dauer mit täglicher Strahlentherapie durch den Linearbeschleuniger gab es bei den Patienten eine auffällige Abnahme der genannten Folgesymptome (Forester et al. 1978). Dies traf nicht für die Betatron-Behandlung zu. Die Patienten entwickelten mit fortschreitender Therapie immer mehr dieser Symptome. Das Gerät selbst, die Geräuschkulisse und die Dauer der Behandlung lösten starke Ängste und Alpträume aus, während bezüglich des Linearbeschleunigers offensichtlich ein Gewöhnungseffekt eintrat.

Steinert (1986) und Gyllensköld (1978) kommen in zwei Untersuchungen zu folgenden übereinstimmenden Beobachtungen in bezug auf diesen Problembereich:

- Die Patienten erleben eine extreme Abhängigkeit zum Personal. Aus Angst, das Wohlwollen zu verlieren, werden Zweifel oder Befürchtungen nicht mitgeteilt.
- Aufgrund der technischen Umgebung und der räumlichen Situation ist eine vertrauensvolle Beziehungsaufnahme zwischen Patient und Arzt schwierig. Die Patienten haben Probleme, ihre psychische Befindlichkeit zum Ausdruck zu bringen.
- Die Strahlentherapie stellt eine massive Bedrohung dar. Zur Bewältigung der beängstigenden Situation werden sämtliche verfügbaren Abwehrmechanismen mobilisiert.
- Die Patienten sind schon vorher im Umgang mit Ärzten sozialisiert worden. Sie haben die Erfahrung gemacht, daß sich „Organmediziner" selten für ihre Ängste und Sorgen zuständig zeigen.

Mitchell und Glicksman (1977) beschreiben als Ergebnisse einer Befragung von 50 strahlentherapeutisch behandelten Patienten, daß 80% sich im Vorfeld der Behandlung zwar durch ihren aufklärenden Arzt befriedigend informiert fühlten, gleichzeitig bemängelten allerdings 52% der befragten Patienten, daß der Strahlentherapeut bei der Vorbereitung auf das Erleben der Strahlentherapie keine Hilfe gewesen sei. 82% der Befragten äußerten die Meinung, daß sowohl der aufklärende Arzt als auch der Strahlentherapeut „were not the people to whom they would bring emotional problems". Mitchell und Glicksman betonen, daß Patienten, die Unterstützung erhoffen und dann erleben müssen, von einem Arzt zum anderen geschickt zu werden, ein erhöhtes Maß an Streß als Folge dieser Nichtkontinuität erleben.

Der behandelnde Strahlentherapeut ist laut Rotman et al. (1977) die „Schlüsselperson", an die der Patient sich wenden kann, um sich medizinische Daten und Behandlungsplanungen erläutern zu lassen. Dessen Erklärungen und eine mögliche Diskussion sind die Basis für eine vertrauensvolle Beziehung zwischen Arzt und Patient. Rotman et al. (1977) konstatieren: „The radiation oncologist can reliew the emotional fears generated in this situation by familiarizing the patient with the disease and the treatment procedure ... The avoidance of a discussion of treatment and its effects may be a reflection of the physician's own fear."

Cassileth et al. (1980) befragten 160 strahlentherapeutisch behandelte Patienten nach ihrer Zufriedenheit über die Informationsvermittlung bezüglich Diagnose und Therapie, bezüglich ihrer Erwartungen an die Behandlung, sowie nach der Einschätzung ihres Wissens und ihres Wunsches nach weiterer Information. 92% fühlten sich hinsichtlich ihrer Diagnose gut informiert. Die Patienten blickten ihrer Behandlung optimistisch entgegen, nur eine Person glaubte nicht an den Erfolg der Behandlung.

78 Patienten hatten bereits Vorerfahrung mit strahlentherapeutischer Behandlung. Obgleich die Erfahrung mit Strahlentherapie das Wissen der Patienten erhöht, vermindert es kaum den Wunsch nach Information; bevorzugte Quelle für weitere Information war der Strahlentherapeut. Der Wunsch der „erfahrenen" Patienten nach mehr Information kann ein Ausdruck ihrer

Unsicherheit und ihres Bedürfnisses nach Bestätigung und Unterstützung ihrer Anschauungen sein, aber auch Ausdruck von mehr Abgeklärtheit und Wißbegier im Sinne von: „Was ich damals nicht zu fragen wagte."

Rainey (1985) berichtet von einer Studie, in der 60 Patienten, die zum ersten Mal bestrahlt wurden, in zwei Gruppen aufgeteilt wurden. Der ersten Gruppe wurde das Personal vorgestellt, und sie erhielten eine individuelle, ausführliche Information über den Verlauf der Therapie mit Hilfe eines Dia-Vortrages. Es wurde auch über das gesprochen, was der Patient im Verlauf der Therapie sehen, hören und fühlen würde. Das behandelnde Team stand zur Verfügung, um Fragen zu beantworten. Die zweite Gruppe erhielt die übliche verbale Routine-Einführung.

Ein Ergebnis dieser Untersuchung war, daß die Patienten der hochinformierten Gruppe sich besser informiert zeigten und weniger Angst sowie weniger Stimmungsschwankungen während der ersten und letzten Woche ihrer Therapie hatten, unabhängig von der Art ihres Bewältigungsstiles. In der weniger gut informierten Gruppe wünschten sich 85% Patienten: „I would like to learn more about radiation therapy."

Spätestens mit dem Beginn der Behandlung wird laut Schwarz (1989) deutlich, daß die Person, die die Therapie durchführt, für den Kranken genauso wichtig ist wie die Strahlendosis selbst. Genauso wie zum Sicherheitsgefühl des Patienten die reibungslose Organisation gehört, sind konstante Bezugspersonen wichtig, die der Patient kennt und bei denen er sich aufgehoben fühlen kann (Schwarz 1989), z.B. die Medizinisch-Technischen Assistenten und der Arzt, an die man sich mit Fragen und Problemen wenden kann.

Die Erwartungsangst vor Nebenwirkungen der Strahlentherapie führt oft schon vorher zu körperlicher Verspanntheit und zum Grübeln. Nebenwirkungen der Bestrahlung wie Rötungen und Entzündungen der Haut, Haarausfall, Übelkeit und Erbrechen, Entzündungen der Schleimhäute, Mundtrockenheit, Geschmacksverlust, Heiserkeit, Schluckbeschwerden und die Veringerung des körperlichen Vitalgefühls können die Lebensqualität deutlich mindern. Sie erschüttern den Patienten dann häufig in seinem Selbstwertgefühl.

Auch die medikamentösen Krebstherapien werden von belastenden Nebenwirkungen begleitet. Im Gegensatz zur Strahlentherapie sind die „Wirkstoffe" jedoch sichtbar. Der Patient kann beobachten, wie die zytostatische Substanz injiziert wird, über den Tropf in seine Vene läuft oder wie sie in Form von Tabletten eingenommen wird.

Strahlen sind mit menschlichen Sinnesorganen nicht erfahrbar. Der Patient ist mit hochtechnischen Geräten und Strahlen konfrontiert, die angstauslösende Assoziationen wecken können und deren Wirkung für einen Laien nicht einfach nachzuvollziehen ist.

Aber auch das Ausbleiben von angekündigten möglichen Nebenwirkungen kann paradoxerweise zu großer Verunsicherung führen, weil Patienten glauben, die Therapie würde bei ihnen keine Wirkung zeigen.

Während die chemotherapeutischen Behandlungen meistens in Zyklen verabreicht werden, zu denen der Patient kurzfristig ins Krankenhaus kommt, um sich dann wieder zu Hause zu regenerieren, kommen strahlentherapeutisch behandelte Patienten sechs bis acht Wochen oft zweimal täglich in die Abteilung für Strahlentherapie, um sich bestrahlen zu lassen.

Die Vorbereitung der Strahlentherapie ist durch viele Aktivitäten geprägt, dann aber setzt ein relativ gleichförmiger Behandlungsablauf ein, der dazu führen kann, daß das Erlebte (Krebsdiagnose, Operation, Verlust der vertrauten Umgebung und der vertrauten Rollen) erst dann deutlicher in das Bewußtsein dringt.

Das Behandlungserleben eines Patienten unter Strahlentherapie zeigt zwar bestimmte Charakteristika, ist aber im Grunde höchst individuell und u.a. abhängig von dem Stadium der Erkrankung und den damit verbundenen Vorerfahrungen (Rezidive, Metastasen), vom Verlauf der Aufklärung und dem Vertrauen in den behandelnden Arzt, von den vermittelten Heilungschancen und seiner psychosozialen Situation.

Die hier skizzierten Erfahrungen von Patienten beeinflussen auch das allgemeine Vertrauen der Betroffenen zur Medizin und damit ihre generelle Bereitschaft, auch weiterhin die Möglichkeiten wirksamer medizinischer Behandlung und medizinisch-psychosozialer Rehabilitation zu nutzen (vgl. Verres 1986, 1989).

Verschiedene Studien haben die positiven Auswirkungen psychotherapeutischer Interventionen bei Krebspatienten aufzeigen können:

Spiegel und Glafkides (1983) sowie Spiegel und Bloom (1983) fanden heraus, daß Krebspatienten, die an einer Gruppentherapie teilnahmen, weniger unter Schmerzen litten als die Kontrollgruppe. Patienten, die das Autogene Training einsetzen konnten, gelang es am besten, die Schmerzen zu beeinflussen.

Forester et al. (1985) zeigten in einer Untersuchung von 100 Patienten, daß es mittels wöchentlicher begleitender Therapie gelang, sowohl physische als auch negative emotionale Symptome während der Strahlentherapie zu reduzieren.

Ludwig-Rosenthal und Neufeld (1988) kommen nach einem Überblick über neuere Studien hinsichtlich „Stress Management During Noxious Medical Procedures“ zu dem Schluß, daß das Erlernen und Durchführen von Entspannungstechniken Angst und deren psychophysiologische Begleiterscheinungen herabsenken können.

Spiegel et al. (1989) führten eine Studie durch, an der 86 Patientinnen teilnahmen, die an einem metastasierenden Brustkrebs litten. Sie beteiligten sie jede Woche einmal für die Dauer eines Jahres an einer Gruppentherapiesitzung. Im Durchschnitt überlebten sie die Frauen aus einer Vergleichsgruppe, die keine psychologische Behandlung erhalten hatten, um 18 Monate.

Die psycho-neuro-immunologische Forschung untersucht seit einigen Jahren, inwieweit seelische Vorgänge das Immunsystem beeinflussen und welche Rolle wiederum das Immunsystem für die Entstehung und Ausbreitung maligner Prozesse spielt.

Der ökonomische Nutzen psychologischer Interventionen in medizinischen Bereichen ist bereits zu Beginn der achziger Jahre durch Studienergebnisse von Levitan und Kornfeld (1981) und Mumford et al. (1982) belegt worden.

Frischenschlager et al. (1992) referieren in der methodenkritischen Literaturübersicht „Zur Effektivität psychosozialer Betreuung Krebskranker (Stand Dezember 1990)“ 41 Untersuchungen aus dem Zeitraum 1975 – 1990, die sich mit der Effektivitätsprüfung psychosozialer Betreuung befassen. Kriterien für die Auswahl waren: Erwachsene Patienten, keine Einzelfallstudien, Prüfung des Effekts an einer Kontrollgruppe.

35 dieser Arbeiten berichten von signifikanten Betreuungseffekten auf Krankheitsbewältigung, Befindlichkeit und Lebensqualität. 6 Studien untersuchen die Wirkung auf die Überlebenszeit und drei Studien die Wirkung auf das Immunsystem.

Insgesamt kommt in den Untersuchungen ein sehr breites Spektrum von Interventionen zur Anwendung: Informative Gespräche, strukturierte Einzelgespräche, Gesprächspsychotherapie, Paarberatung, Beratung von Patienten und Angehörigen, Verhaltenstherapie, Gruppentherapie (während der stationären Behandlung oder begleitend über einen längeren Zeitraum), systematische Desensibilisierung, Teilnahme an einer Selbsthilfegruppe, Sozialtraining, aktivierende Sozialberatung, tiefenpsychologisch orientierte Gespräche.

Relativ häufig erfolgte die Behandlung mittels Entspannung und Imagination.

Frischenschlager et al. merken an, daß sehr verschiedene psychotherapeutische Methoden zu meßbaren Verbesserungen psychosozialer Parameter führen können und daß bislang noch keine Aussage darüber getroffen werden kann, ob bestimmte Methoden bei bestimmten Patienten in bestimmten Situationen mehr oder weniger indiziert sind.

Zusammenfassend kommen die Autoren allerdings zu dem Schluß, daß trotz methodischer Einwände von einer zweifellos deutlichen Verbesserung der Lebensqualität von Krebspatienten durch psychologische Interventionen gesprochen werden kann.

3. Vorarbeiten zur Konzeptentwicklung: Analyse des klinischen Settings

Im folgenden werde ich die Radiologische Klinik des Universitätskrankenhauses Hamburg-Eppendorf und den organisatorischen Rahmen der strahlentherapeutischen Behandlung vorstellen.

In Pilotinterviews habe ich vor Projektbeginn (November 1988) die Erwartungen der Klinikmitarbeiter an unser Projekt erfaßt.

Zuvor möchte ich kurz auf die „Medizinische Psychologie" am Universitätskrankenhaus Hamburg-Eppendorf eingehen, die den Boden für unser Kooperationsprojekt zwischen der Abteilung für Medizinische Psychologie und der Abteilung für Strahlentherapie der Radiologischen Klinik über viele Jahre bereitet hat.

3.1 Medizinische Psychologie am Universitätskrankenhaus Hamburg-Eppendorf

Der Bereich der „Psychoonkologie" ist seit über einem Jahrzehnt ein Arbeitsschwerpunkt der Abteilung für Medizinische Psychologie.

Aus der Abteilung entstand 1979 das fünfjährige Pilotprojekt „Medizinpsychologische Betreuung von Tumorpatienten im ambulanten und stationären Bereich" unter Leitung von M. von Kerekjarto, der damaligen Direktorin der Abteilung für Medizinische Psychologie. Frau v. Kerekjarto hat im Rahmen der Psychoonkologie Pionierarbeit geleistet, ist Gründungsmitglied und erste Präsidentin der „Arbeitsgemeinschaft Psychoonkologie (PSO)" innerhalb der Deutschen Krebsgesellschaft und seit 1992 Präsidentin der „International Psychooncoloy Society" (IPOS).

Im Laufe der letzten 13 Jahre sind etliche Forschungsprojekte u.a. im Bereich der Chirurgie, der Hautklinik, der Knochenmarkstransplantation des Universitätskrankenhauses und einigen ambulanten onkologischen Schwerpunktpraxen aus der Abteilung für Medizinische Psychologie hervorgegangen, die die Situation von Krebspatienten und deren Angehörige sowie die Lebensqualität von Krebsbetroffenen erforscht haben bzw. noch erforschen.

In mehreren Fällen führten Forschungsprojekte dazu, daß die Arbeit von Psychologen durch die Einrichtung von Planstellen in die klinische Arbeit mit Krebspatienten fest integriert wurde.

Im Jahr 1987 fand unter Leitung von M. v. Kerekjarto und D. Hossfeld, Direktor der Abteilung Onkologie und Hämatologie, ein Symposium zum

Thema „Lebensqualität" in Hamburg statt. Im Anschluß an diese Veranstaltung gab es die ersten Kontakte zwischen K.-H. Hübener, Abteilung für Strahlentherapie, und R. Verres, Abteilung für Medizinische Psychologie.

Durch die Vorarbeit von R. Verres in Heidelberg über den Stellenwert subjektiver Krebstheorien und Vorsorge- bzw. Früherkennungsverhalten von Krebspatienten kam es in Hamburg zu einer Zusammenarbeit mit der Hautklinik des Universitätskrankenhauses. Ergebnis war eine bundesweite Kampagne zur Prävention und Früherkennung von Hautkrebs.

Die Aktivitäten und Forschungsprojekte der Abteilung für Medizinische Psychologie und die damit verbundene klinische Arbeit von Psychologen innerhalb der verschiedenen Abteilungen des Universitätskrankenhauses bereiteten einen optimalen Boden für die Implementierung unseres Kooperationsprojektes zwischen Strahlentherapie und Medizinischer Psychologie. Die umfangreichen methodischen Erfahrungen und Vorarbeiten in qualitativer Forschung von R. Verres und D. Klusmann (Abteilung für Medizinische Psychologie) flossen direkt in den qualitativen Forschungsansatz unseres Modellprojekts mit ein.

3.2 Organisationsstrukturen der Radiologischen Klinik

Die Radiologische Klinik des Universitätskrankenhauses gliedert sich in drei Abteilungen: Strahlentherapie, Nuklearmedizin und Diagnostik. Unser Projekt richtet sich ausschließlich auf die Abteilung für Strahlentherapie.

Die Abteilung für Strahlentherapie hatte zu Projektbeginn (Januar 1990) etwa 70 Mitarbeiter (1 Abteilungsdirektor, 3 Oberärzte, 12 Ärzte, 10 Pflegekräfte, 23 Medizinisch-Technische Assistenten, 10 Diplom-Physiker, 4 Sekretärinnen und 8 Angehörige anderer Berufe).

Die Station der strahlentherapeutischen Abteilung umfaßte 1989 21 Betten. Im Laufe des Jahres 1989 wurden dort 307 Patienten stationär aufgenommen. Patientinnen mit gynäkologischen Erkrankungen oder Brustkrebs wurden schwerpunktmäßig in der strahlentherapeutischen Abteilung der Frauenklinik behandelt.

Die stationär aufgenommenen Patienten waren alte, immobile Menschen, Kranke, die weit von der Klinik entfernt wohnten und deshalb nicht ambulant behandelt werden konnten. Sie erhielten häufig eine simultane Chemotherapie, litten in fortgeschrittenen Stadien der Krebserkrankung, an schmerzhaften Metastasen, die einen täglichen Transport zur Bestrahlung verbaten oder waren in der Terminalphase ihrer Erkrankung.

Auch ambulante Patienten mußten hin und wieder kurzfristig aufgrund von Nebenwirkungen der Strahlentherapie stationär aufgenommen werden.

Die durchschnittliche Aufenthaltsdauer der Patienten auf Station betrug 1989 zwischen 2 und 5 Wochen. Einige Patienten blieben bis zu 3 Monaten und wechselten in dieser Zeit zwischen verschiedenen Kliniken (z.B. Radiologie und Chirurgie). 19 Menschen starben 1989 auf der Station der Abteilung für Strahlentherapie.

Neben der stationären Therapie wurden 1200–1400 Patienten pro Jahr ambulant behandelt. In der Abteilung für Strahlentherapie waren es pro Tag bis zu 150 Krebskranke.

In der Abteilung stehen folgende Bestrahlungsgeräte zur Verfügung: ein Betatron, ein Telekobalt- oder Telegammagerät (Gammatron), zwei Linearbeschleuniger, ein Neutronengerät und ein Afterloadinggerät (vgl. Kapitel 6.6.4).

Die einzelnen Geräte unterscheiden sich hauptsächlich durch die Art der Strahlen, die sie erzeugen, wie die Strahlen erzeugt werden und wie tief sie in den menschlichen Körper eindringen. Die Geräte unterscheiden sich auch durch die notwendige Bestrahlungsdauer. Sie reicht von wenigen Sekunden am Linearbeschleuniger bis zu mehr als einer Stunde am Neutronengerät.

Da in der Bundesrepublik Deutschland nur drei Neutronengeneratoren existieren, ist der Einzugsbereich entsprechend groß. Dieses hat zur Folge, daß die Patienten während ihres wochenlangen Aufenthaltes in Hamburg häufig nur telefonischen Kontakt mit ihren Angehörigen und Freunden haben, abgesehen von einigen Wochenendurlauben.

Die Abteilung Strahlentherapie verbindet eine enge Zusammenarbeit mit der Kinderonkologie, der Zahn-Mund-und Kieferklinik, Hals-, Nasen- und Ohrenklinik und anderen onkologischen Schwerpunktabteilungen des Universitätskrankenhauses Hamburg-Eppendorf.

3.3 Der organisatorische Rahmen einer Strahlenbehandlung in der Abteilung für Strahlentherapie

gestaltet sich folgendermaßen:

Der Patient erhält von seinem behandelnden Arzt eine *Überweisung* in die Radiologische Klinik des Universitätskrankenhauses Hamburg-Eppendorf und bekommt einen Termin für die Anmeldeambulanz.

Eine umfangreiche Diagnostik findet statt, mögliche Therapiekonzepte werden im Kreise der Ärzte besprochen.

Zum Abschluß der diagnostischen Maßnahmen findet ein *Aufklärungsgespräch* statt, in dem der Patient von einem Facharzt für Radiologie oder einem erfahrenen Assistenzarzt über das ausgewählte Konzept, die Wirkungen, aber auch über *mögliche Nebenwirkungen und Spätfolgen der Strahlentherapie* aufgeklärt wird, so zum Beispiel:

Müdigkeit und Übelkeit; Trockenheit, Rötungen und Entzündungen der Haut.

Bei Bestrahlungen im Kopf-Hals-Bereich: Geschmacksverlust, Schluckbeschwerden, Mundtrockenheit, Haarausfall, Heiserkeit, Entzündung der Mundschleimhaut.

Bei Bestrahlungen im Brustbereich: Reizung der Schleimhaut der Speiseröhre, entzündliche Veränderungen der angrenzenden Lungenabschnitte, Husten und Fieber.

Bei Bestrahlungen des Lymphsystems: Haut- und Schleimhautreizungen und deren Folgen, Haarausfall, Atemnot und Leistungsabfall.

Bei Bestrahlungen der Gliedmaßen: Lymphstau, Nervenläsionen.

Die *möglichen Spätfolgen* der Strahlentherapie, über die zu Behandlungsbeginn aufzuklären ist, sind zum Teil sehr angstauslösend. Sie umfassen je nach zu bestrahlender Körperregion:

Verhärtung von Unterhaut und Muskeln; Hautverfärbungen; Linsentrübung, Lähmungen infolge von Vernarbungen im Rückenmark oder im Nervengeflecht; örtlich begrenztes schmerzhaftes Absterben von Knochengewebe (Nekrose); Beeinträchtigungen des Armnervengeflechts mit Lähmungserscheinungen; Schwellungen; Verdauungsstörungen; Unfruchtbarkeit; dauerhafte Verklebungen und Verengungen von Darmschlingen; Beeinträchtigung der Knochenmarkstätigkeit; Zweitgeschwülste; Vergrößerung und Leistungsminderung des Herzens; Vernarbung der Lunge; Lymphstau; Absterben von Hirngewebe (Hirnnekrose); Beeinträchtigung der Hormonbildung der Hypophyse; Krampfanfälle;Versteifungen von Gelenken; Wachstumsstörungen bei Kindern etc.

Diese Nebenwirkungen und Spätfolgen können in Abhängigkeit von der Strahlendosis, dem bestrahlten Gebiet und der individuellen Strahlentoleranz auftreten. Manche Patienten erleben kaum eine Beeinträchtigung, andere wiederum erleiden diese sehr intensiv.

Nicht selten steht der Patient in dieser Aufklärungssituation noch unter einem „Diagnose-Schock“, hat vor nicht allzu langer Zeit die Hoffnung begraben müssen, daß der Tumor gutartig sei bzw. eine Operation die Behandlung abgeschlossen hätte. Die umfangreichen juristisch geforderten Informationen über die möglichen Nebenwirkungen und Spätfolgen der Strahlentherapie lösen oft große Angst aus. Durch eine Unterschrift hat der Patient zu belegen, daß er diese zum Teil gesundheitsschädigenden Risiken bewußt eingeht.

Die Strahlentherapeuten müssen zudem in diesen Gesprächen immer wieder feststellen, daß Patienten nicht in vollem Umfang, oder in Extremfällen gar nicht, über die Art und das Ausmaß ihrer Krebserkrankungen aufgeklärt sind. Sie befinden sich dann in einem schweren Dilemma, müssen das „ausbügeln“, was andere Kollegen versäumt haben, da für einen Menschen, der sich nicht schwerkrank fühlt bzw. gar nicht um seinen Zustand weiß, kaum einsehbar ist, eine dermaßen nebenwirkungsbehaftete Behandlung über sich ergehen zu lassen.

Im Anschluß an dieses Aufklärungsgespräch wird der Patient durch den Assistenz- und Oberarzt über den Ablauf der Strahlenbehandlung informiert und erhält einen Termin zur Simulation.

In der allmorgendlichen *Frühbesprechung* von Abteilungsdirektor, Oberärzten, Assistenzärzten, Vertretern der Medizinisch-Technischen Assistenten (MTAs) und Physikern wird die Situation des Patienten besprochen und abhängig von den somatischen Befunden (z.B. Krebsstadium, Alter, körperlicher Allgemeinzustand) und der individuellen Situation des jeweiligen Patienten (z.B. Einstellung zur Therapie, psychosoziale Situation) das zuvor erstellte Behandlungskonzept überprüft.

Während der *Simulation* trifft der Patient auf andere Assistenzärzte und MTAs. Unter Röntgendurchleuchtung werden die Bestrahlungsfelder markiert und auf die Haut des Patienten bzw. auf eine eigens für den Patienten angepaßte Gesichtsmaske aus Kunststoff aufgezeichnet. Diese Markierungen dienen der präzisen Einstellung bei der Bestrahlung und dürfen während der Dauer der Behandlungen nicht entfernt werden. Die Kunststoffmaske fixiert bei Strahlentherapie im Kopf-Halsbereich die Lage des Kopfes während der Bestrahlung.

Wenn möglich, wird eine ambulante Therapie angestrebt. Ist dies nicht möglich, wird der Patient stationär aufgenommen. Der Patient sieht sich dann entweder mit dem *Arzt,* der für die ambulanten Patienten zuständig ist, oder mit dem *Stationsarzt* konfrontiert. Dort wird er nochmals über besondere Verhaltensmaßregeln unter Therapie informiert (Bestrahlungsfelder nicht waschen; keine Naßrasur; Vermeidung jeglicher zusätzlicher Reizung durch Kosmetika, Sonne, Höhensonne, Infrarotlicht, heiße Luft sowie durch Reiben, Massagen, enge Bekleidung).

Vor der ersten Strahlenbehandlung wird der Patient durch die MTAs in die Gegebenheiten des Bestrahlungsvorganges eingeführt und die Einstellung der Bestrahlungsfelder durch einen Oberarzt überprüft.

Wenn die Türen des Behandlungsraumes sich das erste Mal hinter dem Patienten schließen, hat der Patient innerhalb von ein bis zwei Wochen mindestens Kontakt zu fünf Ärzten und einer deutlich größeren Anzahl von Personen aus den Bereichen Organisation, Bestrahlungsplanung und Pflege gehabt.

Im Rahmen der Facharztausbildung wechseln die Assistenzärzte ihre Zuständigkeitsbereiche im Rhythmus von 4–6 Monaten, so daß selbst Patienten, die nach einigen Monaten erneut die Klinik aufsuchen müssen, wenig Kontinuität erleben.

3.4 Psychosoziale Betreuung in der Radiologischen Klinik vor Projektbeginn

Von einer integrierten psychosozialen Versorgung konnte bis zum Beginn unseres Projektes nicht die Rede sein. In der Klinik selbst gab es keinen eigenen psychosozialen Dienst. Eine Sozialarbeiterin des „Sozialdienstes im Krankenhaus" betreute die stationären Patienten der Abteilung für Strahlentherapie bei Bedarf. Sie war allerdings für 300 „Betten" in verschiedenen Kliniken des Universitätskrankenhauses zuständig.

Im Rahmen des Krankenhaus-Besuchsdienstes des „Deutschen Roten Kreuzes" kamen einige Damen auf die Station der Abteilung für Strahlentherapie, um Krebspatienten zu besuchen.

R. Verres (Abteilung für Medizinische Psychologie) stand der Abteilung Strahlentherapie konsiliarisch zur Verfügung.

3.5 Erwartungen der Klinikmitarbeiter vor Projektbeginn

Um das Projekt zu planen und das Konzept entwickeln zu können, habe ich die Wünsche der Klinikmitarbeiter im November 1988 erfragt.

Interviewt wurden der Direktor der Abteilung für Strahlentherapie, drei Oberärzte, einige Assistenzärzte, der größte Teil des Pflegepersonals sowie einige MTAs der Abteilung für Strahlentherapie.

Der Interview-Leitfaden umfaßte folgende Fragen:

1. Welche Erwartungen und Wünsche haben Sie an die Psychologen unseres Projekts?
   a) Welche Art von Unterstützung für Personal und Patienten schwebt Ihnen vor?
   b) Wie hoch schätzen Sie den Bedarf an psychischer Unterstützung bzw. Bewältigungshilfen auf Station ein?
2. Welche Fragen haben Sie selbst an die medizin-psychologische Forschung?
3. Der Alltag auf der Station: Was würden Sie persönlich ändern, wenn Sie das tun könnten, was Sie wollten?
4. Würden Sie eine regelmäßige Patienten-Befragung unterstützen?
5. An welchen Punkten könnte es zu Reibereien und Spannungen zwischen Pflegepersonal, MTAs, Ärzten und Psychologen kommen?
6. Können Sie sich vorstellen, daß „Kreative Therapie" in der Behandlung Krebsbetroffener eine Bereicherung sein könnte (Einsatz von Entspannungs- und Imaginationsübungen mit anschließendem Ausdruck des Erlebten durch Farbe und Form, Musik und Bewegung usw.)?
7. Würden Sie Patienten motivieren, nach Beendigung der Therapie an einem „Seminar zur Gesundheitsförderung" teilzunehmen? (Auseinandersetzung mit Krankheits- und Therapiefolgen und der Reflexion des bisher gelebten Lebens mit der Zielrichtung, neue Möglichkeiten eines gesundheitsfördernden Lebensstils zu entdecken oder wiederzuentdecken)

Die Erwartungen der befragten Mitarbeiter gingen weit über den Wunsch nach Krisenintervention und konsiliarischer Betreuung von „Problempatienten" hinaus.

Alle Befragten wünschten sich *kontinuierliche Betreuung bzw. Unterstützungsangebote für die stationären Patienten* der Abteilung für Strahlentherapie. Die Bandbreite der gewünschten Unterstützungsmaßnahmen ging von Aufnahmegesprächen über Kriseninterventionen bis hin zu Sterbebegleitungen.

Ein Großteil der Befragten wünschte sich auch *Unterstützung in Krisen für die Angehörigen der Krebspatienten.*

Von seiten der behandelnden Ärzte wurden auch 2 Gesprächskreise angeregt. Eine Gesprächsrunde sollte zwischen einem Arzt der Strahlentherapie, einem Psychologen und ambulanten Patienten unter Strahlentherapie stattfinden. Inhalt dieser regelmäßigen Gesprächsrunde sollte ein Informations- und Erfahrungsaustausch über die zu bewältigende Krebserkrankung und ihre Therapie sein.

Ein weiterer Gesprächskreis, der einmal im Monat gewünscht wurde, betraf die behandelnden Ärzte der Strahlentherapie und das medizinisch-technische Personal der Abteilung. Einige Mitarbeiter des medizinisch-technischen Fachpersonals verstehen nach Aussage der Ärzte das Warum und Wie spezifischer Therapieplanungen oft nicht (z.B. bei Menschen, die dem Tode offensichtlich nahe sind); entsprechende Mißverständnisse belasten das Arbeitsklima. Das geplante Treffen sollte Behandlungspläne und Verhalten der behandelnden Ärzte transparenter machen, um so eine vertrauensvollere Zusammenarbeit zwischen Ärzten und medizinisch-technischem Personal zu entwickeln.

Für beide Gesprächskreise schien sich der Mittwochnachmittag anzubieten, da an diesem Nachmittag die Bestrahlungsgeräte gewartet, also keine Behandlungen durchgeführt werden.

Das Pflegepersonal der Station wünschte sich dringend *Fortbildung*, wie man mit Krebspatienten in den verschiedenen Phasen der Erkrankung umgehen solle und *Entlastung* durch „Sich-etwas-von-der-Seele-reden-können".

Fortbildungswünsche wurden auch von seiten der behandelnden Ärzte angesprochen. Die gewünschten Themen kreisten schwerpunktmäßig um die Aufklärung von Patienten, Umgang mit der Angst der Patienten und Begleitung von Patienten in Krisen (Wiedererkrankung, erfolglose Therapie, schwere therapiebedingte Nebenwirkungen und Komplikation, Sterben und Tod).

Die geäußerten *medizinpsychologischen Forschungsinteressen* der Ärzte bezogen sich auf Copingforschung und Aufklärungsproblematiken.

Von allen Befragten wurde die unpersönliche und kalte Atmosphäre der Räumlichkeiten der Station (MRC 2) bemängelt (Stand November 1988).

Einige Mitarbeiter wünschten sich auch eine *bessere Zusammenarbeit bzw. Kommunikation mit Besuchs- und Sozialdiensten und mit der Krankenhausseelsorge.*

Allgemein ging es ihnen um eine *Verbesserung des Arbeitsklimas* und somit auch um allgemeine organisationspsychologische Probleme. So wünschte sich das Pflegepersonal regelmäßige Gespräche mit Stationsarzt, Klinikoberschwester und einem Psychologen, um latente und akute Konflikte und Differenzen untereinander zu bewältigen. Die befragten Team-Mitarbeiter vertraten die Auffassung, daß das Arbeitsklima auf der Station gut sein müsse, um die Belastungen psychisch auszuhalten.

Reibungspunkte zwischen Ärzten, Pflegepersonal, medizinisch-technischem Personal und psychosozialen Mitarbeitern wurden nicht grundsätzlich befürchtet, aber realistischerweise personenbezogen als Möglichkeit gesehen.

„*Kreative Therapie*" wurde fast durchgängig mit Maltherapie gleichgesetzt und als „Möglichkeit, Emotionen auszudrücken" und „Langeweile auf Station zu vertreiben" begrüßt. Allerdings war auch Skepsis spürbar, ob diese Form der Therapie von Patienten akzeptiert werden würde.

Bei der Frage, ob die Mitarbeiter Patienten motivieren würden, an einem Seminar zur „*Gesundheitsförderung*“ teilzunehmen, zeigten sich die Ärzte deutlich reservierter als das Pflegepersonal. Einige befürchteten, daß Patienten dies als Verordnung auffassen könnten. Die Unsicherheit über die Inhalte und Abläufe von Seminaren dieser Art spielte mit Sicherheit eine große Rolle bei dieser Sorge.

Wichtige und auch beabsichtigte Begleiterscheinung meiner Interviews war, daß die Mitarbeiter der Abteilung für Strahlentherapie das Konzept des Projektes mitgestalten konnten und sollten.

Eine weitergehende differenzierte Befragung des Klinikpersonals haben wir zu Beginn unseres Projekts als „Basiserhebung“ durchgeführt.

4. Das Konzept: Behandlungsintegriertes Unterstützungssystem für krebsbetroffene Menschen

4.1 Ideen und Leitgedanken bei der Konzeptbildung: „Ein Kooperationsprojekt und Ko-respondenzmodell“

Bei unserem Projekt handelt es sich um ein Kooperationsprojekt zwischen der Abteilung für Strahlentherapie und der Abteilung für Medizinische Psychologie des Universitätskrankenhauses Hamburg-Eppendorf.

Die Initiative ging vom Direktor der Abteilung für Strahlentherapie aus. Von Anfang an bestimmten die Kommunikation und die Diskussion über die Wünsche der beiden interessierten Teams die angestrebte Zusammenarbeit innerhalb der Klinik. Die Konsensbildung hatte oberste Priorität.

Konzepte haben solange Gültigkeit und Bedeutung, wie sie von Konsensgemeinschaften getragen werden, deren Mitglieder die Konzepte fundierenden Ko-respondenzprozesse vollziehen (Petzold 1990, S. 178).

In mehreren Gesprächen wurde ein Konsens über folgende Aspekte unserer angestrebten psychologischen Arbeit erzielt:
- Integration der psychologischen Mitarbeiter in die Abteilung
- Betreuung von stationären *und* ambulanten Patienten und Angehörigen
- Fortbildung für das Klinikpersonal
- Vernetzung von psychosozialen Unterstützungsangeboten innerhalb und außerhalb der Klinik.

Ein Ausdruck unserer Kooperationsbereitschaft war eine Befragung von Mitarbeitern der Abteilung für Strahlentherapie *vor* Projektbeginn und eine Interviewserie mit anschließender Stellungnahme zu ausgewählten Bereichen der Arbeit durch eine Fragebogenaktion nach Beginn des Projektes.

Es ist unsere Haltung, daß die Theorie und Konzeptbildung sich immer auf Beobachtung und Erfahrung gründen sollte. Die Entwicklung von Konzepten sollte sich deshalb an der Praxis „entlangtasten“. Dies bedeutet, daß die Konzeptentwicklung prozeßorientiert ist und sich ständig „im Fluß“ befindet.

Diese Sichtweise findet sich auch in der Integrativen Therapie. Die Integrative Therapie ist eine „heraklitische Therapie“: „Sie ist im Wandel, im

Fluß, stets bemüht, in der sich wandelnden Welt ihren Standort neu zu suchen und zu bestimmen, neue Erkenntnisse aus Lebenswelt und Wissenschaft zu integrieren und selbst zu neuen Erkenntnissen beizutragen; neues Wissen zu kreieren" (Petzold 1988 f, S. 22).

In diesem Sinne ist auch eine Theorie nie fertig, sondern in der Entwicklung. Sie ist der Versuch, über das Alltagswissen hinaus Wirklichkeit in Begriffe und Konzepte zu fassen und Voraussagen mittlerer Reichweite möglich zu machen, Zusammenhänge zu explizieren und die Kommunikation darüber zu gewährleisten. Dabei basieren die theoretischen Konzepte auf dem Konsens von „Konsensgemeinschaften", die in Begegnung und Auseinandersetzung, in „Ko-respondenzprozessen" gemeinsamen Sinn, gemeinsame Konzepte und Modelle erarbeiten und vorübergehend festgelegt haben (Petzold 1990, S. 295 f).

In Anlehnung an das *„Ko-respondenzmodell" der Integrativen Therapie* (Petzold 1978), das ein zentrales Handlungskonzept für den integrativen Ansatz in Psychotherapie, Soziotherapie und Agogik darstellt, möchte ich unser Vorgehen beschreiben.

Der Begriff des Handlungskonzeptes impliziert die doppelaspektige *Einheit von Theorie und Praxis.* Die Methoden sind „in sich konsistente Strategien des Handelns, die durch ein theoretisches Konzept abgesichert sind, zusammenhängen und über ein Repertoire von Handlungstechniken und Medien verfügen" (Petzold 1977c, S. 101).

Das Leben und damit auch der Versuch der Integration psychosozialer Betreuung Krebsbetroffener in eine Abteilung für Strahlentherapie stellt sich als ein komplexes, sich ständig wandelndes Zusammenspiel vielfältiger Kräfte dar, deren *Gesamtwirkung mehr und etwas anderes ist als die Summe kausal verknüpfter und verknüpfbarer Einzelwirkungen.* Die Dinge und Situationen wandeln sich und wir uns in und mit ihnen.

Dieses in allen Lebensbereichen geltende *Synergieprinzip* macht zusammen mit dem Kontextprinzip – *„nichts kann ohne seinen Zusammenhang sinnvoll existieren und begriffen werden"* – eine ständig neue Bestimmung von Situationen erforderlich, bedingt neue Wahrnehmungen, Reflexion, Sinnfindung und Handlung. Es müssen ständig neue Paradigmen der Erkenntnis, Wissensverarbeitung und Strukturierung von Lebenszusammenhängen gefunden werden (Petzold 1978).

Konzepte sind laut Petzold (1978, S. 29) „durch intersubjektive Ko-respondenz in einem spezifischen Kontext gewirkte, sprachlich gefaßte Sinnstrukturen, für eine Zeit gefrorener Sinn, der so lange Geltung hat, wie konsenswirkende Subjekte ihn als den ihren anerkennen und tragen, und der immer auf die Praxis verweist".

Das Modell intersubjektiver Ko-respondenz kann wie folgt umrissen werden:

- Ko-respondenz ist ein synergetischer Prozeß direkter und ganzheitlicher Begegnung und Auseinandersetzung zwischen Subjekten auf der Leib-, Gefühls- und Vernunftsebene über ein Thema unter Einbeziehung des jeweiligen Kontextes.

- Ziel von Ko-respondenz ist die Konstituierung von Konsens, der in Konzepten Niederschlag finden kann.
- Voraussetzung für Ko-respondenz ist die wechselseitige Anerkennung subjektiver Integrität, die durch Konsens bezeugt wird, und sei es nur der Konsens darüber, miteinander auf der Subjektebene in den Prozeß der Ko-respondenz einzutreten (Petzold 1978).

Das Ko-respondenzmodell ist ein Prozeßmodell. In Anlehnung an den Theorie-Praxis-Zyklus im Ko-respondenzmodell (Petzold und Mathias 1982a) streben wir folgenden Verlauf unseres Modellprojektes an:

1. Zyklus:

I. Initialphase:	Identifizierung und Formulierung des Problems, Sammeln von Daten durch alle Beteiligten auf der Sach- und Affektebene
II. Aktionsphase:	Auseinandersetzung aller Beteiligten über Daten und Problemstellung auf der Sach- und Affektebene – Konsensfindung
III. Integrationsphase:	Integration der Materialien der Aktionsphase zu konsensgegründeten Konzepten
IV. Neuorientierungsphase:	Umsetzung der Konzepte in die Praxis durch Kooperation aller Beteiligten, d.h. Veränderung der Situation.

2. Zyklus:

I. Initialphase:	Identifizierung von in der Umsetzung auftauchenden Problemen, erneute Datensammlung usw.
II. Aktionsphase:	Auseinandersetzung – Konsens
III. Integrationsphase:	Integration des neuen Materials, Konzeptrevision bzw. Neuformulierung von Konzepten
IV. Neuorientierungsphase:	Umsetzung des revidierten bzw. neuen Konzeptes in die Praxis.

Der zweite Zyklus mündet in einen dritten Zyklus usw.

4.2 Geplante Vorgehensweisen und psychosoziale Angebote für Patienten, Angehörige und Klinikpersonal

Im folgenden sollen unser geplantes Vorgehen zur Integration in die Abteilung für Strahlentherapie, psychosoziale Angebote und Fortbildungsangebote beschrieben werden. Gleichzeitig soll über Vorerfahrungen anderer Arbeitsgruppen mit der Einbindung psychosozialer Mitarbeiter in onkologische Arbeitsfelder berichtet werden.

4.2.1 Einrichtung einer Beratungsstelle und Integration der psychosozialen Mitarbeiter in die Abteilung für Strahlentherapie

Im Rahmen unseres Projektes sollte eine *Beratungsstelle für Patienten der Abteilung für Strahlentherapie und Angehörige* eingerichtet werden. Die Verwaltung des Universitätskrankenhauses Hamburg-Eppendorf hatte uns zu diesem Zweck Räumlichkeiten (4 Räume und einen Gruppenraum von 80 qm) zur Verfügung gestellt, die am Rande des Klinikgeländes lagen. Die Beratungsstelle war für ambulante und stationär aufgenommene mobile Patienten und deren Angehörige innerhalb von fünf Minuten zu Fuß von der Radiologischen Klinik aus zu erreichen.

Die Räume boten den psychosozialen Mitarbeitern des Projekts die Möglichkeit, die vielfältigen Aufgaben, die in den folgenden Kapiteln beschrieben werden, angemessen durchzuführen.

Voraussetzung für die Verwirklichung unserer Ziele war die Integration der psychosozialen Mitarbeiter unseres Projekts in das behandelnde Team der Abteilung für Strahlentherapie.

Von der Abteilung für Strahlentherapie wurde uns trotz der räumlichen Enge der Abteilung ein *Zimmer auf Station* zur Verfügung gestellt, das an allen Tagen für einige Stunden genutzt werden konnte, das heißt, daß es im stationären Bereich „Raum“ gab für die psychosozialen Mitarbeiter, sich mit Patienten und Angehörigen zu einem ungestörten Gespräch zurückzuziehen.

Eine regelmäßige *Teilnahme an der Stationsvisite und die Präsenz der Psychologen in der Ambulanz der Abteilung* sollten die Hemmschwelle der Patienten senken, bei den psychosozialen Mitarbeitern Entlastung und Beratung zu suchen.

Eine *regelmäßige Teilnahme eines Psychologen an der Dienstübergabe des Pflegepersonals* der Station *und an der Frühbesprechung der Ärzte* sollte einerseits den Informationsaustausch untereinander fördern und hatte andererseits die Intention, das Pflegepersonal für psychosoziale Probleme zu sensibilisieren bzw. ihnen im Rahmen des dort möglichen entsprechendes psychoonkologisches Fachwissen zu vermitteln.

Meerwein (1988) weist darauf hin, daß Psychoonkologen auch „Übersetzungsarbeit“ leisten sollten. Schlechte Erfahrung soll auf diese Weise für alle an der Arbeit mit Krebskranken Beteiligten transformiert, ihrer oft katastrophalen Aspekte entledigt, verstehbar und damit zu einem integralen Teil der betroffenen Person werden.

Diese „Übersetzungsarbeit“ birgt einerseits die Chance in sich, daß die an der Behandlung und Pflege beteiligten Personen immer besser und kompetenter mit den Bedürfnissen von Patienten und Angehörigen umzugehen lernen; sie beinhaltet aber andererseits auch die Möglichkeit von Konflikten.

Laut Meerwein (1988) können Konflikte u.a. dann entstehen, wenn der Onkologe befürchtet, der psychosoziale Mitarbeiter beanspruche eine höhere „menschliche“ Kompetenz als der Onkologe sie besitze; daraus können Rivalitäten z.B. im Bereich der Ethik entstehen. Die gegenseitigen Motive zur Kooperation müssen deshalb immer wieder geklärt werden, wenn die Zusammenarbeit nicht an gegenseitiger Unkenntnis scheitern soll.

Meerwein (1988) berichtete in diesem Zusammhang von interessanten Ergebnissen einer als „Brainstorming" konzipierten Umfrage bei schweizerischen Onkologen anläßlich der Schaffung der „Arbeitsgruppe Psycho-Onkologie" der „Schweizerischen Arbeitsgruppe für klinische Krebsforschung (SAKK)" im Jahre 1967. Die Umfrage zeigte, daß die Onkologen vom „Liaison-Psychiater" vor allem Aufdeckung ihrer Motivation, onkologische Tätigkeit auszuüben erwarteten und Beschwichtigung in bezug auf die psychologischen Folgen aggressiver Krebstherapien.

Psychosoziale Mitarbeiter können Gefahr laufen, die Vertretung von Patienteninteressen in den Vordergrund stellen zu wollen, um diese gegenüber der „strukturalen Inhumanität des Krankenhauses" (Meerwein 1988) zu verteidigen, was wiederum beim Onkologen, der sich als Teil dieser Institution versteht, „Verlassenheitsgefühle" bewirken kann.

Das mögliche Spannungsfeld zwischen allen an Pflege, medizinischer Behandlung und psychosozialer Betreuung Beteiligten ist also groß, und es soll zu den Aufgaben unseres Projekts gehören, sorgfältig die im Verlauf der Arbeit auftauchenden Probleme und Problemlösungsversuche zu dokumentieren.

Obgleich die Tätigkeit unserer psychosozialen Mitarbeiter von Anfang an als eine ergänzende und vermittelnde und nicht als eine mit den Strahlentherapeuten rivalisierende Tätigkeit konzipiert worden war, sind Spannungen und Konflikte zwischen diesen Teamangehörigen unvermeidlich.

Diese Realität fordert eine regelmäßige Supervision der psychosozialen Mitarbeiter durch einen geschulten externen Supervisor, damit latente Konfliktherde aufgedeckt und besprochen werden können. Dies ist bei uns seit Projektbeginn der Fall.

4.2.2 Psychosoziale Betreuungsangebote für Krebsbetroffene und deren Angehörige

Folgende Betreuungsangebote für Krebspatienten und deren Angehörige waren geplant:

Beratungsgespräche

In einer Beratungssituation gilt es, in erster Linie einfühlsam auf die Erwartungen und Sichtweisen des Ratsuchenden einzugehen. Die Art und Weise wie Menschen mit Belastungen und Krisen umgehen, ist sehr stark von ihren Erfahrungen und der Lebenssituation abhängig. Es gilt, den ratsuchenden Menschen dabei zu unterstützen, Entscheidungen zu fällen und ihm dabei zu helfen, den Weg zu beschreiten, der ihm entspricht.

Krisenintervention

Unterstützung bei der Diagnoseverarbeitung, bei der Bewältigung von Krankheits- und Therapiefolgen (z.B. subjektive Krankheitstheorien, Auflösung von Tabus, Milderung von Ängsten, depressiven Reaktionen und Hoffnungslosigkeit); Unterstützung bei Beziehungsstörungen und sozial schwierigen Situationen.

Supportive Therapie

Entlastung (in erster Linie Angstabbau) durch Gespräche und Förderung der aktiven Teilnahme am Krankheits- und Therapieverlauf; Reflexion des bisherigen Lebens (oft findet eine Umbewertung zurückliegender Ereignisse und Entscheidungen statt); Unterstützung bei der Entwicklung von Zukunftsperspektiven; Hilfe beim Entdecken der „heilen" und funktionierenden Anteile im Leben der Krebsbetroffenen; Unterstützung bei der Aufrechterhaltung und Verbesserung der sozialen Beziehungen oder bei einer Neuorientierung (Selbsthilfegruppen, Sozial- und Freizeitaktivitäten); Hilfe beim Übergang in den Alltag durch ambulante Gesprächsangebote, die Vermittlung von sozialen Diensten und finanziellen Hilfen.

Integrative Therapie mit kreativen Medien

Petzold (1990) spricht von den *„vier Wegen der Heilung" in der Integrativen Therapie,* wobei die Patienten sich „auf den Weg machen", um das zu suchen und zu finden, was sie heilt und was ihrem Leben Erfüllung und Sinn gibt. Die Therapeuten müssen ihnen dabei Wege aufzeigen, sie auf Wegen begleiten.

1. Weg der Heilung: Bewußtseinsarbeit – Sinnfindung
Dieser Weg zielt auf eine Aufdeckung von verdrängten Störungen, Konflikten und – dosiert – Traumata und Defiziten ab, also auf Aufhellung von Unbewußtem und Vorbewußtem. Die Motive festschreibender Muster, Konstrukte, Strukturen, Schemata, Skripte, Lebensstile und Wiederholungszwänge werden durch die Betrachtung verschiedener Foci einsichtig. Sie können auf diese Weise durchbrochen oder aufgelöst werden.

Die „mehrperspektivische Einsicht" ermöglicht kognitive Um- und Neubewertungen lebensgeschichtlicher Zusammenhänge und aktueller Situationen aufgrund einer erweiterten „Sinnerfassungskapazität" (Petzold 1990, S. 218 f). Derartige Prozesse bewirken auch eine allgemeine Förderung und Bereicherung der Persönlichkeitsentwicklung, denn der Mensch erhält die Möglichkeit, sein Leben und seine Lebenswelt kreativer, bewußter und selbstverwirklichender zu gestalten.

2. Weg der Heilung: Nachsozialisation – Grundvertrauen
Bei diesem Weg geht es um die Nachsozialisation zur Restitution von Grundvertrauen und um die Wiederherstellung von Persönlichkeitsstrukturen, die durch Defizite und Traumata beschädigt bzw. mangelhaft ausgebildet wurden.

Verbunden damit ist in der Regel ein Auffinden und Benennen bislang nicht benennbarer Empfindungen, Gefühle und Atmosphären in regressionsorientierter, konflikt- und erlebniszentrierter Arbeit. Hier wirkt nicht nur die Deutung, sondern die Deutung aus dem Munde des Therapeuten im Übertragungskontext, die Präsenz des Therapeuten. Die grundsätzliche Akzeptanz und das leiblich-konkrete „Caring" („Sich-Kümmern") des Therapeuten schaffen die Möglichkeit, verschüttetes Grundvertrauen zu aktualisieren, zu vertiefen und dadurch einen Gewinn von Zentrierung und Zugehörigkeitsgefühl zu bewirken (Petzold 1990, S. 236 f).

3. Weg der Heilung: Erlebnisaktivierung – Persönlichkeitsentfaltung
Auf diesem Weg geht es um die Entwicklung persönlicher und gemeinschaftlicher Potentiale (z.B. Kreativität, Phantasie, Sensibilität etc.) durch Bereitstellung einer „fördernden Umwelt" mit neuen und/oder alternativen Beziehungs- und Erlebensmöglichkeiten, in denen die Grundqualitäten Wachheit, Wertschätzung, Würde und Wurzeln erfahrbar werden. Mittel hierzu sind Erlebnisaktivierung und multiple Stimulierung in der erlebniszentrierten und übungszentrierten Modalität der kreativen Therapie und Kulturarbeit sowie das gezielte Einbeziehen des Alltagslebens als Experimentier- und Übungsfeld (Petzold 1990, S. 250).

4. Weg der Heilung: Solidaritätserfahrung – Metaperspektive und Engagement
Bei diesem Weg will Therapie als Solidaritätserfahrung eine Metaperspektive zu und eine komplexe Bewußtheit für die Phänomene multipler Entfremdung entwickeln, um ihnen auf der Grundlage von engagierter Verantwortung für die Integrität von Menschen, Gruppen und Lebensräumen entschieden und kreativ entgegentreten zu können. Solidarität soll in Akten der Hilfe und wechselseitigen Hilfeleistungen handfest und konkret praktiziert werden.

Therapie muß, wenn sie nicht nur an Symptomen gesellschaftlich verursachter oder mitverursachter Pathologie herumkurieren will, die „Ursachen hinter den Ursachen" aufdecken, wo immer eine solche komplexe „Awareness und Consciousness" von den Patienten ertragen und getragen werden kann (Petzold 1990, S. 260).

Wichtig ist auch, die Patienten in ihrem Alltagsleben darin zu unterstützen, in ihrem Lebensalltag zu experimentieren; Kontakte aufzunehmen, ihr „soziales Atom" gezielt zu erweitern, um ein reicheres supportives Netzwerk zu entwickeln (Petzold 1990, S. 227); u.U. auch füreinander ein soziales Netzwerk zu bilden, ein „prothetisches soziales Netzwerk", weil viele Patienten nur über sehr unvollständige, z.T. toxische, wenig supportive Netzwerke verfügen (Petzold 1990, S. 256).

Die vier Wege der Heilung sind als Hauptwege mit vielfältigen Seitenwegen und Nebenpfaden zu verstehen (1990, S. 267). Der vierte Weg ist als Hintergrunddimension für die ersten drei Wege ständig präsent (1990, S. 264).

Seminare zur Gesundheitsförderung für krebsbetroffene Menschen

(siehe Kapitel 4.2.4.3)

Schmerzbewältigung und Bewältigung der Therapienebenwirkungen und -folgen

durch Gespräche, Entspannungs- und Imaginationsübungen.

Begleitung sterbender Menschen

Kontinuierliche Betreuung von sterbenden Menschen (bei Wunsch und Bedarf Hausbesuche); Unterstützung der Angehörigen bei der Trauerbewältigung.

Patientensprechstunde

Hierbei sollte es sich um ein regelmäßiges wöchentliches Treffen zwischen ambulanten Patienten, behandelndem Arzt der Abteilung für Strahlentherapie und Psychologen handeln. Intention dieser geplanten Zusammenkunft war, den Patienten die Möglichkeit zu geben, Fragen zu stellen, Informationen zur Behandlung zu vermitteln und unbegründete Befürchtungen auszuräumen, die nicht selten aus fehlendem Wissen und/oder mißverstandenen Informationen als Folge der Verdrängung nach dem Aufklärungsgespräch resultieren.

Angestrebt werden sollte eine Verbesserung des subjektiven Informationsstandes über Krankheit und Behandlung, die Auflösung von Tabus und Stigmata und eine Auseinandersetzung mit den subjektiven Theorien krebsbetroffener Menschen zu ihrer Erkrankung und der Therapie.

Geplant war, den Patienten einen Rahmen zu bieten, über ihre vielfältigen Ängste, Hilf- und Hoffnungslosigkeitsgefühle, Auswirkungen und Bewältigungsversuche körperlicher Nebenwirkungen zu reden bzw. sich untereinander auszutauschen. Immer wieder hatten Patienten berichtet, daß allein die Erfahrung, daß gleichfalls Betroffene ähnliche, manchmal sogar als „irrational" empfundene Ängste und Befürchtungen haben, entlastend und beruhigend gewirkt hätte.

Im Verlauf dieser Gespräche sollten auch die Unterstützungsangebote der psychosozialen Mitarbeiter des Projekts vorgestellt oder bei Bedarf direkt angeboten werden, z.B. Gespräche, Entspannung und Imaginationen, verhaltensorientierte Therapie und Integrative Therapie mit kreativen Medien.

4.2.3 Fortbildung und Supervision für Pflegepersonal, medizinisch-technisches Personal und Ärzte der Abteilung für Strahlentherapie

Ein zentrales Element unseres Vorhabens besteht darin, daß die medizinpsychologischen Spezialisten nicht nur die Patienten und deren Angehörige betreuen, sondern zur Kompetenzförderung sämtlicher Mitarbeiter der Abteilung für Strahlentherapie im Hinblick auf den Umgang mit psychischen Problemen Krebsbetroffener beitragen sollen.

Beim Kongreß über Kooperationsformen somatischer und psychosomatischer Medizin in Heidelberg im Februar 1988 (vgl. Bräutigam 1988) bestand einhellige Übereinstimmung darüber, daß es bei zukünftigen Modellversuchen zur Kooperation zwischen somatisch und psychosomatisch orientierten Fachleuten entscheidend ist, daß die Psychosomatiker/Medizinpsychologen nicht die „Psyche" von Patienten zur isolierten seelischen Behandlung an sich ziehen sollten, sondern daß die tägliche Präsenz der Psychologen auf den Stationen zur Kompetenzförderung der gesamten Mitarbeiter beitragen sollte.

In der Behandlung, Pflege und Betreuung von Krebspatienten kommt den Ärzten und dem Pflegepersonal eine wichtige Rolle im Prozeß der Krankheitsverarbeitung der Patienten zu.

Glaus und Hunzinger (1982) sehen die Rolle der onkologischen Schwester und des Pflegers auf drei Ebenen:

- als Übersetzer zwischen Patient und Arzt
- in der Unterstützung der Wiederherstellung des seelischen Gleichgewichts der Patienten
- in der Hilfe bei der Wiedereingliederung der Patienten in ihr soziales Umfeld oder bei der Begleitung des Sterbens.

Die hohe psychische Belastung des medizinischen Personals im Umgang mit Krebspatienten und Sterbenden wird in der Literatur immer wieder betont.

Auch Herschbach (1991) und Burisch (1989) berichten von einer höheren körperlichen Beschwerdesumme und psychosomatischen Beschwerden beim Klinikpersonal auf onkologischen Stationen.

Der körperliche und psychische Erschöpfungszustand, zu dem eine mangelnde Verarbeitung der psychosozialen Belastungen führen kann, wird seit einigen Jahren mit dem Begriff „Burn-out" beschrieben (Freudenberger 1974).

Belastungsquellen für das medizinische Personal

Die Mehrzahl der Untersuchungen über Belastungsquellen bezieht sich laut Muthny und Beutel (1990) auf die psychosozialen Belastungen des Personals, das Krebskranke und Sterbende behandelt, pflegt und betreut.

Im Vergleich mit der Versorgung und Betreuung anderer schwerkranker Patienten zeigen sich laut Muthny und Beutel (1990) Gemeinsamkeiten in den Belastungsprofilen, wobei das Erleben der Belastung abhängig ist von Persönlichkeitscharakteristika, Stand der Ausbildung bzw. Fortbildung im psychosozialen Bereich sowie von der Qualität der Teamarbeit und dem Arbeitssetting.

Muthny und Beutel (1991) skizzieren folgende *Hauptbelastungsquellen:*
- Konfrontation mit unheilbarer Krankheit und Sterben
- Sorgen um Patient und Familie
- Spannungen zwischen Personal und Patient
- Zweifel am Sinn der Therapie
- Organisatorische und institutionelle Arbeitsbedingungen
- Teamkonflikte
- Rückschläge in der Behandlung, erneute Rezidive o.ä.

Belastungsverstärkend kann sein:
- ein sehr intensiver Kontakt zum Patienten
- mangelnde Ausbildung und Fortbildungsmöglichkeiten
- mangelnde Entscheidungskompetenz und -transparenz
- Rollenkonflikte in der modernen medizinischen Behandlung zwischen einem eher technologischen und einem eher traditionellen pflegerischen Rollenverständnis
- mangelnde individuelle und kollektive Verarbeitungsmöglichkeiten (Muthny und Beutel 1990).

Folgen können sein:
- Distanzierungsbedürfnisse gegenüber Patienten und Problemen
- verminderte Motivation und geringeres Engagement
- Selbstzweifel und Kompetenzprobleme
- Gefühle der Ohnmacht, Hilflosigkeit und Resignation
- Unvermögen, nach der Arbeit „abschalten“ zu können
- Gestörtes emotionales Gleichgewicht, vor allem Nervosität, Depressivität, aber auch Zynismus
- eine hohe Beschwerdesumme bzw. psychosomatische Beschwerden (vgl. Muthny 1991).

Bedarf an psychosozialer Fortbildung und Supervision

Es gibt nur wenig Zahlenmaterial über den konkreten Bedarf an psychosozialer Fortbildung. Eine der Untersuchungen ist im Folgenden näher dargestellt.

Im Rahmen dieser multizentrischen empirischen Studie befragten Muthny und Stegie (1992) 90 Schwestern und Pfleger aus dem onkologischen Bereich (81 Schwestern und 9 Pfleger).

Negativa der Tätigkeit bzw. Belastungsquellen

Vorgegebene Kategorien; N = 90

1.	Zweifel am Sinn der Maximaltherapie	54%
2.	Belastung durch das schwere Schicksal mancher Patienten	33%

3.	Auseinandersetzung mit den Ärzten	28%
4.	Teamprobleme innerhalb des Personals	16%
5.	Zu viel Technik	13%
6.	Ansprüchlichkeit mancher Patienten	9%
7.	Immer mit denselben Patienten zu tun haben	3%

Positiva der Tätigkeit als onkologisches Pflegepersonal

Vorgegebene Kategorien; N = 90

1.	Kontakt zu Patienten	87%
2.	Selbständiges und verantwortliches Arbeiten	80%
3.	Pflegerische Aufgaben	67%
4.	Kontakt zu Kollegen, Arbeit im Team	60%
5.	Patienten über lange Zeit gut kennen	51%
6.	Geregelte Dienstzeiten	37%
7.	Am Fortschritt der Medizin teilhaben	28%
8.	Sich in vielem ähnlich gut auskennen wie Ärzte	18%
9.	Mit komplizierten technischen Geräten umgehen	13%
10.	Mehr verdienen als in der Allgemeinpflege	9%

Bezüglich der *Erfahrung mit psychosozialer Fortbildung* berichteten lediglich 28%, daß sie psychosoziale Fortbildung am Arbeitsplatz erlebt hatten. Dabei schätzten 60% ein psychosoziales Fortbildungsangebot als „sehr sinnvoll" ein.

Gewünschte Formen der Durchführung

1.	Regelmäßige (monatliche) Fortbildungseinheiten von ein bis zwei Stunden	66%
2.	Kontinuierliche Fortbildungsangebote, z.B. im Sinne eines Liaisondienstes	54%
3.	Einwöchige Lehrgänge außerhalb der Klinik	28%
4.	Halbtägige Seminare	21%
5.	Wochenendseminare außerhalb der Klinik	16%

Gewünschte Art der Fortbildungsarbeit

1.	Fallarbeit	72%
2.	Gesprächsführung	69%
3.	Besprechung von Teamproblemen	53%
4.	Balintgruppenarbeit	51%
5.	Referate über den Umgang mit Patienten	42%
6.	Referate über Patientenprobleme	33%
7.	Rollenspiele	27%

Gewünschte Hauptinhalte der Fortbildung

1.	Umgang mit Tod- und Schwerkranken	87%
2.	Gesprächsführung	85%

3.	Umgang mit depressiven Patienten	84%
4.	Umgang mit aggressiven Patienten	72%
5.	Möglichkeiten des Selbstschutzes	71%
6.	Krankheitsverarbeitung	70%
7.	Umgang mit klagsamen Patienten	54%
8.	Nähe-/Distanz-Probleme	53%
9.	Teamprobleme	46%
10.	Sexuelle Probleme der Patienten	32%
11.	Complianceprobleme	28%

Mögliche Ziele psychosozialer Fortbildung sind

Verbesserung des psychosozialen Wissens und der Handlungskompetenz des Personals zur Verbesserung der Patientenversorgung.

Schaffung von Entlastungs- und Verarbeitungsmöglichkeiten des im klinischen Alltag Erlebten zur „Burn-out"-Prävention.

Verbesserung der Team-Interaktion zur Erhöhung der Lebenszufriedenheit des Klinikpersonals.

Förderung eines integrativen Denkansatzes in der medizinischen Behandlung durch die Verhinderung der Aufsplittung in medizinische und psychologische Behandlung.

Folgende Interventionen waren im Rahmen unseres Vorhabens vorstellbar und zum Teil schon vor Projektbeginn geplant

- Regelmäßige Teilnahme an der Dienstübergabe und Frühbesprechung zwecks Sensibilisierung für psychosoziale Probleme und Vermittlung von medizinpsychologischem Fachwissen.
- Psychoonkologische Fortbildungen für das Klinikpersonal (Vorträge).
- Gesprächskreis zwischen den behandelnden Ärzten der Strahlentherapie und dem medizinisch-technischen Personal mit Beteiligung eines psychosozialen Mitarbeiters (Schaffung von Transparenz bzgl. Behandlung und Vertrauen in die Ärzte).
- Exemplarische psychoonkologische Fallbesprechungen.
- Gesundheitsfördernde Angebote für das Pflegepersonal (Entlastung, Entspannung und Integrative Therapie mit kreativen Medien).

Eine Zusammenarbeit mit der „Innerbetrieblichen Fortbildung" (IBF) des Universitätskrankenhauses war von Anfang an geplant und wurde dadurch erleichtert, daß wir in demselben Gebäude untergebracht waren, so daß wir Räume gemeinsam nutzen konnten.

Durch unsere Mitarbeit in der „Innerbetrieblichen Fortbildung" des Universitätskrankenhauses wollten wir die Multiplikationsfunktion unseres Projektes erhöhen.

4.2.4 Konzeptionelle Überlegungen und Erfahrungen in bezug auf Wochenendseminare mit krebsbetroffenen Menschen

4.2.4.1 Die Idee einer ambulanten ganzheitlichen Krebsnachsorge

Im Anschluß an eine Krebstherapie hat jede/r Betroffene ein Anrecht auf eine Anschlußheilbehandlung, die nach Auffassung der BfA möglichst „nahtlos" an den stationären Krankenhausaufenthalt anschließen sollte (In: Die Anschlußheilbehandlung, BfA-Mitteilung 1984). Es handelt sich dabei nicht um eine ambulante Betreuung, sondern um eine Kur in einem Kurort.

Nur ein geringer Prozentsatz der krebskranken Menschen nutzt dieses Angebot. Meine Erfahrungen in der Beratung krebsbetroffener Menschen zeigen schwerpunktmäßig zwei Gründe: Einerseits berichteten viele Betroffene, daß sie weder im Krankenhaus noch von ihren Hausärzten über diese Möglichkeit informiert worden waren, andererseits waren viele Betroffene nach oft monatelangem Aufenthalt in einem Krankenhaus zu dem Zeitpunkt wenig motiviert, eine Rehabilitationskur anzutreten, die eine erneute wochenlange Abwesenheit von zu Hause erfordert hätte.

Die psychische Situation von Krebsbetroffenen nach der primären Krebsbehandlung zeigt nach meinen Erfahrungen folgende Charakteristika: Die vorangegangenen Monate waren vom „Durchhalten der Krebsbehandlung" und der therapiebedingten Erschöpfung geprägt gewesen.

Wieder zu Hause – mit der Hoffnung, „den Krebs besiegt zu haben" – erleben diese Menschen, daß schleichend oder plötzlich Gedanken, Probleme und Ängste auftauchen, die in dem Zeitraum der Krebstherapie durch die damit verbundenen Aktivitäten überdeckt und verdrängt worden waren. Wieder zu Hause zu sein bedeutete häufig auch, ersten Kontakt mit Nachbarn, Bekannten, Arbeitskollegen nach der Diagnose „Krebs" zu haben.

Krebsbetroffene erleben häufig einen Rückzug ihres sozialen Umfeldes, machen die Erfahrung, daß *sie* auf andere zugehen müssen, um Unsicherheiten und Ängste im Umgang miteinander abzubauen und fühlen sich gekränkt und überfordert. Andererseits ziehen auch Krebsbetroffene sich zurück. Häufig kann die berufliche Tätigkeit noch nicht oder nicht mehr aufgenommen werden, und das bereits durch das verminderte körperliche Vitalgefühl angeschlagene Selbstwertgefühl wird weiter untergraben (Koch, Lucius-Hoene, Stegie 1988).

In vielen Fällen sind Krebsbetroffene nicht ausreichend über die Art ihrer Krebserkrankung und die möglichen Folgen der Behandlung informiert oder haben die Informationen zum Zeitpunkt der Diagnose und Behandlung aufgrund des psychischen Stresses nicht aufnehmen können. Die Folge ist Verunsicherung. Auftretende körperliche Beschwerden werden sofort und zwangsläufig mit der Krebserkrankung in Verbindung gebracht. Ängste vor Metastasen und Rezidiven machen sich breit.

Die Familie kann in dieser Phase oft nur wenig Rückhalt geben. Das kann verschiedene Gründe haben: Entweder ist die Familie am Ende ihrer Belastbarkeit und signalisiert dies auch, oder der/die Betroffene will die Familie, „die doch schon so viel durchgemacht hat", nicht noch mehr belasten. In einigen Familien kommt es sogar zum völligen „Ausschweigen des Problems". Die Familie möchte langsam in den Alltag zurückkehren – zum Alltag vor der Krebserkrankung – und genau das ist Krebsbetroffenen offensichtlich nicht mehr möglich (vgl. auch Buddeberg 1985).

Das Gefühl der Isolation – „sich allein gelassen fühlen", die Krebserkrankung als Stigma zu erleben, Unsicherheiten und aufkeimende Ängste bezüglich des Krankheitsverlaufs, Minderwertigkeitsgefühle, Schuldgefühle, Hilflosigkeit, Sinnverlust etc. führen genau in das „schwarze Loch", von dem so viele Krebsbetroffene berichten. Depressive Gefühle, Selbstanklage, Angst, Wut, Ohnmacht, Schlaflosigkeit und Verzweiflung können die Folge sein.

Ein Bestandteil unseres Konzeptes wohnortnaher ambulanter psychosozialer Unterstützung sind Seminare für krebsbetroffene Menschen (die in den folgenden Kapiteln eingehend beschrieben werden), die die Möglichkeit einer aktiven Auseinandersetzung mit Krankheits- und Therapiefolgen ermöglichen sollen.

4.2.4.2 Orientierung am Gesundheitsbegriff der WHO

Basis dieser Seminarangebote ist das Konzept der „Gesundheitsförderung" (Health Promotion) der „Ottawa Charter", die 1986 von der Weltgesundheitsorganisation verabschiedet wurde.

Unter „Gesundheitsförderung" versteht die WHO „... den Prozeß, vorhandenes Gesundheits- und Heilungspotential zu entfalten, zu verbessern und zu fördern. Das bezieht sich sowohl auf Menschen, die mit einer chronischen Erkrankung leben, als auch auf ihre, „noch" gesunden, Angehörigen und Helfer" (Ottawa Charter 1986).

Ein Teil der an Krebs erkrankten Menschen vertraut offensichtlich auf das eigene Gesundheitspotential und sucht und findet Wege, trotz und mit der Erkrankung weiterzuleben, ohne sich vollkommen von ihr beherrschen zu lassen.

Der Begriff „Gesundheitsförderung" ist in der Krebsnachsorge der BRD eher ein „Fremdwort". In den USA gibt es den Begriff *„a healthy ill person"* (vgl. Lerner 1987).

Gesundheitsförderung im Sinne der WHO soll also dazu beitragen, krebsbetroffenen Menschen neues Erleben und Handeln zu ermöglichen, Hoffnungen zu stärken, Ängste abzubauen und neue Perspektiven zu entwickeln. Sie will Krebsbetroffene befähigen, die Krankheitsfolgen zu bewältigen und die Lebensqualität, das eigene subjektive Wohlbefinden zu verbessern.

4.2.4.3 Wochenendseminar für krebsbetroffene Menschen im Sinne „Gesundheitsförderung nach der Diagnose Krebs"

Die Teilnahme an diesem von mir und der Diplom-Psychologin T. Schay konzipierten Seminar soll den Teilnehmern die Erfahrung ermöglichen, zu erkennen, daß sie nicht allein sind mit ihren Ängsten und Problemen. Sie soll die Möglichkeit geben, Bewältigungsstrategien zu reflektieren, und die Teilnehmer sollen die praktische Erfahrung machen, daß der Mensch in der Lage ist, sein psychisches und physisches Befinden positiv zu beeinflussen, sich um das eigene Wohlbefinden kümmern zu können.

Von Oktober 1986 bis November 1988 fanden insgesamt sechs Seminare für krebsbetroffene Frauen in Rethorn, Rostrup und Tossens statt. Die Seminarhäuser liegen in einer schönen Umgebung, und die Frauen erlebten, umsorgt zu werden, Zeit für sich selbst zu haben.

Insgesamt nahmen 101 Frauen, im Alter von 29–72 Jahren aus dem gesamten Bereich Weser-Ems teil, diese waren vor allem Mitglieder von Selbsthilfegruppen und Frauen, die von Beratungsstellen für Krebsbetroffene der Arbeiterwohlfahrt auf das Angebot aufmerksam gemacht worden waren.

Bestandteile des Seminars waren :
- Erfahrungs- und Informationsaustausch
- Entspannungs- und Imaginationsübungen
- Wahrnehmungs- und Bewegungsübungen
- Kreative Therapie

Der Rahmen des Seminars war so konzipiert, daß sich die Bedürfnisse der Teilnehmer inhaltlich jederzeit integrieren ließen.

Im folgenden möchte ich kurz inhaltlich auf die verschiedenen Aspekte des Seminarkonzepts eingehen:

- *Erfahrungs- und Informationsaustausch*
  Die Liste der von den Seminarteilnehmerinnen gewünschten Gesprächsthemen war lang. Beliebte Informationsthemen, die in jedem Seminar auftauchten, waren:
- Behandlungsmethoden und Nachsorge (schulmedizinische und alternative Methoden)
- Ernährung
- Kuren und sozialrechtliche Fragen

Aus diesen Gesprächsthemen sprach das Bedürfnis, aktiv etwas zur Verbesserung der körperlichen Verfassung tun zu wollen. Das Thema „Behandlungsmethoden und Nachsorge" barg jedoch auch viel Konfliktstoff in sich. Ein Großteil der Patientinnen betrieb die Behandlung bzw. Nachsorge zweigleisig und befand sich so im Spannungsfeld schulmedizinischer und alternativer Krebstherapien, was häufig, gerade in der Beziehung zwischen Ärzten und Patientinnen, als belastend erlebt wurde.

Hier ein Auszug der Seminarthemen:
- Fremdbild – Selbstbild (äußerlich stark und innerlich weinen)
- Wie kann ich besser für mich sorgen? (sich selbst wichtig nehmen, eigene Bedürfnisse erkennen und umsetzen)
- Was kräftigt mich? (Woher beziehe ich meine Lebensenergie? Was macht mir Freude?)
- Abgrenzungsprobleme (Grenzen erkennen, annehmen und wahren)
- Selbsthilfegruppen (Chancen und Probleme)
- Enttäuschungen und Verletzungen (in den Beziehungen zu Partnern, Familie, Ärzten und Bekannten: „Tabuthema Krebs")
- Umgang mit Aggression und Ärger
- Angst (vor Rezidiven, Metastasen, Schmerzen, Siechtum und Tod)
- Trauer (um verlorene Körperteile und Organe, Gesundheit, Leistungsfähigkeit etc.)
- Die Diagnose „Krebs" („Nichts ist mehr so wie vorher und bei einigen Dingen ist es auch gut so!")
- Lebensperspektive (Lebensstrukturen erkennen und die Frage: „Was will ich wirklich ändern?")

Alle Themen lassen sich unter „Auswirkungen der Diagnose Krebs und deren Bewältigungsversuche" zusammenfassen, wobei es immer um negative und positive Auswirkungen geht.

Die Teilnehmerinnen redeten über ihre Erlebnisse und Erfahrungen, entlasteten sich, erfuhren Anstöße durch die Erfahrungen und Sichtweisen anderer Menschen und hatten die Möglichkeit, ihre Bewältigungsstrategien zu reflektieren und gegebenenfalls im Rollenspiel, Psychodrama und mit Hilfe Integrativer Therapie, neue Strategien zu entwickeln und auszuprobieren.

Es geht hier nicht um eine Bewertung von Bewältigungsprozessen. Die grundlegenden Forschungsarbeiten von Lazarus (1987) und Heim (1988) weisen darauf hin, daß jeder einzelne Bewältigungsvorgang günstige und ungünstige Ereignisse nach sich ziehen kann, je nachdem, wer ihn wann, unter welchen Bedingungen und im Hinblick auf welches Anpassungsverhalten verwendet.

- *Entspannungs- und Imaginationsübungen*

Viele Krebsbetroffene leiden unter muskulären Verspannungen, Schlaflosigkeit und Unruhezuständen, die durch das Erlernen von Entspannungsübungen günstig beeinflußt werden können.

Das Kennenlernen verschiedener Entspannungsmethoden (Progressive Entspannung, Autogenes Training, Phantasiereisen) soll den Seminarteilnehmern Techniken näherbringen bzw. zur Verfügung stellen, akuten und chronischen Streßsituationen hin und wieder zu entkommen.

Die Verknüpfung von Entspannungsübungen mit Imaginationsübungen und kreativen Medien (Musik, bildnerische Materialien, Ton, Pantomime, Tanz, Masken etc.) birgt zudem eine große Möglichkeit an Selbsterfahrungsmöglichkeit in sich (vgl. Stevens 1975).

Mehrfach teilten Seminarteilnehmerinnen, die unter chronischen Schmerzen litten, mit, daß sie während einer Entspannungsübung eine deutliche Schmerzlinderung empfunden hätten oder den Schmerz gar „vergessen" hätten.

Dossey (1987) versucht dieses zu beobachtende Phänomen dadurch zu erklären, daß Schmerzerfahrung gewöhnlich den Zeitsinn verengt, wobei Minuten unter Schmerzen zu Stunden werden können. Hypnose, Biofeedback, Meditation, Autogenes Training und andere Entspannungsverfahren haben den Effekt, den Zeitsinn zu erweitern.

Bresler (1986), Gründer der „Pain control unit" (Schmerzklinik) an der medizinischen Klinik der Universität Los Angeles, plädiert für eine integrierte und informierte Anwendung der verschiedenen Möglichkeiten je nach Persönlichkeit und Problematik. Neben medikamentösen und operativen Interventionen plädiert er für ein großes Maß an Aufklärung, Methoden der Akupunktur, Bewegungstherapie, Hypnose, Techniken der Visualisierung, Entspannung und Meditation.

Man sollte hier die kritische Frage stellen, ob solche „Paketangebote" wirklich sinnvoll sind. Da aber einige Elemente jeweils im Sinne einer mehrperspektivischen Therapie wirken können, kann ein Paket von Angeboten ausreichend Auswahlmöglichlichkeiten für eine individuelle Therapie bieten.

Petzold (1990, S. 185) vertritt die Auffassung, daß nur das „Offenhalten des Blickes für die Komplexität der Bezüge, daß nur die Bereitschaft, mehrperspektivisch zu schauen, uns weiterbringt, unsere Patienten weiterbringt, und uns die Chance bietet, konstruktiv verändernd zu wirken".

– *Wahrnehmungs- und Bewegungsübungen*

Bei den Wahrnehmungsübungen geht es erster Linie darum, den Seminarteilnehmern Anstöße zu geben, wie sie ihr Wahrnehmungsvermögen erforschen, erweitern und vertiefen können (Stevens 1975).

Die Wahrnehmungsübungen vermitteln auf der Erlebnisebene, daß psychische Vorgänge ihre Entsprechung auf der körperlichen Ebene haben. Sie ermöglichen den Teilnehmern die Erfahrung, Körpersignale (wie Schmerz, Unwohlsein und andere Beschwerden) nicht als Störung zu empfinden und zu verdrängen, sondern als Botschaft aufzufassen und darauf zu reagieren.

Bei den Bewegungsübungen handelt es sich nicht um ein körperliches Training, sondern in erster Linie um „body-awareness", also um eine Sensibilisierung für körperliche Vorgänge und Körpergefühl. Die „Feldenkrais-Methode" (Feldenkrais 1978) und die Integrative Bewegungstherapie (Petzold 1990) bieten sich an, um eigene Bewegungsmuster zu entdecken, Verspannungen zu erforschen und neuartige Bewegungen auszuprobieren.

Die Feldenkrais-Übungen werden sehr langsam und bewußt in kleinen Schritten durchgeführt, wobei sich die Aufmerksamkeit auf den Weg richtet anstatt auf das Ziel. Gerade diese Sichtweise, die nicht auf ein fernes Ziel fixiert ist, sondern die Aufmerksamkeit auf „Etappenziele" lenkt, führt bei krebsbetroffenen Menschen häufig zu einer Verbesserung des subjektiven

Wohlbefindens. Die Feldenkrais-Übungen ermöglichen ein großes Maß an Selbsterfahrung und vermitteln ein angenehmes Körpergefühl.

– *Kreative Therapie*
  Unter „Kreativer Therapie" versteht Petzold (1987, S.131) „die ganzheitliche Behandlung von Menschen in Einzel- und Gruppentherapie unter Anwendung verschiedener kreativer Medien wie Musik, Tanz, Ton, Masken, bildnerischen Materialien, Puppen, Pantomime, dramatischem Spiel". Durch die Verbindung von non-verbalen, verbalen und medialen Vorgehensweisen können durch Kreative Therapie Menschen aller Altersgruppen und Schichten erreicht werden. Menschen mit schweren Erkrankungen können durch die Arbeit mit kreativen Medien Stütze und Bewältigungshilfen erhalten.

– *Ziel der Wochenendseminare*
  Durch ein dreitägiges Seminar sind selbstverständlich keine langfristige psychische Stabilisierung, geschweige denn einschneidende Veränderungen von Verhaltensweisen und Einstellungen zu erwarten, die der Gesundheit bzw. Gesundung abträglich sind.

  Nach unseren Beobachtungen war allerdings das Maß der ersten Anstöße, wiederentdeckter Fähigkeiten und möglicher Perspektiven erstaunlich groß. Allein die Möglichkeit, sich einmal im Kreise gleichfalls Betroffener mit therapeutischer Begleitung aussprechen zu können, sich verstanden zu fühlen, wurde als sehr entlastend erlebt. Jede Seminarteilnehmerin nahm das mit nach Hause, was sie zu dem damaligen Zeitpunkt annehmen konnte, entsprechend der Erkenntnis, daß jeder krebsbetroffene Mensch seinen eigenen Weg finden muß, mit seiner Erkrankung zu leben.

  Im Raum Weser-Ems hatten diese Seminare einen Katalysatoreffekt auf die Entstehung von neuen Selbsthilfegruppen. Weiterhin bestand der Wunsch von Seminarteilnehmerinnen, die neuen Erfahrungen zu vertiefen.

  Aus diesen Gründen entschlossen wir uns, das Angebot von Wochenendseminaren für Krebsbetroffene in unser Betreuungskonzept zu integrieren.

4.3 Netzwerkförderung für krebsbetroffene Menschen

Die Präsenz psychosozialer Mitarbeiter in der Abteilung für Strahlentherapie bzw. in der Beratungsstelle für Krebsbetroffene allein ergibt noch keine optimale Versorgung der krebsbetroffenen Menschen. Wichtig ist eine Vernetzung von Institutionen und Selbsthilfegruppen, die Krebsbetroffene innerhalb und außerhalb des Universitätskrankenhauses Hamburg-Eppendorf unterstützen .

Die Zusammenarbeit mit Sozialstationen und ambulanten Pflegediensten, die den stationären Patienten die Rückkehr in ihr Zuhause ermöglichen können, die Zusammenarbeit mit bestehenden Besuchsdiensten und der Krankenhausseelsorge sowie mit verschiedenen Beratungsstellen für krebsbetroffene Menschen ist im Rahmen unseres Projektes selbstverständlich.

4.3.1 Zusammenarbeit mit Beratungsstellen für Krebsbetroffene und Selbsthilfegruppen

In Hamburg, Niedersachsen und Schleswig-Holstein gibt es eine große Anzahl von Beratungsstellen und Selbsthilfegruppen für Krebsbetroffene. Die Palette von Unterstützungsangeboten ist groß, doch die Hemmschwelle, diese anzunehmen, offensichtlich auch. Viele Patienten leben nicht in Hamburg und sollten auf Unterstützungsangebote an ihren Heimatorten aufmerksam gemacht werden, so daß sie bei Bedarf auch davon Gebrauch machen können. Ich habe in den Jahren 1986 bis 1988 im Raum Ostfriesland ein Unterstützungssystem verschiedener Beratungsstellen für Krebsbetroffene dadurch erweitern können, daß ich als Mitarbeiterin von Beratungsstellen in Aurich und Oldenburg eng mit bereits bestehenden Selbsthilfegruppen zusammenarbeitete bzw. Menschen beim Aufbau neuer Gruppen unterstützte.

4.3.2 Zusammenarbeit mit der „Innerbetrieblichen Fortbildung (IBF)" des Universitätskrankenhauses Hamburg-Eppendorf

Im Dezember 1987 organisierte der „Arbeitskreis Fortbildung" des UKE eine innerbetriebliche Fragebogenerhebung zur Erstellung eines Fortbildungsprogrammes für den Pflegedienst. 1500 Mitarbeiter des Universitätskrankenhauses wurden angeschrieben. Der Rücklauf betrug ca. 30% .

Themenvorschläge für Fortbildungen waren:

Geplante Anleitung auf Station; Interaktions- und Kommunikationstraining; Einführung des Krankenpflegeprozesses in den Alltag; Datenschutzbestimmung; Einführung eines Dokumentations- und Informationssystems; Haftungsrecht im Krankenhaus; Arzneimittelsicherheit; Umweltschutz im Krankenhaus; Wie schützen wir unsere Gesundheit?; Entwicklung der Medizin in den Fachkliniken.

62,4% der an der Befragung teilnehmenden Mitarbeiter stuften den Bereich: „*Wie schützen wir unsere Gesundheit?*" als „sehr wichtig" und 31,8% als „wichtig" ein und machten ihn somit zum *absoluten Spitzenreiter der Fortbildungswünsche.*

Bei der Fragestellung: „Welche Themen würden Sie darüber hinaus vorschlagen?" standen folgende Fortbildungswünsche ganz oben auf der Liste:

Fachspezifische Themen der Kliniken; Alternative Pflegemethoden; Umgang mit Sterbenden; Arbeitssituation und Organisation; Reanimation;

EDV in der Krankenpflege; Streß/Belastung; Desinfektion; Umgang mit Schwerkranken; Schüleranleitung; Berufsbild.

Wir sehen eine weitere Aufgabe unseres Projektes darin, den Auf- und Ausbau des innerbetrieblichen Fortbildungsprogramms dadurch zu unterstützen, daß wir z.B. Themen wie Gesundheitsförderung für Pflegepersonal, Umgang mit Schwerkranken, Tod und Sterben als Veranstaltungsangebote und als Referenten einbringen können, um dann auch vor allem die Mitarbeiter der Abteilung für Strahlentherapie zu motivieren, an diesen Angeboten teilzunehmen.

4.4 Zusammenfassung: Charakteristika des Unterstützungskonzeptes für krebsbetroffene Menschen

Vor, während und nach einer strahlentherapeutischen Behandlung sind krebsbetroffene Menschen einer Vielzahl von Ängsten und seelischen Belastungen ausgesetzt. Das Projekt dient der Entwicklung eines spezifischen psychosozialen Betreuungskonzepts für den Umgang mit Belastungen im Zusammenhang mit einer strahlentherapeutischen Behandlung.

Es hat folgende Ziele und Prioritäten:

- Interventionsorientierung

  Es sollen nicht nur Belastungen analysiert werden, sondern es sollen Interventionen entwickelt werden. Das Projekt dient der Entwicklung eines spezifisch psychosozialen Betreuungskonzeptes für den Umgang mit Belastungen während und nach der strahlentherapeutischen Behandlung.

- Gesundheitsförderung und nicht nur Krankheitsbehandlung

  Es geht nicht nur um Verarbeitung erlebter Belastungen, sondern in gleicher Gewichtung um Hilfen zur Entwicklung neuer Lebensperspektiven trotz der Krebserkrankung.

- Integrativer Ansatz

  Die zu entwickelnden psychosozialen Hilfestellungen sind nicht nur für die Krebspatienten gedacht, sondern gleichermaßen für deren Angehörige, die betreuenden Ärzte, das Pflegepersonal und das medizinisch-technische Personal. Es wird ein Unterstützungssystem angestrebt, das den Betroffenen langfristig Rückhalt bieten soll.

- Konzeptuelle Verzahnung von stationärer und ambulanter Unterstützung

  Anstatt den Patienten nur eine Krebsbehandlung in Kliniken und dann Rehabilitation in Kurkliniken anzubieten, sollen auch Möglichkeiten weiterentwickelt werden, an den Übergängen von stationärer und ambulanter Betreuung Angebote zu machen.

– Gesundheits- und Kompetenzförderung durch Seminare
Den Krebsbetroffenen sollen in Form von Seminaren Hilfen zur Bewältigung von Krankheits- und Therapiefolgen sowie zur Gesundheitsförderung angeboten werden.
Für das Klinikpersonal sollen Seminare zur Kompetenzförderung im Umgang mit Krebsbetroffenen und zur Gesundheitsförderung durchgeführt werden.

– Einbeziehung Integrativer Therapie mit kreativen Medien
Im Rahmen der Betreuung von Krebspatienten und der Seminare für krebsbetroffene Menschen und Klinikpersonal soll Integrative Therapie mit kreativen Medien zum Einsatz kommen.

– Angstabbau, Öffentlichkeitsarbeit und Netzwerkförderung
Das Projekt soll dazu beitragen, diejenigen Institutionen und Gruppen, die Krebsbetroffene unterstützen, zu vernetzen und durch Öffentlichkeitsarbeit Angst abzubauen.

– Generalisierbarkeit
Die Entwicklung und Erprobung dieses psychosozialen Betreuungskonzeptes soll von Anfang an so differenziert und anschaulich nachvollziehbar dokumentiert werden, daß es anderen Arbeitsgruppen bzw. Kliniken als Modellprojekt dienen kann.

Das Schaubild auf der folgenden Seite zeigt, in welcher Weise
- stationäre Unterstützung
- ambulante Unterstützung
- ambulante Rehabilitationsangebote
- Fortbildung und Supervision sowie
- Förderung des psychosozialen Netzwerkes Krebsbetroffener

miteinander verzahnt sind.

Stationäre Unterstützung	Ambulante Unterstützung	Ambulante Rehabilitationsangebote	Förderung des psychosozialen Netzwerkes Krebsbetroffener
Regelmäßige Teilnahme an Visite und Dienstübergabe; Sensibilisierung für psychosoziale Probleme; Vermittlung psychosozialen Wissens; emotionale Entlastung	Beratungsstelle für Krebsbetroffene Intensive Zusammenarbeit mit – Aufnahmeambulanz – behandelnden Ärzten – Nachsorgeambulanz	Seminare für Krebsbetroffene – Hilfen zur Bewältigung von Krankheits- und Therapiefolgen – Gesundheitsförderung	Zusammenarbeit mit Institutionen und Selbsthilfegruppen, die Krebsbetroffene unterstützen: Kooperation anstatt Konkurrenz
Betreuung → – von Krebspatienten	Motivationsarbeit – Überwinden von Zugangsbarrieren der Patienten →	Seminare zur Krankheitsbewältigung und Gesundheitsförderung für Krebsbetroffene ⇄	Zusammenarbeit mit: – Hausärzten und Sozialstationen – Beratungsstellen für Krebsbetroffene und Selbsthilfegruppen (Schwerpunkte: Hamburg, Niedersachsen und Schleswig-Holstein)
– der Angehörigen	Gespräche – Entlastung und Information →		– Koordinationsstellen für Selbsthilfegruppen – Hospizbewegung in Hamburg
– Sterbender (Hausbesuche)	Unterstützungsangebote während der Strahlentherapie: →	Kreative Therapie für Krebsbetroffene und Klinikpersonal ⇄	– Innerbetriebliche Fortbildung (IBF) des Universitätskrankenhauses Hamburg-Eppendorf – Institutionen der Erwachsenenbildung – Psychoonkologischen und onkologischen Arbeitsgemeinschaften
Fortbildung und Supervision für – Pflegepersonal – medizinisch-techn. Personal – Ärzte	– Supportive Therapie – Krisenintervention – Entspannungsverfahren – Gesprächskreise	Fortbildungsseminare für das Klinikpersonal	Öffentlichkeitsarbeit
→ Zusammenarbeit mit Besuchsdiensten, Krankenhausseelsorge und Sozialdienst des Universitätskrankenhauses Hamburg-Eppendorf			↑ Organisation bzw. Durchführung von Vorträgen, Lesungen etc.

5. Evaluationsmethoden

5.1 Konzeption

Die vorliegende Arbeit gliedert sich in drei Phasen:

Phase I (1989): Die Konzeptentwicklung unseres Modellprojekts geschah auf der Basis vielfältiger Praxiserfahrung und in Zusammenarbeit bzw. in Absprache mit Mitarbeitern der Abteilung für Strahlentherapie (vgl. Kapitel 3.5. Erwartungen der Klinikmitarbeiter vor Projektbeginn). In diesem Sinne handelt es sich um ein Kooperationsprojekt.

Das Interventions-Konzept integriert verschiedene Methoden (vgl. Kapitel 4). Es sollte als Basis für die Arbeit der psychosozialen Mitarbeiter unseres Projekts in der Abteilung für Strahlentherapie dienen und sich entsprechend den Bedürfnissen der Patienten und des Klinikpersonals weiterentwickeln. Das Konzept ist also prozeßorientiert.

Phase II (1990): Integration und Implementierung von psychosozialen Angeboten im ambulanten Bereich der Abteilung für Strahlentherapie (Betreuung von Patienten und Angehörigen, Fortbildung von Klinikpersonal, Gruppenangebote für Selbsthilfegruppen und Netzwerkförderung). Gleichzeitige Dokumentation (mit Hilfe von Feldnotizen und Gesprächsprotokollen) der Erfahrungen im ersten Projektjahr sowie die Durchführung einer Mitarbeiterbefragung durch unser Projekt.

Phase III (1991–1993): Bearbeitung, Analyse und Diskussion des Datenmaterials.

5.2 Methodische Überlegungen zur Evaluation unseres Projektes

Die methodischen Probleme unseres Vorhabens gehören zum Bereich der Evaluationsforschung.

Viele Evaluationsforscher haben sich Gedanken gemacht, mit welchen Methoden die Entwicklung und Implementierung von Modellprojekten befriedigend evaluiert werden kann.

McLaughlin (1985) hat sich mit dem Problem der Diskrepanz zwischen quasi-experimentellem wissenschaftlichem Design und der tatsächlichen Realität der Evaluation bei komplexen Programmen (z.B. neue Förderungsmethoden für Schulkinder oder neue Behandlungsmethoden für psychisch Kranke) beschäftigt. Er kommt zu dem Schluß, daß das „hypothetiko-deduktive Modell“, wie er den quasi-experimentellen Ansatz nennt, zwar intellektuell befriedigend sei, aber der komplexen Realität einer sozialen Innovation selten angemessen ist. Er begründet dies folgendermaßen:

1. Implementierung
   Innovative Programme werden meist nicht als fertige Aktionspakete installiert, sondern sie müssen unter großen Mühen in eine vorhandene soziale Struktur eingefügt werden. Die Implementierung selbst ist schon ein wesentlicher Vorgang, der über das Wohl und Wehe des Programms entscheidet, bevor überhaupt die rigorosen Prinzipien quasiexperimenteller Bewertung angewandt werden können.
2. Turbulenz
   Komplexe Programme, an denen viele Menschen beteiligt sind, befinden sich im Fluß. Sie verändern sich, wenn die Mitarbeiter wechseln, wenn diese an Kompetenz gewinnen, wenn Teile des Programms auf Widerstände treffen, oder wenn neue Möglichkeiten auftauchen, an die man bisher nicht gedacht hat.
3. Spezifität
   Die Aktionen, die von einem Programm ausgehen, sind selten einfach und uniform (wie z.B. eine Kampagne für das Gurteanlegen beim Autofahren). Sie richten sich vielmehr nach den individuellen Bedürfnissen der Klienten und sind daher von Fall zu Fall verschieden.
4. Nicht intendierte Effekte
   Nur in sehr einfachen Fällen führt das Programm direkt zu den intendierten Effekten. Meist sind die Wirkungsmechanismen kompliziert, indirekt und auch voller mehr oder weniger beabsichtigter Nebeneffekte, die zur Gesamtbewertung hinzugezogen werden müssen.

Aus dem oben Beschriebenen folgt, daß scheinbar gleiche Programme in Wirklichkeit ganz verschieden wirken können und daß scheinbar gleiche Erfolgsmessungen in der Realität, je nach dem Kontext, etwas anderes bedeuten können. Daher kann die Effizienz eines komplexen Programms nicht in demselben Sinne bewiesen werden wie eine Hypothese über Wirkungen in einem Experiment. Vielfältige mögliche Störeinflüsse sind schwer oder gar nicht zu kontrollieren.

Verschiedene Evaluationsforscher, z.B. McLaughlin (1985), Cook (1985), Sechrest (1985) und McGrath et al. (1986) zeigen sich angesichts ihrer Erfahrungen mit quasi-experimentellen Methoden ernüchtert oder gar frustriert.

Sie stellen jedoch nicht nur die Anwendbarkeit „harter wissenschaftlicher Prinzipien“ auf die „weiche Realität sozialer Programme“ in Frage, sondern suchen auch nach Alternativen.

Alle vier Evaluationsforscher plädieren für eine Öffnung des Wissenschaftsverständnisses zum Pragmatischen hin: Der Forschungsprozeß soll nicht als einheitlicher codifizierter Vorgang gesehen werden, sondern als ein Prozeß der Ansammlung (accrual process), in dem das Wissen aus ganz verschiedenen Quellen zusammengefaßt wird (s.a. Lindblom und Cohen 1979).

Diese „integrative" Haltung zur Methodik stellt selbst keine Methode dar. Einerseits handelt es sich um eine Liberalisierung der Anforderungen, die an zulässige Informationsquellen gestellt werden, andererseits geht es um eine Akzentuierung des Kriteriums der Generalisierbarkeit. Generalisierbar sind Befunde nur dann, wenn man ausschließen kann, daß sie an bestimmte Methoden gebunden sind, wenn sie also in äquivalenter Form auch durch andere Methoden erreicht werden können.

Cook (1985) bezeichnet diesen Schritt als „methodische Triangulierung" und meint damit: die gleichzeitige Beobachtung eines Gegenstandes aus wenigstens zwei verschiedenen methodischen Perspektiven.

Da das quasi-experimentelle Paradigma offensichtlich nicht ausreicht, muß es durch andere Paradigmen zumindestens ergänzt werden. Die Autoren stellen sich eine Öffnung zu qualitativen Methoden hin vor, wobei sie allerdings nicht präzisieren, was das im einzelnen bedeutet. Gleichzeitig stellt sich die Frage, ob eine Präzision überhaupt möglich ist.

Die Monographie von Patton (1983) mit dem Titel „Qualitative Evaluation Methods" läßt darauf hoffen. Patton ist ein Evaluationsforscher, der für den Einsatz der Methoden soziologischer Feldforschung plädiert. Bei Whyte (1984), der primär auf dem Gebiet soziologischer Feldforschung arbeitet, gibt es eine Bewegung hin zur Untersuchung von Innovationsprozessen. Beide Forschungstraditionen scheinen sich also anzunähern.

Patton bezeichnet die von ihm vorgeschlagene Methodik als „Naturalistische Evaluation", „Qualitative Evaluation", „Prozeßevaluation" oder „Formative Evaluation" (s.a. Williams 1986).

Sicherlich gibt es zwischen den verschiedenen Begriffen Bedeutungsnuancen. Im Kern haben sie allerdings die Tradition der soziologischen Feldforschung gemeinsam.

Diese Tradition entwickelte sich ursprünglich in der Anthropologie, z.B. mit den Arbeiten von Geertz (1959) über die javanische und japanische Kultur. Berühmte Meilensteine in der westlichen Kultur sind die Arbeiten der Soziologen Gofman (1961) über Asyle, von Whyte (1984) über Straßengangs, von Becker (1961) über Medizinstudenten und von Glaser und Strauss (1965) über die sozialen Interaktionen, die das Sterben im Krankenhaus begleiten. Weiterhin gibt es zahlreiche Studien über Schulen, Schulsysteme und Krankenhäuser, die im wesentlichen auf teilnehmender Beobachtung basieren.

Das Grundprinzip der Materialsammlung bei diesem Forschungsansatz ist die geschulte Beobachtung, ergänzt durch Interviews und die detaillierte Aufzeichnung der gewonnenen Erfahrungen.

Nicht jedes Evaluationsproblem verlangt nach qualitativen Methoden. Patton (1983) hat vier Kriterien zusammengestellt, die für den Einsatz qualitativer Methoden sprechen:

1. Lange Formierungsphase
Das Programm ist noch nicht fertig, sondern befindet sich im Fluß. Vom Evaluator wird eine Monitorfunktion erwartet, die den Prozeß der Implementierung der Programmangebote nicht nur beschreibt, sondern auch steuert.

2. Schwierige Implementierung
Die Implementierung des Programms ist eine so schwierige Aufgabe, daß sie selbst ein Evaluationsproblem darstellt.

3. Individualisierte Behandlung
Die Klienten erhalten Angebote je nach ihren Bedürfnissen. Es gibt also kein universelles Behandlungsangebot und infolgedessen divergieren auch die möglichen Resultate für einzelne Individuen.

4. Fragen der Werthaltungen
Die Werthaltungen der untersuchten Personen harmonieren besser mit qualitativen Methoden als mit quantitativen. Evaluatoren, die einem überwiegend qualitativen Paradigma folgen, haben es gewöhnlich leichter, nahe dem Alltagsleben des Programms zu bleiben, weil sie, wie das in der Tradition der Feldforschung üblich ist, viel Mühe darauf verwenden, die Wahrnehmungsweisen der Beteiligten zu verstehen.

Die oben beschriebenen Kriterien für die Bevorzugung eines qualitativen Ansatzes treffen auch auf unser Projekt zu: Die psychosoziale Arbeit von Psychologen im stationären und ambulanten Bereich einer Abteilung für Strahlentherapie war für die Klinikmitarbeiter der Abteilung für Strahlentherapie und für die Psychologen Neuland.

Es gibt in der Literatur sowohl Berichte über gelungene als auch über gescheiterte psychoonkologische Interventionen (Köhle 1988, Wirsching 1988, Bräutigam 1988).

Da darunter keine einheitliche Einschätzung sinnvoller und machbarer Maßnahmen psychoonkologischer Unterstützung in einer Radiologischen Klinik vorliegen und auch keine überprüften Konzepte existieren, hatten wir nicht die Möglichkeit, bereits funktionierende Konzepte zu übernehmen, zu überprüfen und weiterzuentwickeln.

Das Konzept und die geplanten psychosozialen Angebote für Krebspatienten und Angehörige sowie Klinikpersonal sind im vorangegangenen Kapitel dargestellt worden. Bei den geplanten Interventionen im ambulanten Bereich der Abteilung für Strahlentherapie, auf die ich mich im wesentlichen beschränken werde, handelt es sich um ambulante psychosoziale Unterstützung für Krebspatienten und Angehörige, Fortbildung für das Klinikpersonal, Gruppenangebote für krebsbetroffene Menschen und Klinikpersonal sowie Netzwerkförderung.

Die bereits beschriebenen Ziele der Interventionen sind eine generelle Verbesserung der Patientenversorgung durch psychotherapeutische Gespräche mit Patienten und Angehörigen, durch Fortbildung des Klinikpersonals und durch die Förderung des unterstützenden Netzwerkes von Krebspatienten.

Die geplanten Aktivitäten und Interventionen können nicht in einer starren Programmform eingeführt und umgesetzt werden, sondern müssen sich der Realität der Klinik, dem Stand sowie der Akzeptanz der Integration eines Psychologen in der Klinik anpassen. Die Integration eines Psychologen in ein natürlich gewachsenes Arbeitsfeld setzt die Auseinandersetzung mit den dort herrschenden Regeln voraus und bedarf der „Platzsuche".

Die Idee der psychologischen Arbeit mit Krebspatienten braucht die Erfahrung, ob eine solche Arbeit unter den vorhandenen Bedingungen überhaupt akzeptiert und möglich wird.

Daß dies nicht selbstverständlich ist, zeigen Erfahrungen von Köhle (1988). Ein psychosomatischer Verständnisansatz sollte in die internistische Routineversorgung einer Station der Universitätsklinik Köln integriert werden.

Der erste Versuch der Integration scheiterte in erster Linie an dem Ärger der nicht informierten Mitarbeiter der Station über die Oktroyierung eines neuen Konzeptes und führte zu einem raschen Ausgrenzen der Psychologen und dem Abbruch des Projektes.

Auch im Laufe eines zweiten Versuchs der Projektgruppe in einer „zunächst intensiveren Konsiliartätigkeit auf der Privatstation" war es nicht möglich, einen Liaison-Ansatz zu verwirklichen (Hein-Nau 1988).

Ein dritter Versuch auf einer anderen Station, der sich strikter an das Ulmer Modell Köhles anlehnte und ärztlicherseits zu Beginn von großer Motivation getragen wurde, gestaltete sich ebenfalls schwierig. Berichte über die Erfahrungen der Stationsärzte (Franke et al. 1988), des Oberarztes (Schaadt 1988) und einer Krankenschwester (Frehen 1988) der Station setzen sich u.a. kritisch mit der Rolle der Psychologen und den Konsequenzen für die Zusammenarbeit der verschiedenen Berufsgruppen auseinander.

Hauptvorwürfe waren:

- Die Tatsache, daß ein fertiges Modell (nämlich die Ulmer Modellstation) auf eine bereits bestehende und in der täglichen Routine eingefahrene internistisch-onkologische Station übertragen werden sollte und die Projektmitglieder sich wenig flexibel zeigten, daraus ein gemeinsames Konzept zu entwickeln.
- Die fehlende Integration der Psychologen in die Routineversorgung der Patienten.
- Die emotionale Überbelastung der einzelnen Teammitglieder und andere Probleme durch strukturelle Veränderungen in der Arbeit (Zimmerpflege, die von den Schwestern boykottiert wurde und Bezugsarztsystem).
- Energieverschleißende Grundsatzdiskussionen über Rollen und Kompetenzen, bei denen das primäre Ziel (die Verbesserung der Situation der Patienten) immer wieder aus den Augen verloren wurde.
- Weniger Zeit der Stationsmitarbeiter für Patienten trotz mehr Personal durch lang andauernde Frühbesprechungen,Visiten, Dienstübergaben und Stationskonferenzen.

- Unverständnis des Pflegepersonals gegenüber dem psychosomatischen Ansatz, der „Besserwisserei“ der Psychosomatiker und dem „Psychologisieren“ von Patienten.

Die obigen Ausführungen machen deutlich, daß ein Bestandteil der Evaluation die Beschreibung sein muß, wie die Integration der psychologischen Arbeit im ambulanten Bereich einer Abteilung für Strahlentherapie gestaltet wurde.

Es gilt auch, „richtige Zeitpunkte“ für das Angebot bestimmter Unterstützungsmaßnahmen zu finden. Weiterhin muß es möglich sein, nicht funktionierende Angebote aufzugeben, umzuwandeln bzw. durch die wachsende Erfahrung neue Ideen zu entwickeln und diese in sinnvolle unterstützende Angebote umzusetzen.

Erst nach einer längeren Erfahrungszeit wird deutlich werden bzw. sein, welche psychosozialen Angebote und Fortbildungsangebote von Patienten und Klinikpersonal angenommen werden und welche nicht angenommen wurden, obwohl sie zu Beginn des Projektes gewünscht oder als notwendig erachtet wurden.

Eine quasi-experimentelle Evaluation jedes einzelnen psychosozialen Angebotes wäre nicht sinnvoll, sie wäre angesichts der prozeßhaften Weiterentwicklung der einzelnen Angebote viel zu schwerfällig gewesen. Die Angebote sind zum Teil miteinander verzahnt, z.B. entwickelten sich die Fortbildungsangebote aus Erkenntnissen, die in Gesprächen mit Krebspatienten und Klinikpersonal gewonnen wurden.

Deutlich wird dies auch bei dem Fortbildungsangebot „Hilfe zur Betreuung von krebskranken Menschen“ (1990/Kapitel 6.8.5). Bei gleichbleibender konzeptioneller Basis haben wir bei einer Wiederholung im Jahr 1991 die Anregungen und Wünsche der Klinikmitarbeiter implementiert bzw. ein weiteres Seminar mit dem Thema „Leben mit dem Abschied“ entwickelt und durchgeführt. Die Fortbildungsseminare bieten eine eigenständige Interventionsform, deren Verläufe in Erfahrungsberichten über einen Zeitraum von fünf Jahren dokumentiert werden sollen. Unser gewonnenes Wissen und unsere praktischen Erfahrungen sollen andere Gruppenleiter im klinischen Fortbildungsbereich auf relevante Probleme von Krebspatienten und Klinikpersonal hinweisen und Ideen für eigene Fortbildungsangebote anregen.

Aus den oben genannten Gründen haben wir uns entschlossen, das Schwergewicht der Begleitforschung auf eine dichte Beschreibung der Prozesse der Implementierung von psychosozialen Angeboten des Projektes zu legen.

Da die Beweislast für die Richtigkeit unserer Beobachtungen und Behauptungen nicht einem strengen Design überlassen werden können, muß und wird sie der Befolgung des methodischen Kanon der teilnehmenden Beoabachtung (Lofland und Lofland 1971), der reflexiven Selbstprüfung im Forscherteam und einer externen Supervision unterliegen.

Unser Ziel ist es, mit den Verfahren soziologischer Feldforschung, der teilnehmenden Beobachtung, den Prozeß der Implementierung unserer psychosozialen Angebote in die Abteilung für Strahlentherapie zu beschreiben und auf diese Weise eine zwar nicht durch gemessene Variablen strukturierte, dafür aber lebensnahe Evaluation zu vermitteln.

Ziel dieses qualitativen Ansatzes ist nicht ein formaler Wirkungsnachweis, sondern ein differenzierter Erfahrungsbericht, der für Interessierte nutzbar ist.

Neben unserem qualitativen Ansatz der teilnehmenden Beobachtung sind zwei quasi-experimentelle Studien geplant, und zwar eine Patienten- und eine Mitarbeiterbefragung (Kapitel 5.6 und 5.7).

5.3 Teilnehmende Beobachtung

Die soziale Welt von Krankenhäusern ist bereits von einigen Forschern beschrieben worden. Gofman (1961) und Fengler und Fengler (1980) beschreiben den Alltag in psychiatrischen Kliniken.

Glaser und Strauss (1965) konzentrierten sich als Beobachter auf bestimmte Patientengruppen: Sterbende auf Intensiv-, und Krebsstationen und deren Interaktion mit dem Klinikpersonal und den Angehörigen. Die teilnehmende Beobachtung fand in mehreren Kliniken in der Umgebung von San Francisco statt.

Kurz nachdem sich Glaser und Strauss zusammengetan hatten, arbeiteten sie aufgrund persönlicher Erfahrung mit Sterbenden und teilnehmender Beobachtung im Umgang mit Sterbenden Konzepte und Typen von Todeserwartungen und Bewußtseinskontexten aus.

Ihre Bewußtheitstheorie umfaßt vier verschiedene Arten von Bewußtseinskontexten: geschlossene Bewußtheit, Argwohn, wechselseitige Täuschung und offene Bewußtheit (vgl. Kapitel 1.8).

So wurde die Erhebung der ersten Daten bereits vom Konzept der Bewußtheits-Kontexte beeinflußt. Die systematische Formulierung und Differenzierung dieses Konzeptes leitete die weitere Datenerhebung und die entsprechende Analyse.

Validität

In unserer Arbeit als Psychologen sind wir direkt in das Geschehen um die strahlentherapeutische Behandlung von Krebspatienten involviert und können durch Gespräche mit Patienten, Angehörigen und Klinikpersonal tiefe Einblicke in die psychischen und sozialen Vorgänge dieses Feldes gewinnen. Wir können beschreiben, in welchem Kontext unsere Arbeit stattfindet, wie die Angebote angenommen und aufgenommen werden und wie sie sich im Laufe der Zeit verändern. Wir haben die Möglichkeit, Aussagen über die Wirkungen unserer Tätigkeit zu machen, allerdings nicht im strengen Sinne einer statistischen Effektbestimmung, sondern im Sinne plausibler Schlußfolgerungen aus detaillierten und reflektierten Beobachtungen.

Hier stellt sich natürlich auch die Frage der möglichen Parteilichkeit der Beobachtenden.

Becker (1970) stellt sich in diesem Zusammenhang die Frage, ob qualitative Forscher, in diesem Fall Soziologen, wertfrei forschen oder eindeutig Stellung beziehen sollten. Für ihn ist es unmöglich, keine Stellung zu beziehen, so daß die Frage für ihn vielmehr heißen muß: auf welcher Seite steht der Forscher?

Er beobachtete vor allem in Studien über abweichendes Verhalten, daß Forscher eine tiefe Sympathie zu den Beforschten entwickelten, die sich in hierarchischen Beziehungen auf unteren Stufen befanden, was dazu führen kann, daß die Forscher ein besonders positives Bild der Personen zeichnen.

Unumstritten ist, daß wir als forschende Beobachter unsere Umgebung und die dort stattfindenden Interaktionen immer aus unserer persönlichen Perspektive wahrnehmen, ob uns dies nun bewußt ist oder nicht. Die Frage ist, ob unsere Sympathien oder Voreingenommenheiten dazu führen, daß unsere Forschungsergebnisse verzerrt oder sogar unbrauchbar sind.

Unbestritten ist wohl auch, daß jede wissenschaftliche Untersuchung, gleich welcher Methodik, immer aus der Perspektive bestimmter Menschen gemacht wird.

McCall (1969) spricht weitere Zweifel an, die von Kommentatoren methodologischer Fragen hinsichtlich der Techniken teilnehmender Beobachtung immer wieder angesprochen werden, weil sie besonders anfällig für bestimmte ungültig machende und verzerrende Effekte seien.

Er faßt drei Hauptpunkte zusammen:
1. Reaktive Effekte der Anwesenheit oder des Verhaltens des Beobachters auf das beobachtete Phänomen
2. Verzerrende Auswirkungen selektiver Wahrnehmung und Interpretation seitens des Beobachters
3. Grenzen der Fähigkeit des Beobachters, alle relevanten Aspekte des in Frage stehenden Problems persönlich zu prüfen.

Der Hauptunterschied unseres Forschungsansatzes zur „normalen" teilnehmenden Beobachtung besteht darin, daß wir uns nicht in erster Linie in der Klinik aufhalten, um zu beobachten, sondern um unsere Betreuungs- und Fortbildungsaufgaben zu erfüllen, die wahrscheinlich langfristig zu Veränderungen im Klinikalltag führen werden. Wir sind somit stärker involviert, als es der Rolle des Beobachters normalerweise zukommt.

Dieser besondere Umstand verdient Aufmerksamkeit. In der klinischen und wissenschaftlichen Arbeit befinden sich die Psychologen in einer Doppelrolle: Die Rolle des teilnehmenden Beobachters erfordert einerseits eine gewisse Distanz und Zurückhaltung gegenüber dem Forschungsfeld, andererseits sind wir aber als Intervenierende, die Betreuungs- und Fortbildungsaufgaben in der Abteilung für Strahlentherapie übernehmen, direkt in das Geschehen involviert. Dieser Umstand kann den Blick als Beobachter trüben oder u.U. sogar zu Unterschlagungen von Mißerfolgen führen.

Daher ist eine kontinuierliche Supervision notwendig, die uns Forschenden z.B. dabei hilft, die Vorgänge von selektiver Wahrnehmung und projektiver Verzerrung von Beobachtungen zu erkennen und gegebenenfalls zu kontrollieren. Ziel der Supervision ist, einen Zustand aufrechtzuerhalten, in dem eine hohe Sensibilität für zwischenmenschliche Prozesse besteht, die es den Forschenden des Projekts erlaubt, gegenseitige Wahrnehmungsverzerrungen zu kontrollieren und sich der eigenen Gefühle, Vorurteile, Wünsche und Ängste und deren mögliche Konsequenzen bewußt zu werden.

Unsere Arbeit als psychologische Mitarbeiter in der Klinik wird sowohl durch eine interne Team-Supervision durch einen externen Supervisor als auch durch eine externe Supervision im Kreise von Kollegen begleitet.

Eine andere Schwierigkeit der Doppelrolle liegt in der Organisation der zur Verfügung stehenden Zeit. Neben dem Klinikalltag erfordert die Forscherrolle viel Zeit für das Schreiben der Feldnotizen und deren Auswertung. Auch wenn es zu Beginn des Projektes Phasen gab, in denen wir es als Entlastung empfunden haben, das Erlebte sofort aufzuschreiben und damit ein Stück Reflexion zu leisten, steht die zeitliche Arbeitsbelastung im Vordergrund.

5.4 Feldnotizen

Basisliteratur für unser Vorgehen ist die Monographie „Analyzing Social Settings“ von Lofland und Lofland (1971).

Lofland und Lofland bevorzugen den Begriff „Naturalistische Forschung“. Er wird interdisziplinär gebraucht, beschreibt die Entwicklung von Theorie aus der teilnehmenden Felderfahrung heraus und bietet viele praktische Anregungen zur Durchführung qualitativer Studien in einem umgrenzten sozialen Bereich, z.B. innerhalb von Randgruppen, in Organisationen oder zum Verhalten bestimmter Berufsgruppen.

5.4.1 Vorüberlegungen zum Forschungsfeld

Im folgenden werde ich verschiedene Aspekte des Zugangs zum Forschungsfeld jeweils zunächst in allgemeiner Form abhandeln und dann meine spezifische Erfahrung in dieser Hinsicht schildern. Diese Passagen sind durch Kursivschrift gekennzeichnet.

Lofland und Lofland haben den Satz „Starting where you are“ geprägt (1971). Er beinhaltet, daß sich die Forscher auch über ihren persönlichen Bezug zum Forschungsgegenstand bewußt werden. Deshalb sollten sie sich zu Beginn die Frage stellen, was sie, auch unabhängig von wissenschaftlichem Interesse, zu einem bestimmten Thema führt.

Sobald der Forscher sein Interesse an einem Thema festgestellt hat, sollte nach Lofland und Lofland (1971) entschieden werden, wo, wie und wann die Untersuchung durchgeführt werden kann. Die Erfahrung zeigt allerdings, daß solche Entscheidungen häufig nicht frei getroffen werden können, da sie von entsprechenden Finanzierungsmöglichkeiten, z.B. der Beantragung von Forschungsgeldern, abhängig sind.

In unserem Fall kamen die Initiative und der Wunsch nach psychosozialer Betreuung, Fortbildung und Forschung aus der Abteilung für Strahlentherapie und verknüpften sich mit unserem Interesse, ein psychosoziales Betreuungskonzept in eine Klinik zu integrieren.

Von der ersten „Konsensuskonferenz" in der Abteilung für Strahlentherapie im Juli 1988 bis zum offiziellen Projektbeginn vergingen 17 Monate. In dieser langen Zeit war es meine Aufgabe, die Mitarbeiter der Klinik durch Befragungen in die konzeptionelle Arbeit mit einzubeziehen und regelmäßig über den Stand der Dinge zu berichten.

Das übergeordnete Ziel der naturalistischen Evaluation ist laut Lofland und Lofland (1971) möglichst reichhaltige Daten zu erhalten, d.h. ein breites Spektrum von Informationen, die über eine möglichst lange Zeitspanne gesammelt wurden. Naturalistische Forschung bevorzugt Daten, die aus direktem „face-to-face-Kontakt" entstammen.

Die naturalistische Forschung Loflands und Loflands bevorzugt zwei miteinander verwobene Methoden: Teilnehmende Beobachtung und das „Intensivinterview" (unstructured interviewing/guided conversation).

Unter teilnehmender Beobachtung verstehen sie einen Prozeß, bei dem der Forscher eine vielfältige und relativ langandauernde Beziehung mit einer Gruppe von Menschen in ihrer natürlichen Umgebung eingeht, mit dem Ziel, ein wissenschaftliches Verstehen dieser Gemeinschaft zu erlangen. Dieses ist eine wichtige, wenn auch nicht die einzige Aufgabe eines naturalistischen Forschers. Aufgabe des Intensiv-Interviews ist es, reichhaltige, detaillierte Daten vom Befragten zu erhalten, um dessen Erfahrungen kennenzulernen. Die Erfahrung zeigt dann, daß neue Fragen weitere Forschungsinteressen nach sich ziehen und umgekehrt.

5.4.2 Zugang zum Forschungsfeld

Eine Auseinandersetzung der Forscher mit den Schwierigkeiten bei der Datensammlung im Forschungsfeld ist während des gesamten Forschungszeitraumes von großer Wichtigkeit.

Lofland und Lofland beschreiben in diesem Zusammenhang drei Aspekte:

1. Der Forscher kann die im Forschungsfeld erfahrene Distanz als „Weg zum Wissen" (passageway to knowing) oder aber als Hindernis erleben und entsprechend darauf reagieren.
2. Zu große Divergenzen zwischen dem Forscher und den Beforschten können den Zugang zu den Daten erschweren.
3. Forschungsfelder, in denen starke Konflikte zwischen den zu beforschenden Personen herrschen, können das Sammeln von Daten erschweren.

Ethische Probleme, Fragen und Dilemmata sind integraler Bestandteil jeder naturalistischen Forschung. Die traditionelle Sicht sozialer Forschung, daß Wissen grundsätzlich besser ist als Ignoranz und von daher alles durch jeden, der Zutritt hat oder erlangt, erforscht werden sollte, wird mittlerweile allgemein angezweifelt.

Vor allem in der naturalistischen Forschung stimmen die Forschungssubjekte entweder freiwillig der Untersuchung zu oder sie wissen nicht, daß sie Gegenstand einer Studie sind (Lofland und Lofland 1971). Lofland und Lofland unterscheiden in „unknown investigator“ (in öffentlichen oder geschlossen settings/„undercover agent“) und in „known investigators“.

Bei nicht offener Forschung stellt sich wohl weniger das Problem des Zugangs zum Forschungsfeld als vielmehr das der ethischen Aspekte zur Diskussion.

Für uns als „bekannte“ Forscher stellten sich weniger ethische als vielmehr strategische Fragen. Auch wir standen oft vor der Frage, in welchem Umfang und zu welchem Zeitpunkt wir unsere Absichten und Entscheidungen transparent machen sollen.

Roth (In: Lofland und Lofland 1971, S. 21) weist in diesem Zusammenhang auf drei Aspekte hin, die zu bedenken sind:

1. Der Forscher weiß üblicherweise zu Beginn nicht im Detail, welche Interessen sich im Verlauf der Studie herausbilden können. Nicht alle später auftauchenden Interessensschwerpunkte würden von den Beteiligten akzeptiert, wenn sie zu Beginn der Untersuchung davon erfahren hätten.
2. In manchen Fällen sollen die Beforschten nicht durch das Wissen um den Forschungsgegenstand beeinflußt werden.
3. Selbst wenn der Forscher alles detailliert offenlegt und erklärt, kann es geschehen, daß die Beforschten es nicht im Sinne des Forschers verstehen. Die Begriffe haben unterschiedliche Bedeutungen für sie, ihr Erfahrungshintergrund ist ein anderer und ihre Vorstellungen über die Ziele der Studie unterscheiden sich wahrscheinlich von denen des Forschers.

Wichtig für Forscher und Beforschte ist die Frage der Anonymität. Unter der „Zusicherung der Anonymität“ wird in der Sozialforschung das Versprechen verstanden, keine realen Namen von Personen und Plätzen im Untersuchungsbericht zu nennen.

In unserem Projekt sind wir mit dem Problem konfrontiert, daß Personen und Orte aufgrund der Überschaubarkeit der Abteilung allein aus der Beschreibung identifiziert werden können. Dennoch spielte auch bei uns die Zusicherung von Anonymität eine wesentliche Rolle beim Eintritt in das Forschungsfeld. Es ging auch darum, deutlich zu machen, daß es uns nicht um die Bewertung einzelner Personen oder Situationen ging, sondern in erster Linie um das Verstehen der Abläufe, die die Arbeit in einer strahlentherapeutischen Abteilung ausmachen.

Die Vermeidung von Namen hat auch die Funktion, dem Analysierenden und dem Leser zu helfen, sich auf das Verallgemeinernde und nicht auf das Individuelle zu konzentrieren.

5.4.3 Umgang mit dem Forschungsfeld

Feldforschung ist wie das Leben: sie ist nie statisch (Lofland und Lofland 1971). Neue Probleme tauchen plötzlich auf, neue Lösungen sind notwendig. Kooperative Menschen im Forschungsfeld können sich gegen den Forscher wenden; ehemals unkooperative Menschen können Quellen für die Datensammlung werden. Nach Lofland und Lofland stellen sich dem Forscher vor allem drei Aufgaben im Forschungsfeld:

1. Umgang mit emotionalem Streß.
2. Umgang mit den Beforschten; das Problem des kontinuierlichen Zugangs zum Forschungsfeld.
3. Umgang mit dem eigenen Gewissen; die Auseinandersetzung mit ethischen Problemen.

1. Umgang mit emotionalem Streß

Die Rolle des teilnehmenden Beobachters stellt hohe persönliche Anforderungen an den Forscher. Lofland und Lofland (1971) beschreiben vier mögliche Formen emotionaler Belastung:

– Täuschung und Angst vor Enthüllung

Diese Befürchtung tritt vor allem bei „heimlichen Forschern" auf; sie tritt aber auch bei „offener Forschung" auf, da das, was dokumentiert wird, nicht immer detailiert offengelegt werden kann. Wie bereits beschrieben, können sich Forschungsziele während des Forschungsprozesses ändern und auch die Beforschten nehmen sich nicht ständig bewußt als Beforschte wahr.

Trotz der Tatsache, daß ich gegenüber den Mitarbeitern der Abteilung von Anfang an erklärt hatte, daß ich meine Erfahrungen in der Abteilung in Form von Tagebuchaufzeichnungen und Gesprächsprotokollen mit Patienten und Angehörigen dokumentieren würde, hatte ich immer wieder Sorge, daß sie sich „ausspioniert" fühlen könnten, um dann als Folge mit Abwehr gegen meine Person zu reagieren. Gerade bei abteilungsinternen Konflikten hatte ich häufiger das Gefühl, daß Mitarbeiter bestimmter Gruppen verstummten, wenn ich den Raum betrat oder sich eher reserviert zeigten, aber auch konkrete Ängste äußerten (vgl. Kapitel 6.1.6: Befürchtungen und Abwehrverhalten der Mitarbeiter). Diese eher atmosphärischen Störungen dauerten allerdings nie sehr lange.

– Abneigung und der Wunsch nach Rückzug

Nur wenige Forscher haben je eingestanden, daß sie die Menschen, die sie beforschen, nicht mögen. Viele Studien werden gar nicht erst begonnen, wenn die Forscher vermuten, sie könnten die zu Beforschenden über kurz oder lang verachten. Aber auch in bereits begonnenen Studien können solche Gefühle auftreten und der Wunsch nach Rückzug aus dem Forschungsfeld auslösen.

Obgleich ich vor Beginn unseres Projektes bereits eine mehrjährige Erfahrung in der Betreuung von Krebspatienten und Angehörigen im Bereich der Nachsorge hatte, führte die Arbeit in der Akutklinik angesichts des Miterlebens von Nebenwirkungen der Therapie, der enttäuschenden Wiedererkrankung, Hoffnungslosigkeit, Schmer-

zen, Siechtum und Tod immer wieder dazu, daß ich mich selbst sehr erschöpft fühlte und Sehnsucht nach Rückzug aus diesem Arbeitsfeld entwickelte. Eine regelmäßige Supervision meiner klinischen Arbeit half mir, solche Krisen zu überwinden.

- Sympathie und der Impuls zu helfen

In manchen Forschungsfeldern können die dort arbeitenden und anwesenden Menschen so viel Unterstützung und Hilfe gebrauchen, daß sich der Forscher ausschließlich damit beschäftigen könnte. Teilnehmende Beobachter stehen öfter vor der schwierigen Entscheidung, ihre Forschung aufzugeben und einzuspringen oder als Chronist der schwierigen Situation aufzutreten.

Durch meine Doppelrolle als teilnehmende Beobachterin und Psychologin, die gleichzeitig eine betreuende Funktion in der Abteilung für Strahlentherapie innehatte, fand ich mich oft in dem Zwiespalt, Praxis und Forschung gegeneinander abwägen zu müssen. Je mehr ich in der Klinik präsent war, desto mehr Betreuungsaufgaben kamen auf mich zu. Das Mich-Abgrenzen-Müssen war oft mit Gefühlen der Unzufriedenheit verbunden, zumal ich bemerkte, daß meine Rolle als Forscherin vielen Mitarbeitern immer wieder nicht präsent war und ich immer wieder erklären mußte, daß ich neben der Patientenversorgung auch noch andere Aufgaben zu erfüllen hatte, die nicht so hoch bewertet wurden wie die praktische Betreuungsarbeit.

- Am Rande stehen und die Versuchung „going native"

„Bekannte" Forscher erleben nach Lofland und Lofland (1971) oft das Gefühl, am Rande zu stehen und entwickeln den Wunsch, ein vollwertiges Gruppenmitglied zu werden. Da wir alle auf die Akzeptanz durch andere angewiesen sind, kann es für teilnehmende Beobachter hart sein, diese Situation durchzustehen.

Das am „Rande und im Weg rumstehen" erlebte ich vor allem in der Phase der Einarbeitungszeit, in der ich an den verschiedenen Arbeitsplätzen hospitierte. Der Wunsch dazuzugehören hatte bei mir eher den Aspekt, von den Mitarbeiter der Abteilung in meiner Arbeit akzeptiert zu werden und unterstützungsbedürftige Patienten zugewiesen zu bekommen; ansonsten empfand ich mich als Kooperationspartnerin der Abteilung für Strahlentherapie, die ihre Anbindung an die Abteilung für Medizinische Psychologie hatte.

Lofland und Lofland (1971) fragen sich auch, wie man mit den oben beschriebenen Belastungen umgehen kann, da sie nur zu vermeiden sind, wenn man die Studie abbricht bzw. erst gar nicht beginnt. Sie raten den Forschern, mit Freunden und Kollegen über diese Belastungen zu sprechen oder, wenn das nicht möglich ist, ein eigenes Tagebuch zu führen.

Viele Gespräche mit unserer Soziologin, die die Mitarbeiter der Abteilung für Strahlentherapie ebenfalls kennenlernte, eine teaminterne Supervision durch einen externen Supervisor, eine externe Supervision und meine eigenen wöchentlichen Analysestunden halfen mir, mit den vielfältigen Belastungen umzugehen.

2. Umgang mit den Beforschten

Wie aus dem oben Beschriebenen deutlich wird, kann der Forscher selbst das größte Hindernis für den Zugang zu reichhaltigen Daten sein oder werden.

Lofland und Lofland (1971) setzen sich mit einigen Aspekten auseinander, deren Beachtung dem Forscher den Zugang zu den Beforschten erleichtern soll: die Haltung gegenüber den Beforschten, die Art der Selbstdarstellung und die Beachtung von Situationen, die den Zugang zum Forschungsfeld bedrohen.

Lofland und Lofland (1971) empfehlen vor allem zwei Methoden der Selbstdarstellung: die „Nichtbedrohlichkeit" und die „akzeptable Inkompetenz".

Der Forscher sollte die Gedanken der zu Beforschenden, deren Selbstvertrauen und die existierenden sozialen Strukturen nicht in Frage stellen. Er wird mehr Informationen erhalten, wenn er unterstützend, aufrichtig, nicht debattierend, höflich und interessiert verhält.

Naturalistische Forscher sind per Definition „unwissend" und müssen über das Forschungsfeld „unterrichtet" werden. Der Forscher hat damit die Rolle eines „Studenten", der in der Regel von anderen verstanden und akzeptiert wird. Welches Ausmaß an „Inkompetenz" sinnvoll ist, hängt sehr vom Forschungsfeld ab, es sollte auch nicht überzeichnet werden, weil es dann zu einem Hindernis werden kann.

Zu Beginn meiner Arbeit in der Abteilung für Strahlentherapie war es kein Problem , meine „Inkompetenz" gegenüber strahlentherapiespezifischem Wissen und technischen Vorgängen offen zu zeigen und die entsprechenden Fragen zu stellen. Wichtig war aber auch darzustellen, daß ich über medizinisches Basiswissen bzgl. Diagnostik und Behandlung von Krebserkrankungen verfügte. Unerläßlich war es als psychologische Mitarbeiterin der Abteilung, meine Kompetenz in der Betreuung von Krebspatienten und Angehörigen zu präsentieren, um anerkannt zu werden (vgl. Kapitel 6.1.9: Stellenwert der Transparenz in der Zusammenarbeit).

Einige Situationen können den Zugang des Forschers zum Forschungsfeld bedrohen: In jedem Setting gibt es diverse Parteien oder Cliquen. Der teilnehmende Beobachter steht dabei vor der Aufgabe, ein größtmöglichstes Maß an Neutralität zu wahren. Lofland und Lofland (1971) plädieren dafür, sich an einer möglichst großen Gruppe zu orientieren und sich von Debatten fernzuhalten.

Es gibt aber auch Beispiele, in denen es Forschern gut gelang, Streitigkeiten zwischen zwei Gruppen zu studieren. Ob dies gelingt, scheint damit zusammenzuhängen, inwieweit der Forscher tatsächlich als Außenstehender wahrgenommen wird, sich fortwährend aus dem Konflikt heraushalten und inwieweit er glaubhaft machen kann, wirklich beide Seiten zu untersuchen und gleichzeitig Vertraulichkeit zu bewahren. Gute Informationen über den Konflikt aus beiden Perspektiven sind in einem solchen Fall unerläßlich.

Im Falle von abteilungsinternen Konflikten zwischen Einzelpersonen und/oder verschiedenen Berufsgruppen beschränkte ich mich darauf, denjenigen, die auf mich zukamen, mein „offenes Ohr zu leihen", Fragen zum Konfliktfeld zu stellen und auch hin und wieder Tips für mögliche Lösungen oder Entschärfungen zu geben. Wichtig war mir, keine Verantwortung für eine Klärung zu übernehmen, sondern die Betroffenen selbst zu motivieren, etwas zu ändern, da für mich ein größtmöglichstes Maß an Neutralität für die Zusammenarbeit mit allen Berufsgruppen der Abteilung für Strahlentherapie essentiell war.

Auch wenn der Forscher im Prinzip einen guten Zugang zum Forschungsfeld hat, wird er immer wieder auf Bereiche stoßen, die ihm verschlossen sind. In einer solchen Situation kann es sinnvoll sein, Verbündete zu suchen. Das können Menschen sein, die dem Forscher schon während des ersten Zugangs ins Forschungsfeld unterstützt haben oder solche, die ihm während der Forschungsphase Bereitschaft zur Unterstützung signalisiert haben. Solche Verbündete können dem Forscher nicht nur Türen öffnen, sondern auch Wege zum Verstehen des Forschungsfeldes aufzeigen.

Forschern, die von außerhalb kommen, fehlt in der Regel „die Sicht der Insider". Lofland und Lofland plädieren dafür, sich von Schlüsselpersonen (key persons) einweihen zu lassen.

Im Laufe des ersten Jahres hatte ich nicht das Gefühl, daß es verschlossene Türen in der Abteilung für Strahlentherapie für mich gab. Es haben sich immer wieder Menschen gefunden, die mir in vielen Gesprächen geholfen haben, die „Welt der Abteilung" zu verstehen oder besser zu verstehen. Diese Bereitschaft war weit verbreitet und zog sich durch sämtliche Berufsgruppen hindurch, so daß von „Schlüsselpersonen" im eigentlichen Sinne keine Rede sein kann.

3. Umgang mit dem eigenen Gewissen

Dem Forscher stellen sich während seiner Tätigkeit immer wieder ethische Fragen – ausgelöst durch das eigene Gewissen und/oder durch Kollegen: Ist es zu verantworten, zu sehen, daß Hilfe benötigt wird und nicht sogleich zu helfen? Ist es zu verantworten, seine sozialen Beziehungen nach strategischen Gesichtspunkten auszurichten? Ist es zu verantworten, in bestimmten Situationen Partei zu ergreifen bzw. es nicht zu tun?

Der „Feuerwehr-Einsatz" von Psychologen in der psychologischen Unterstützung und Betreuung von Krebspatienten wird häufig höher bewertet als ein Ansatz, der auf eine langfristige Entwicklung von Hilfen abzielt. Die Absicht unseres Projektes ist es, die Situation von Krebspatienten für das Klinikpersonal transparent zu machen und Fortbildungen anzubieten und durchzuführen, um die Kompetenz des Klinkpersonals im Umgang mit Krebspatienten zu erhöhen und sie als Mediatoren zu gewinnen.

Sofern die Beziehungen zwischen Forschern und Beforschten grundsätzlich freiwilliger Natur sind und keine Ungleichverteilung von Macht vorliegt, vertreten Lofland und Lofland die Auffassung, daß sich die ethischen Probleme im Forschungsfeld nicht von denen im normalen Alltagleben unterscheiden.

In der Bearbeitung der Feldnotizen geht es ständig um die Balance zwischen einer konkreten realitätsnahen Berichterstattung und dem Schutz der Mitarbeiter vor Bloßstellung.

5.4.4 Datensammlung durch Feldnotizen

Naturalistische Forschung wartet laut Lofland und Lofland nicht auf signifikante Ereignisse oder Äußerungen, sondern zieht einen großen Teil von Informationen aus vermeintlich trivialen Situationen.

Das Dokumentieren der Daten stellt nicht nur einen Schutz vor dem Vergessen dar, sondern die Aufzeichnungen sind die Daten.

Die hauptsächlichen Datenquellen in naturalistischer Tradition sind Handlungen und Aussagen von Menschen, die befragt oder beobachtet werden. Der Forscher gewinnt die Daten, indem er sieht, hört und fragt. Welche Art der Datengewinnung dominiert, hängt von der Situation oder der Art der Forschung ab. Offene Forscher benutzen alle drei Methoden. Sie stellen Fragen, die aus dem Alltagsleben stammen (Wer ist er? Was macht er? Was meint sie damit? etc.).

Solche Fragen im Rahmen der teilnehmenden Beobachtung werden von Lofland und Lofland „beiläufiges interviewen" (casual interviewing) genannt. Indirektes Fragen, bei dem es eher um das Äußern eines Statements als um eine Fragestellung geht, bezeichnet Lofland und Lofland als „interviewing by comment".

Bei der teilnehmenden Beobachtung sind die Feldnotizen die entscheidende Datenbasis für die Analyse. Alle Menschen, auch Forscher, vergessen viel und schnell. Erst durch regelmäßige Aufzeichnungen versetzt sich der Forscher in die Lage, das Setting, in dem er sich bewegt, zu verstehen und zu analysieren.

Lofland und Lofland geben folgende Hilfestellungen und Anregungen in bezug auf die Dokumentation durch Feldnotizen:

- Der Forscher sollte sich schon in der jeweiligen Situation darauf einstellen, das Erlebte später als Feldnotiz festzuhalten (mental notes).
- Um die „geistigen" Notizen festzuhalten, kann es sinnvoll sein, sich auch während der Beobachtungsphase kurze Notizen in Form von Stichworten zu machen.
- Wenn aktuelle Situationen den Forscher an nicht festgehaltene Erlebnisse erinnern, sollten die zurückliegenden Beobachtungen nachgetragen werden.
- Notizen sollten möglichst nicht offen gemacht werden, außer in Situationen, in denen es normal ist oder sogar erwartet wird.

Am Ende des Tages oder der Beobachtungsperiode sollten die diversen Notizen zu vollständigen Feldnotizen ausformuliert werden.

Das Schreiben der Feldnotizen erfordert viel Zeit und Disziplin. Lofland und Lofland empfehlen etwa genauso viel Zeit für das Schreiben der Notizen einzuplanen wie für die Beobachtung. Feldnotizen sind private Dokumente, in denen nicht auf öffentlichkeitstaugliche Formulierungen geachtet werden muß.

Lofland und Lofland (1971) geben folgende Leitlinien zum Inhalt der Feldnotizen:

- Der dokumentierende Forscher sollte möglichst konkret schreiben und zwischen wörtlich und direkt Berichtetem und Nacherzähltem unterscheiden.
- Beschreibungen und Interpretationen der Beforschten sollten als solche kenntlich gemacht werden. Äußerungen und Verhalten der Beforschten sollten nicht beurteilt oder bewertet werden. Wörtliche Äußerungen sollten als solche gekennzeichnet werden.

- Ereignisse, die sich nachträglich als wichtig herausstellen, sollten auch nachträglich in die Feldnotizen aufgenommen werden.
- Auftauchende analytische Ideen und Gedanken sollten niedergeschrieben und als solche kenntlich gemacht werden.
- Persönliche Eindrücke und Gefühle sollten ebenfalls in die Feldnotizen aufgenommen werden. Sie können der „analytischen Spurensuche" dienen und beim späteren Bearbeiten der Feldnotizen Kontrollmöglichkeiten in Bezug auf Vorurteile oder Wahrnehmungsverzerrungen bieten.
- Beobachtungsnotizen können neue Fragen aufwerfen, die dann ebenfalls in die Feldnotizen einfließen sollten.

Validität der Datensammlung

Die naturalistische Forschung mit ihrer Priorität für die direkte Wahrnehmung der sozialen Welt hat andere Probleme mit der Validität als Forschungstraditionen, die die indirekte Wahrnehmung bevorzugen. Auch naturalistische Forscher müssen sich der Frage stellen, ob sie die Wirklichkeit angemessen darstellen. Dabei muß der Forscher sowohl seine Wahrnehmung als auch die Wahrnehmung möglicher Informanten überprüfen.

Folgende Fragen sind laut Lofland und Lofland (1971) zur Abschätzung der Validität hilfreich:
- Direktheit des Berichts: Kommt die Information aus erster, zweiter oder dritter Hand?
- Räumlicher Standort des Informanten: Selbst wenn die Informationen aus erster Hand stammen, ist die Frage wichtig, ob der räumliche Standort geeignet ist, angemessen wahrzunehmen?
- Einfluß der sozialen Hierarchie auf die Wahrnehmung: Welchen Einfluß kann das Verhältnis von Informanten zu mir auf die Berichterstattung haben?
- Vorgefaßte Meinungen: Habe ich aufgrund von mir bekannten Vorurteilen und bestehenden Meinungen Grund, meinen eigenen Berichten oder denen von Informanten zu mißtrauen?
- Fehler in früheren Berichten: Bin ich (oder ist der Informant) ein guter Beobachter?
- Innere Schlüssigkeit des Berichts: Weist der Bericht Widersprüche oder Ungereimtheiten auf?
- Externe Übereinstimmung: Stimmt der Bericht mit anderen Berichten über das gleiche Ereignis überein?

Anonymität

Das Problem der Wahrung der Anonymität entsteht meist erst beim Schreiben des Abschlußberichts. Wichtig ist aber auch ein sorgfältiger Umgang mit der Datensammlung (Lofland und Lofland 1971).

5.4.5 Bearbeitung und Auswertung der Feldnotizen

In naturalistischer Tradition gehen die Forscher nach Lofland und Lofland (1971) zunächst nicht mit einer spezifischen Orientierung an das Datenmaterial heran. Ihr Ansatz ist, daß sich Theorien entwickeln bzw. aus dem Material „entdeckt" werden.

Glaser und Strauss (1965) begannen bereits kurz nach Forschungsbeginn ihrer Studie „Awareness of Dying" mit dem Kodierungsprozeß, da die Wissenschaftler systematisch die Daten in Übereinstimmung mit ihren grundlegenden analytischen Kategorien zu bringen versuchten. In derartigen qualitativen Analysen kommt es meist zu einem Verschwimmen und Ineinandergehen der Kodierung beim Datensammeln und Datenanalysieren, die fast bis zum Schluß anhält.

Die gleichzeitige Dokumentation und Analyse der Daten wurde auch von unserer Projektgruppe angestrebt.

Zu Beginn unseres Projektes war von D. Klusmann ein Textanalyseprogramm (1991) installiert worden, das zur Analyse unserer Mitarbeiterbefragung (Kapitel 5.7) und von Interviews der MTAs der Abteilung für Strahlentherapie eingesetzt wurde (Donath 1991). Eine Modifikation dieses TMR-Programms („Textmontage und Rating") sollte auch zur Verwaltung der Feldnotizen dienen.

Während der Bearbeitung des Datenmaterials der Mitarbeiter-Befragungen wurde deutlich, daß das Programm wenig flexibel in der Vergabe bzw. Umwandlung von Kategorien war und insgesamt bei großen Datenmengen sehr langsam wurde. Angesichts der großen Textmengen, die wir in den fünf Projektjahren auf uns zukommen sahen, entschlossen wir uns, das schnellere Programmsystem „4th Dimension" zu benutzen. Ein neues Textanalyseprogramm mußte daher entwickelt werden. Datensammlung und Analyse konnten aus diesem Grund nicht parallel beginnen.

Qualitative Analyse von Feldnotizen (Klusmann 1991)

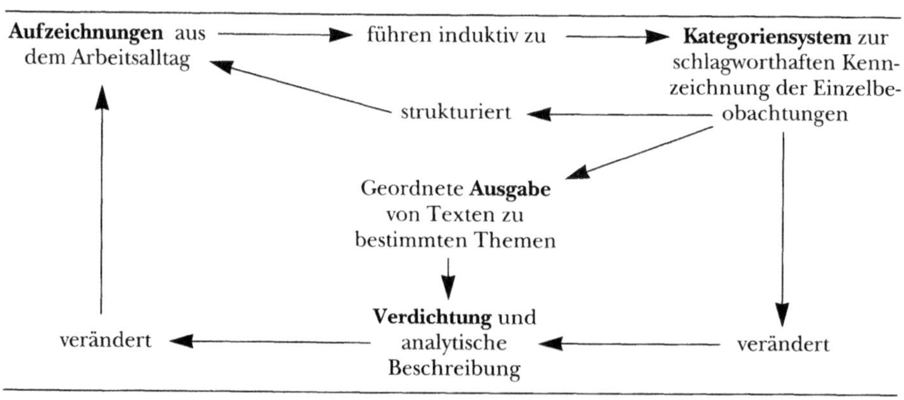

Ein von D. Klusmann (1992) weiter entwickeltes Textanalyseprogramm dient der Ablage und Analyse von Feldnotizen und Patientengesprächen.

Das Vorgehen bei der Auswertung des Datenmaterials

Die Feldnotizen wurden von mir mit Hilfe des Computerprogramms fragmentiert und Kategorien bzw. Schlagworten zugeordnet. Ein Textfragment kann dabei mehreren Kategorien zugeordnet werden.

Das Kategoriensystem zur Klassifizierung der Feldnotizen war ständig im Fluß; das heißt: neue Kategorien kamen hinzu, alte wurden differenziert oder zusammengefaßt. Der konzeptuelle Rahmen der Beschreibung des Beobachtungsmaterials veränderte sich also fortlaufend, bis die Bearbeitung des Datenmaterials des Jahres 1990 abgeschlossen worden war.

Die fragmentierten Feldnotizen wurden anschließend von mir gemeinsam mit unserer Soziologin M. Frost gelesen, diskutiert und überarbeitet sowie ggf. neu zugeordnet.

Bei dieser Überarbeitung des Kategoriensystems identifizierten wir die relevanten Themen und deren Wechselbeziehungen des ersten Projektjahres im ambulanten Bereich der Abteilung für Strahlentherapie.

Die Oberthemen sind fett ausgedruckt	**Anzahl der Fragmente**
Alternative Therapie	11
Aufklärung	
Aufklärung allgemein	13
Aufklärungsprobleme	15
Aufklärungsstile	15
Verdrängungsphänomene	15
Fortbildung und Seminare	
Diverses	1
Freitagsfortbildung	42
Frühbesprechung	1
Klinikexterne Fortbildung	6
Mitarbeiterseminar	8
Patientenseminar	8
Integration und Kooperation	
Anfangssituationen	10
Befürchtungen in bezug auf Psychologen	41
Einstand	9
Erwartungen an Psychologen	70
Integration allgemein	13
Konzeptionelle Veränderungen	10
Meinungen zum Projekt	10
Mitarbeiterbefragung	47
Selbstdarstellung, Angebote des Projekts	23
Transparenz	28
Vorwürfe	9
Zugang zur Abteilung	20
Kontaktaufnahme zu Patienten	62
Krankheitserleben	14
Krankheitsverarbeitung	13

Musiktherapie	7
Netzwerk	36
Psychosomatik	12
Räumlichkeiten	31
Resonanz auf psych. Betreuung von Patienten	10
Strahlentherapie	
Angst	15
Frustrationen	12
Geräteausfall	12
Kooperation mit anderen med. Abteilungen	16
Laientheorien	3
Nebenwirkungen	45
Palliative Behandlung	9
Privatpatienten	13
Problempatienten	25
Simulation	9
Spätfolgen	11
Sprache	29
Strahlenschutz	2
Therapiebedingte Unsicherheiten	14
Therapiebewältigung	6
Therapieentscheidungen	29
Therapieerleben	16
Übertherapie	12
Vorwürfe von Patienten	13
Wissenschaftliche Untersuchungen	17
Strukturelles	
Organisationsentwicklung	5
Organisatorische Probleme	16
Personal- und Bettenpolitik	16
Zeitprobleme	27
Tod und Sterben	40
Umgang mit Patienten	
Umgang Kommunikation	8
Umgang Psychopharmaka	2
Umgang Schmerz	10
Ungeschriebene Gesetze	8
Zusammenarbeit	
Ambulante Konfliktfelder	8
Arbeitsklima	13
Belastung Personal	19
Erwartungen an Personal	15
Führungsstile	19
Hierarchie	20
Konkurrenz	7
Stationäre Konfliktfelder	8
Zusammenarbeit allgemein	2

Die weitere Analyse der qualitativen Daten erforderte einen systematischen Denkstil; die Daten mußten organisiert und reflektiert, mögliche Zusammenhänge benannt und hinterfragt werden.

Hilfreich in der Findung einer Struktur für das Datenmaterial war für mich auch, mir die Mitarbeiter der Abteilung für Strahlentherapie als Zuhörer der zu schreibenden Kapitel vorzustellen. Die einzelnen Kapitel wurden mit einem Arzt der Abteilung für Strahlentherapie diskutiert.

5.5 Patienten-Dokumentation

Jedes Gespräch mit Patienten der Abteilung für Strahlentherapie, bei dem es sich um mehr als einen flüchtigen Kontakt handelte, wurde auf einem Dokumentationsbogen protokolliert (Anhang).

Die computergestützte Patientendokumentation wurde von D. Klusmann (1992) entwickelt. Die Patientendokumentationsbögen werden von der Datenbank (4th Dimension) zur Verfügung gestellt und verwaltet.

Der Dokumentationsbogen besteht aus drei Blättern. Auf dem ersten Blatt werden persönliche Daten und Art, Anlaß bzw. Gründe der Kontaktaufnahme dokumentiert. Das zweite Blatt dokumentiert die Diagnose, die Krankheitsgeschichte und die aktuelle Behandlung. Das dritte Blatt ist beliebig häufig zu vervielfältigen und nimmt niedergeschriebene Gesprächsprotokolle auf. In diesem Kontaktbogen werden auch einige kategoriale Angaben gemacht, z.B. Art, Dauer und Ort des Gesprächs.

Zusätzlich kann auch ein Dokumentationsbogen für Angehörige angelegt werden, dem ebenfalls eine beliebige Anzahl von Kontaktbögen zugeordnet werden können.

Durch die Aneinanderreihung der niedergeschriebenen Gesprächsprotokolle (mit Patienten, Ärzten, MTAs und Angehörigen) auf den Kontaktbögen entsteht so die Dokumentation einer Fallgeschichte.

Die Texte der Patientendokumentation können wie die der Feldnotizen-Datenbank fragmentiert, kategorisiert und somit inhaltlich und statistisch ausgewertet werden.

5.6 Patientenbefragung

30 Patienten wurden zur Zeit der stationären Aufnahme befragt. Der Fragebogen bestand aus einem offenen Fragenteil und einem standardisierten Teil. Im ambulanten Bereich wurden ebenfalls 30 Interviews mit Nachsorgepatienten durchgeführt. Hierbei handelte es sich ausschließlich um leitfadengestützte, offene Interviews.

In den Interviews, die von weiteren Doktoranden unseres Projektes, K. Lamszus und C. Brandt, durchgeführt wurden, ging es u.a. um Erwartungen an die Strahlenbehandlung, Erwartungen an das Personal, Belastungen im Zusammenhang mit der Bestrahlung, Wartezeiten, Veränderungswünsche und um die emotionale Zuwendung durch die Mitarbeiter. Die Interviews, deren Dauer im Durchschnitt ca. 45 Minuten betrug, wurden zum Teil transskribiert und zum Teil auf wesentliche Aussagen verdichtet.

Im Zusammenhang mit den offenen Interviews wurde ein Fragebogen entwickelt, der die genannten Themenbereiche standardisiert erfaßte. Etwa 150 Patienten füllten diesen Fragebogen aus. Die Auswertung fand im Rahmen von zwei medizinischen Promotionen statt.

5.7 Mitarbeiterbefragung

Zu Beginn des Projekts führten wir eine zweiphasige Mitarbeiterbefragung durch.

Zunächst wurden in offenen, leitfadengestützten Interviews alle Mitarbeiter, die Kontakt zu Patienten hatten, befragt. Die Interviews verfolgten das Ziel, die Arbeitssituation aus der Perspektive des Klinikpersonals kennenzulernen. Schwerpunkte der Interviews waren Themen wie Belastung und Zufriedenheit mit der Arbeit, Bewertung der eigenen Ausbildung in Bezug auf psychosoziale Aspekte, Fortbildungswünsche, Erwartungen an Psychologen und Veränderungswünsche.

Der Interview-Leitfaden wurde Ende Januar 1990 mit einem interessierten Arzt der Abteilung erprobt und ab Februar in der Abteilung eingesetzt.

Zwischen Februar und Mai 1990 wurden insgesamt 32 Interviews mit Ärzten (15), Krankenpflegekräften (10) sowie einigen anderen Berufsgruppen (7), sofern sie Kontakt zu Patienten hatten (Erzieherin, Transportpfleger, Sekretärinnen), durchgeführt.

Als eigene Untersuchung wurden die Medizinisch-Technischen Assistenten von H. Donath im Rahmen einer Diplomarbeit befragt. Dazu fanden mit einem leicht modifizierten Leitfaden zwischen März und Juni 1990 23 Interviews statt.

Einige Interviews wurden von den Psychologen des Teams, der größte Teil von unserer soziologischen Mitarbeiterin durchgeführt. Besonders in der späteren Phase der Befragung, in der wir als Psychologen bereits eine erste Annäherung an die Abteilung vollzogen hatten, wurden die Interviews von unserer Soziologin M. Frost fortgesetzt, da diese aufgrund des geringeren Kontakts zur Abteilung sehr viel länger den Status der „neuen Mitarbeiterin" innehatte und sich auf dieser Grundlage die Regeln des Abteilungsalltags vermitteln lassen konnte.

Die Reaktionen der Mitarbeiter auf die Befragung wurden unter den Oberbegriffen: „Akzeptieren als Selbstverständlichkeit, Ausdrückliche Kooperation, Skepsis, Unsicherheit und Verweigerung" dokumentiert (Frost 1990).

Das Datenmaterial (wörtliche Transkripte und auf wesentliche Aussagen verdichtete Texte) wurde mit Hilfe eines Datenbankprogramm (TMR) abgelegt und ausgewertet (Klusmann 1991).

Ergebnisse der Mitarbeiterbefragung

Bei der Auswertung der offenen Interviews bildeten sich folgende Themenschwerpunkte heraus:

Auf Patienten bezogen:
- Umgang mit Patienten allgemein
- Aufklärung
- Strahlenbehandlung
- Entscheidungen über Patienten
- Privatpatienten
- Sterben
- Patientensicht

Auf Klinikmitarbeiter bezogen:
- Zusammenarbeit
- Hierarchie
- Gratifikationen
- Belastungen
- Sprache
- Technik und Mensch
- Räumlichkeiten

Auf Psychologen bezogen:
- Erwartungen an Psychologen
- Aus- und Fortbildung

Die offenen Interviews boten einen sehr guten Überblick über das Spektrum von Meinungen und Einstellungen, die von den Mitarbeitern der Strahlentherapie vertreten wurden. Die Einstellung aller Mitarbeiter zu einem Thema ließ sich jedoch auf Grundlage der offenen Interviews nicht erfahren. Als Ergänzung zur offenen Befragung führten wir deshalb eine zweite Erhebung mit einem standardisierten Forschungsinstrument durch.

Wir nutzten das breite Spektrum der Äußerungen in den offenen Interviews als Grundlage zur Entwicklung eines Fragebogens, der von allen Mitarbeitern ausgefüllt werden sollte. In enger Anlehnung an die vorhandenen Interviewfragmente wurde ein umfangreicher Itempool gebildet. Nach mehreren Arbeitsschritten wurde eine Auswahl von 72 Items zur Entwicklung eines Fragebogens herangezogen (Anhang).

Der Fragebogen wurde nach einer Vorankündigung während einer abteilungsinternen Fortbildung Anfang Juli 1990 durch die in der Abteilung tätigen Mitarbeiter des Teams verteilt. Insgesamt wurden 68 Fragebögen ausgegeben, davon 13 an Ärzte, 24 an MTAs, 14 an Pflegekräfte, 8 an Physiker und 9 an andere Berufsgruppen. Von den 68 Fragebögen wurden 50 ausgefüllt zurückgegeben. Sie wurden in einem in der Anmeldung der Abteilung aufgestellten Kasten innerhalb von 14 Tagen gesammelt.

Unser Ziel war es, mit dem Fragebogen Aspekte und Äußerungen, die in den Interviews zur Sprache kamen, einer allgemeinen Beurteilung vorzulegen.

Das Interesse an den Ergebnissen der Mitarbeiterbefragung war groß. Immer wieder gab es Nachfragen von Ärzten und MTAs, wie und in welchem Rahmen die Ergebnisse in die Abteilung zurückfließen sollten; Tenor war, nicht zu lange damit zu warten.

Wir entschlossen uns, die Häufigkeitsauszählungen der Fragebögen an die Mitarbeiter der Abteilung rückzumelden. Ausgewählte Ergebnisse der Interviews und der Fragebögen wurden dem Personal an drei Fortbildungsterminen (Kapitel 6.8.2) präsentiert und gemeinsam diskutiert.

6. Evaluationsergebnisse: Auswertung der Feldnotizen

In den folgenden Kapiteln werde ich eine Auswahl der durch die Datensammlung anhand von Feldnotizen (Kapitel 5.4.5) identifizierten relevanten Themen inhaltlich darstellen und analysieren; Ergebnisse unserer Mitarbeiterbefragung werde ich ergänzend hinzuziehen.

Bei den Themen handelt es sich um:

6.1 Integration in die Abteilung für Strahlentherapie und die Kooperation mit den Mitarbeitern
6.2 Psychosoziale Betreuung von Patienten der Abteilung für Strahlentherapie
6.3 Räume und Atmosphäre in der Abteilung für Strahlentherapie
6.4 Aufklärung in der Abteilung für Strahlentherapie
6.5 Strahlentherapie
6.6 Bedingungen, die das Therapieerleben von Patienten beeinflussen
6.7 Tod und Sterben
6.8 Fortbildung und Gruppenangebote für Klinikpersonal, Patienten und Selbsthilfegruppen
6.9 Netzwerkaktivitäten und Netzwerkförderung

6.1 Integration in die Abteilung für Strahlentherapie und die Kooperation mit den Mitarbeitern

6.1.1 Zugang zur Abteilung für Strahlentherapie

Die Integration in die Abteilung für Strahlentherapie begann für mich im Januar 1990 im stationären Bereich der Abteilung, einer Station mit damals 21 Betten. Mein Kollege wurde aus verwaltungstechnischen Gründen erst im Februar 1990 eingestellt.

Der Direktor der Abteilung hatte mich an meinem ersten Arbeitstag während der Frühbesprechung herzlich willkommen geheißen und mich aufgefordert, die Ärzte bei ihren Aktivitäten zu begleiten.

Ich nahm täglich an der Frühbesprechung der Ärzte, wo auch MTAs und Physiker vertreten waren, teil und hospitierte bei den Visiten und Dienstübergaben. Ich nahm die Betreuung mir zugewiesener Patienten auf, aber auch von Patienten, die ich im Stationsalltag kennenlernte.

Ein großer Teil der Ärzte und Pflegekräfte war mir durch die eineinhalbjährige Vorbereitungszeit unseres Forschungsprojektes bekannt, da ich bereits in der Klinik hospitiert und auch Interviews mit den Mitarbeitern der Abteilung während der Erarbeitung des Forschungsantrages geführt hatte (Kapitel 3.5).

Gegenüber den Mitarbeitern machte ich deutlich, daß ich zwar über eine langjährige Erfahrung in der Betreuung krebsbetroffener Menschen verfüge, eine Abteilung für Strahlentherapie allerdings „Neuland" für mich sei. Ich begriff mich als Lernende in diesem klinischen Setting und erhielt freundliche Antworten und Erklärungen auf meine Fragen.

6.1.2 Organisierte Zusammenkünfte mit unseren Kooperationspartnern zwecks Kennenlernen unseres Projektes und seiner Mitarbeiter

Zu Beginn unseres Projektes hatte eine Zusammenkunft mit dem Direktor der Abteilung für Strahlentherapie, einigen Oberärzten und Assistenzärzten und den psychosozialen Mitarbeitern unseres Projektes stattgefunden, bei der wir über unsere Vorstellungen zur Integration in die Abteilung und über unsere geplanten Vorhaben einer Mitarbeiterbefragung und einer Patientenbefragung berichteten und Wünsche von seiten der Ärzte aufnahmen (FN US 11. 1. 90).

Wir beschlossen, für alle Mitarbeiter der Abteilung nach guter alter Art einen „Einstand" zu geben, um in eher geselliger Runde für Fragen und Anregungen offen zu sein. Wir organisierten ein „Kaffeetrinken mit Kuchen" mit den Pflegekräften und den MTAs (FN US 3. 1. 90) und ein Frühstück mit den Ärzten nach der Frühbesprechung (FN US 28. 3. 90). In geselliger Runde gab es die Gelegenheit, über unsere Absichten und die Wünsche der Mitarbeiter der Abteilung zu sprechen.

6.1.3 Orientierung im neuen Arbeitsfeld: „Rollen, Regeln, Hierarchie"

Die ersten Wochen meiner Arbeitsaufnahme dienten in erster Linie der Orientierung in meinem neuen Arbeitsfeld. Gleiches galt für meine Kollegin M. Frost, die als Diplom-Soziologin erklärtermaßen schwerpunktmäßig wissenschaftliche Mitarbeiterin war, aber ebenfalls an Visiten und Dienstübergaben teilnahm, um sich ein Bild von dem stationären Alltag der Abteilung zu machen. Diese Anregung war auch von einem Mitglied des Pflegepersonals geäußert worden (FN MF 21. 2. 90).

Wir wurden vom Direktor der Abteilung mehrfach eingeladen, an Aufklärungsgesprächen teilzunehmen (FN MF 6. 2. 90 und MF 30. 3. 90) und diese auch auf Tonband oder Video aufzunehmen, um anschließend darüber zu sprechen. Wir entschlossen uns allerdings, erst einmal zu hospitieren und verbuchten diese Einladungen zur „teilnehmenden Beobachtung" als

Vertrauensvorschuß und Beweis dafür, daß man von seiten der Mitarbeiter

bzw. des Direktors der Abteilung bereit war, uns die Abteilung wirklich zu öffnen.

Rollen- und Platzsuche

Im Rahmen unserer Hospitationen stellten sich uns immer wieder die Fragen: Welche Rollen wollen wir übernehmen? Welche werden uns zugeschrieben? Welche Regeln herrschen in der Abteilung? Wo stehen wir in der Hierarchie?

In dieser ersten Zeit war es außerordentlich hilfreich, in meiner Kollegin einen Menschen zu haben, mit der ich meine persönlichen Eindrücke über meine Kontakte mit den Mitarbeitern der Abteilung austauschen, reflektieren und diskutieren konnte.

Die „Platzsuche" zeigte sich für mich fast bildlich während einer Chefvisite:

> An der Visite nahmen neben dem Direktor der Abteilung der zuständige Oberarzt, der Stationsarzt, die Klinikoberschwester und die Stationspflegeleitung teil. Ich erlebte mich „irgendwie dazwischenstehend". Ich versuchte, spielerisch durch mehrfachen Positionswechsel meinen Platz in dieser Hierarchie zu finden und landete schließlich zwischen Stationsarzt und Klinikoberschwester, nach wie vor mit einem unsicheren Gefühl (FN US 6. 1. 90).

Ein weiteres Beispiel stellt für mich die „Frühstücksgeschichte" dar:

> Nach meiner ersten Teilnahme an der Frühbesprechung ging ich auf die Station. Dort saß das Pflegepersonal gemeinsam mit der Oberschwester und frühstückte. Ich fühlte mich unsicher und fragte eine Schwester, ob „das privat organisiert" sei und erhielt als Antwort, daß man „halt jeden Morgen gemeinsam frühstücke". Als ich in den Raum eintrat und die Anwesenden grüßte, bot man mir eine Tasse Kaffee an, und ich setzte mich dazu (FN US 4. 1. 90).
>
> Während der folgenden zehn Tage frühstückte ich hin und wieder gemeinsam mit dem Pflegepersonal der Station. Eines Morgens wehte mir ein ziemlich kalter Wind entgegen, als eine Schwester mich auf dem Stationsflur ansprach und mir vorwarf, daß ich „beim Frühstück stören würde, weil sie in meinem Beisein nicht ungehindert meckern könne" (FN US 15. 1. 90).
>
> Ich akzeptierte ihre Kritik und wollte mich in das Stationszimmer zurückziehen, das uns als psychosoziale Mitarbeiter zur Verfügung gestellt worden war, welches wir allerdings mit den nachtdiensthabenden Ärzten der Abteilung teilen mußten. Dort angekommen, mußte ich feststellen, daß das Zimmer noch nicht geräumt war, so daß ich mich im wahrsten Sinne des Wortes draußen vor der Tür befand und erneut die Frage im Raum stand: Wo habe ich meinen Platz?
>
> Am folgenden Tag teilte mir die Klinikoberschwester mit, daß das Personal ohne Ärzte und Psychologen frühstücken wolle, da diese halbe Stunde nicht bezahlt werde und „Stationäres hier nicht erwünscht sei" (FN US 15. 1. 90).

Ich bat sie, mir zu helfen, indem sie mir solche „Regeln" zukünftig gleich vermitteln solle und nicht damit warten bis Unmut oder Ärger aufkomme.

Ich hatte übersehen, daß eine solche Frühstücksrunde auch und vielleicht in erster Linie dem persönlichen Austausch und eher privaten Dingen gilt, für den die Beteiligten sich einen „geschützten Rahmen" wünschten.

Zuordnung

Gleichzeitig wurde mir deutlich, daß das Pflegepersonal mich in der Hierarchie der Klinik als Akademikerin auf jeden Fall nicht dem Pflegepersonal zuordnete. Hier möchte ich jedoch anmerken, daß *die* Reaktion des Pflegepersonals natürlich nicht existiert und ich auch Reaktionen einzelner erhielt, die eine so deutliche Abgrenzung nicht für nötig hielten (FN US 16. 1. 90).

Ein weiteres Beispiel der „Platzzuweisung" ergab sich am Beispiel der Fotowand der Abteilung für Strahlentherapie.

> Gegenüber der Anmeldung der Ambulanz hing ein Schaukasten, in dem alle Mitglieder der Abteilung photographisch und mit Namen zur Orientierung für die Patienten ausgehängt waren. Nach einigen Monaten ließ ich auch ein Bild von mir machen, damit Patienten, die von Ärzten an mich verwiesen wurden, die Chance hatten, sich schon einmal „ein Bild von der Psychologin im ambulanten Bereich der Abteilung" zu machen (FN US 9. 8. 90). Für mich war es auch ein weiterer Schritt, meine Zugehörigkeit zur Abteilung zu dokumentieren. Ich war gespannt, welchen Platz man mir im Rahmen der Hierarchie des Schaukastens zuordnen würde. Ich fand mich bildlich wieder in der Reihenfolge (von oben nach unten): Ärzte, MTAs, neben der Betreuerin der strahlentherapeutisch behandelten Kinder, gefolgt von Physikern und Technikern der Abteilung; die Pflegekräfte der Station sind in diesem Schaukasten, der hin und wieder spaßig „Steckbrief der Abteilung" genannt wurde, nicht aufgeführt (FN US 21. 8. 90).

Der Kittel

Ein Beispiel für die Regeln der Abteilung und deren Überprüfung war die „Kittelfrage". Zu Beginn meiner Arbeitsaufnahme wurde mir von einem Arzt gesagt, daß das Tragen des weißen Kittels in der Abteilung „ein Muß" sei (FN US 4. 1. 90). Anfangs war es mir besonders wichtig, mich nicht „außen vor zu stellen" und solche Regeln zu achten. An einigen Tagen war dies aus organisatorischen Gründen nicht möglich, da unser Stationszimmer, in dem mein Kittel hing, morgens noch von dem nachtdiensthabenden Arzt belegt war. Also erschien ich in meiner bunten „Straßenkleidung" und saß zwischen den weißbekittelten Ärzten in der Frühbesprechung. Ich machte die Erfahrung, daß keiner der Anwesenden sich offensichtlich daran störte, geschweige denn mich dazu aufforderte, einen Kittel zu tragen.

> Im Laufe der Zeit lernte ich, meinen weißen Kittel einzusetzen; so trug ich ihn, wenn ich Patienten bei der Simulation oder der Erstbestrahlung begleitete, um mich als integrativen Teil der Abteilung zu zeigen; andererseits suchte ich Patienten auch gezielt ohne Kittel auf und erhielt als Resonanz, daß „meine bunten Farben" ein wohltuender Kontrast zu dem sterilen Weiß der Klinik sei. Auch von seiten einiger Ärzte erhielt ich die Resonanz, daß es eine Freude sei, mich morgens so bunt zu sehen, gerade im Kontrast zu den Weißkitteln. Es wurde Bedauern ausgedrückt, daß sie „so ganz in Weiß durch die Gegend laufen müßten" (FN US 16. 11. 90).

Das Tragen des weißen Kittels hatte allerdings auch eine gute „Schlüsselfunktion", wenn ich Patienten unserer Abteilung, die in andere Abteilungen verlegt worden waren, besuchen wollte. Der weiße Kittel ermöglichte Patientenbesuche zu „Unzeiten" bis hin zur Intensivstation.

Zugang zur Patientendokumentation

Bei der Integration in die Abteilung gab es immer wieder wichtige kooperative Gesten von der Abteilung für Strahlentherapie. Wir waren inzwischen räumlich auf der Station in der Klinik verankert, bezogen unsere Kittel über die Abteilung und liefen auch personalmedizinisch über die Abteilung für Strahlentherapie (Strahlenschutzuntersuchung). Weiterhin erhielt ich einen Schlüssel und einen Schrank im MTA-Raum, nachdem ich meinen Arbeitsschwerpunkt in den ambulanten Bereich der Abteilung verlegt hatte (FN US 1. 6. 90).

Die Akzeptanz unserer Integration zeigte sich auch darin, daß man unserem Wunsch nach statistischem Datenmaterial, welches wir benötigten, um uns ein Bild von den Patienten der Abteilung zu machen, problemlos nachkam. Ich wandte mich mit dieser Bitte an die Klinikoberschwester, die uns die entsprechenden Daten vertrauensvoll überließ (FN US 13. 2. 90).

Irritationen spürte ich allerdings, als ich um den Zugang zur Patientendatenbank (MEDOS) der Abteilung bat, um mich im Vorfeld von Patientengesprächen über den Krankheits- und Therapieverlauf zu informieren.

> Während einer Frühbesprechung bat ich den Direktor der Abteilung um den Zugriff auf die Patientendaten und erhielt die Gegenfrage, ob es denn nicht ausreichend sei, wenn ich die Arztbriefe lesen würde. Nachdem ich jedoch erklärt hatte, daß mir von seiten der Ärzte immer öfter angekündigt würde, daß Patienten sich „möglicherweise telefonisch bei mir melden würden" und ich dann gerne die „Stammdaten" (persönlichen Daten), Diagnose und Kurzanamnese, die im MEDOS-System zu finden sind, im Kopf hätte. Nachdem geklärt worden war, daß ich als Psychologin, genau wie die Ärzte, der Schweigepflicht unterliege, hieß es „... eigentlich sind sie ja auch Mitarbeiterin dieser Abteilung", was ich mit einem klaren: „Ja, das bin ich!" kommentierte.

Vom Datenfachmann der Abteilung erhielt ich mein eigenes Code-Wort und somit Zugang zu den abteilungsinternen Patientendaten (FN US 25. 7. 90).

„Zwischen" der Abteilung für Medizinische Psychologie und der Abteilung für Strahlentherapie

Das obige Beispiel illustriert meine „Zwitterfunktion" als Mitarbeiterin der Abteilung für Medizinische Psychologie (an die ich verwaltungsmäßig angebunden bin) und der Abteilung für Strahlentherapie, in der ich arbeite.

Dies wurde auch angesichts einer Krankmeldung von mir deutlich, als ich gefragt wurde,

> wo ich denn nun organisatorisch angesiedelt sei, ob das Bescheidsagen in der Abteilung für Strahlentherapie eine freundliche Geste sei oder ob etwas getan, dokumentiert werden müsse (FN US 8. 11. 90).

Ich erklärte, daß ich an die Abteilung für Medizinsche Psychologie angebunden sei, mich aber trotzdem auch in der Abteilung für Strahlentherapie krank melden würde, um nicht als „verschollen" zu gelten.

Wir hatten den Anspruch, uns als Mitarbeiter einer medizinpsychologischen Abteilung in die Abteilung für Strahlentherapie zu integrieren und spürten doch immer wieder, daß wir aus einer anderen Welt kamen.

Der Direktor der Abteilung brachte dies einmal mit einleitenden Worten zu unseren Fortbildungsangeboten auf den Punkt, indem er unsere Vorträge als einen „Zyklus aus einer neuen Welt" begrüßte (FN US 6. 7. 90).

6.1.4 Unsere Rolle als Wissenschaftler: Die Mitarbeiterbefragung als wichtiger Bestandteil unserer Integration

Unser Einstieg als wissenschaftliche Mitarbeiter in der Abteilung für Strahlentherapie begann sichtbar mit der Durchführung einer Mitarbeiterbefragung. Die Dokumentation mit Hilfe von Feldnotizen wurde vom ersten Tag des Projektbeginns an durchgeführt (Kapitel 5.4.4).

Ziel unserer Mitarbeiterbefragung war, zu erfahren, wie die Mitarbeiter der Abteilung ihre Arbeit und den Umgang mit den Patienten erlebten und in Erfahrung zu bringen, welche Versorgungsangebote für die Patienten aus ihrer Sicht als sinnvoll angesehen wurden, welche Vorstellungen und Wünsche bei den Mitarbeitern über die Zusammenarbeit mit den Psychologen existierten.

Wichtig war uns, den Mitarbeitern den Eindruck zu vermitteln, daß wir ihnen nicht ein fertiges Konzept überstülpen wollten, sondern ihre Erfahrungen als Fachleute wertschätzten. Wir begriffen uns als Lernende, die ihre Bereitschaft zeigten, auf die Erfahrung derer, die bereits sehr lange in diesem klinischen Setting arbeiteten, aufzubauen. Wir interessierten uns nicht nur für die persönliche Sichtweise der Probleme und Belastungen, sondern auch für die positiven Aspekte der klinischen Arbeit.

Um möglichst viel aus dem für uns neuen Forschungsfeld zu erfahren, entschieden wir uns für eine offene Befragung. Wir entwickelten einen Interview-Leitfaden, der flexibel zum Einsatz kam, so daß die Befragten auch Raum hatten, eigene Schwerpunkte zu setzen.

Die Interviews wurden von uns darüber hinaus genutzt, um nochmals im Zweierkontakt das Projekt vorzustellen bzw. noch offene Fragen zu klären.

Die genaue Beschreibung unserer Mitarbeiterbefragung ist im Kapitel 5.7 nachzulesen.

6.1.5 Erwartungen und Wünsche der Mitarbeiter an die Psychologen des Projekts

Unter den Erwartungen und Wünschen, die vom Klinikpersonal im Verlauf des ersten Jahres unserer Kooperation geäußert wurden, lag der Schwerpunkt in der:

- Patientenbetreuung, Fortbildung und Supervision

Weitere Wünsche bezogen sich auf:

- Unterstützung und Entlastung bei beruflichen Problemen und emotionaler Überforderung
- Konkrete Veränderungsvorschläge in der Patientenbetreuung innerhalb der Abteilung für Strahlentherapie
- Kooperation hinsichtlich psychoonkologischer Forschungsfragen

- Unterstützung bei räumlichen Veränderungswünschen
- Informationsvermittlung in den Bereichen Medizinische Psychologie, Psychiatrie und Netzwerk für Krebsbetroffene.

6.1.5.1 Betreuungswünsche

- Krisenintervention bei Patienten
- Ständige Präsenz der Psychologen in der Abteilung
- Betreuung von Nachsorgepatienten
- Information über sich anbahnende Probleme bei Patienten

Bei den Betreuungswünschen dominierte der Wunsch nach Krisenintervention, vorzugsweise im Falle von Wiedererkrankungen und bei infauster Prognose.

Ich war als Psychologin jedoch nicht nur im Falle von Wiedererkrankung, infauster Prognose, Depression und Angst gefordert, sondern auch bei sogenannten „schwierigen Patienten".

Hierbei handelte es sich zum Beispiel um eine Patientin, die mit Unterstützung ihrer Schwiegermutter während des Aufklärungsgesprächs viele Detailfragen stellte und die Dringlichkeit ihrer Behandlung nicht einsah (FN US 6. 4. 90), des weiteren um einen Patienten, der, nachdem er den ersten Behandlungstermin zweimal verschoben hatte, mit einer „Alkoholfahne" zur Strahlentherapie erschien (FN US 2. 7. 90). Als „schwierig" wurden auch Patienten mit einer psychiatrischen Vorgeschichte oder Diagnose erlebt (FN US 5. 1. 90).

Eine Krankenschwester vertrat die Auffassung,

> ... " daß es eigentlich ganz wichtig ist, auf jeder Station Psychologen zu haben und zwar auch ganztags" (FN MF 21. 2. 90).

In einer von H. Donath (1991) durchgeführten Befragung von 23 MTAs der Abteilung für Strahlentherapie äußerten sechs MTAs den Wunsch, daß ein Psychologe ständig im Warteraum für die Simulation und die Bestrahlung von Patienten anwesend sein sollte.

In fünf Interviews und bei Veranstaltungen mit den MTAs wurde über die guten Erfahrungen mit einem Arzt gesprochen, der im Warteraum Kontakt zu Patienten aufnahm, sich mit ihnen unterhielt und sich deren Sorgen anhörte.

Neben dem Wunsch nach Betreuung von strahlentherapeutisch behandelten stationären und ambulanten Patienten betonte ein Arzt, der den Nachsorgebereich betreute, daß er die Betreuung der Nachsorgepatienten für sehr wichtig halte (FN MF 20. 2. 90).

Der Direktor der Abteilung wünschte sich, daß im Falle einer psychosozialen Betreuung von Nachsorgepatienten auch in der Frühbesprechung im Kreis der Ärzte davon berichtet werden sollte (FN US 30. 11. 90).

Obgleich der Wunsch nach Interventionen der Psychologen bei Krisen von Patienten im Vordergrund stand, gab es auch die Erwartung bei Ärzten, bereits im Vorfeld sich entwickelnder Probleme durch die Psychologen informiert zu werden.

So äußerte ein Arzt:

> „Ich möchte gerne auf Probleme, die sich im Vorfeld anbahnen, aufmerksam gemacht werden und Hinweise und Tips bekommen, die zu einer Verbesserung der Kommunikation mit Patienten führen können" (FN US 12. 2. 90).

Die Kontaktaufnahme zu Patienten der Abteilung und das Zuweisungsverhalten der Mitarbeiter der Abteilung wurde von mir computergestützt dokumentiert und ausgewertet und wird in dem Kapitel 6.2.1 ausführlich dargestellt.

Ergebnisse der Mitarbeiterbefragung
In unserer Mitarbeiterbefragung ließen wir die Äußerung:

Die Psychologen sollten sich ganz besonders um die sterbenden Patienten kümmern,

einschätzen.

	Gesamt	Ä	P	M	S
trifft voll zu	11	1	4	5	1
trifft etwas zu	12	2	3	5	2
unentschieden	10	2	–	6	2
trifft weniger zu	10	3	2	2	3
trifft überhaupt nicht zu	6	4	1	–	1
keine Angaben	1	–	–	–	1
Gesamt	50	12	10	18	10

(Ä = Ärzte; P = Pflegepersonal; M = Med.-Techn. Assistenten; S = Sonstige)

Der Wunsch, daß die Psychologen sich in erster Linie um sterbende Patienten kümmern sollten, fand sich vor allem bei dem Pflegepersonal (7 von 10) und den MTAs (10 von 18), was bei der alltäglichen Nähe zu den Patienten und den damit verbundenen Belastungen nicht verwunderlich ist.

Nur 3 Ärzte (von 12) vertraten diese Auffassung; für 4 Ärzte traf dieser Wunsch „überhaupt nicht" zu.

Der Wunsch nach sehr engmaschiger Betreuung der Patienten spiegelte sich vor allem bei dem Pflegepersonal und den MTAs wider:

Alle Patienten der Abteilung sollten wenigstens einmal von einem Psychologen gesehen werden.

	Gesamt	Ä	P	M	S
trifft voll zu	21	3	8	7	3
trifft etwas zu	8	1	1	3	3
unentschieden	4	1	-	3	-
trifft weniger zu	7	2	-	3	2
trifft überhaupt nicht zu	8	5	1	2	-
keine Angaben	2	-	-	-	2
Gesamt	50	12	10	18	10

9 (von 10) Pflegekräften und 10 (von 18) MTAs wünschten dies. Auch hier zeichnete sich ein deutlicher Unterschied zu den Ärzten der Abteilung ab:

nur 4 (von 12) fanden eine solche engmaschige Betreuung sinnvoll oder notwendig.

6.1.5.2 Fortbildungswünsche

Der Direktor der Abteilung wünschte sich die regelmäßige Präsentation von psychoonkologischen Forschungsergebnissen im Rahmen der Frühbesprechung (FN US 17. 1. 90) und Fallbesprechungen in der Freitags-Fortbildung.

Folgende Fragen sollten hier beantwortet werden:

> Wie stellen die Psychologen den Kontakt zu den Patienten her? Was machen Psychologen mit Patienten und wie erleben Patienten die Behandlung bzw. wie geht es ihnen im Anschluß? (FN US 30. 11. 90).

Weiterhin forderte der Direktor der Abteilung uns dazu auf, auch abteilungsübergreifend fortbildend tätig zu sein. So vermittelte er mir eine Veröffentlichung in einer Radiologischen Fachzeitschrift zum Thema: „Klinische Beobachtungen zum Thema Aufklärung" (FN US 30. 3. 90). Diesen Vortrag hatte ich im Rahmen der Fortbildung des Klinikpersonals gehalten.

Des weiteren gab es Fragen von Mitarbeitern, die auf der Suche nach psychologischer und psychoonkologischer Fachliteratur waren (FN US 16. 11. 90).

Im Laufe des Jahres 1990/91 führten wir eine umfangreiche psychoonkologische Fortbildung für die Mitarbeiter der Abteilung durch (Kapitel 6.8.2).

Ergebnisse der Mitarbeiterbefragung

In unserer Mitarbeiterbefragung stellten wir die folgende Frage:

Die Psychologen stehen vor der Wahl, sich mehr auf die Betreuung einzelner Patienten zu konzentrieren oder mehr auf die Weiterbildung der Mitarbeiter. Setzen wir einmal die Arbeit der Psychologen mit 100% an. Welchen Teil, meinen Sie, sollte die Patientenbetreuung in Anspruch nehmen und welchen Teil die Weiterbildung der Mitarbeiter (Gewünschter Anteil der Patientenbetreuung in %)?

Gesamt	Ä	P	M	S
68	75	65	68	61

Bei dieser Frage waren sich die verschiedenen Berufsgruppen sehr einig. Der Anteil der gewünschten Patientenbetreuung lag zwischen 61 und 75%. Der Wunsch nach Fortbildung lag somit zwischen 25 und 39%.

Eine weitere Frage unserer Mitarbeiterbefragung behandelte die möglichen Auswirkungen unserer angestrebten Fortbildungsaktivitäten:

Die Psychologen wollen die Ausbildung der Mitarbeiter im Umgang mit psychischen Problemen fördern. Welche Auswirkungen erwarten Sie überwiegend?

	Gesamt	Ä	P	M	S
Belastung. Die Mitarbeiter werden mit zusätzlichen psychologischen Aufgaben belastet.	1	–	1	–	–
Entlastung. Es wird für die Mitarbeiter leichter, in der Arbeit mit psychischen Belastungen fertigzuwerden.	25	6	4	10	5
beides zu gleichen Teilen	15	3	4	5	3
weder Belastung noch Entlastung	7	3	1	3	0
keine Angaben	2	–	–	–	2
Gesamt	50	12	10	18	10

Nur eine Pflegekraft erwartete „Belastung", während die Hälfte der Befragten (25) eher „Entlastung" erwartete.

15 Mitarbeiter glaubten, daß die Belastung und Entlastung „zu gleichen Teilen" auftreten würden.

7 erwarteten „weder Belastung noch Entlastung" (3 Ärzte, 3 MTAs und eine Pflegekraft).

6.1.5.3 Supervisionswünsche

Bei den Wünschen der Abteilungsmitarbeiter nach Supervision lassen sich drei Formen unterscheiden:

1. Supervision bei Problemen in der Zusammenarbeit
2. Fallbesprechung
3. Unterstützung und Entlastung bei beruflichen Problemen und emotionaler Überforderung

1. Supervision bei Problemen in der Zusammenarbeit

Eine MTA wünschte sich Unterstützung von den psychosozialen Mitarbeitern bezüglich der „miserablen Kommunikationsstrukturen" in der Abteilung (FN US 5. 9. 90).

In der MTA-Befragung hatten sechs von 23 Mitarbeitern Wünsche an die Psychologen formuliert, zwischen den Ärzten und den MTAs zu vermitteln (Donath 1991, S. 121).

Eine Mitarbeiterin der Abteilung bat mich um Unterstützung wegen stetig größer werdender Probleme in der Zusammenarbeit mit einer Kollegin (FN US 20. 4. 90).

> Tenor des Gesprächs war, daß das miteinander Reden nicht mehr möglich sei. Ich bekam allerdings den Eindruck, daß der betreffenden Person die Brisanz der Situation noch gar nicht deutlich geworden war und schlug vor, ein „Krisengespräch" ohne meine Teilnahme anzuberaumen, machte aber deutlich, daß ich bei einem Scheitern des Gesprächs gerne zu einem weiteren hinzukommen würde. Eine Beteiligung meinerseits erübrigte sich, da die Beteiligten das Problem unter sich lösten.

Der Vermittlungswunsch bei Spannungen in der Zusammenarbeit zwischen den Ärzten wurde mir gegenüber auch von zwei Angehörigen dieser Berufsgruppe geäußert.

> Inhaltlich ging es um unterschiedliche Einstellungen zu Therapieplanungen und daraus resultierende Differenzen. Nach meiner Einschätzung handelte es sich jedoch weniger um eine konkrete Aufforderung zum Handeln als vielmehr um den Wunsch nach Mitteilung und Entlastung (FN US 16. 11. 90).

Hier wurde die Schwierigkeit für mich als Psychologin deutlich, zum einen die strahlentherapeutische Situation zu durchschauen und zum anderen in die Gefahr zu geraten, parteilich zu werden. Ich umging diese Klippe, indem ich deutlichmachte, daß die Spannungen sehr deutlich spürbar seien und die Aufforderung aussprach, daß die Beteiligten sich an einen Tisch zusammensetzen sollten, um die offensichtlichen Probleme zu besprechen und zu klären. Die von mir gewählte Distanz wurde von den Ärzten akzeptiert. Ich hatte auch hier nicht den Eindruck, daß sie ein konkretes Eingreifen meinerseits erwartet hatten.

Ergebnisse der Mitarbeiterbefragung

In unserer Mitarbeiterbefragung ließen wir die Äußerung:

> Die Psychologen sollten helfen, Konflikte, die es im Personal gibt, zu klären,

einschätzen.

	Gesamt	Ä	P	M	S
trifft voll zu	9	2	3	3	1
trifft etwas zu	12	5	1	3	3
unentschieden	6	–	1	2	3
trifft weniger zu	8	–	2	5	1
trifft überhaupt nicht zu	14	5	3	5	1
keine Angaben	1	–	–	–	1
Gesamt	50	12	10	18	10

6 (von 18) MTAs vertraten die Auffassung; daß dies „voll" oder „etwas" zuträfe, bei dem Pflegepersonal waren es 4 (von 10), bei den Ärzten fanden 7 (von 12), daß dies „voll" oder „etwas" zuträfe.

Die Beantwortung der Frage, ob Psychologen helfen sollten, „Konflikte, die es im Personal gibt, zu klären" bzw. dies nicht zu tun, spaltete alle drei Berufsgruppen offensichtlich in zwei Lager.

2. Fallbesprechung

Bei der Fallbesprechung handelte es sich um Gespräche mit Ärzten und MTAs über Probleme mit bestimmten Patienten; Inhalt war die Beziehung zwischen Arzt, MTA und Patient. Es ging darum, erinnerte Gesprächssituationen zu reflektieren und gegebenenfalls Strategien für die weitere Vorgehensweise zu entwickeln.

Ein Arzt erzählte mir:

> Frau. X. ist eine Patientin, deren Bestrahlung einige Monate zurückliegt, die ich in der Nachsorge kennengelernt habe und die nun angerufen hat. Sie ist 70 Jahre alt und lebt in einem Altenheim.
> Frau X. wirkte am Telefon sehr aufgelöst und etwas konfus. Schließlich erzählte sie, daß sie zwei Söhne habe. Von dem einen Sohn wisse sie, daß der andere Sohn homosexuell

> und seit vier Jahren HIV-positiv sei und nun erste Symptome zeige, wobei sie nicht wußte, welche.
> Das Gespräch war konfus und endete darin, daß ich ihr versprach, sich um Adressen von AIDS-Behandlern im UKE zu kümmern, wobei mir klar war, daß „genau dies ihr im Moment nicht weiterhelfen würde". Ich möchte der Frau etwas anbieten und habe ihr einen Rückruf versprochen (FN US 20. 7. 90).

Wir „entwirrten" das Telefonat und kristallisierten im gemeinsamen Gespräch drei Wünsche von Frau X. heraus: Sie wollte wissen, wie sie ihren Sohn dazu bringen kann, „es ihr selbst zu sagen", damit der andere Sohn nicht als „Verräter" dastehe; sie hatte den Wunsch, körperlich wieder mobiler werden, um ihren Sohn pflegen zu können und sie wollte Informationen über die Behandlung von AIDS.

In einem Gespräch mit dem behandelnden Arzt aus der Zeit der Strahlentherapie erhielten wir wichtige Informationen: Frau X. hatte ihren Söhnen die Diagnose „Krebs" erst mitgeteilt, als sie durch die Strahlentherapie nicht mehr zu verheimlichen war, was von ihren eigenen Problemen mit Offenheit zeugte. Weiterhin erfuhren wir, daß die Patientin bereits mehrere Male wegen einer manisch-depressiven Erkrankung in psychiatrischer Behandlung gewesen war.

Der homosexuelle Sohn lebte mit einem Freund zusammen. Die Tatsache, daß die Mutter offiziell nichts von seiner Homosexualität wußte, wies auf eine gestörte Beziehung zwischen Mutter und Sohn hin, die vermuten ließ, daß der Sohn die Nähe einer Pflege durch die Mutter auch gar nicht wollte.

Wir überlegten folgende Strategie: Durch telefonische Nachfrage, die Lebenssituation des homosexuellen Sohnes zu erfahren, um der Mutter nach Möglichkeit klarzumachen, daß er keiner Pflege von ihr bedurfte. Ihren Aktivismus, sich zur „AIDS-Expertin" machen zu wollen, nicht zu stützen. Weiterhin das Gespräch auf Themen wie „Umgang mit der Offenheit", „Enttäuschung und Trauer" zu lenken und zu klären, welche Unterstützung Frau X. in ihrem nahen Umfeld erhalten konnte, um ihre Situation zu bewältigen.

Ein anderer Arzt äußerte,

> daß er es gut finden würde, wenn er in seiner Tätigkeit als Aufklärungsarzt psychologische Berater hätte, mit denen er über Patienten sprechen und von denen er lernen könne (FN MF 5. 2. 90).

Zur Fallbesprechung gehörte für mich auch, Rückmeldungen an Mitarbeiter zu geben, wie Patienten oder ich selbst bestimmte Situationen erlebt hätten.

> Auf eine positive Rückmeldung von mir an eine MTA, daß mir ihr Stil und ihre Klarheit im Umgang mit ängstlichen Menschen sehr gut gefalle, reagierte diese irritiert und unsicher (FN US 5. 7. 90).

Ich erinnerte mich an Äußerungen von Pflegepersonal in unseren Fortbildungsseminaren, daß Lob im Klinikalltag häufig „die Abwesenheit von Kritik ist" und ausgesprochenes Lob deshalb manchmal eher Verwirrung als Freude auslösen könne.

Der Wunsch nach einer regelmäßigen „patientenzentrierten Teamsupervision" wurde zwar immer wieder von einzelnen Mitarbeitern angesprochen und gewünscht, entsprechende Vorstöße unsererseits versandeten allerdings im allgegenwärtigen Zeitproblem.

3. Unterstützung und Entlastung bei beruflichen Problemen und emotionaler Überforderung

Hierbei handelte es sich um Gespräche, die oft aus der Situation heraus entstanden. So ging es zum Beispiel um Konkurrenz und Kränkungen im beruflichen Alltag (FN US 1. 8. 90). Ein weiteres Gespräch stand unter der Überschrift: „Was macht man gegen Gerüchte bzw. wie geht man damit um?“ (FN US 13. 6. 90). Die Gespräche waren sehr vertraulich und werden an dieser Stelle deshalb nicht weiter ausgeführt.

Einige Gespräche dienten in erster Linie der Entlastung, im Sinne: Reden über Belastung bringt Entlastung, ohne daß gleich eine Lösung gefunden werden muß.

Entlastungsgespräche entwickelten sich oft im Anschluß an Situationen emotionaler Überforderung.

> So wurde ein zweijähriges Kind simuliert (Bestrahlungsfelder wurden aufgezeichnet), das wegen eines riesigen gesichtsentstellenden Hämangioms bestrahlt und anschließend operiert werden sollte. Der Anblick dieses kleinen Kindes und die Vorstellungen über seine Zukunft waren nur schwer auszuhalten (FN US 25. 9. 90).

Entlastende Gespräche können sich auch angesichts der deprimierenden Erfahrung entwickeln, daß viele Patienten nicht geheilt werden können oder trotz Behandlung wiedererkranken.

Ein Arzt äußerte besondere Probleme bei jungen Menschen, die wiedererkranken: „Da wird einem die Hilflosigkeit besonders bewußt; bei älteren Menschen, die ihr Leben gelebt haben, ist das nicht so“ (FN US 25. 9. 90).

Ein anderer Arzt sagte:

> „Ich finde es deprimierend, zu sehen, wie vielen Patienten letztendlich nicht geholfen werden kann, besonders die verstümmelten Hals-, Nasen- und Ohrenpatienten machen mir zu schaffen“ (FN US 29. 9. 90).

6.1.5.4 „Ad-hoc“- Fortbildungen

Aus dem gemeinsamen Erleben von Patienten im Alltag entwickelten sich auch „ad-hoc“-Fortbildungen.

Eine MTA beschrieb folgende Probleme im alltäglichen Umgang mit Patienten:

> „... daß man wenig weiß von Patienten, die plötzlich im Raum stehen und doch gleich einschätzen muß, wie man mit Patienten umgehen soll: Will er genau informiert werden oder ist er damit überfordert? Ist es besser, alles minutiös zu erklären oder nur Wesentliches in aller Ruhe zu sagen?“.
>
> Sie erzählte, daß selbst mit dem Satz: „Ich wünsche ihnen ein schönes Wochenende!“ sehr behutsam umgegangen werden müsse. Sie tue dies nur, wenn sie wisse, daß ein Patient am Wochenende etwas sehr Schönes vorhabe oder sich auf das Wochenende freue. In anderen Fällen könne man ganz schön ins Fettnäpfchen treten, weil Patienten es als Unverschämtheit verbuchen könnten, wenn sie „geplagt von Nebenwirkungen pausieren müßten“. Sie sage dann lieber sinngemäß: „Dann erholen Sie sich mal gut am Wochenende!“ (und meint „von uns“) (FN US 27. 9. 90).

Angesichts dieses Gesprächs redete ich mit einigen MTAs über die „10-Sekunden-Diagnostik" im Umgang mit Menschen, in die Körperhaltung, Gesichtsausdruck, Stimme, Atmosphäre, Intuition, Erfahrungen und Erinnerungen hineinspielen. Dieser Begriff wurde gut aufgenommen und führte zu folgender Aussage:

> „Mit entsprechender Erfahrung liegt man doch meistens richtig, nur darf man nicht aus dem Auge verlieren, daß Bauchlandungen immer wieder vorprogrammiert sind" (FN US 27. 9. 92).

Ich vertrat die Auffassung, daß man diese Art der „Blitzdiagnostik", die wir alle ständig im Umgang mit Menschen praktizieren, weiterentwickeln kann, indem man mit Kollegen z.B. in einer Supervision über Patienten spricht. So besteht die Chance, daß man erkennt, warum bestimmte Eigenarten von Patienten, die einen dazu bringen, Distanz einzunehmen oder die einen reizen, häufig etwas mit der eigenen Person und der eigenen Geschichte zu tun haben.

Ein anderes Beispiel einer „ad-hoc"-Fortbildung, die sich aus dem gemeinsamen Erleben einer Patientin ergab:

> Eine Patientin mußte erneut bestrahlt werden. Sie hatte inzwischen multiple Knochenmetastasen. Eine MTA, die die Patientin noch von der letzten Bestrahlung kannte, bemerkte, wie sehr die Frau sich verändert habe: „Sie redet plötzlich in einer Tour und hört nicht zu". Eine andere MTA bemerkte dazu: „Vielleicht hat sie Angst?"
> Angesichts dieses Erlebnisses sprachen wir über die „vielen verschiedenen Gesichter der Angst" (die blassen, die schweißbedeckten, die dräufgängerischen, die nörglerischen, die mißtrauischen).

Der Stellenwert dieser Art von Fortbildung sollte im klinischen Alltag nicht unterschätzt werden.

6.1.5.5 Wünsche nach konkreten Veränderungsvorschlägen in der Patientenbetreuung

Die Wünsche nach konkreten Veränderungsvorschlägen kamen in erster Linie vom Direktor der Abteilung für Strahlentherapie. Es wurden nicht nur eine Analyse von Situationen, sondern auch konkrete Veränderungsvorschläge im Sinne der Verbesserungen der Patientenbetreuung und der Arbeitsabläufe in der Abteilung gewünscht.

So vertrat der Direktor der Abteilung die Meinung,

> daß die Mitarbeiterbefragung für ihn von großem Interesse sei, da es für ihn wichtig sei, zu wissen, wo die Probleme aus der Sicht der Mitarbeiter der Abteilung lägen. Er betonte, daß ihm wirklich an der Lösung von Problemen und einem guten Kontakt untereinander gelegen sei und bemerkte, daß seine Stellung als Direktor der Abteilung es leider mit sich brächte, daß er vieles nicht mitbekomme (FN US 6. 2. 90).

Gespräche mit anderen Chefärzten machten mir immer wieder deutlich, daß diese Position trotz der Machtfülle häufig eine sehr Einsame ist, da Mitarbeiter Probleme und Wünsche nicht an den Direktor herantragen.

Während einer Mitarbeiter-Fortbildung, in der ich zum Thema „Behandlungserleben von Krebspatienten" referierte, äußerte der Direktor der Abteilung den Wunsch,

> daß nach einigen Monaten der Analyse auch eine direkte Hilfestellung durch Veränderungsvorschläge und Tips von unserer Seite kommen sollte (FN US 8. 6. 90).

Während einer weiteren Mitarbeiter-Fortbildung, in der die Fragebogenergebnisse zum Thema „Erwartungen an die Psychologen" dargestellt wurden, betonte er abermals,

> daß es ja nicht nur um eine Bestandsaufnahme ginge, sondern auch Dinge verändert werden sollten, wie zum Teil auch ja schon durch die eingeführte Gerätearztvisite bei jeder Erstbestrahlung geschehen sei (FN US 30. 11. 90).

Der Direktor der Abteilung machte immer wieder seinen Wunsch nach Handlungsorientiertheit und nach konkreten Veränderungsvorschlägen durch die psychosozialen Mitarbeiter für die Abteilung deutlich.

Wir vertraten am Anfang unseres Projektes die Auffassung, daß es unsere Aufgabe sei, Analysen zu machen, die Situation im Rahmen von Fortbildungen innerhalb der Abteilung darzustellen und es den Mitarbeitern zu überlassen, ob sie aus unseren Ergebnissen Konsequenzen ziehen wollten. Veränderungen, die in einer Abteilung getätigt würden, müßten in erster Linie von den dortigen Mitarbeitern vollzogen, gelebt und getragen werden.

Zukünftig wird sich zeigen, ob wir an diesen Reibungspunken nicht deutlicher Stellung beziehen sollten oder müssen. Allerdings stellt sich in diesem Zusammenhang auch ein Kompetenzproblem. So ist unser momentanes Wissen als klinische Psychologen auf dem Feld der Organisationspsychologie zu begrenzt.

6.1.5.6 Kooperationswünsche hinsichtlich psychoonkologischer Forschungsfragen

Von zwei Ärzten der Abteilung wurde ein Kooperationswunsch hinsichtlich „psychoonkologischer Forschung" an die Psychologen herangetragen. Es war der Wunsch nach einer möglichen „prospektiven Studie" bezüglich „palliativer Strahlentherapie und Lebensqualität", zum Beispiel bei Patienten mit Pankreas-Karzinomen, Speiseröhrenkrebs und Patienten mit Knochenmetastasen.

Beide bemängelten die Tatsache, daß bei Studien nur auf die Überlebensdauer geschaut werde:

> „Ein Patient hat vier Monate überlebt, hat davon aber die meiste Zeit im Krankenhaus verbracht. Das, was ein Arzt sieht und im Gespräch erfährt, ist nicht das, was der Patient denkt und empfindet".

Diese Einschätzung ist sehr realisitisch und wird durch Forschungsergebnisse untermauert (Yalom 1980).

Die Ärzte äußerten uns gegenüber ihr Anliegen, daß sie diesen Aspekt gerne beforscht hätten. Der anfängliche Eindruck, daß die Ärzte diesen „Aspekt der Forschung" gerne an uns delegiert hätten, wandelte sich im weiteren Verlauf des Gesprächs dahin, daß sie sich ein „Kooperationsprojekt in unserem Kooperationprojekt" wünschten (FN US 23. 2. 90).

Der Zeitpunkt dieses Kooperationswunsches war für uns leider zu früh, so daß wir sie auf später vertrösten mußten. Unsere Forschungskapazitäten waren durch die Mitarbeiterbefragung und die Feldnotizen-Dokumentation vollkommen ausgelastet. Im August 1992 erlebten wir eine erneute Anfrage von Ärzten der Abteilung für Strahlentherapie und nahmen den Faden auf, um ein psychoonkologisches Kooperationsprojekt in die Realität umzusetzen.

Grundsätzlich strebten wir die Integration von Mitarbeitern der Abteilung in psychologische oder psychoonkologische Aktivitäten an. So planten und entwickelten ein Arzt der Abteilung und ich gemeinsam eine Entspannungs- und Gesprächsgruppe für Patienten während der Strahlentherapie (FN US 7. 6. 90). Unsere Planungen und Erfahrungen sind im Kapitel 6.8.4 nachzulesen.

6.1.5.7 Weitere Erwartungen und Wünsche an die Psychologen

Zwei Ärzte der Abteilung suchten Unterstützung durch die Psychologen als Bündnispartner. Sie wollten eine Verbesserung der räumlichen Situation auf der Station erreichen. Zur Zeit unserer Arbeitsaufnahme in der Abteilung für Strahlentherapie gab es auf der Station kein ausschließliches Arztzimmer, da das dafür gedachte Zimmer gleichzeitig als Computerraum diente und von etlichen Mitarbeitern der Abteilung genutzt wurde (FN US 21. 2. 90). Der Wunsch war, eine gemeinsame Strategie zu entwickeln, wie das Zimmer wieder seinem ursprünglichen Zweck zugeführt werden könnte.

Wir befanden uns als Psychologen in einer ähnlichen Situation, da wir unser Zimmer auf Station mit den nachtdiensthabenden Ärzten teilen mußten (Kapitel 6.3).

Gemeinsame Gespräche und eine Klinikbegehung fanden mit der Klinikoberschwester statt. Zusammen wurde nach einer räumlichen Lösung gesucht, die schließlich auch gefunden wurde. Weiterhin ging es um die Situation des Aufenthaltsraumes für die Patienten auf der Station der Abteilung. Verbesserungsvorschläge wurden diskutiert, fanden allerdings zum damaligen Zeitpunkt keinen Niederschlag in der Realität (FN US 23. 2. 90).

Es gab auch Wünsche der Mitarbeiter der Abteilung nach Informationsvermittlung im Bereich Medizinische Psychologie, Psychiatrie und Netzwerk für Krebsbetroffene – Beratungsstellen, Nachsorge- und Rehabilitationskliniken – (FN US 5. 1. 90) und eigener Gesundheitsförderung. So fragte eine MTA nach einem guten Übungsheft zum selbständigen Erlernen des Autogenen Trainings (FN US 3. 8. 90) und ein Ingenieur erhielt auf Anfrage eine Musikcassette mit Entspannungsmusik (FN US 7. 8. 90).

6.1.6 Befürchtungen und Abwehrverhalten der Mitarbeiter gegenüber den Psychologen und dem Projekt

In der Zusammenarbeit mit den Mitarbeitern der Abteilung für Strahlentherapie begegnete uns folgendes:

- Vorurteile gegenüber Psychologen
- Berührungsängste aufgrund des Bildes, Psychologen brauche nur, wer psychisch krank sei

- der Gedanke an mögliche Konkurrenz zwischen Psychologen und ärztlichen Psychotherapeuten
- Angst vor Grenzüberschreitungen der Psychologen, indem sie die Mitarbeiter psychologisieren und analysieren
- Ängste vor Kontrolle im psychosozialen und fachlichen Bereich
- Ängste, daß das Annehmen psychologischer Unterstützungangebote als fachliche Inkompetenz gewertet werden könnte
- Sorge, daß durch die Arbeit der Psychologen Mehrarbeit entstehen würde.

Im Zusammenhang mit Befürchtungen der Mitarbeiter der Abteilung gegenüber den Psychologen begegneten uns auch *Stereotype und Vorurteile,* die oft ironisch, aber auch mit einem gewissen Hintersinn (vielleicht auch, um unsere Reaktionen darauf zu testen) ausgesprochen wurden.

Es ist davon auszugehen, daß das Maß an Ängsten und Vorurteilen größer ist, als es verbalisiert wurde. Im MTA-Mitarbeiterinterview äußerten etwa die Hälfte der MTAs (von 23) „Unsicherheiten und Zwiespältigkeiten gegenüber den Psychologen" (Donath, 1991, S. 122).

Ein Arzt beschrieb einen Psychologen,

> „der so aussah, wie man sich einen Psychologen allgemeinhin vorstellt: mit langem, wirrem, weißem Haar" (FN US 9. 4. 90).

Dieser so beschriebene Psychologe, der Ehemann einer Patientin, hatte den Verlauf des Aufklärungsgesprächs protokolliert, was den Arzt sehr befremdet und verunsichert hatte.

Ein anderer Arzt schilderte mir seinen Eindruck,

> daß Psychologen oft Psychologie studieren würden, um „mit eigenen Problemen besser fertig zu werden", daß Psychologen oft wenig „handfest" seien und in Gesprächen oft „ins Schwafeln" gerieten (FN US 1. 10. 90).

Er formulierte dies im Gegensatz zu seinem Eindruck von mir und zollte mir damit seine Anerkennung.

Ein weiterer Arzt schilderte seine Eindrücke aus einem familientherapeutischen Seminar mit Psychologen und Ärzten aus seiner Studienzeit, in denen sich Vorurteile und Befürchtungen mischten. Er beschrieb, daß zwischen den Berufsgruppen ein ziemliches Unverständnis geherrscht habe:

> „Die Psychos haben die Ärzte blöde gefunden, weil wenig theoretisches Wissen dagewesen ist; die Ärzte fanden die Psychos abgehoben – immer Lösungen parat, aber noch keinen Patienten gesehen"(FN MF 5. 2. 90).

Ein Arzt beschrieb die möglichen Berührungsängste von Patienten gegenüber Psychologen,

> weil Patienten „Psychologen und Klapse häufig in einen Topf werfen" (FN US 4. 7. 90)

und betonte seine Erfahrung, daß in den USA – im Gegensatz zu Deutschland – psychologische Hilfsangebote von Patienten sehr viel leichter angenommen werden würden.

In einem Fall sprach ein Arzt eine mögliche *Konkurrenz zwischen Psychologen und Ärzten* an. Seine Fragen bezogen sich deutlich auf die Kompetenz von Psychologen verglichen mit ärztlichen Psychotherapeuten. Die Tatsache, daß ich eine langjährige psychotherapeutische Ausbildung hinter mir hatte bzw. mich nach wie vor in psychotherapeutischer Weiterbildung befand, überraschte ihn (FN US 22. 2. 90).

Skepsis gegenüber den psychosozialen Mitarbeitern des Projektes und diffuse Ängste waren beim Pflegepersonal der Abteilung eher atmosphärisch zu spüren.

Eine Pflegekraft sprach

> die Skepsis der anderen Mitarbeiter gegenüber unserem Projekt an, äußerte aber gleichzeitig ihre Einschätzung, daß wir mit der Zeit gut angenommen werden würden (FN MF 2. 5. 90).

Eine andere Pflegekraft fragte mich:

> „Haben sie Frau X. schon psychologisch auseinandergenommen?" (FN US 7. 2. 90).

Eine Pflegekraft sagte mir zu Beginn des Projektes:

> „Hoffentlich treten sie mir psychologisch nicht zu nahe. Nachher kommt 'was 'raus, was ich gar nicht wissen will!" (FN US 3. 1. 90).

Es schwang die Angst vor dem *„Röntgenblick"* der Psychologen mit, dem Vorurteil und der Befürchtung, daß Psychologen „bis auf den Grund der Seele ihrer Mitmenschen schauen können, sie durchschauen können".

Ängste der Mitarbeiter wurden deutlich, daß „etwas passieren könnte", was sich ihrer Kontrolle entziehe.

Auch eine MTA befürchtete in einem Mitarbeiterinterview *Grenzüberschreitungen* der Psychologen:

> „Weil dieses ewige Hinterfragen ... (kleine Pause), weil es ist immer so dieses ewige, dieses ja immer so dieses Hintergründige, ne, also alles so auseinandernehmen, und das geht mir natürlich auf die Nerven. Und ich denke, daß es vielen Leuten so geht. Weil man sich da auch irgendwo selber gar nicht so mit auseinandersetzen möchte. Unbewußt, glaube ich."

Daneben gab es Ängste vor dem *„Sendungsbewußtsein"* von Psychologen, in dem Sinne, die Klinikmitarbeiter missionieren zu wollen (Donath 1991, S. 123).

Auch *Ängste vor Kontrolle* wurden deutlich:

So beklagte eine Pflegekraft,

> daß sie im Beisein der Psychologin nicht „ungestört meckern" könne (FN US 15. 1. 90).

Eine MTA hatte angesichts der angekündigten Mitarbeiterbefragung die Befürchtung,

> „psychosozial ausgehorcht zu werden" (FN US 15. 1. 90).

Zwei MTAs äußerten im Mitarbeiterinview ihre Befürchtungen,

> daß die Psychologen dazu daseien, „ihnen auf die Finger zu gucken, sich in ihre Arbeit einzumischen und sie zu kritisieren, wenn sie auch mal Unmut über Patienten laut werden lassen" (Donath, 1991, S. 124).

Entsprechend der Ankündigung im Projektantrag wurden zu Beginn der Kooperation zwischen der Abteilung für Strahlentherapie und unserem Projekt zwei Befragungen durchgeführt: eine Mitarbeiterbefragung (Kapitel 5.7) und eine Patientenbefragung (Kapitel 5.6).

Aus methodischen Gründen hatten wir zunächst geplant, die Patientenbefragung als erste durchzuführen. Die Patienten sollten u.a. zu möglichen Wünschen nach psychologischer Beratung befragt werden, und zwar noch bevor die Psychologen des Teams konkrete Angebote für die Abteilung umsetzen konnten. Ein Interviewleitfaden für eine offene Befragungsphase sowie ein Fragebogen waren bereits vor dem Beginn der Projektlaufzeit entwickelt worden.

Erste Kontakte der Doktorandin, die die Befragung der stationären Patienten durchführen sollte, führten jedoch zu Irritationen.

Einige Pflegekräfte hatten die Befürchtung,

> daß Patienten über das Pflegepersonal „ausgehorcht" werden sollten (FN US 15. 1. 90).

Wir stellten die Patientenbefragung aus diesem Grund zurück und fuhren mit der Mitarbeiterbefragung fort. Mit dieser Entscheidung war gewährleistet, daß in der Anfangsphase der Perspektive des Strahlentherapiepersonals durch die Mitarbeiterbefragung Vorrang gegeben und weiteren Ängsten vor Kontrolle und Überprüfung kein Vorschub geleistet wurde.

Bei den Physikern und Technikern der Abteilung gab es nach der Verteilung unserer Mitarbeiter-Fragebögen Irritationen. Ein Mitarbeiter äußerte die Befürchtung und die Frage:

> „Was ist denn die Konsequenz der Daten? Wird vielleicht festgestellt, daß diese oder jene Mitarbeiter nicht in die Abteilung passen?" (FN US 11. 7. 90).

Wichtig war an diesem Punkt, deutlich zu machen, daß die Intention unserer Befragung sei, die Meinungen und Sichtweisen der professionell in der Abteilung Tätigen kennenzulernen, um Hilfe bei der Konzeptbildung unseres Projektes zu erhalten.

Zwei nichtmedizinische Mitarbeiter distanzierten sich angesichts der Einladung zu einem Mitarbeiterinterview mit der Begründung, daß sie

> eine „psychologische Beratung" nicht nötig hätten; sie hätten nur mit Papier zu tun und nicht mit Patienten (FN MF 18. 4. 90).

In unseren Mitarbeiterinterviews befragten wir auch die Mitarbeiterin einer anderen Klinik, die Patienten der Abteilung mitbetreute, nach möglichen Unterstützungswünschen. Ihre Reaktion:

> „Ich komme schon zurecht, habe keine Hilfe nötig" (FN MF 9. 5. 90).

Während unserer Fortbildungsangebote für das Pflegepersonal und die MTAs im Rahmen der „Innerbetrieblichen Fortbildung", die allen Pflegekräften und MTAs des Universitätskrankenhauses offenstand, wurde immer wieder deutlich,

> daß „Hilfesuchen bei psychologischen Fachkräften" von Kollegen als „Schwäche" oder gar als „Zugeständnis von Inkompetenz" ausgelegt wurde, im Sinne: „Supervison? – Haben sie das nötig?".

Es gab auch die allgemeine Befürchtung vor Mehrbelastung durch unser Projekt: Gleichzeitig mit unserem Projektbeginn wurde auf der Station ein neues Dokumentationssystem eingeführt.

Diese zusätzliche Belastung veranlaßte eine Pflegekraft zu der Aussage, daß der Zeitpunkt für den Beginn des Projekts falsch sei (FN US 15. 1. 90).

Eine Sozialarbeiterin, die die Station der Abteilung für Strahlentherapie betreute, fragte uns nach unseren Aufgaben und Zielen und äußerte die Befürchtung,

> daß sie durch uns mehr Arbeit haben würde. Sie hatte sich in der Erfahrung mit einem anderen psychologischen Forschungsprojekt „als Schreibkraft mißbraucht gefühlt" (FN MF 23. 1. 90).

Ergebnisse der Mitarbeiterbefragung

In unserer Mitarbeiterbefragung stellten wir die Aussage:

> Bei der Zusammenarbeit mit Psychologen befürchte ich, daß sie den Ärzten und Schwestern den Teil ihrer Arbeit fortnehmen, der in menschlicher Zuwendung besteht,

zur Beurteilung

	Gesamt	Ä	P	M	S
trifft voll zu	2	–	2	–	–
trifft etwas zu	2	–	1	1	–
unentschieden	–	–	–	–	–
trifft weniger zu	14	3	1	7	3
trifft überhaupt nicht zu	30	9	6	10	5
keine Angaben	2	–	–	–	2
Gesamt	50	12	10	18	10

Unsere Sorge, daß die Aussagen einer Pflegekraft und einer MTA, durch die Psychologen auf das Niveau eines „Handlangers" reduziert zu werden (Donath 1991), in der Fragebogenerhebung untermauert werden könnte, bestätigte sich nicht.

Nur zwei Pflegekräfte meinten, daß diese Aussage „voll", eine Pflegekraft, daß dies „etwas" zutreffen würde.

Im Gegensatz dazu vertraten alle Ärzte (12); 7 Pflegekräfte (von 10) und 17 MTAs (von 18) die Meinung, daß diese Aussage „weniger" bzw. „überhaupt nicht" zutreffe.

6.1.7 Vorwürfe der Klinikmitarbeiter gegenüber den Psychologen und die Konsequenz aus den Vorwürfen

Als Kritik an den Psychologen tauchten zwei Vorwürfe auf:

mangelnde Präsenz in der Abteilung und mangelnde Rückmeldung über die Betreuung von Patienten.

Die *Vorwürfe der mangelnden Präsenz* lassen sich unterscheiden in Klagen über tatsächlich häufige krankheitsbedingte Abwesenheit des für die Station zuständigen Psychologen (FN US 26. 11. 90) und Klagen über die Nichtanwesenheit der Psychologin auf Station nach ihrem Wechsel in den ambulanten Bereich der Abteilung für Strahlentherapie.

So hörte ich in der Anfangszeit dieser Umstellung immer wieder Bemerkungen vom Pflegepersonal , wie:

> „Sie machen sich ja ziemlich rar!" (FN US 13. 6. 90).

Immer wieder mußte ich darauf hinweisen, wer für die Station und wer für die Ambulanz zuständig sei.

Neben den Vorwürfen, die sich auf tatsächliche Abwesenheit bezogen, gab es immer wieder auch Vorwürfe, die schwer nachvollziehbar waren, beispielsweise:

> „Ich habe ihren Kollegen ja seit Tagen nicht gesehen!"

obgleich er zu dem Zeitpunkt in der Klinik präsent war.

Eine derart strikte Trennung stationärer und ambulanter Versorgung war konzeptionell nicht geplant. Der Kollege, der schwerpunktmäßig für die stationäre Betreuung der Patienten zuständig war, zeigte sich im Verlauf der Zeit im Team wenig kooperationsbereit. Dies führte zu heftigen Spannungen, die die Trennung der Arbeitsbereiche erforderlich machte. Nach dem Ausscheiden des Psychologen und der Einstellung des Psychologen F. Schulz-Kindermann ist die Situation wieder entspannt, und es herrscht ein kooperativer Arbeitsstil zwischen Station und ambulantem Bereich.

Die Spaltung unserer Arbeit in betreuende Tätigkeiten mit gleichzeitiger „teilnehmender Beobachtung" in der Klinik und der Dokumentation der Gespräche und Beobachtungen am Computer in unserer Beratungsstelle tat ein übriges zu dem Eindruck der mangelnden Präsenz: die Psychologen als „Wanderer zwischen den Welten" oft nicht greifbar.

Da wir in der Klinik kein eigenes Zimmer zur Verfügung hatten und deshalb dort keinen Computer installieren konnten, um ungestört Forschung zu betreiben, mußten wir die Klinik jedes Mal verlassen, um der Dokumentation der „teilnehmenden Beobachtung" Rechnung zu tragen.

In der Anfangszeit unseres Projektes hörte ich zum Beispiel gegen 14.00 Uhr, wenn ich die Klinik verließ, um Feldnotizen zu schreiben oder auch um Gespräche mit Patienten und Angehörigen zu führen, die Worte: „Schönen Feierabend!"

Anfangs reagierte ich empfindlich und ärgerte mich, später konnte ich gelassener mit solchen Bemerkungen umgehen.

Während ich den Vorwurf der mangelnden Präsenz oft nachvollziehen konnte, traf mich der *Vorwurf der mangelnden Transparenz* von seiten der Klinikmitarbeiter unerwartet angesichts meiner Bemühungen auf diesem Sektor während einer Freitagsfortbildung zum Thema „Erwartungen an die Psychologen" (FN US 30. 11. 90).

Der Vorwurf lautete, die Psychologen gäben zu wenig Rückmeldung über ihre Arbeit.

Die Kritik fiel auf den Boden vorangegangener Präsentationen von Ergebnissen der Mitarbeiterbefragung. Die Veranstaltung wurde vom Direktor der Abteilung mit den Worten eingeleitet:

> „Nachdem die Psychologen die Klinik durchleuchtet haben und zum Teil ja auch peinliche Sachen herausgekommen sind, ist es nun an der Zeit, den Psychologen Fragen zu stellen" (FN US 30. 11. 90).

Für mein persönliches Gefühl hatten wir weniger „Peinliches" als vielmehr „Menschliches" entdeckt. In der obigen Bemerkung steckt allerdings auch die Frage: „Was tun die Psychologen eigentlich?"

Nach Sichtung und Beurteilung meiner Feldnotizen zum Thema „Stellenwert der Transparenz in der psychosozialen Arbeit“ wurde deutlich, daß meine Rückmeldungen über Patientengespräche und Fortbildungsaktivitäten in der Regel im Zweierkontakt stattgefunden hatten.

Der Wunsch der Mitarbeiter ging eher in die Richtung nach einer stärker institutionalisierten Form der Rückmeldung, gewünscht wurden z.B. regelmäßige Fallbesprechungen in der Freitagsfortbildung und eine Berichterstattung über Patientenkontakte in der Frühbesprechung (FN US 30. 11. 90).

In einem Gespräch mit dem Abteilungsdirektor vertrat ich die Auffassung,

> daß eine Berichterstattung von mir über ambulante und Nachsorgepatienten den Rahmen der Frühbesprechung, in der dichtgedrängt über stationäre Patienten, neu aufgeklärte und neu bestrahlte Patienten sowie Neueinstellungen von bereits bestrahlten Patienten berichtet wird und die gleichzeitig der Fortbildung dient, absolut sprengen würde. Ich würde es nicht für sinnvoll halten, unter diesem Druck und dem „unruhigen Fußscharren der Ärzte“ über Patienten zu sprechen.
> Der Direktor der Abteilung konnte dieses nicht nachvollziehen und meinte, daß dafür Zeit sein müsse, und daß diese Thematik genauso wichtig sei, als wenn neue Metastasen auftauchen würden (FN US 30. 11. 790).

Abgesehen von dem tatsächlichen Zeitdruck, der in der Frühbesprechung oft spürbar war, spürte ich aber auch eine Abwehr in mir. Erst später wurde mir deutlich, weshalb ich mich wehrte, regelmäßig von den von mir betreuten Nachsorgepatienten zu berichten.

Zu mir kamen die Patienten, die mit ihrer Erkrankung und oft auch Wiedererkrankung nicht zurechtkamen, Patienten, denen es psychisch wie physisch häufig sehr schlecht ging und die unter Nebenwirkungen und Spätfolgen der Strahlenbehandlung litten.

Ich hatte die Befürchtung, daß die Präsentation dieser Auswahl von Patienten und die damit oft verbundenen „Horrorgeschichten“ Abwehr bei den Klinikmitarbeitern erzeugen würde. Ich wollte meinen Schwerpunkt in der Berichterstattung über Patienten nicht auf das Problem „negative Konsequenzen der Strahlentherapie“ reduzieren.

Ich berichtete auch dem Direktor der Abteilung von meinen Befürchtungen, der jedoch nur ganz pragmatisch meinte, daß die Ärzte des Teams dann eben lernen müßten, damit umzugehen (FN US 30. 11. 90).

Konsequenz aus den Vorwürfen

Als sofortige Konsequenz aus den Vorwürfen, die in der Mitarbeiterfortbildung geäußert worden waren, bat ich die leitende MTA, einen Termin für ein Treffen mit den MTAs zu koordinieren. Inhalt sollten eine Berichterstattung meinerseits und ein Erfahrungsaustausch über die Kontaktaufnahme und -vermittlung zu Patienten und über Rückmeldemöglichkeiten sein (FN US 3. 12. 1990).

Die Zusammenkunft mit den MTAs fand im Dezember 1990 statt. Die Veranstaltung war gut besucht, und es herrschte eine interessierte Atmosphäre.

Im Kreise der Ärzte sprach ich im Rahmen einer Frühbesprechung über die Erfahrungen zum oben genannten Themenbereich (FN US 5. 12. 90).

Während beider Treffen referierte ich über unsere computergestützte Patientendokumentation und erste Ergebnisse unserer Datenerhebung, so u.a. über die Zuweisungsgründe der Mitarbeiter der Abteilung.

Bei den Ärzten registrierte ich großes Interesse an unserer Patientendokumentation (FN US 5. 12. 90) und erfuhr Anerkennung.

Auf die Bemerkung hin:

> „Jetzt verstehen wir, warum die Psychologen in ihrem Studium soviel Statistik haben" (FN US 5. 12. 90),

machte ich allerdings deutlich, daß unser Forschungsansatz weniger auf Statistik als auf „dichten Beschreibungen" (Feldnotizen) beruhte.

In beiden Gruppen verwies ich darauf, daß ich auf die Zuweisung von Patienten durch die Ärzte und MTAs angewiesen sei, damit sich der Schwerpunkt meiner Arbeit mit Patienten nicht auf Nachsorgepatienten, die sich von sich aus an die Beratungsstelle wenden, legen würde. Ich machte somit deutlich, daß es auch in ihrer Hand läge, wie sich die zukünftige psychosoziale Arbeit im ambulanten Bereich der Abteilung für Strahlentherapie entwickeln würde (FN US 5. 12. 90).

Weiterhin stellte ich in Aussicht, daß ein von uns neu eingesetztes Programm (4th Dimension) zukünftig erlauben würde, die Gesprächsprotokolle der Patienten themenzentriert auszuwerten, so daß dann endsprechend themenzentrierte, patientenorientierte und auch klinikspezifische Analysen und Fortbildungen möglich seien.

Ein Beispiel einer themenzentrierten Analyse bezog sich auf Patienten, die im Hals-, Nasen- und Ohrenbereich bestrahlt wurden: Viele dieser Patienten hatten sich im Gespräch darüber beklagt, daß ihnen zwar während des Aufklärungsgesprächs erzählt worden war, daß sie mit Geschmacks- und Speichelverlust zu rechnen hätten, hatten sich beim Eintreten dieser Behandlungsfolgen allerdings „alleingelassen" gefühlt.

Als Konsequenz entwarf ich in Zusammenarbeit mit unserer Sekretärin, die Informationen von Ernährungsberatern einholte, und Ärzten der Abteilung ein Informationsblatt mit konkreten Tips und Ernährungsvorschlägen, die seitdem von den Ärzten an die Patienten weitergegeben werden.

6.1.8 Meinungen der Klinikmitarbeiter zum Projektbeginn

Basis der eher positiven Haltung der Klinikmitarbeiter war die Einstellung des Direktors der Abteilung, der immer wieder deutlichmachte, daß er die psychosozialen Mitarbeiter ausdrücklich in seiner Abteilung wollte und uns alle Türen seiner Abteilung öffnete. Diese Haltung hatte eine Signalwirkung (vielleicht aber auch eine „Befehls"-Wirkung) für die Mitarbeiter der Abteilung (FN US 11. 4. 90).

Obwohl wir das Gefühl hatten, daß man uns zum Beispiel bei den MTAs im Grunde wohlgesonnen war (FN US 14. 3. 90), gab es natürlich auch Kritik und Zweifel bei dieser Berufsgruppe gegenüber der Integration von Psychologen in die Abteilung.

Zum Teil hing dies auch damit zusammen, daß in den ersten Monaten des Projekts aufgrund der Konzentration auf den stationären Bereich und die Forschungsaufgaben im ambulanten Bereich kaum etwas von den Psychologen spürbar war, so daß in der MTA-Befragung geäußert wurde,

> daß nach vier Monaten für sie noch nichts sichtbar sein würde, immer noch würde nach einem Konzept gesucht; es würde der praktische Ansatz fehlen (Donath 1991, S. 126).

Auch allgemeinere Zweifel, Ungeduld und negative Erwartungen wurden geäußert:

> „Die Neuen müssen natürlich immer sehr rührig sein, das ist ja klar. Die müssen ja erst mal ihre Pflänzchen begießen, bis sie blühen ... Ja, das sehe ich so als das Problem an, ne, daß die Blüte nicht aufgeht" (Donath 1991, S. 126).
> „Eigentlich bin ich erst mal für alles offen und empfänglich. Und nach einer Zeit bilde ich mir dann halt mein Urteil. Dann ist es leider so, daß bei mir auch die Flappe fallen kann ... Ich habe die Befürchtung, daß es eben auch vielleicht so jetzt mit diesem Projekt eben kommt, und da muß was getan werden" (Donath 1991, S. 127).

Eine MTA sprach eine Stimmung an, die auch bei den Pflegekräften der Abteilung zu Beginn des Projektes zu spüren war, nämlich,

> daß sie es im Grunde gut fand, daß Psychologen im Hause seien, sich aber gleichzeitig auch Gedanken darüber machte, was nach Beendigung des Projektes (nach fünf Jahren) sei (Donath 1991, S. 127).

Hier schwingt das Gefühl mit, möglicherweise „Versuchsobjekt" zu sein. Diese Situation und die dadurch ausgelösten Gefühle spielen wohl in jedem Forschungsprojekt eine nicht unwesentliche Rolle.

Beim Pflegepersonal war sowohl Skepsis als auch Zuversicht spürbar, daß das Projekt mit der Zeit gut angenommen werden würde (FN MF 2. 5. 90).

Ein Arzt motivierte uns, im Rahmen unserer Mitarbeiterfortbildung offen mit den Ergebnissen unserer Mitarbeiterbefragung umzugehen und prophezeite uns zwei mögliche Verläufe für unser Projekt, wenn wir die Dinge so ansprechen würden, wie sie seien:

> „Entweder wird es stillschweigend hingegenommen und die Dinge ändern sich, oder ihr fliegt raus!" (FN US 20. 2. 90).

Die Möglichkeit, daß man uns stillschweigend zuhören und daß sich nichts ändern würde, sah er nicht.

Ein weiterer interessanter Aspekt bezüglich der Meinungen der Klinikmitarbeiter zu unserem Projekt betrifft die Erfahrungen mit der „Innen- und Außendarstellung".

Während wir intern immer wieder bei einigen Mitarbeitern auf Kritik, Skepsis oder Schweigen trafen, mußten wir feststellen, daß dieselben Menschen in der Außendarstellung einen „Schulterschluß" mit uns taten, indem sie mit unserer Existenz um Pflegekräfte für die Station warben (FN MF 2. 5. 90) oder gegenüber Mitarbeitern anderer Kliniken deutlich verlauten ließen,

> „daß die Arbeit der Psychologen wichtig ist ...und vieles sehr gut läuft" (FN US 1. 12. 90).

6.1.9 Der Stellenwert der Transparenz in der Zusammenarbeit zwischen Psychologen und Mitarbeitern der Abteilung

Für die Akzeptanz psychosozialer Arbeit und Forschung sowie für das notwendige Vertrauen zwischen Klinikpersonal und Psychologin in der gemeinsamen Betreuung von Patienten hat sich das Bemühen um Transparenz als ein wichtiger Faktor erwiesen.

Transparenz kann geschaffen werden durch:
- Darstellung der psychologischen Arbeit mit Krebspatienten und deren Angehörigen
- Abbau von Berührungsängsten gegenüber psychosozialen Angeboten
- Darstellung unserer Patientendokumentation und Mitarbeiterbefragung und deren Ergebnisse, um Mißtrauen entgegenzuwirken bzw. abzubauen
- Informationen über strukturelle Veränderungen und Präsenz der Psychologen in der Klinik
- Rückmeldung über Patientengespräche mit zuweisenden Ärzten, MTAs und Pflegepersonal
- Darstellung der Netzwerkaktivitäten.

Bei dem Begriff der Transparenz geht es in erster Linie um die *Darstellung der psychosozialen Arbeit mit Patienten und Angehörigen, aber auch um die Darstellung der Netzwerk- und Fortbildungsaktivitäten* gegenüber den Mitarbeitern der Klinik. Es geht darum, transparent zu machen, was denn „die Psychos eigentlich so tun".

Ein *Mitarbeiterseminar*, das von mir zu diesem Zweck angeboten worden war (4 Termine à 75 Minuten: Darstellung meiner Arbeit mit gleichzeitigem Entspannungsangebot für die Mitarbeiter), fand nicht die von mir gewünschte Resonanz (FN US 1. 8. 90). Die Planung und die Erfahrungen mit diesem Angebot sind im Kapitel 6.8.3 nachzulesen. Die Teilnahme von zwei MTAs der Abteilung an einer *Fortbildungsveranstaltung*, die wir im Rahmen der „Innerbetrieblichen Fortbildung" des Universitätskrankenhauses durchführten (Kapitel 6.8.5), erfüllte ebenfalls diesen Sinn.

Ein Arzt erzählte mir nach Abschluß des ersten Wochenseminars im April 1990,

> daß die beiden teilnehmenden MTAs unabhängig voneinander ganz begeistert von unserem Seminar erzählt hätten (FN US 30. 5. 90).

Immer wieder ging es auch darum, durch mehr Transparenz *Berührungsängste gegenüber psychosozialen Angeboten abzubauen.*

So wurde ich zum Beispiel von Pflegekräften der Station gefragt,

> „Was ist denn nun eigentlich Supervision?" (FN US 6. 4. 90).

Ich erklärte diesen Begriff, der neben Neugier auch Skepsis ausgelöst hatte, an je einem Beispiel von Fallsupervision und Teamsupervision und erzählte, daß wir als psychosoziales Team auch von einem externen Psychologen supervidiert würden.

Auch bei unserer *Patienten-Dokumentation* bemühten wir uns um Transparenz, um Mißtrauen entgegenzuwirken bzw. vorzubeugen.

> Ich gab dem Pflegepersonal Einblick in unseren Dokumentationsbogen für Patientendaten und erläuterte Sinn und Zweck der Datenerhebung. Ich stellte dar, warum eine Gesprächsdokumentation von Gesprächen mit Patienten und Angehörigen in der psychosozialen Arbeit sinnvoll sei; als weiteren Zweck nannte ich die Dokumentation des Bedarfs an psychosozialer Unterstützung, um auf eine Planstelle hinzuwirken, die unser Projekt dann auch überdauern würde.

Vor allem das letzte Argument überzeugte und wurde als „wichtig" und „gut" bewertet (FN US 6. 4. 90).

Besonders wichtig war uns die Transparenz im Rahmen unserer *Mitarbeiterbefragung*, um Ängsten vor Kontrolle durch die psychosozialen Mitarbeiter oder Mißbrauch der Daten zuvorzukommen oder zumindest entgegenwirken zu können.

Mit den Mitarbeitern wurde über die beste Art, die Ergebnisse im Rahmen der Abteilung zu präsentieren, gesprochen (FN US 27. 7. 90). Ergebnis war, daß ausgewählte Ergebnisse im Rahmen der Mitarbeiter-Fortbildung referiert und gemeinsam diskutiert wurden. Einige Ergebnisse boten die Basis für Veränderungen innerhalb der Abteilung (Kapitel 6.8.2).

Der erste *Projekt-Bericht*, der an unsere externen Projekt-Berater adressiert war, wurde vom Direktor der Abteilung an die Oberärzte und interessierte Ärzte der Abteilung weitergegeben (FN US 14. 8. 90). Gerade angesichts unseres Forschungsansatzes „Dokumentation mit Hilfe von Feldnotizen" und dem damit verbundenen notwendigen Vertrauensvorschuß war uns daran gelegen, deutlich zu machen, daß nichts, was über die Abteilung erforscht oder geschrieben wurde, „aus dem Haus ging", ohne daß es von Abteilungsmitarbeitern gelesen würde.

Angesichts der in unserem Team gefällten Entscheidung, die Zuständigkeit der Psychologen im stationären und ambulanten Bereich deutlicher zu trennen, war es besonders wichtig, die Mitarbeiter der Abteilung offiziell darüber zu informieren (FN US 6. 6. 90), ferner auch immer wieder im Gespräch darauf hinzuweisen und darüber zu informieren, wann wir in der Abteilung präsent und wie wir ansonsten zu erreichen seien (FN US 4. 9. 90).

Den größten Stellenwert in dem Bemühen um Transparenz der psychosozialen Arbeit mit stationären und ambulanten Patienten und Angehörigen, sowie Nachsorgepatienten der Abteilung hatte die *Rückmeldung über Patientengespräche* mit Ärzten, MTAs, und Pflegepersonal, die uns diese Patienten und Angehörigen zugewiesen hatten.

Zwei „Transparenzbeispiele":

> Während eines Gesprächs im Warteraum der Abteilung mit einer relativ gefaßt wirkenden Patientin fragte ich sie, wie es ihr unter dem Behandlungsgerät ergehe. Unvermittelt platzte es aus ihr heraus. Sie erzählte von ihrer Angst an diesem Vormittag. Die Angst hatte sich panikartig gesteigert und dazu geführt, daß sie den Bestrahlungstermin absagen wollte. Ihr Mann hatte sie schließlich überredet, doch zur Bestrahlung zu gehen.
>
> Sie erzählte, daß sie sich bislang krampfartig zusammengenommen habe, bis es nicht mehr ging. Grund dieser Angst war unter anderem das Gefühl, während der Behandlung vollkommen allein und isoliert zu sein.

Ich erzählte ihr, daß sie jede Sekunde über einen Monitor überwacht sei und daß auf Handzeichen das Bestrahlungsgerät sofort abgestellt werde und „nullkommanichts jemand bei ihr sei".
Sie war ganz fassungslos angesichts dieser Aussage, wußte nichts davon, daß sie gesehen werden konnte, nicht absolut isoliert war.
Diese Erfahrung zeigte sich immer wieder: Einige Patienten sind während der Erstbestrahlung so angsterfüllt, daß sie die Hinweise der MTAs gar nicht aufnehmen können.
In Absprache mit einer MTA sorgte ich dafür, daß der Bestrahlungsvorgang und die Möglichkeit der Kontaktaufnahme während der Bestrahlung durch Handzeichen noch einmal durch die MTA erläutert wurde.
Die MTA sagte mir später, daß die Patientin ihr erzählt habe, daß ihr das Gespräch mit mir sehr gut getan habe. Die MTA äußerte sich mir gegenüber etwas hilflos, „weil man Patienten die Angst oder gar Panik oft nicht ansieht."
Ich plädierte dafür, ganz gleich ob Angst sichtbar sei oder nicht, öfter einmal einfließen zu lassen, daß „alles unter Kontrolle", der Patient auch während der Bestrahlung sichtbar und wahrnehmbar sei (FN US 26. 6. 90).

Zwei MTAs berichteten mir,

daß eine Patientin mit einem Mundhöhlenkarzinom während ihrer dritten Bestrahlung massive Schmerzen empfunden habe. Sie hatte gesagt: „Ich könnte schreien!" Die MTAs vertraten die Auffassung, daß das „psychischen Ursprungs" sein müsse, da es keine Bestrahlungsfolge sein könnte.
Ich versprach, mich darum zu kümmern und suchte als erstes den zuständigen Arzt auf. Dieser erklärte mir, daß die Patientin aufgrund des Mundhöhlenkarzinoms und der Invasion des Nervens große Schmerzen habe, was zur Zeit ein Problem der Schmerzmedikation sei, wobei sie zur Zeit alles tun würden, um das in den Griff zu bekommen. Ich unterrichtete die MTAs über das Gespräch mit dem Arzt (FN US 11. 7. 90).

Neben den persönlichen Rückmeldungen von mir an Klinikmitarbeiter erzählten mir umgekehrt auch Klinikmitarbeiter, daß die Patienten manchmal gegenüber den Ärzten und MTAs Feed-back über ihre Begegnungen und Gespräche mit der Psychologin gaben, was der Transparenz sehr dienlich war.

So erzählte z.B. ein Nachsorgearzt,

daß eine Patientin geäußert habe, daß ihr die Gespräche mit mir sehr gutgetan hätten (FN US 16. 11. 90).

Die Mitarbeiter der Abteilung beobachteten meine Arbeit mit Patientinnen und meine Rolle als „Vermittlerin" zwischen Patienten und Ärzten/MTAs und bewerteten sie natürlich auch.

Ein anderer Arzt erzählte mir,

daß meine Begleitung eines angstvollen Patienten bei der Erstbestrahlung bei den MTAs sehr gut angekommen sei (FN US 4. 7. 90).

Eine MTA meinte,

daß ein Patient nach einem Gespräch mit mir während der Bestrahlung deutlich gelöster gewesen sei (FN US 12. 10. 90).

Zwei Ärzte sagten mir,

daß ihnen mein Arbeitsstil, die Art der Weitergabe von Information und Rückmeldung sehr gefalle (FN US 30. 11. 90).

Ich bemühte mich im Dreierkontakt immer um ein Höchstmaß an Transparenz und Schutz der Patienten und versuchte, mir im Gespräch mit Klinikmitarbeitern gleichzeitig vorzustellen, der Patient stände neben mir und ich wäre seine Sprecherin.

Die Wichtigkeit der Transparenz im Umgang mit Patienten und in der Zusammenarbeit zwischen Psychologen und MTAs wurde auch in der MTA-Befragung deutlich.

Eine Aufforderung von fünf MTAs an die Psychologen war, daß sie „voll in die Klinik integriert sein müßten und ihre Arbeit in der Abteilung transparent machen müßten, damit die Angst oder auch das Mißtrauen vor ihnen nicht nur reduziert, sondern möglichst zum Verschwinden gebracht werden könne" (Donath 1991, S. 117).

> Ich denke auch, wir müßten auch da, also es würde damit anfangen, daß wir ja unsere Scheu vor Psychologen an sich überwinden, damit wir das auch wirklich glaubhaft dem Patienten sagen können: Da gibt es denn auch noch einen Psychologen, da können sie hingehen ... (kleine Pause) ... Also, es müßte doch im Kopf so sein, daß die Psychologen ein notwendiger Teil dieser Einrichtung sind. Und wir müßten eben auch soviel wissen, daß wir den Patienten ein bißchen erzählen könnten darüber. Und dann nicht irgend so'n Blödsinn, das, was wir hier so denken, was Psychologen so sind, daß sie einem nur den Kopf verdrehen und sowas – ich habe schon dolle Sachen gehört -, sondern wichtig wäre bestimmt, daß wir das Gefühl haben: Sie gehören dazu" (Donath 1991, S. 117).

Im folgenden Zitat eines MTA-Interviews wird die „abwartende Haltung" des sich Einlassens auf die Psychologen besonders deutlich:

> „Wenn wir sehen, daß es den Patienten was bringt, das würde uns auch schon wieder was bringen, daß wir sagen, die sind zu was nutze ... Dann, wenn man merkt, daß den Patienten geholfen werden kann, daß es den Patienten was bringt, daß man dann auch seine Hemmschwelle überwindet, und wenn man wirklich mal ein unlösbares Problem hat, hingehen kann" (Donath 1991, S. 122).

In der MTA-Befragung schwang die Sorge vor „mangelndem Informationsfluß" und vor „mangelnder Kooperation" in der Zusammenarbeit mit Psychologen mit, wie er auch häufig in der Zusammenarbeit mit den Ärzten beklagt wurde (Donath 1991).

Ein weiterer Punkt des Bemühens um Transparenz ist die Darstellung unserer Außenaktivitäten, unseres Anspruchs, uns nicht nur um Patienten und Angehörige während ihrer Behandlungsphase zu kümmern, sondern auch fördernd im Netzwerkbereich der Unterstützungsmöglichkeiten für krebsbetroffene Menschen tätig zu sein.

Hierbei ging es um die Darstellung unserer Fortbildungsaktivitäten für Pflegepersonal und MTAs des Universitätskrankenhauses und für Selbsthilfegruppen in Hamburg (FN US 18. 6. 90) sowie um die Mitarbeit in psychoonkologischen Arbeitsgemeinschaften innerhalb und außerhalb Hamburgs (FN US 6. 6. 90).

Das Bemühen darum, zu zeigen, was in der psychologischen Betreuung von Patienten geschieht, scheint notwendig zu sein, um das Vertrauen zu fördern, sich selbst auf eine Zusammenarbeit mit den psychosozialen Mitarbeitern einzulassen oder sie vielleicht auch einmal wegen persönlicher Probleme anzusprechen.

Zum Stellenwert der Transparenz in der Zusammenarbeit zwischen Psychologen und Klinikmitarbeitern ist abschließend zu sagen: Je größer die Transparenz, desto größer die Akzeptanz und die Qualität der Zusammenarbeit.

6.2 Psychosoziale Betreuung von Patienten der Abteilung für Strahlentherapie

Innerhalb des Zeitraums Januar 1990 bis Februar 1991 habe ich das Krankheits- und Therapieerleben von insgesamt 73 Krebspatienten mit Hilfe von Gesprächsprotokollen dokumentiert (Kapitel 5.5). Die folgenden Kapitel beschreiben

- die Kontaktaufnahme zu Patienten
- das Zuweisungsverhalten des Klinikpersonals
- statistische Daten über die betreuten Patienten und die Gespräche
- Zuweisungsgründe für die Kontaktaufnahme der Patienten
- Betreuungsangebote für Krebspatienten
- Erfahrungen und Probleme bei der Kontaktaufnahme und -vermittlung von Patienten
- Betreuungsformen und -verläufe bei Strahlentherapiepatienten
- zwei exemplarische Fallbeschreibungen.

6.2.1 Kontaktaufnahme zu Patienten

In der Abteilung für Strahlentherapie wurden täglich etwa 150 Patienten ambulant bestrahlt. Die Kontakte zwischen mir und den Patienten wurden im wesentlichen durch die Ärzte vermittelt. Neben Gesprächen, die ich in der Beratungsstelle mit Patienten und Angehörigen führte, war ich im ersten Projektjahr täglich einige Stunden in der Abteilung präsent, nahm an Frühbesprechungen teil und begleitete Patienten in Einzelfällen während des Aufklärungsgesprächs, zur Behandlungsvorbereitung (Simulation) und/oder zu Bestrahlungen.

6.2.2 Entwicklung eines Patienten-Informationsblattes

Ein Patienten-Informationsblatt über unsere Arbeit und Angebote schien uns notwendig. Bis zur Einführung des Informationsblattes erhielten die ambulanten Patienten im Aufklärungsgespräch im Bedarfsfall Visitenkarten mit meinem Namen und der Telefonnummer unserer Beratungsstelle (FN US 11. 6. 90).

Auch in der Entwicklung dieses Faltblattes spielte die Zusammenarbeit mit den Klinikmitarbeitern eine wichtige Rolle. Viele Mitarbeiter der Abteilung beteiligten sich an der Gestaltung des Patienteninformationsblattes, machten Vorschläge für das Layout, die Schriftgröße und die Farbe (FN US 18. 6. 90).

In vielen kleinen Schritten gab ich den jeweils überarbeiteten Entwurf an die Klinikmitarbeiter zurück bis keine Veränderungsvorschläge mehr angeregt wurden.

Das Faltblatt hat drei Schwerpunkte:

1. Originalzitate von Patienten über ihre seelische Befindlichkeit unter Strahlentherapie, um die Hemmschwelle einer Kontaktaufnahme weitmöglichst zu senken,
2. eine Darstellung unserer unterstützenden Angebote und
3. eine Darstellung der Möglichkeiten der Kontaktaufnahme zu uns.

Die Zitate gewann ich aus meiner Patientendokumentation sowie aus Patienteninterviews, die im Rahmen unserer Patienten-Befragungen durchgeführt worden waren.

Im August 1990 wurde gemeinsam mit den Ärzten in der Frühbesprechung beschlossen, das Informationsblatt im Rahmen des Aufklärungsgespräches zu verteilen und zwar mit dem Tenor: Wir haben in unserem Hause Psychologen und eine Beratungsstelle, an die sie sich wenden können, wenn sie sich einmal richtig aussprechen wollen.

Eine Photographie von mir hing inzwischen im „Mitarbeiter-Schaukasten" der Abteilung, so daß die Patienten die Möglichkeit hatten, sich die Psychologin einmal anzuschauen, bevor sie Kontakt aufnahmen (FN US 24. 8. 90).

Ein Arzt hatte mir in der Entwicklungsphase des Informationsblattes gesagt,

> daß er es wichtig fände, daß alle Patienten die Adresse der Beratungsstelle an die Hand bekommen sollten, hatte mich aber auch gefragt, ob ich denn keine Angst hätte, von Patienten überflutet zu werden (FN US 13. 6. 90).

Diese Angst hatte ich aufgrund meiner Erfahrungen in der Arbeit in verschiedenen Beratungsstellen für Krebsbetroffene allerdings nicht. Ich hatte die Erfahrung gemacht, daß diese Informationsblätter oft einen „Notnagel- oder Schwimmwesteneffekt" haben, daß Krebsbetroffene sie an sich nehmen und aufbewahren, um im „Fall der Not" eine Adresse zu haben, an die sie sich wenden können: „Wenn es gar nicht mehr geht!"

Erste Erfahrungen des Aufklärungsarztes bei der Vergabe des Faltblattes an die Patienten waren gut. Er vertrat die Auffassung, daß

> die Tatsache, daß nun anstelle der Visitenkarte ein „Informationsblatt" verteilt werden könne, „die Lage entschärfen würde" (FN US 31. 8. 90).

Die Visitenkarte war von Patienten hin und wieder mißtrauisch „beäugt" worden. Der Aufklärungsarzt hatte den Eindruck, daß das Informationsblatt selbstverständlicher angenommen wurde.

Ab November 1990 wurden die Informationsblätter im Bedarfsfall auch in der Nachsorge an Patienten weitergegeben (FN US 28. 11. 90).

6.2.3 Zuweisung von und Kontaktaufnahme mit Patienten der Abteilung

Während der Frühbesprechung wurden die Patienten, die strahlentherapeutisch behandelt werden sollten, vorgestellt.

In diesem Rahmen erfuhr ich durch die Ärzte von Patienten, die unter Umständen auf mich zukommen würden. Im Anschluß an die Frühbesprechung hatte ich Gelegenheit, mit den behandelnden Ärzten Absprachen über mein/unser Vorgehen zu treffen bzw. Rückmeldungen über Patientenkontakte meinerseits zu geben.

Ich hatte Zugang zu den Patientenakten und der Computerdokumentation der Abteilung, so daß ich mich auf geplante Patientengespräche angemessen vorbereiten konnte. Wichtiger war jedoch die persönliche Einschätzung des Aufnahmearztes und der Ärzte des Teams über die Situation des Patienten, der Unterstützung wünschte.

- **Das Zuweisungsverhalten des Klinikpersonals bzw. die Kontaktaufnahme zu Patienten**

In dieser Tabelle ist jeweils der hauptsächliche Initiator der Zuweisung des Patienten oder der Kontaktaufnahme aufgeführt:

	männlich	weiblich
Krankenhausärzte	10	30
Psychologin selbst	2	11
MTAs	2	3
Psychologen	0	2
Faltblatt	1	0
Sozialstation	1	0
Presse	1	0
Niedergel. Arzt	0	1
Selbsthilfegruppe	0	1
Angehörige	0	1
Sonstige	2	5
Gesamt	19	54

Die Anzahl der Zuweisungen durch die MTAs liegt etwas höher als hier festgehalten. Das liegt daran, daß ich nur die Art der Erstzuweisung festgehalten habe. Hin und wieder machten mich die MTAs auf Patienten aufmerksam, die Ärzte mir bereits zugewiesen hatten.

- **Das Verhältnis der Geschlechter bei den betreuten Patienten**

74% der von mir betreuten Patienten waren Frauen. Von der Gesamtheit der Krebspatienten (über 25 Jahren), die im Jahre 1990 in der Abteilung für Strahlentherapie behandelt wurden, waren 42% Frauen.

Es stellt sich die Frage, ob wir (Ärzte, MTAs und ich) die Frauen intensiver im Blickfeld gehabt hatten als die Männer und/oder ob die Frauen ihre Gefühle deutlicher zeigten als die Männer, so daß wir eher auf sie aufmerksam wurden.

Wie erleben wir männliche Patienten während der Aufklärung und Therapie im Gegensatz zu weiblichen Patienten? Haben Männer tatsächlich weniger Ängste, weniger Probleme mit auftauchenden Nebenwirkungen oder zeigen sie andere Bewältigungsstrukturen als Frauen?

Diese und weitere Fragen zu diesem Problemkreis wurden bei einer abteilungsinternen Fortbildung gemeinsam diskutiert. Tenor der Diskussion war, daß Frauen es uns offensichtlich leichter machen, auf sie zuzugehen, weil es ihnen sichtlich leichter fällt, Gefühle wie Angst und Unsicherheit zu zeigen und auch darüber zu sprechen. Unsere Erfahrungen aus Gesprächen mit Männern, auf die wir zugegangen waren, zeigten uns jedoch, daß die Angst und Unsicherheit bei Männern nicht deutlich geringer ist, daß sie diese aber verstärkt abwehren.

Auch von Kollegen aus dem Rehabilitationsbereich höre ich immer wieder, daß die Männer nach Krebserkrankungen in erster Linie wieder „fit" werden wollen für die Rückkehr in ihren Beruf, während die Frauen eher dazu tendieren, ihr bisher gelebtes Leben zu reflektieren und oft ein größeres Bedürfnis zeigen, „etwas für sich und die eigene Gesundheit tun zu wollen".

- **Die Grunderkrankungen und die aktuelle Diagnose der betreuten Patienten**
  Die Grunderkrankungen hatten folgenden Verteilung:

Mammakarzinom	18	Oesophaguskarzinom	1
Hirntumor	9	Bronchialkarzinom	2
Analkarzinom	5	Harnblasenkarzinom	1
Rektumkarzinom	4		
Kolonkarzinom	3	Pankreaskarzinom	1
Non-Hodgkin-Lymphom	5	Weichteilsarkom/Bein	3
Morbus Hodgkin	3	Weichteilsarkom/Gesicht	1
		Weichteilsarkom/Arm	1
Ohrspeicheldrüsentumor	3		
		Malignes Melanom	5
Zungengrundkarzinom	2		
Mundbodenkarzinom	1	Leukämie	1
Oropharynxkarzinom	1		
Nasenkarzinom	1	Nierenkarzinom	2

Es zeigten sich Schwerpunkte bei Patienten mit den Diagnosegruppen Hirntumore und Metastasen nach Brustkrebs sowie bei Patienten mit kolorektalen Karzinomen.

Die aktuelle Diagnose zum Zeitpunkt meiner Kontaktaufnahme zu den Patienten der Abteilung war:

Rezidiv	24
Metastasierung	21
Primärtumor	21
Keine (Nachsorge)	4
Therapiefolgen	1
Sekundärtumor	1
Unklar	1

45 von 73 Patienten waren an einem Rezidiv oder an Metastasen des Primärtumors wiedererkrankt (62%).

Die Krankheitsverarbeitung von Krebspatienten ist entsprechend facettenreich wie der Mensch selbst. Dennoch zeigt die klinische Beobachtung von Krebspatienten in gleichen Phasen einer spezifischen Krebserkrankung ähnliche psychische Verfassungen und daraus resultierende psychische Probleme und Bedürfnisse.

Eine Wiedererkrankung oder das Auftreten von Metastasen stellt oft eine dramatische Situation im Erleben der Krebspatienten dar. Die Enttäuschung ist groß für Patienten, Angehörige und das behandelnde Team (vgl. Kapitel 1.7).

Im Stadium der Metastasierung ist die psychische Belastung für den Patienten oft noch größer als bei der Erstkonfrontation mit der Diagnose. Die anfängliche Hoffnung auf Heilung wird geringer; der enttäuschte Patient glaubt, daß die bisher durchgeführten Therapiemaßnahmen erfolglos waren und entwickelt u.U. Skepsis und mangelnde Compliance bzgl. weiterer Untersuchungen und Behandlungsangebote. Häufig eskaliert die Angst, die auch nach Beendigung der Primärtherapie einen großen Raum im Leben dieser Menschen einnimmt.

– **Zuweisungsgründe für die Kontaktaufnahme zu Patienten**

Die Indikation wurde im Gespräch mit der zuweisenden Person erfragt oder im Erstgespräch mit dem Patienten eingeschätzt:

Wiedererkrankung	20
Angstsymptome	13
Informationsbedürfnis	6
Depressive Symptome	5
Infauste Prognose	3
Therapienebenwirkungen	4
Konflikte innerhalb d. Familie	4
Complianceprobleme	3
Einsamkeit	3
Terminales Stadium	3
Psychische Prophylaxe	2
Ablehnung der Therapie	1
Schmerzen	1
Verdachtsdiagnose	1
Körperliche Hilfsbedürftigkeit	1
Aufklärungsprobleme	1
Diagnoseschock	1
Wunsch nach Begleitung	1
Gesamt	73

Ich habe zu Beginn meiner Arbeit keinerlei Kriterien für eine „Betreuungsbedürftigkeit" von Patienten aus psychologischer Sicht vorgegeben. Ich habe allerdings die Gründe und Begriffe dokumentiert, die mir in der Zuweisung durch die Mitarbeiter der Abteilung genannt wurden.

Je länger das Projekt andauerte, desto mehr Gespräche mit Ärzten über Patienten gab es, die nicht zu einer Zuweisung der Patienten führten, sondern eher den Charakter einer Fallbesprechung hatten.

Ich empfinde diese Entwicklung als sehr positiv, da die behandelnden Ärzte die wichtigsten Bezugs- und Vertrauenspersonen während der Bestrahlung sein und bleiben sollten. Meine Aufgabe sehe ich darin, Ärzte auf

Probleme, Befürchtungen oder Verdrängungen von Patienten, die der Klärung zum Wohle des seelischen Gleichgewichts der Patienten und der Qualität der Arzt-Patient-Beziehung bedürfen, aufmerksam zu machen.

In diesem Zusammenhang sind auch zwei Vorträge zu den Themen „Aufklärung“ und „Behandlungserleben von Patienten unter Strahlentherapie“ zu sehen, die ich im Rahmen der Fortbildung in der Abteilung für Strahlentherapie hielt (vgl. Kapitel 6.8.2).

– **Gesprächspartner und Orte der Gespräche**
  Bei den Gesprächspartnern handelte es sich um:

Patienten	212
Ärzte	46
Patient und Angehörige	25
Angehörige	15
Briefliche Kontakte	15
Patient und Arzt	13
MTAs	10
Sozialdienst	3
Pflegepersonal	3
Sozialstation	2
Andere	2
Krebshilfe	1
Psychologische Kollegen	1
Sozialamt	1
Gesamt	349

Der Schwerpunkt meiner Arbeit lag in den Gesprächen mit den Krebspatienten; an zweiter Stelle standen die Gespräche mit dem Arzt über Patienten im Sinne der Vermittlung; an dritter Stelle gab es gemeinsame Gespräche mit Patienten und Angehörigen, gefolgt von Gesprächen mit Angehörigen.

– **Die Orte der Gespräche waren:**

Warteraum	65
Telefonat	65
Station	59
Beratungsstelle	56
Frühbesprechung	20
Ambulanz	18
Andere UKE-Klinik	17
Schalträume	13
Therapiebegleitung	12
Stationszimmer	10
Arztzimmer	7
Andere Orte	6
Hausbesuch	1
Gesamt	349

Die Gespräche im Warteraum, auf der Station der Abteilung, in der Beratungsstelle und die Telefonate mit Patienten und Angehörigen hielten sich anzahlmäßig nahezu die Waage. Die Gespräche in „anderen UKE-Kliniken" kamen dadurch zustande, daß ich Patienten, die stationär in anderen Kliniken lagen, betreute oder Patienten der Abteilung für Strahlentherapie, die in andere Kliniken verlegt wurden, dort weiterhin begleitete.

– **Anzahl und Dauer der Gespräche**

Im Rahmen der Betreuung der dokumentierten 73 Patienten der Abteilung für Strahlentherapie fanden 349 Gespräche und briefliche Kontakte statt.

Die Verteilung hinsichtlich der Gesprächsdauer ergab folgendes Bild:

unter 10 min	132
10 Min – unter 50 min	141
50 min	30
über 50 min	46

Bei den Kontakten unter 10 Minuten handelte es sich schwerpunktmäßig um Kurzgespräche im Warteraum der Abteilung und um Telefonate. Ich ging auch auf von mir betreute Patienten im Warteraum zu, fragte nach ihrer Befindlichkeit und nach den Entwicklungen seit unserem letzten Gespräch.

Immer wieder ergaben sich Situationen, in denen ich Patienten das Angebot machte, länger und in geschützterer Atmosphäre mit mir über ihre Situation zu sprechen. Diese verabredeten Gespräche fanden dann in der Beratungsstelle für Patienten der Strahlentherapie statt.

Bei den 50-minütigen Gesprächen handelt es sich um verabredete Therapie-, Beratungs- und Informationsgespräche.

Die Gespräche, die länger als 50 Minuten dauerten, waren Erstgespräche und Begleitungen zum Aufklärungsgespräch, zur Simulation (Behandlungsplanung) und/oder Begleitungen zur Bestrahlung.

6.2.4 Betreuungsangebote für Krebspatienten und deren Angehörige im ambulanten Bereich

Folgende Unterstützung wurde den Patienten und Angehörigen der Abteilung im ersten Jahr meiner psychosozialen Tätigkeit angeboten:

- Supportive Therapie (vgl. Kapitel 4.2.2)
- Integrative Therapie mit kreativen Medien (vgl. Kapitel 4.2.2)
- Krisenintervention (vgl. Kapitel 6.2.7.2)
- Begleitung bei Aufklärungsgesprächen (als Gesprächs- und Reflexionspartnerin des Patienten)
- Begleitung bei Behandlungsvorbereitungen und Erstbestrahlung

- Gespräche und Entspannungsübungen zur Angstreduktion und Schmerzbewältigung
- „Psychische Prophylaxe" (Kontaktaufnahme im Vorfeld der Strahlentherapie, wenn aus Sicht der Ärzte therapiebedingt starke Belastungen auf den Patienten zukommen werden und Kontaktaufnahme zu Patienten mit psychiatrischer Krankengeschichte zwecks Therapiebegleitung).
- Gespräche, Imaginationsübungen und Kreative Therapie zur Krankheits- und Therapieverarbeitung während der Nachsorgephase
- Orientierungsgespräche bei Psychotherapiewunsch
- Begleitung angesichts des Todes (Kontinuierliche Betreuung des sterbenden Menschen; Unterstützung der Angehörigen bei der Trauerbewältigung)
- Seminare zur Gesundheitsförderung für krebsbetroffene Menschen (vgl. Kapitel 4.2.4.3).

Die psychosozialen Unterstützungsangebote für Patienten und Angehörige im Jahre 1990 zeigen eine deutliche Übereinstimmung mit den antizipierten möglichen und sinnvollen Unterstützungsangeboten im Konzept unseres Projektes (Kapitel 4.2.2). Beratungsgespräche im eigentlichen Sinne waren die Ausnahme und bezogen sich schwerpunktmäßig auf soziale und finanzielle Unterstützungsangebote für Patienten.

Nicht angenommen wurde das Angebot einer Gesprächs- und Entspannungsgruppe für Patienten während der Strahlentherapie (vgl. Kapitel 6.8.4).

Folgende psychosoziale Unterstützungsangebote kamen hinzu:

- Begleitungen zu Aufklärungsgesprächen und bei Behandlungsvorbereitungen
- Therapiebegleitung
- Psychische Prophylaxe.

6.2.5 Erfahrungen und Probleme bei der Kontaktaufnahme und -vermittlung von Patienten

Zu Beginn der Aufnahme der Patientenbetreuung gab es noch keine Klarheit darüber, wie die Kontaktaufnahme zu Patienten im ambulanten Bereich der Abteilung für Strahlentherapie von meiner Seite vonstatten gehen sollte. Von ärztlicher Seite war ich eingeladen worden, an allen Aktivitäten der Abteilung teilzunehmen und hatte somit häufig Kontakte zu Patienten, ohne einen direkten Betreuungsauftrag zu haben; andererseits gab es auch Vorstellungen von Ärzten, die eher in Richtung des ihnen vertrauten Konsildienstes gingen (FN US 13. 2. 90). Die Frage nach „Integration oder Konsil" versus „Integration und Konsil" stand im Raum.

Mir selbst schwebte eher eine Art *Vermittlertätigkeit zwischen Klinikpersonal und Patienten* während der Akuttherapie vor, präsent zu sein, so daß Betreuungswünsche von Patienten sich auch entwickeln konnten bzw. ich aktiv und auch ohne direkten Auftrag auf Patienten zugehen konnte. Einige Ärzte waren zu Beginn des Projektes skeptisch gegenüber einem solchen Vorgehen; die klaren Richtlinien eines Konsils waren ihnen vertrauter.

Eines Tages berichtete der Direktor der Abteilung in der Frühbesprechung von einer Erfahrung, die ihm zu denken gegeben hatte.

> Ein Patient, dem er die Möglichkeit psychosozialer Unterstützung während des Aufklärungsgesprächs angeboten hatte, und der dies deutlich abgelehnt hatte, war während seines stationären Aufenthalts auf den auf der Station tätigen Psychologen zugegangen, nachdem er ihn kennengelernt hatte und hatte ihn um ein Gespräch gebeten (US FN 12. 2. 90).

Dieses „Schlüsselerlebnis“ brachte mehr Verständnis für den Sinn der von uns angestrebten Integration in die Abteilung.

Während des ersten Jahres meiner Betreuungsaufgaben in der Abteilung für Strahlentherapie kristallisierten sich folgende Möglichkeiten der Kontaktaufnahme und -vermittlung heraus.

Die aufklärenden oder behandelnden Ärzte avisierten mir Patienten in der Frühbesprechung, die dann telefonisch mit der Beratungsstelle Kontakt aufnahmen, um mit mir einen Gesprächstermin zu vereinbaren (FN US 26. 2. 90) oder die ich im Warteraum in der Abteilung ansprach, um mich kurz vorzustellen bzw. mich mit ihnen zu verabreden (FN US 16. 8. 90). In Einzelfällen nahm ich auf ausdrücklichen Wunsch der Patienten hin telefonisch Kontakt auf (FN US 21. 6. 90).

Bei den Gründen für die gewünschte Kontaktaufnahme zu Patienten von seiten der Ärzte dominierten „Wiedererkrankung“ und „infauste Prognose“.

So wurde ich gebeten, folgende Patienten zu betreuen: eine Patientin mit „Diagnoseschock nach dem Auftreten eines Rezidivs“ (FN US 5. 1. 90); eine Patientin, die nach erneuter Verdachtsdiagnose psychisch dekompensierte (FN US 18. 1. 90); eine Patientin, die aufgrund fortschreitender multipler Knochenmetastasen in eine Krise geriet (FN US 12. 4. 90); eine Patientin fortgeschrittenen Alters mit infauster Prognose bei einem Non-Hodgkin-Lymphom (FN US 5. 10. 90); ein Melanom-Patient mittleren Alters mit infauster Prognose (FN US 26. 9. 90); eine junge Patientin mit infauster Prognose nach Knochenmarkstransplantation (FN US 27. 11. 90), eine junge Patientin mit infauster Prognose aufgrund multipler Metastasen bei einem Melanom usw. (FN US 28. 11. 90).

Bei dieser Art der Vermittlung war es immer wieder wichtig, zu ergründen, ob der Betreuungswunsch wirklich vom Patienten ausging und nicht in erster Linie aus dem Betreuungswunsch des Arztes oder der MTA für den Patienten resultierte.

So äußerte eine Patientin in Verlauf eines vom Arzt vermittelten Gesprächs:

> „Ich glaube nicht, daß ich einen Psychologen nötig habe. Eigentlich hätte ich gerne ein Wunder von ihnen, aber das können sie mir auch nicht geben“ (FN US 27.8.90).

In einem anderen Fall bat eine MTA,

> eine ambulante Patientin anzusprechen, die bei der Simulation „heftig geweint“ habe. Bei meiner Kontaktaufnahme zeigte sich die Patientin überrascht, meinte aber nach einem kurzen Gespräch, nachdem ich ihr meine Telefonnummer gab: „Ja, manchmal braucht man jemanden zum Reden!“ (FN US 30.5.90).

In einem weiteren Fall berichtete mir ein Arzt,

> daß er ein Gespräch mit einem Patienten und seiner Ehefrau gehabt habe und der Patient gerne mit mir sprechen und „mich erwarten würde". Als ich den Patienten aufsuchte und ihm sagte, Dr. X. habe mir gesagt, daß er gerne ein Gespräch mit mir führen wolle, antwortet der Patient: „Dr. X. wollte wohl, daß ich mit ihnen spreche." Da ich den Patienten während einer Visite erlebte hatte, als er von seinen „Panikgefühlen" sprach, hatte ich die Möglichkeit, ihn darauf anzusprechen, und ein langes Gespräch über seine Ängste angesichts seiner Krebserkrankung war die Folge (FN US 1.10.90).

Im Gespräch zwischen Ärzten und Patienten bzw. MTAs und Patienten kommt es verständlicherweise vor, daß sie aus dem Gefühl heraus, dem Patienten etwas Gutes tun zu wollen, den Vorschlag machen, doch einmal das Gespräch mit einem Psychologen zu suchen.

Selbst wenn sie deutlich fragen, ob das gewünscht sei, kann es passieren, daß der Patient angesichts dieser Fürsorge zustimmt, weil er den Menschen nicht kränken möchte und dennoch im direkten Kontakt mit dem Psychologen einen Rückzieher macht, der jedoch, wie die Beispiele zeigen, nicht endgültig sein muß.

In einzelnen Fällen gab es Wünsche des Klinikpersonals, Kontakt zu Patienten aufzunehmen, die allerdings noch nicht gefragt worden waren bzw. diese Bitte nicht von sich aus geäußert hatten. In solchen Fällen bat ich grundsätzlich darum, abzuklären, ob die Patienten wirklich ein Gespräch mit mir wollten, um sie nicht zu überrumpeln (FN US 21. 8. 90).

Während meiner Präsenz in der Abteilung wurde ich auf Patienten aufmerksam, sprach sie an und unterhielt mich mit ihnen in den Pausen zwischen Untersuchungen und/oder Behandlungen. Folge dieser Begegnungen waren häufig Therapiebegleitungen und weiterführende Gespräche.

Gründe für eine intensivere Kontaktaufnahme waren: Angst, Therapienebenwirkungen, desorientiert wirkende Patienten und Angehörige, Gespräche über den Tod; offensichtliche Schmerzen.

In einem Fall wurde ich von einem Arzt um die Teilnahme an einem zweiten Aufklärungsgespräch eines offensichtlich ängstlichen Patienten gebeten, was dann in eine Therapiebegleitung mündete (FN US 26. 9. 90).

Telefonische Anfragen von seiten der Ärzte mit dem Wunsch nach einer persönlichen Vermittlung bzw. Vorstellungen von Patienten fanden statt.

Immer wieder ereilten mich „Hilferufe" per Telefon, wenn es Patienten psychisch akut sehr schlecht ging, zum Beispiel wenn Nachsorgepatienten weinten, sehr depressiv wirkten, dem Zusammenbruch nahe schienen oder dies befürchtet wurde. Ich bemühte mich dann sofort zu reagieren, indem ich den Fünf-Minuten-Fußweg zur Klinik zurücklegte, damit der Arzt mir den Patienten übergeben konnte. Bei diesen spontanen telefonischen Vermittlungswünschen gab es natürliche Terminkollisionen, was in Einzelfällen auch zu Frustrationen bei den Vermittlern führte (FN US 21. 6. 90).

Das Bedürfnis nach Therapiebegleitung von ambulanten Patienten wurde von den Ärzten an mich weitergeleitet. In einigen Fällen ging der Wunsch einer Therapiebegleitung allerdings eher vom Arzt aus.

In Einzelfällen erfuhr ich in der Frühbesprechung von der Wiederaufnahme ehemals von mir betreuter Patienten oder erhielt Anrufe von anderen Stationen des Universitätskrankenhauses, woraufhin ich die Patienten dann dort aufsuchte (FN US 4. 12. 90).

Manchmal wurde der Kontakt zu Patienten auch über Angehörige und Lebenspartner von Patienten hergestellt, so daß dann auf Wunsch ein Gespräch zu dritt in der Beratungsstelle verabredet wurde (FN US 11. 12. 90).

In zwei Fällen wurden Ehefrauen von Hirntumor-Patienten in der präfinalen Phase an mich verwiesen bzw. persönlich vorgestellt (FN US 7. 12. 90). Eine erneute Kontaktaufnahme von Angehörigen zu mir nach dem Tod der Patienten fand mehrfach statt.

Im Verlauf des Jahres nahmen telefonische Kontaktaufnahmen von Nachsorgepatienten zu, zu denen ich während der Akutphase ihrer Krebserkrankung eher losen Kontakt hatte. Sie interessierten sich z.B. für die Teilnahme an Entspannungsgruppen (FN US 5. 9. 90), wünschten sich Gespräche wegen „eines seelischen Tiefs“ (FN US 6. 12. 90), wollten Information über Nachsorgeeinrichtungen für krebsbetroffene Menschen (FN US 22. 10. 90) oder suchten psychotherapeutische Hilfe für Angehörige (FN US 12. 11. 90).

Auch die MTAs stellten mir Patienten persönlich vor (FN US 10. 12. 90). Gründe waren in erster Linie starke Therapienebenwirkungen und Ängste der Patienten.

Allerdings war die Zahl der mir von MTAs zugewiesenen Patienten gegenüber den Ärzten sehr gering; die MTAs hatten mit dieser Art der Kontaktvermittlung offensichtlich Schwierigkeiten.

Einige Male wurde ich von den MTAs der Abteilung ausgerufen, was jedoch für mich und für sie unbefriedigend war, da ich bis auf eine Ausnahme nur zufällig von Mitarbeitern darauf aufmerksam gemacht wurde, daß man mich ausgerufen hatte (FN US 31. 8. 90). Hier wird wieder das Problem der nicht vorhandenen räumlichen Integration deutlich (Kapitel 6.3).

Während eines Treffens mit den MTAs wünschten sich einige eine Betreuung für Patienten bereits im Warteraum. Es sei ihnen unangenehm, einen Patienten an den Arzt oder den Psychologen zu verweisen, angenehmer wäre es ihnen, daß bestimmte Fragen und Sorgen schon vorher abgefangen würden (FN MF 14. 3. 90).

In der MTA-Befragung äußerten mehr als die Hälfte (von 23) „Unsicherheiten“ im Zusammenhang mit möglichen Kontaktvermittlungen zwischen Patienten und Psychologen, hatten „Angst, Patienten durch eine Vermittlung an die Psychologen zu kränken“ (Donath 1991, S. 126).

Eine MTA sprach mich auf einen Patienten mittleren Alters an, der zwar lieb und nett sei, aber ihnen offensichtlich mißtraue und Angst habe:

> „Bei solchen Patienten finde ich es besonders schwierig, einen Psychologen hinzuzuziehen, da der Patient sich leicht abgeschoben und in eine pathologische Ecke gedrängt fühlen könnte“ (FN US 14. 8. 90).

In den Unsicherheiten bei der Kontaktvermittlung kommen all' die Vorurteile und Befürchtungen zum Tragen, die die Vermittler selbst haben, z.B. die Patienten zu stigmatisieren (Kapitel 6.1.6).

Ein Problem der psychoonkologischen Versorgung und Forschung, das auch in entsprechenden psychoonkologischen Fachkreisen immer wieder diskutiert wird, wurde sowohl von einer Pflegekraft als auch von einer MTA angesprochen. Es ging darum, ob wir die Patienten, die in besonderem Maße psychosoziale Hilfe brauchen, wirklich erreichen.

Eine Pflegekraft, die langjährige Erfahrung als Nachtwache hatte, bemerkte dazu:

> „Die Patienten, die die Psychologen bzw. ein Gespräch am meisten brauchen, bekommen es am wenigsten. Die, die auf die Psychologen zugehen, denen geht es schon relativ gut."

Sie erzählte von ihrer Arbeit als Nachtschwester, wo sie viele Patienten gesehen habe, „die nachts in die Kissen weinten", und betonte, daß sie es wichtig fände, an diese Patienten heranzukommen (FN MF 27. 4. 90).

In der MTA-Befragung äußert eine MTA,

> daß die meisten bedürftigen Patienten von den Psychologen nicht erreicht werden würden, nämlich „die Scheuen, die Zurückhaltenden" (Donath 1991, S. 119).

Hier spielt natürlich auch das Problem der Kapazität eine nicht unerhebliche Rolle. Angesichts von 120 bis 150 Patienten pro Tag fallen die nach außen angepaßt wirkenden, „funktionierenden" Patienten oft durch die Maschen des Betreuungsangebotes.

Ein weiteres Problem in der Kontaktvermittlung spricht für die Wichtigkeit der Integration und Präsenz der Psychologen in die Abteilung.

> Vor meinem Urlaub unterrichtete ich alle Ärzte und MTAs über meine Abwesenheit und hängte bunte Zettel mit der Telefonnummer unserer Beratungsstelle aus mit dem Hinweis, daß unser Projektleiter R. Verres in meiner Abwesenheit gerne Patientenbetreuungen übernehmen wolle (FN US 4. 9. 90). Nach meiner Wiederkehr nach vierzehn Tagen stellte sich heraus, daß weder in der Beratungsstelle noch beim Projektleiter Wünsche nach Patientenbetreuung eingegangen waren (FN US 21. 9. 90).

Dieses „Aus den Augen, aus dem Sinn" – Phänomen zeigt die Wichtigkeit einer regelmäßigen Präsenz der Psychologen für die Kontaktaufnahme und -vermittlung von Patienten in der Abteilung für Strahlentherapie.

6.2.6 Betreuungsformen und -verläufe bei Strahlentherapiepatienten

Nach einem Jahr der Patientenbetreuung in der Abteilung für Strahlentherapie zeichneten sich folgende Verläufe von Betreuungen und Begleitungen ab:

Begleitung während der Strahlentherapie, die mit dem Therapieabschluß endet: Hier ging es in erster Linie um Ängste vor Therapie- und Krankheitsverlauf und um psychosoziale Probleme. Nicht selten wirkt die Krebserkrankung als Katalysator für verdeckte und schon lang vorhandene familiäre Probleme; alles, was jahrelang auf morgen verschoben wurde, steht dann im Raum. Häufig zeigt sich auch, welche Beziehungen im psychosozialen Umfeld tragfähig sind und welche nicht.

Therapiebegleitung mit anschließend weiterführenden Gesprächen: In diesen Fällen ging es um die Bewältigung von Krankheits- und Therapiefolgen.

Dieses kann u.a. ein Leben mit einem verminderten körperlichen Vitalgefühl, mit einem Anus praeter, mit Bewegungseinschränkungen sein, Leben ohne Arbeit, Angst vor erneuten Krampfanfällen, Umgang mit Konzentrationsstörungen, Leben mit Schmerzen, Speichel- oder Geschmacksverlust.

Therapiebegleitung mit anschließenden sporadischen Kontaktaufnahmen von seiten der Patienten: Hierbei ging es oft um Fragen über Kuren, Selbsthilfegruppen und akute Probleme mit der Krankheitsbewältigung, z.B. um Ängste, die um den Zeitpunkt der ersten Nachsorge auftauchen. Oft wurden auch innerfamiliäre Probleme, z.B. zuwenig Rücksicht oder zuviel Fürsorge thematisiert.

Wiederaufnahme der Betreuung oder Weitervermittlung bei Wiederkrankung: Wenn eine Therapiebegleitung in der Abteilung für Strahlentherapie stattgefunden hatte, wurde die Betreuung im Falle einer Wiedererkrankung auf Wunsch des Patienten erneut aufgenommen, möglichst auch dann, wenn die Behandlung in anderen Kliniken stattfinden mußte. Aufgrund einer guten Zusammenarbeit zwischen den psychoonkologischen Fachkräften (vgl. Kapitel 6.9) in Hamburgs Kliniken stellt eine Kontaktvermittlung kaum ein Problem dar.

Betreuung von Patienten nach Abschluß der Strahlentherapie: In Einzelfällen meldeten sich Patienten erst, nachdem die Behandlung bereits abgeschlossen war. In diesen Fällen hatten sie dann oft das Informationsblatt über unsere psychosozialen Angebote aufbewahrt, für den Tag, „wo nichts mehr geht", wo die Angst oder die Probleme überhand nehmen würden.

Orientierungsgespräche: In manchen Fällen kam es zu verabredeten Gesprächskontakten, die ich als „Orientierungsgespräche" bezeichnen möchte. Es handelte sich um Patienten, die in der Abteilung behandelt, aber nicht von mir betreut wurden. Es meldeten sich auch Patienten von außerhalb, die von unserer Beratungsstelle gehört oder gelesen hatten. Inhalt dieser Gespräche war die Hilfe bei der Suche nach der Art der gewünschten Unterstützung und die Vermittlung an entsprechende Personen oder Angebote (z.B. Entspannungsangebote und Gesprächsgruppen). Die Kapazität unserer Beratungsstelle reichte für eine umfassende psychosoziale Nachsorge und Psychotherapie all dieser interessierten Patienten nicht aus.

Wochenendseminare mit krebsbetroffenen Menschen: In den Jahren 1990/1991 fanden zwei Seminare statt (Kapitel 6.8.6). Bestandteile dieser Seminare waren Erfahrungs- und Informationsaustausch, Wahrnehmungs- und Bewegungsübungen, Entspannungs- und Imaginationsübungen und Kreative Therapie. Die Wochenendseminare sollten einer aktiven Auseinandersetzung mit Krankheits- und Therapiefolgen sowie der Förderung der eigenen Gesundheit dienen.

6.2.7 Psychotherapeutische Betreuung und Begleitung von Krebspatienten

Exemplarisch für die Betreuungsarbeit möchte ich zwei Fallbeispiele vorstellen, die auch im Rahmen der psychoonkologischen Fortbildung während der ärztlichen Frühbesprechung und mit den MTAs besprochen wurden.

6.2.7.1 Fallbeispiel einer Krisenintervention

In meiner psychologischen Tätigkeit in der Abteilung für Strahlentherapie bin ich oft mit Menschen konfrontiert worden, die sich in Krisen befanden (vgl. Kapitel 1.9).

Frau M. war zum damaligen Zeitpunkt 64 Jahre alt, von Beruf Landwirtin, wie sie sagte. Sie war Hausfrau, Mutter von drei Töchtern, verwitwet und lebte allein in einem kleinen Dorf. Frau M. sollte nach der Operation eines Weichteilsarkoms am Oberschenkel bestrahlt werden.

Ich lernte sie im Rahmen einer Visite kennen. Sie bewohnte als Privatpatientin ein Einzelzimmer und wirkte beherrscht und sehr kontrolliert. In einem späteren Gespräch betonte sie mir gegenüber, die Strahlentherapie sei nach Aussage ihres Hausarztes reine Prävention „... fast gar nicht notwendig."

Die erste Krise trat ein, als kurze Zeit später – in der Planungsphase vor der beabsichtigten Strahlentherapie – ein Rezidiv ihres Tumors festgestellt wurde. Frau M. brach nach dieser Diagnose psychisch zusammen. Sie lag apathisch oder weinend in ihrem Bett. Für Aufmunterungen des Pflegepersonals war sie nicht zugänglich und den Therapieangeboten der Ärzte gegenüber zeigte sie sich mißtrauisch und ängstlich.

Wie für viele Krisen typisch zeichnete sich auch diese durch panische, überflutende Angst, über die die Patientin zuerst nicht sprach, und durch das Erleben aus, daß gewohnte Bewältigungsstrategien nicht mehr griffen. Frau M. hatte das Gefühl, daß „nichts mehr geht" und sich auch nichts mehr verändern würde, jedenfalls nicht zum Guten.

Zur Lebensgeschichte: Frau M. wuchs mit vier Schwestern in einem evangelischen Pastorenhaushalt auf. Der Vater entstammte einer traditionsbewußten Pastoren- und Pädagogenfamilie, die Mutter aus einer russischen Offiziersfamilie. Die familiären Werte hießen: Ordnung, Gehorsam, Disziplin, Glauben, Treue, hohe Moral. Der Umgang miteinander war wenig emotional, körperliche Berührungen fanden nicht statt.

Frau M. besuchte eine Höhere Schule mit dem Schwerpunkt Hauswirtschaft. Nach dem Krieg lernte sie ihren Mann, von Beruf Landwirt, kennen. Sie heiratete ihn gegen den Widerstand der Eltern, für die Mutter war er „unter ihrem Stand", für den Vater war er nicht gesund, da er im Krieg eine Schädelverletzung davongetragen hatte. Frau M. bekam drei Töchter und einen Sohn, die in der Obhut einer Kinderfrau aufwuchsen. Sie mußte sich mehr und mehr um die Bewirtschaftung des Hofes kümmern, da ihr Mann in die Politik ging. Frau M. füllte auch die Rolle der repräsentierenden und Feste gestaltenden Gattin optimal aus. Ihr Mann litt seit seiner Kriegsverletzung an Depressionen, die sich verstärkten, so daß er medikamentös behandelt wurde.

Lebenskrisen von Frau M. und ihre Bewältigungsstrategien

Als Frau M. Mitte vierzig war, brannte das Gehöft ab. Es handelte sich um Brandstiftung; der Täter konnte nie dingfest gemacht werden. Ihr Mann glaubte, daß politische Widersacher hinter der Vernichtung seiner Existenz stünden. Er geriet in eine Krise, die auch politische Wellen schlug. Er erhängte sich in der Scheune, wo er von seinem Sohn gefunden wurde.

Frau M. erlebte diese Geschehnisse emotionslos, wie „neben sich stehend". Von ihren Eltern erlebte sie kaum Unterstützung und Rückhalt. Der einzige Kommentar der Mutter zum Selbstmord war, daß „er sich zumindest hätte erschießen können" – Erhängen galt als unehrenhaft.

Frau M. dachte nur an ihre Kinder, die alle noch zur Schule gingen bzw. in der Ausbildung waren, für die sie ein neues Zuhause schaffen mußte. Sie regelte die Versicherungsangelegenheiten, die Beerdigung, den Nachlaß und baute ein Haus im gleichen Ort, weil sie nicht vor der „Schande weichen wollte". Sie nahm nur die notwendigste Hilfe an und war bedacht darauf, „alles allein durchzustehen".

Mit ihrem Sohn verband sie eine schwierige Beziehung, da er viele Eigenarten und Verhaltensweisen seines Vaters lebte. Sie versuchte, ihn auf die „richtige Bahn" zu bringen. Er löste sich von der Familie, um im Norden Deutschlands eine neue Existenz zu gründen, was aber scheiterte. Daraufhin erhängte er sich.

Auch diese Krise stand Frau M. mit einer außergewöhnlichen Härte gegen sich selbst durch. Sie konzentrierte sich darauf, die Mädchen „wieder in den Griff zu bekommen, die durchdrehten". Ihren eigenen Schmerz und das Gefühl „Verrücktzuwerden" hatte sie konsequent abgespalten.

Frau M. hatte viel verloren, ihre Gesundheit war ihr geblieben, wie zum Trotz. Sie spürte ihre Energie trotz der Katastrophen und zog viel Kraft zum Weiterleben aus dieser Erfahrung. Ihre psychische und physische Belastbarkeit trug sie wie einen Schild zum Schutz vor sich her, auch vor den Dorfbewohnern, die alles mitbekommen hatten.

Aus diesem Grund erlebte sie die Krebserkankung und vor allem die Wiedererkrankung als „die Niederlage ihres Lebens".

Ihre Nachbarn wußten nichts von der Krebsdiagnose. Sie hatte ihnen erzählt, sie fahre sechs Wochen zur Kur, bevor sie nach Hamburg zur Strahlentherapie kam. Aufgrund der erneut notwendigen Operation mit anschließend geplanter Bestrahlung brach dieses Konstrukt zusammen. Ihren Töchtern hatte sie Besuche in Hamburg untersagt, entsprechend ihrem alten Bewältigungmuster: „Meine Krisen stehe ich allein durch!" Jetzt aber griffen die alten Bewältigungsmuster nicht mehr.

Frau M. fühlte sich hilflos, war verzweifelt und voller Angst. Ich bot mich ihr als Gesprächspartner in ihrem „Gefühlschaos" an. Die Kontaktaufnahme und die Herstellung einer tragfähigen Beziehung war nicht einfach, da sie nicht gewohnt war, ihre Ängste und Sorgen mit anderen Menschen zu teilen. Ich suchte sie immer wieder in ihrem Zimmer auf und zeigte mein Interesse an ihrer Person. Sie konnte meine Aufmerksamkeit schwer annehmen, und in der ersten Phase unserer Beziehung war es wichtig, sehr behutsam mit dem Maß meiner Präsenz und Aufmerksamkeit umzugehen, um sie nicht zu überfordern.

Langsam taute sie auf und machte die Erfahrung, daß das Sprechen über ihre Sorgen und Probleme sie entlastete.

Die therapeutische Beziehung in der Integrativen Therapie wird als ein Prozeß intersubjektiver Korrespondenz aufgefaßt. Im Unterschied zum therapeutischen Gespräch, Dialog oder Diskurs wurde der Begriff Ko-respondenz gewählt, weil es um ein „In-Beziehung-setzen" durch Begegnung und Auseinandersetzung geht, das sich nicht nur auf verbale Ebene begrenzt, sondern auch den nonverbalen Bereich und den der Distanzen, der räumlichen und zeitlichen Anordnungen, einbezieht. Das In-Beziehung-setzen mit dem Ziel der Konstituierung von Sinn, Identität und Intersubjektivität ist das Wesen von Ko-respondenzprozessen (Petzold 1978).

Das Sich-In-Beziehung-Setzen des Therapeuten zum Patienten schafft eine Konstellation, in der dieser jenseits aller Zurückgezogenheit oder allen Widerstandes in Beziehung gebracht wird. Er kann nicht umhin, in einer solchen Situation zu ko-respondieren und sei es nur, daß er durch sein Verhalten zeigt, daß er nicht aktiv in Begegnung und Auseinandersetzung eintreten will. Das Axiom von Watzlawik (1964): „Man kann nicht nicht kommunizieren," hat hier seine volle Gültigkeit. Die Distanzen, die räumlichen Anordnungen haben ihren kommunikativen Wert (Petzold 1980).

Frau M. wurde nun präoperativ bestrahlt. In dieser Zeit gab es täglich Gespräche. In den Gesprächen ging es mir immer wieder darum, daß sie Zugang zu ihren Gefühlen bekommen und versuchen sollte, diese auch auszudrücken. So geschah es häufig, daß ich im Gespräch innehielt, weil ich atmosphärisch oder mimisch etwas wahrnahm, und sie fragte, was im Moment in ihr vorgehe oder was sie fühlen würde. Oft konnte sie es nicht beschreiben oder einfach nicht äußern. Eine Äußerung von mir, wie z.B.: „Ich sehe viel Skepsis in ihrem Gesicht!" gab dem Gespräch dann u.U. eine neue Wende.

Die zweite Krise trat ein, nachdem Frau M. erneut operiert worden war und sich stationär in der Chirurgischen Abteilung befand.

Ich wurde zu ihr gerufen und erhielt die Information, Frau M. habe gegenüber einer Frau eines Besuchsdienstkreises Selbstmordabsichten geäußert. Ich erlebte Frau M. vollkommen aufgelöst und in Panik.

Sie erzählte mir folgende Geschichte: Im Rahmen eines Besuchs am Krankenbett hatte der Chirurg ihr erzählt, daß sie wahrscheinlich eine Chemotherapie bekommen müsse. Chemotherapie war für sie ein Synonym für „Alles ist zu Ende!" und das Bild, ihre Haare zu verlieren; der endgültige sichtbare Triumph der Krankheit, sichtbarer Beweis ihrer Niederlage.

Sie hatte die Hände vor's Gesicht geschlagen und laut „nein, nein" geschluchzt – ein für sie selbst unglaubliches Verhalten, ein Ausrutscher. Der Arzt habe geantwortet: „Mit Tränen kann ich nichts anfangen," und sie damit doppelt gekränkt.

Schließlich hatte sie ihn gefragt: „Ist das nun das Ende?" und was passieren würde, wenn sie keine Chemotherapie machen lassen würde. Bei ihr kam als Antwort des Arztes an: „Dann waren sieben Stunden Arbeit umsonst!" Sie interpretierte diesen Satz so, daß sie ohne eine Chemotherapie sterben müsse. Gleichzeitig glaubte sie, daß eine Chemotherapie „Vorbote des Todes" sei; sie befand sich also in einem Teufelskreis.

Ich war in der schwierigen Situation, über ihre suizidale Äußerung informiert zu sein und sie nicht darauf ansprechen konnte, ohne ihre Gesprächspartnerin bloßzustellen. Ich wartete ab, wartete auf ein Zeichen. Sie erzählte mir von ihren Ängsten, grausam „vor die Hunde gehen zu müssen," und erwähnte, daß es für sie noch „einen anderen Ausweg" gebe.

Ich nahm den Faden auf und gab ihr zu verstehen, daß ich nachvollziehen könne, daß man angesichts einer fortgeschrittenen Krebserkankung das Gefühl brauche, das eigene Leben selbst in der Hand zu behalten, z.B indem man sich klar mache, daß man als Mensch den Zeitpunkt seines eigenen Todes selbst bestimmen könne.

Sie wirkte über mein Statement sehr erleichtert. Die Tatsache, daß ich die Möglichkeit eines Selbstmordes moralisch nicht negativ bewertet hatte, ermöglichte es ihr, mir zu erzählen, daß die Besuchsdienstfrau an sie appelliert habe, an ihre Kinder zu denken und daß sie ihren Kindern „einen Selbstmord nicht antun könne."

Frau M. geriet richtig in Wut, und es platzte förmlich aus ihr heraus, daß sie „das gleiche Recht habe wie ihr Mann und wie ihr Sohn." Diese Äußerung war eine wichtige Wende, die es ermöglichte, über die Selbstmorde in ihrer Familie und ihre Wut zu sprechen. Wir sprachen auch über die Beziehung zu ihren Töchtern, denen sie weiterhin die Übermutter vorspielte, die sich nicht hilflos zeigen konnte und somit ihren Kindern keine Chance gab, Anteilnahme und auch Sorge zu zeigen.

Frau M. bekam keine Chemotherapie und wurde in die Abteilung für Strahlentherapie zurückverlegt. Unter der postoperativen Bestrahlung wurde ihr Bein infolge von Lymphabflußstörungen nach der Operation immer dicker und sie war an ihr Bett gebunden. In dieser Zeit gab es fast täglich Gespräche. Viele davon hatten lebensbilanzierenden Charakter, aber auch ihre eigenen Normen und Werte wurden von ihr immer wieder hinterfragt, zudem fand eine Auseinandersetzung mit ihrer Behinderung statt.

Viele Themen waren schmerzlich und ließen negative Gefühle hochkommen, was für das betreuende Pflegepersonal und die Ärzte nicht einfach war. Sie gestattete es sich, unzufrieden, vorwurfsvoll, aggressiv und traurig zu sein, Schwächen zu zeigen.

Sie wurde sich mehr und mehr der eigenen und der innerfamiliären Strukturen bewußt, so auch der Tatsache, daß sie die Krisen ihres Lebens nur durchgestanden hatte, indem sie sich die Hintertür eines möglichen Selbstmordes offenhielt.

Zeitweilig steckte sie in einem „emotionalen Chaos", nachdem die abgespaltetenen Gefühle zutage getreten waren. Während dieses innere Chaos für einen psychischen Integrationsprozeß unumgänglich und heilsam ist, wirkte das äußere Bild von Frau M. auf alle Beteiligten depressiv und schwer leidend.

Im Laufe des Krankenhausaufenthaltes lernte sie, meine Unterstützung und Anteilnahme sowie die der Besuchsdienstfrau anzunehmen.

Nachdem das Bein sich entzündet hatte, mußte die Strahlentherapie abgebrochen werden. Sie reagierte darauf mit folgendem Satz: „18 von 25 geplanten Bestrahlungen ... Therapieziel nicht erreicht ... Dann kann ich mir ja denken, was auf mich zukommt."

Frau M. mußte ein Jahr später wegen eines Rezidivs beinamputiert werden. Hierzu kam sie nach Hamburg. Während ihres Aufenthaltes wurde ihr erstes Enkelkind geboren. Neben der schmerzlichen Auseinandersetzung mit dem Verlust ihres Beines trotz aller therapeutischen Anstrengungen, ihrer verlorenen Mobilität und dem Phantomschmerz gab die Geburt der Enkeltochter Anlaß, sich mit ihren Ängsten auseinanderzusetzen, die mit der möglichen Geburt eines Enkels zusammenhingen. Ihre Einstellung lautete: „Die Männer der Familie sind labil und selbstmordgefährdet."

Im Gegensatz zu ihrem ersten Klinikaufenthalt konnte sie den Besuch ihrer Töchter zulassen.

Frau M. erkrankte nach nur wenigen Monaten im Beckenbereich auf der gegenüberliegenden Seite erneut an Krebs. Sie ließ sich noch einmal bestrahlen, dieses Mal wohnortnah, damit ihre Kinder und Geschwister sie besuchen konnten. Sie richtete ihr Haus so ein, daß sie einen Teil davon trotz ihrer körperlichen Behinderung gut bewohnen konnte. Sie hatte vielfältige Hilfe und Unterstützung durch ihre Geschwister, ihre Kinder, durch eine Hausärztin und eine Haushaltshilfe, und obwohl sie die meiste Zeit auf ihrem Bett verbrachte, sagte sie mir, daß sie das Gefühl habe, daß ihre Kinder sie als „Anlaufstelle immer noch brauchten." Als die Krankheit schließlich rapide fortschritt, beendete sie ihr Leben mit Hilfe von Tabletten.

Zusammenfassung

Die Patientin Frau M. wurde durch das Erleben, daß ihre alten Bewältigungsmechanismen, nämlich bedrohliche Probleme abzuspalten, nicht mehr wirkten, von Angst, Panik und Orientierungslosigkeit überflutet.

Basis meiner Krisenintervention war, ihr zu vermitteln, daß ich die Bedrohung, die sie spürte, verstand und „distanzierende und stützende Techniken" anwendete.

Wichtig war auch, sie „dort abzuholen, wo sie war", ihre regressiven Tendenzen ernstzunehmen; sie zu trösten und aufzufangen.

Grundsätzlich galt es herauszukristallisieren, wo die Patientin noch Resourcen hatte (z.B. Lebensbereiche, die noch nicht völlig von der Krise erfaßt waren; Beziehungen, die tragfähig waren), um sie zu stabilisieren.

Bei der Krisenintervention ging es darum, den Auslöser der Krise und die tieferen Zusammenhänge der Krise herauszuarbeiten, um einen neuen Umgang mit der Angst und eine Lösung zu ermöglichen.

6.2.7.2 Krisenintervention aus Sicht der Integrativen Therapie

Ziel von Krisenintervention ist die Stabilisierung gefährdeter Bereiche durch Entlastung, Beruhigung, ökonomische Hilfen, Relativierung, Einführung eines Realitätsprinzips; das die durch die Turbulenz beeinträchtigte Selbst-,

Fremd- und Situationswahrnehmung sowie die Regulierungsmöglichkeiten wiederherzustellen (Petzold 1979).

Bei einer Krisenintervention tritt der Therapeut zwischen den „Kriselnden" und seine Krise, so daß der in die Krise geratene ein wenig Abstand bekommt und wieder in der Lage ist, eine bewußte Beziehung zu seiner Krise aufzunehmen, so daß die Krisensituation stabilisiert wird. Dadurch verringert sich die Panik, und Lösungsmöglichkeiten für das zugrunde liegende Problem können gefunden werden, denn letztendlich ist es das Ziel einer Krisenintervention, ein reales Problem, das sich stellt, auch praktisch zu lösen. Krisenintervention ist immer auch Anleitung zur Angstbewältigung (Kast 1989).

Nach Auffassung von Kast (1989) ist die eigentliche Krisenintervention dann getan, wenn wir zu dem in der Krise befindlichen Menschen einen Kontakt herstellen können und dabei die Bedrohung, die er spürt, verstehen.

Viele Menschen sind nicht gewohnt, von dem zu sprechen, was sie belastet, und vielleicht erleben sie in der Beziehung zum Therapeuten zum ersten Mal, daß das miteinander Sprechen sehr viel Druck wegnehmen kann. Wichtig ist, die regressiven Bedürfnisse der Patienten ernstzunehmen, sie weinen zu lassen, zu trösten und aufzufangen. Ebenso wichtig ist es auch, praktische Hilfen nicht außer acht zu lassen.

Grundsätzlich muß man sich fragen, wo es bei den Betroffenen noch Ressourcen und Hilfsquellen gibt.

Bei der Krisenintervention ist es wichtig, den Auslöser der Krise und die tieferen Zusammenhänge der Krise und damit auch den tieferen Sinn der Krise herauszuarbeiten.

Krisenerstgespräch

Im folgenden stelle ich den möglichen Verlauf eines Krisenerstgesprächs dar, in dem es gilt, Vertrauen zu schaffen; das Geschehene zu explorieren; die alten Bewältigungsmuster des Patienten zu identifizieren und die Gründe, warum sie nicht mehr wirken; mögliche Ressourcen des Patienten zu entdecken und gemeinsam nach Perspektiven zu suchen.

Erstkontakt: Den Patient „willkommen" heißen; Vorstellung der eigenen Person und der Kompetenz; Zeitvorgabe der Betreuung.

Exploration: langsam, geduldig, sicher, sich als Therapeuten zurücknehmen.

Abklärung von:
Eigen- und Fremdresourcen
„Fünf Säulen" der Identität (Kapitel 1.9)
Sozialarbeiterische Fragestellungen

Coping-Strategien:
Welche Bewältigungsstrategien hatte der Patient früher, warum greifen sie nicht mehr?
Kompensationsmechanismen?

Perspektiven aus Sicht des Patienten anschauen:
Wie kann ich meinen Zustand verbessern?
Was kann ich Befriedigendes tun?

Resumee:
Art der Krise: leicht – mittel – schwer?
Differenzen in der Wahrnehmung?
Bin ich kompetent, habe ich Zeit?
Will ich mit diesem Klienten arbeiten?

Interventionsplanung:
Was muß wie und wann geschehen?

Methoden der Krisenintervention sind je nach Art und Krise
Psychotherapeutisch, soziotherapeutisch und/oder pharmakotherapeutisch.

Die psychotherapeutischen Interventionen umfassen u.a. Realitätstraining, kognitive Strukturierungshilfen durch Aufzeigen biographischer Zusammenhänge, Beruhigung und Entlastung („talk down"), Techniken innerer Distanzierung, antizipierende Imaginationen, desensibilisierendes Rollenspiel etc.

Soziotherapeutische Maßnahmen umfassen Hausbesuche, Familiengespräche, Vermittlung ökonomischer und rechtlicher Hilfen durch die zuständigen Institutionen.

Pharmakotherapeutische Interventionen erfolgen u.a. durch antidepressive, beruhigende, spannungslösende und psychosedämpfende Medikation.

Es folgt ein kurzes „Blitzlicht" auf einige Kriseninterventionstechniken: Techniken der „inneren Distanzierung", der „inneren Stütze" und der behutsamen Konfrontation (zitiert nach persönlicher Mitteilung von P. Wiedemann (1990), Leiter eines Seminars für *Kriseninterventionstechniken* am „Fritz-Perls-Institut", Beversee).

1. Techniken der „inneren Distanzierung"; Distanzschaffung

Es gilt, den „inneren Beobachter" im Patienten zu mobilisieren, um dem Orientierungsverlust entgegenzuwirken, dem Patienten Hilfestellung zu geben, „aus sich selbst herauszutreten", da eine Selbstreflexion oft nicht möglich ist.

„Der Blick vom Hochsitz", „Der Blick vom Berg" oder „Der Blick aus der Perspektive nach einiger Zeit" sind weitere Möglichkeiten der „inneren Distanzierung". Der Patient wird angeleitet, „von oben" oder mit einigem Abstand auf das Geschehen zu schauen und es zu beschreiben.

Der Patient erlebt auch eine Distanzierung zu den Geschehnissen, wenn man ihn seinen „Lebensfilm anschauen" läßt. Durch diese Betrachtung des eigenen Lebens oder eines Lebensabschnittes gewinnt der Patient wieder Autonomie zurück.

2. Techniken der „inneren Stütze"

Der Patient erlebt, weinen und sich anlehnen zu dürfen.

Das gemeinsame Suchen einer „innerer Stütze“ oder eines „inneren Beistands“ für den Patienten, die man dann plastisch werden läßt, dient ebenfalls der Stabilisierung.

Eine weitere Möglichkeit ist die Arbeit mit „weißer Magie“. Es handelt sich um ein regressives Geschehen, z.B. um die Rückkehr zu tatsächlichen oder imaginären Erinnerungen im Sinne „Ort der Ruhe und der Kraft“ (Bochumer Gesundheitstraining 1986).

Gleiches gilt für die Suche nach „Orten der Kraft“, „Texten der Kraft“ (Lieder, Gedichte, Melodien) und „Zeichen der Kraft“ (Bilder, Symbole) in der Erinnerung der Betroffenen, die dann wieder aufleben.

3. Selbstankläger

Patienten, die sich sehr stark selbst anklagen und sich große Vorwürfe machen, kann man zum Beispiel eine Übung mit dem Titel „Zwei Bänke vor dem inneren Auge“ vorschlagen:

Der Patient wird aufgefordert, in seiner Erinnerung anklagende und stützende Menschen zu finden und diese auf die „Bänke in der inneren Vorstellung“ zu setzen, um diese dann sprechen zu lassen. Das „toxische, tyrannische Über-Ich“ kann so entlastet werden.

4. Konfrontation mit eigener Hilflosigkeit

Durch eine behutsame Konfrontation mit der „Macht in der Ohnmacht“ und dem „Quälerischen in der Schwäche“ können Patienten eine Auseinandersetzung mit ihrer Situation aufnehmen und in einem geschützten Rahmen über mögliche Alternativen nachdenken.

6.2.7.3 Fallbesprechung einer Therapiebegleitung: „Leben mit der Ungewißheit“

Geschichte der Kontaktaufnahme

Frau B., 25 Jahre alt, wurde zur postoperativen Bestrahlung ihres Hirntumors, eines gemischtzelligen Astrozytoms WHO Grad III, der Abteilung für Strahlentherapie zugewiesen. Im Rahmen des Aufklärungsgesprächs wurde sie über die Notwendigkeit, die Risiken, Nebenwirkungen und möglichen Spätfolgen der Strahlentherapie aufgeklärt: Konzentrationsstörungen, Kopfschmerzen und Übelkeit, Haarausfall, Hypophysenstörung, Möglichkeit der Erblindung und Gefahr einer Nekrose von Hirngeweben.

Sie wirkte nach Ausssage des aufklärenden Arztes zuerst gefaßt, dann aber äußerte sie Angst vor der Strahlentherapie und begann heftig zu weinen. Der aufklärende Arzt bot ihr an, einen Kontakt zu mir herzustellen, was sie sofort annahm. Der telefonische Kontakt zur Beratungsstelle wurde im Beisein der Patientin hergestellt. Ich bot ihr meine Unterstützung im Gespräch an, und wir verabredeten uns am gleichen Tag in der Abteilung für Neurochirurgie, wo sie stationär aufgenommen war.

Wenn ich Patienten in anderen Kliniken des Universitätskrankenhauses betreue, ist mein erster Gang zum behandelnden Arzt und zum Pflegepersonal. Ich stelle mich vor und bitte um die persönliche Einschätzung der Situation des Patienten.

Auf diesem Weg erhalte ich schon im Vorfeld wichtige Informationen über die Prognose, die Krankheitsverarbeitung und das soziale Umfeld des Patienten. Das, was die klinischen Bezugspersonen eines Patienten berichten, entspricht natürlich nicht immer der Realität.

So berichtete mir der Arzt z.B., daß die Mutter von Frau B. sich im Gespräch mit ihm sehr rational, fast kalt mit der lebensbedrohlichen Situation ihrer Tochter auseinandergesetzt habe. Er meinte: „Da stimmt doch irgendwas nicht!" Auch der Freund verhalte sich merkwürdig. Der Arzt habe ihm mehrfach ausrichten lassen, daß er ihn sprechen wolle, damit der Freund wisse, was auf ihn zukäme, aber bislang sei er nicht erschienen.

Die Mutter berichtete mir später, daß sie in der Zeit der Diagnoseeröffnung und Operation ihrer Tochter einen nervlichen Zusammenbruch erlitten habe, worauf ihr Hausarzt ihr starke Beruhigungsmittel verschrieben habe. Ihrer Tochter hatte sie dies nie erzählt, hatte immer die tapfere und zuversichtliche Mutter gespielt. Die vom Arzt empfundene Kälte der Mutter war also kein Zeichen von emotionaler Unbeteiligtheit.

Der Freund hatte durch die Patientin von ihrer wenig hoffnungsvollen Prognose erfahren. Ich erfuhr, daß sein Vater vor zwei Jahren an einem Hirntumor gestorben war. Er hatte ihn zusammen mit seiner Mutter gepflegt und den Krankheitsverlauf hautnah miterlebt. Seine anfängliche Flucht vor der ärztlichen Bestätigung des befürchteten Desasters war gut nachzuvollziehen. Seine Freundin besuchte er täglich.

Wichtig ist, Ärzten, dem Pflegepersonal und Krankengymnasten Rückmeldung über Divergenzen zwischen Wahrnehmung und Situation der Betroffenen zu geben.

Das Erstgespräch

Bei meinem ersten Besuch erlebte ich Frau B. aufgelöst und unter Tränen, die sie niederzukämpfen versuchte. In solchen Situationen geht es für mich erst einmal darum, ein Ventil zu schaffen und „Erlaubnis" für die Tränen zu geben. Es ist oft hilfreich, mit verständnisvollen Worten zu zeigen, daß ich um die Situation weiß und den seelischen Zusammenbruch nicht als Schwäche sehe, für den man sich schämen muß.

Ich versuche, dem Patient das Gefühl zu geben, daß er allen Grund hat so zu fühlen, wie er gerade fühlt: Angst und Verzweiflung. Ich bemühe mich, eine Atmosphäre zu schaffen, in der er weinen kann, ohne sich dafür gleich entschuldigen zu müssen.

Wenn der Patient sichtbar seine Tränen niederkämpft, spreche ich das an und sage zum Beispiel: „Sie müssen ihre Tränen nicht runterschlucken, die wollen jetzt mal geweint werden, und das ist in Ordnung so!" Ich habe nie erlebt, daß Patienten sich aufgrund einer solchen Intervention in „Tränen aufgelöst" haben und nicht mehr zu beruhigen waren, wie dies viele Menschen befürchten.

Erst wenn dieses Ventil geöffnet worden ist, gehe ich langsam auf Stabilisierungkurs. Wenn kein offensichtliches Thema im Raum ist, lasse ich die

Geschichte der Erkrankung aus Sicht des Patienten erzählen. Ich erfahre so oft wichtige Informationen über das eigene Krankheitserleben, die eigenen Theorien über die Krebserkrankung, die bisherigen Erlebnisse mit Ärzten und dem sozialen Umfeld nach der Krebsdiagnose.

Die Vorgeschichte

Vor der Krebsdiagnose im April 1990 hatte Frau B. innerhalb eines halben Jahres etwa 5 kg an Gewicht verloren. Ihr war der Gewichtsverlust willkommen gewesen und es hatte ihr auch keine Sorge bereitet. Sie hatte die Gewichtsabnahme darauf zurückgeführt, daß für sie ein neuer Lebensabschnitt begonnen hatte: die erste gemeinsame Wohnung mit ihrem Freund und eine verantwortliche Position in ihrem Beruf als Export-Kauffrau.

Seit Januar 1990 hatte sie hin und wieder Kopfschmerzen. Zuerst hatte sie diese als Reaktion auf vermehrte Computerarbeit und den Druck am Arbeitsplatz interpretiert. Der Arzt, den sie schließlich aufsuchte, bestätigte sie in ihrer Theorie und empfahl ihr Gymnastik. Sie kam der Empfehlung nach und machte mehr Sport.

Die Tumordiagnose, die Operation und die Folgen

Die Kopfschmerzen häuften und verstärkten sich. Nachdem Frau B. weitere 2 kg an Gewicht verloren hatte und hin und wieder unter Übelkeit litt, suchte sie im April 1990 einen anderen Arzt auf. Dieser Arzt äußerte die Verdachtsdiagnose eines Hirntumors. Frau B. erschien das „völlig abwegig“, einfach „unvorstellbar“. Eine Computertomographie bestätigte den Verdacht. Ende April wurde sie in der Abteilung für Neurochirurgie des Universiätskrankenhauses Eppendorf operiert. Der Tumor konnte nur makroskopisch entfernt werden. Die Histologie ergab ein gemischtzelliges Astrozytom, WHO Grad III.

Die Diagnose hatte Frau B. nach eigener Aussage „wie neben sich stehend“ aufgenommen, die Operation als „notwendig und unabwendbar“ verarbeitet. Sie sagte: „Wenn der Tod die Alternative ist, hat man keine Wahl!“

Sie erzählte mir, daß sie vor der Operation wenig Angst empfunden habe. Einigen Menschen gelingt es angesichts lebensbedrohlicher Situationen sehr gut, ihre Ängste abzuspalten. Der Arzt in der Neurochirurgie hatte ihr während des Aufklärungsgespräch zwar mitgeteilt, daß sie mit Lähmungen als Folge der Operation zu rechnen hätte. Frau B. hatte dies aber schnell „wieder verdrängt“. Es war für sie „nicht vorstellbar“.

Frau B. wurde Ende April operiert und erwachte nach der Operation linksseitig gelähmt auf der Intensivstation. Sie war verzweifelt; die Verzweiflung steigerte sich, als der Arzt ihr mitteilte, daß ihre Prognose nicht gut sei und eine Strahlentherapie durchgeführt werden müsse.

Bis zu diesem Zeitpunkt hatte sie gehofft, daß mit der Operation „alles wieder gut sei“.

Frau B. war von ihrer Hirntumorerkrankung überrascht worden, als sie im Begriff war, selbständig zu werden. Seit einem halben Jahr lebte sie mit ihrem Freund in einer gemeinsamen Wohnung, und seit kurzem besaß sie ihr erstes eigenes Auto: Zeichen von Selbständigkeit und Mobilität. Jetzt saß sie im Rollstuhl, abhängig von anderen Menschen und erlebte, daß sie von ihren Eltern wieder als die „kleine Tochter" behandelt wurde und daß die Eltern ihren Freund nicht als ihren Lebenspartner wahrnahmen und akzeptierten.

Die Krebserkrankung hatte ihr ganzes Lebenskonzept über den Haufen geworfen und stellte auch die Zukunft in Frage.

Der Betreuungsverlauf

Das Ergebnis des Erstgesprächs war die Verabredung mit Frau B., sie durch die Bestrahlungsvorbereitungen zu begleiten und ihr als Gesprächspartnerin zur Verfügung zu stehen.

Während dieser Zeit waren die Hauptthemen unserer Gespräche: Leben mit der körperlichen Behinderung und der Ungewißheit um den weiteren Krankheitsverlauf.

Der Arzt in der Neurochirurgie hatte Frau B. darüber aufgeklärt, daß es wahrscheinlich sei, daß der Tumor trotz der postoperativen Bestrahlung wieder wachsen würde. Die Vorstellung, daß dies trotz der Inkaufnahme der Nebenwirkungen einer Strahlentherapie passieren könnte, den Spezialisten fast als unabwendbar erschien, war zu diesem Zeitpunkt für sie nicht zu verkraften. Frau B. beschloß trotzig: „Bei mir wird das nicht der Fall sein!" und funkelte mich herausfordernd an, Stellung zu beziehen. Ich habe mich damals nicht auf diese Ebene eingelassen und geantwortet, wie ich mich fühlte, nämlich, daß ich ihr das von Herzen wünsche.

Die Behandlungsplanung war außerordentlich umfangreich. Die Planung wurde zur Minimierung der Nebenwirkungen und möglichen Spätfolgen mehrfach modifiziert. Obgleich die notwendigen Veränderungen jedes Mal von den Ärzten erklärt wurden, stieg in ihr das Gefühl der Verunsicherung.

Die Kommunikation der Ärzte und MTAs während der Simulation kann von Patienten immer auf zweierlei Weise verbucht werden. Entweder: Hier wird alles genaugenommen; das Beste wird für mich herausgeholt oder aber: Die scheinen sich nicht einig zu sein; hoffentlich wissen sie, was sie tun. In beiden Fällen liegt ein massives Gefühl der Ohnmacht zugrunde, das dem Bedürfnis nach Sicherheit direkt entgegenwirkt.

Hilfreich ist es für Patienten, wenn sie dann Ansprache haben: „Wie geht es Ihnen? Wie fühlen Sie sich?" oder, wenn die Verunsicherung sichtbar ist: „Was geht Ihnen gerade durch den Kopf?"

Aber selbst das Gefühl der Patienten, daß die umfangreiche Behandlungsplanung Millimeterarbeit zum Wohle der Patienten ist, kann in Verunsicherung und Angst umschlagen.

So erlebte ich Frau B. bei einem Besuch als sehr unruhig, und es dauerte eine Weile, bis sie mir erzählte, was los war, weil sie sich „ängstlich und gleichzeitig dumm" fühlte. Frau B. hatte ihre wiedergewonnene Bewegungsfähigkeit überschätzt und war bei dem Versuch, sich niederzuknien, gestürzt, dabei hatte sie sich den Kopf am Schrank angeschlagen. Nun hatte sie die Phantasie und die Befürchtung, daß ihr Gehirn nicht mehr so liegen würde wie vorher und die aufgezeichneten Bestrahlungsfelder auf der Maske nicht mehr mit den errechneten Bestrahlungsfeldern übereinstimmen würden. Ich konnte sie in diesem Punkt beruhigen, vermittelte ihr aber auch, daß ich ihre Phantasien angesichts der erlebten „Millimeterarbeit" in der Diagnostik- und Planungsphase nachvollziehen könne.

Zu Beginn der sechswöchigen Bestrahlung litt Frau B. anfänglich unter Kopfschmerzen und leichter Übelkeit; nach medikamentöser Behandlung traten diese Symptome nur noch sehr selten auf. Hin und wieder hatte sie Konzentrationsstörungen beim Lesen und ein pochendes Gefühl in den Ohren.

Am belastendsten empfand sie den Verlust ihrer Haare. Obgleich ihr rational bewußt war, daß sie die Haare durch die Strahlentherapie verlieren würde, faßte sie die Hoffnung, daß „dieser Kelch an mir vorübergeht", nachdem während der ersten vierzehn Tag nichts passiert war. Als sie dann eines Morgens die Haare beim Kämmen büschelweise verlor, war das für sie ein Schock.

Mit fortschreitender Strahlentherapie stellte sich für die Patientin eine Routine ein, so daß eine derart engmaschige psychologische Begleitung und Betreuung wie zu Beginn der Strahlentherapie nicht mehr notwendig war. Frau B. wünschte sich aber weitere psychologische Betreuung durch mich. Wir vereinbarten zweimal wöchtlich weiterführende Gespräche.

Während der Zeit der Strahlentherapie konnte Frau B. stationär in der Neurochirurgie bleiben. Das hatte den Vorteil, daß sie in der außerordentlich guten krankengymnastischen Behandlung bleiben konnte, bei der sie enorme Fortschritte machte. Sie konnte bald wieder gehen, aber die grobe Kraft im linken Ober- und Unterarm war nach wie vor stark eingeschränkt und die linke Hand vollkommen gelähmt.

Auf Dauer hatte der stationäre Aufenthalt in der Neurochirurgie den Nachteil, daß sie permanent mit neuen Bettnachbarinnen konfrontiert wurde, die häufig angstvoll auf ihren Operationstermin warteten.

Ihre Erlebnisse im Krankenhaus gaben u.a. Anstoß zur Auseinandersetzung mit folgenden Themen:

- Leben mit ihrer körperlichen Behinderung angesichts ihrer täglichen Erlebnisse der Erfolge und Grenzen der krankengymnastischen Behandlung und mit den Reaktionen ihrer Mitmenschen: Eines Tages hatte sie, im Rollstuhl sitzend, eine Stunde auf den Transport gewartet. Während dieser Wartezeit hatten sie viele offene aber auch kaschiert mitleitdsvolle Blicke getroffen, was sie im Schutz ihres Krankenzimmers bislang nicht erlebt hatte und was sie sehr erschüttert hatte.
- Sterben und Tod, nachdem ein Mitpatient, mit dem sie zusammen auf der Intensivstation gelegen und den sie einige Male besucht hatte, gestorben war.
- Die Möglichkeit einer Wiedererkrankung angesichts der Tatsache, daß eine Bettnachbarin wegen eines Rezidivs operiert werden mußte.

Gespräch mit den Angehörigen

Während der Betreuung von Frau B. erhielt ich eines Tages einen Anruf von ihrer Mutter. Sie fragte mich: „Sie sind doch auch für Angehörige da?" Ich bejahte das und Frau B. sagte: „Mein Mann und ich haben Urlaub, wir brauchen Hilfe, können wir morgen kommen?" Es klang so alarmierend, daß ich sofort zusagte und wir einen Termin abmachten. Erst anschließend wurde mir die Brisanz der Situation bewußt. Ich konnte unmöglich mit den Eltern über ihre Tochter sprechen, andererseits glaubte ich, daß ein Gespräch mit den Eltern sowohl für die Eltern als auch für die Beziehung zu ihrer Tochter hilfreich sein könnte.

Ich besuchte Frau B. in der Hoffnung, daß sie über die Absicht ihrer Eltern, mich aufzusuchen, informiert sei. Das war offensichtlich nicht der Fall, und ich entschloß mich, ihr davon zu erzählen. Sie reagierte sehr überrascht, dann ärgerlich, vertrat aber schließlich die Auffassung, daß ihren Eltern ein Gespräch bestimmt gut tun würde. Ich sicherte ihr zu, alles, was sie mir gesagt hätte, vertraulich zu behandeln.

Das Gespräch mit ihren Eltern begann ich, indem ich meine Schwierigkeiten mit der Situation ansprach. Ziel der Intervention war, deutlichzumachen, daß ich ihre Tochter als erwachsene und selbständige Frau wahrnahm.

Während die Mutter von Frau B. im Gespräch über die Unsicherheit der Prognose in Tränen ausbrach, rang der Vater um Fassung und stabilisierte sich immer wieder durch ein Festhalten an organisatorischen Problemen, wie z.B. der Einleitung einer geplanten Rehabilitationsmaßnahme.

Wir sprachen über die Erkrankung ihrer Tochter und über das bisherige Verhalten der Eltern. Sie hatten alle Hebel in Bewegung gesetzt, um mehr Wissen und Sicherheit über die Erkrankung und Prognose ihrer Tochter zu erlangen. Je mehr Wissen sie aber angehäuft hatten, je mehr Fragen sie gestellt hatten, desto schmerzlicher wurde ihnen bewußt, daß niemand ihnen wirkliche Sicherheit im Sinne von 100%igen verbindlichen Aussagen und vor allem nicht die sehnlichst gewünschte Beruhigung geben konnte.

Ihrer Tochter hatten sie nur das tapfere und zuversichtliche Gesicht gezeigt. Im Gespräch machte ich deutlich, daß es natürlich hilfreich für die Patientin sei, daß ihre Umgebung Zuversicht zeige, daß aber eine Haltung wie: „Es wird schon alles wieder gut!" u.U. dazu führen könne, daß die Patientin mit den Ängsten, die jeder Mensch in einer solchen Situation habe, hinter dem Berg halten würde.

Erfahrungsgemäß sprechen Menschen angstbesetzte und traurige Themen nur an, wenn sie glauben, daß ihr Gegenüber bereit ist, sich auch auf ein schmerzhaftes Gesprächsthema einzulassen.

Abschließend möchte ich zwei Aspekte noch einmal hervorheben

Das für das Klinikpersonal Vorstellbare ist für viele Patienten unfaßbar: Das gilt sowohl für die Diagnose, die Operationsfolgen, die Prognose, wie auch für die Nebenwirkungen und möglichen Spätfolgen einer Strahlentherapie. Es darf also nicht verwundern, daß Patienten psychisch dekompensieren, obwohl sie doch „über alles aufgeklärt“ worden sind. Die behandelnden und betreuenden Menschen können ihnen helfen, das Unvorstellbare, wenn es eingetreten ist, im Gespräch zu verarbeiten.

Wirkliche Gewißheit ist nicht zu realisieren: Trotz menschlichen Bemühens und angestrebter technischer Perfektion kann niemand den Patienten eine 100%ige Sicherheit geben. Es gibt keine definitive Antwort auf Fragen wie:

- Wann werden die Haare ausfallen?
- Werde ich blind werden?
- Wird der Tumor weiterwachsen?
- Werde ich meine Hand wieder benutzen können?
- Werde ich meinen Beruf wieder ausüben können?

Es gilt, Ängste – wenn möglich – zu entschärfen, aber es gilt auch, diese offenen Fragen zusammen mit dem Patienten auszuhalten. Die Tatsache, daß die behandelnden und betreuenden Menschen sich nicht entziehen oder in Beschwichtigungen flüchten, ist eine wirkliche Unterstützung für den Patienten, der sich in seiner Verzweiflung und Angst ernstgenommen fühlt.

Psychologen können im klinischen Alltag eine wichtige Vermittlerfunktion zwischen der Erlebniswelt der Strahlentherapeuten und der Erlebniswelt der Krebspatienten einnehmen.

6.3 Räume und Atmosphäre in der Abteilung für Strahlentherapie

6.3.1 Räumliche Enge, fehlende Rückzugsmöglichkeiten und „klimatische Probleme“ im ambulanten Bereich

Das Erleben räumlicher Enge und fehlender Rückzugsmöglichkeiten in der Abteilung für Strahlentherapie verbindet Psychologen, Ärzte, MTAs, Pflegepersonal und Patienten der Abteilung miteinander.

Im ersten Projektjahr teilten sich die Psychologen einen Raum auf der Krankenstation der Abteilung, der in erster Linie Gesprächen mit stationären Patienten und deren Angehörigen diente, mit den nachtdiensthabenden Ärzten der Radiologischen Klinik. Die Raumnutzung für die Psychologen war von den drei Abteilungsdirektoren der Radiologischen Klinik genehmigt worden. Dennoch löste unsere Präsenz in dem Raum tagsüber Irritationen und auch Unmutsäußerungen von Ärzten aus; jedoch auch eine positive Bemerkung, daß das Zimmer viel freundlicher geworden sei, seitdem die Psychologen es nutzen würden (FN US 14. 2. 90).

Nachdem die Psychologen die Arbeitsbereiche Station und Ambulanz voneinander getrennt hatten, wurde offensichtlich, daß die Raumnot im ambulanten Bereich noch größer war. Den Raum, den ich im ambulanten

Bereich ohne Absprache beanspruchen konnte, war ein Spind für meinen Kittel im Umkleideraum der MTAs. Wirklich ungestörte Rückzugsmöglichkeiten für Gespräche mit Patienten gab es für mich im ambulanten Bereich nicht. Für Gespräche in geschützterer Atmosphäre bat ich Patienten und/oder Angehörige in unsere Beratungsstelle (FN US 1. 6. 90).

Die Assistenzärzte der Abteilung für Strahlentherapie hatten keinen ungestörten Aufenthaltsraum, nur wenige ein eigenes Arztzimmer, einige hatten noch nicht einmal einen eigenen Schreibtisch.

Zu Beginn unserer Arbeitsaufnahme gab es auch auf der Station kein ausschließliches Arztzimmer. Das genutzte Zimmer diente gleichzeitig als Computerraum und wurde von vielen Mitarbeitern der Radiologischen Klinik benutzt (FN US 21. 2. 90).

In der Frühbesprechung der Abteilung für Strahlentherapie fanden sich allmorgentlich 14–16 Menschen auf etwa 20 qm zusammen (FN US 2. 4. 90).

Bei den Ärzten war im Alltag eher ein reduziertes Anspruchsniveau oder Fatalismus zur Enge in der Abteilung zu beobachten. Während eines Mitarbeiterinterviews sagte ein Arzt, daß er sich privilegiert fühle, da er mit mehreren Ärzten ein Zimmer zur Verfügung habe (FN US 20. 2. 90).

Ein Arzt beschrieb die Situation des Personals folgendermaßen:

> „Man steht sich gegenseitig auf den Füßen herum, und gerade bei den MTAs ist die Anzahl der Mitarbeiter im Verhältnis zum vorhandenen Platz überreizt" (FN US 11. 6. 90).

Auf die Arbeitssituation der MTAs in den Räumen der Abteilung wurde ausführlich in einer MTA-Befragung (Donath 1991) eingegangen. Die Unzufriedenheit wurde von fast allen MTAs artikuliert (Donath 1991, S. 103 f). Sie bezog sich schwerpunktmäßig auf

- die Enge in den Schalträumen einzelner Bestrahlungsgeräte
- die Sterilität der Bestrahlungsräume
- die Enge und die Ungemütlichkeit des Aufenthaltsraumes
- das Fehlen von Tageslicht
- die durch die Klimaanlage bedingte schlechte Belüftung.

Einige der MTAs vertraten die Auffassung,

> daß die Klimaanlage den durch die gerätemäßig bedingten Umbauten in der Abteilung „verschachtelten Räumlichkeiten" nicht mehr gewachsen sei und sie deshalb unter der schlechten Luft zu leiden hätten (FN US 9. 4. 90).

Eine MTA erlebte die Entwicklung folgendermaßen:

> „Da werden immer größere Geräte hingestellt, die (Bestrahlungs-)Räume sind ja doch relativ groß, daß man sich frei bewegen kann. Aber für das Personal irgendwie wird gespart" (Donath 1991, S. 103).

Diese Aussagen implizieren den Vorwurf, die Technik habe Vorrang gegenüber der Befindlichkeit der Menschen.

Ergebnisse der Mitarbeiterbefragung
In unserer Mitarbeiterbefragung fragten wir das Klinikpersonal nach der Zufriedenheit mit ihren Aufenthaltsräumen.

	Gesamt	Ä	P	M	S
zufrieden	–	–	–	–	–
weder noch	3	–	1	2	–
unzufrieden	40	12	9	16	3
kann ich nicht beurteilen	3	–	–	–	3
keine Angaben	4	–	–	–	4
Gesamt	50	12	10	18	10

(Ä = Ärzte, P = Pflegepersonal, M = MTAs, S = Sonstige)

40 Personen (von 46) waren mit den Aufenthaltsräumen für das Personal „unzufrieden".

Bei der Frage nach der Zufriedenheit mit den Arbeitsräumen für die Ärzte

	Gesamt	Ä	P	M	S
zufrieden	3	1	2	–	–
weder noch	2	–	–	2	–
unzufrieden	21	10	1	6	4
kann ich nicht beurteilen	20	–	6	9	5
keine Angaben	4	1	1	1	1
Gesamt	50	12	10	18	10

zeigten sich 10 von 11 befragten Ärzten „unzufrieden".

6.3.2 Die räumliche Situation auf der Krankenstation

Auch das Pflegepersonal auf der Station war stark von der allgemeinen Raumnot betroffen. So gab es keinen abgeschlossenen Raum für die Übergabe oder Pausen. Der genutzte Raum war nur durch eine Glaswand von der Anmeldung der Station getrennt; auf etwa 8 qm hielten sich dort während der Dienstübergabe 8–10 Menschen auf.

Eine Schwester, die seit vielen Jahren im Universitätskrankenhaus arbeitete, brachte die Entwicklung der letzten Jahre folgermaßen auf den Punkt:

> „Immer mehr Räume für Geräte, immer weniger Sozialräume!" (FN US 6. 4. 90).

Auch für Patienten gab es wenige Rückzugsmöglichkeiten. Die Zimmer auf der Station waren meist mit zwei, zum Teil aber auch mit drei Betten belegt und ließen wenig Raum für die Intimsphäre der Patienten (FN US 27. 3. 90).

Der Aufenthaltsraum für Patienten auf Station war zu Beginn des Projektes sehr funktional eingerichtet und wurde in erster Linie als Raucherzimmer genutzt. Viele Patienten empfanden ihn deshalb als unerträglich.

Während mobile Patienten die Klinik verlassen konnten, um spazierenzugehen, mußten an die Klinik gebundene Menschen (Infusionsständer und/oder Kräftemangel) sich darauf beschränken, auf glattgebohnerten und steril wirkenden Fluren entlangzuwandern.

Eine Patientin beklagte sich insbesondere über die Sterilität auf der Station. Sie beschrieb die Atmosphäre als

„... leblos, wie in einer Gruft, farblos, lieblos." Sie beklagte, daß es keine ansprechenden Bilder an den Wänden der Zimmer und auf den Fluren gebe und vermißte das „menschliche Lachen" auf der Station (FN US 20.3.90).

Die räumliche Enge, die steril wirkende Umgebung und die eingeschränkte Intimsphäre verbreiteten eine kühle, wenig „heilsame" Atmosphäre.

6.3.3 Orientierungsschwierigkeiten in steril wirkenden Räumen

Viele Patienten empfanden die Tatsache, auf dem Weg zu den Bestrahlungsgeräten immer weiter in den Keller hinabsteigen zu müssen, als bedrückend und erlebten gerade zu Beginn ihrer Therapie häufig eine Orientierungslosigkeit angesichts der langen Flure, der Treppen und verschachtelten Räumlichkeiten.

Diese Orientierungsschwierigkeiten können bereits vorhandene Unsicherheiten, Gefühle des Ausgeliefertseins und der Ohnmacht angesichts einer Strahlentherapie negativ verstärken.

Auch wir als psychosoziale Mitarbeiter hatten bei unserer Arbeitsaufnahme Schwierigkeiten, uns zurechtzufinden (FN MF 5. 1. 90). Auf dem Weg zu anderen Stationen der Klinik habe ich mich hin und wieder verlaufen und traf auf Patienten, die sich hilfesuchend an mich als „Kittelträgerin" wandten, und denen ich oft nicht direkt weiterhelfen konnte. Manchmal tauchte die Assoziation eines Labyrinths auf (FN US 9. 7. 90).

6.3.4 Geräusche und Atmosphäre

Ein Raum, in dem Patienten zur Therapie am Neutronen-Bestrahlungsgerät Moulagen angepaßt werden müssen, hatte den Charakter einer Werkstatt. Die Umgebung verstärkt nicht selten das Empfinden der Patienten, einer Welt der Technik und Maschinen gegenüberzustehen, was u.a. zu vermehrter Angst vor Kontrollverlust führen kann (FN US 5. 7. 90).
Auch die Geräuschkulisse in der Abteilung für Strahlentherapie wirkte auf einige Patienten befremdend. Im Warteraum sind vielfältige technische Geräusche und Stimmen zu vernehmen, die nicht ohne weiteres identifiziert und zugeordnet werden können (FN MF 9. 2. 90). Eine solche undefinierbare, fremdartig wirkende Geräuschkulisse kann die allgemeine Verunsicherung verstärken, die bei fast jedem Patienten vorhanden ist, der sich auf eine Strahlentherapie einlassen muß.

6.3.5 Psychische Auswirkungen der „dichten Atmosphäre" in engen Räumen auf Klinikpersonal und Patienten

Von den MTAs wurde angesprochen, daß es durch die Enge in den Arbeitsbereichen zu Spannungen untereinander komme.

Über den Schaltraum der Bestrahlungsgeräte „Betatron" und „Gammatron" wurde gesagt:

> „Die Enge ist bedrückend", „Man hockt sich auf der Pelle", „Man muß echt über die Füße und Beine der anderen hinwegkraxeln" (Donath 1991, S. 104).
> Die Arbeitsbedingungen wurden von vielen MTAs als „extrem schlecht" und „unmenschlich" bezeichnet, als „für Patienten und Personal gleichermaßen unerträglich" beschrieben (Donath 1991, S. 103).

Diese räumliche und psychische Enge erlebten wir bereits während unserer ersten Fortbildungsveranstaltung in der Abteilung der Strahlentherapie. Die Mitarbeiter der Abteilung hatten sich im Aufenthaltsraum der MTAs zu einer Einführung in die Psychosomatik bzw. Psychosomatische Medizin durch unseren Projektleiter R. Verres eingefunden.

Unmittelbar im Anschluß an die Veranstaltung wurde in der Frühbesprechung über die räumliche Enge geklagt und Vorschläge für einen Umzug gemacht. Ein Arzt berichtete im Verlauf des Vormittags:

> „Einige Personen haben Probleme mit der Luft" (FN US 2. 3. 90).

In weiteren Gesprächen wurde deutlich, daß die räumliche Enge von den Mitarbeitern sehr unterschiedlich erlebt worden war. Einige Mitarbeiter hatten eine eher fatalistische Einstellung, andere konnten die Probleme ihrer Kollegen mit der räumlichen Enge nicht oder nur wenig nachvollziehen.

Da uns zu dem Zeitpunkt auch die räumliche Integration der Fortbildung in die Abteilung für Strahlentherapie wichtig war, ließen wir uns vorerst nicht auf Umzugsgedanken ein.

Eine Woche später kam ein Arzt als „Fürsprecher der MTAs" auf uns Psychologen zu und berichtete von dem Empfinden einiger MTAs, daß bei der Fortbildung

> der Redner zu nah gewesen sei (FN US 9. 3. 90)

und bat uns, einen größeren Raum für die Fortbildung zu organisieren.

Ohne Zweifel war der Raum sehr klein. Man könnte die Reaktion aber auch dahin interpretieren, daß es nicht ausschließlich um die schlechte Luft und räumliche Enge ging, sondern auch um eine nicht angenehme „atmosphärische Dichte" angesichts neuer Aspekte psychosozialer Art, die durch die neuen Mitarbeiter in der Abteilung hineingetragen wurden.Wir entschlossen uns, den Streß einiger Mitarbeiter nicht zu forcieren und zogen für weitere Fortbildungsveranstaltungen in den Hörsaal der Chirurgie um.

Ein weiteres Beispiel der engen Verknüpfung zwischen räumlicher und atmosphärischer Dichte:

Ich begleitete einen Patienten mit einem Weichteilsarkom am Oberschenkel zu einem Computertomographie-Termin, vor dem er große Angst hatte. Es ging darum, vor Beginn der Bestrahlung abzuklären, ob der Tumor bereits Metastasen gestreut hatte.

> Der Warteraum in der Abteilung für Diagnostik war ein winziger Raum von 6–7 qm. Das künstliche Licht flackerte nervös; in einer Ecke kämpften einige Blumen in Hydrokultur unter einer absolut grellen Lampe um ihr Überleben. Die Geräuschkulisse war merkwürdig dumpf, erinnerte an die Geräusche in einem Schiffsrumpf. Ich thematisierte die Atmosphäre in dem Warteraum und der Patient erzählte mir, daß er sich „wie eingesperrt" vorkäme. Weitere Patienten kamen hinzu: Menschen, deren Gedanken um ihre Verdachtsdiagnose und die Möglichkeit einer Bestätigung durch die Computertomographie kreisten. Die Atmosphäre von Angst wurde immer dichter und unerträglicher. Die Angst im Raum wurde zusehends auch körperlich spürbar. Vor der Tür unterhielten sich zwei Transportpfleger und einer sagte spontan und laut: „Alles Scheiße!" Ein Lachen der wartenden Patienten wogte auf und nahm für kurze Zeit ein wenig von dem enormen atmosphärischen Druck, der auf allen lastete (FN US 2. 10. 90).

6.3.6 Raumgestaltung

Der einzige Raum in der Abteilung für Strahlentherapie, der zu Projektbeginn wegen seiner Gestaltung und Atmosphäre von den Mitarbeitern positiv hervorgehoben wurde, war der Warteraum für die Bestrahlungspatienten im Untergeschoß.

Der Raum zeichnet sich dadurch aus, daß er recht farbenfroh gehalten ist. Einzelne Sitzgruppen für Patienten sind durch Stellwände voneinander abgeschirmt. Die Ausleuchtung ist eher indirekt und der Boden ist mit einem Teppich ausgelegt. Zudem ist eine Spielecke für die kleinen Patienten und die Kinder von Patienten eingerichtet worden. Es gibt Blumen und Bilder an den Wänden.

Allerdings gibt es in diesem Wartebereich der Abteilung für Strahlentherapie keinen „Bettenwarteraum" für Patienten, so daß schwerkranke bettlägerige Patienten zusammen mit ambulanten Patienten auf ihre Bestrahlung oder den Transportdienst warten müssen. Immer wieder hörte ich von Patienten, daß das Ansehen der bettlägerigen und oft hinfällig wirkenden Patienten im Gang des Warteraumes als sehr belastend empfunden wurde. Diese empfundene Belastung der Patienten ist auch vor dem Hintergrund von Befürchtungen zu sehen, daß ihre eigene Krebserkrankung einen ähnlich schlechten Verlauf nehmen könnte.

Die Umgestaltung der Wartezone ist der Initiative des Abteilungsdirektors K.-H. Hübener zu verdanken. Die psychosozialen Mitarbeiter kamen allerdings mehrmals zu „ungerechtfertigten Lorbeeren", da neue Klinikmitarbeiter glaubten, die Umgestaltung des Wartezimmers sei den Psychologen zu verdanken (FN US 22. 2. 90).

Ergebnisse der Mitarbeiterbefragung

Wir stellten die Frage:
Wie zufrieden sind sie mit der Gestaltung der Wartezone unten?
zur allgemeinen Beurteilung.

	Gesamt	Ä	P	M	S
zufrieden	29	9	2	13	5
weder noch	11	3	1	4	3
unzufrieden	3	–	1	1	1
kann ich nicht beurteilen	6	–	5	–	1
keine Angaben	1	–	1	–	–
Gesamt	50	12	10	18	10

29 von 49 Mitarbeitern äußerten sich als „zufrieden".

6.3.7 Möglichkeiten der Anpassung an widrige Arbeits- und Lebensbedingungen

Ohne Zweifel sind die o.g. Arbeitsbedingungen des Klinikpersonals und die Erlebnisse und Gefühle von Patienten unter Strahlentherapie streßauslösende Faktoren.

Für die Patienten ist die Zeit, die sie in den Räumen und in der Atmosphäre der Abteilung für Strahlentherapie verbringen, absehbar. Ein gewisser Schutz wird auch durch vielfältige Verdrängungsmechanismen gewährleistet. Das Personal der Abteilung für Strahlentherapie ist diesen Auswirkungen hingegen chronisch ausgesetzt.

Die amerikanischen Umweltpsychologen Ittelson, Proshansky, Rivlin und Winkel (1977) stellten fest, daß die menschliche Anpassungsfähigkeit groß ist, daß das aber keinesfalls bedeutet, daß diese Art der Anpassung letztendlich nicht auf die Kosten der Menschen geht. Die Erfahrung zeigt, daß störende negative Aspekte, denen der Mensch in seiner Umgebung ausgesetzt ist, in seiner Wahrnehmung immer geringeren Raum einnehmen. Der Mensch arrangiert sich.

Nach Ittelson et al. kostet es immer wieder Energie, sich auf eine neue Anpassungsebene zu begeben, und es kostet stetige Energie, auf dieser Ebene zu bleiben. Dieser erhöhte Energieaufwand schlägt sich u.a. in einer geringeren Effektivität bei der Arbeit nieder.

Chronische Gesundheitsprobleme in Form von nervösen Störungen und psychosomatischen Erkrankungen können die Folge von chronisch streßbehafteten Arbeitsbedingungen sein, selbst wenn diese nicht ständig bewußt so empfunden werden.

Einen wichtigen und oft übersehenen Aspekt der Auswirkungen der Umgebung von Menschen auf ihre Befindlichkeit, ihr Empfinden und ihr Handeln beschreibt Leonhardt (1984). Er weist darauf hin, daß eine Umgebung durch ihre ästhetischen Eigenschaften auf den Menschen wirkt, auch wenn sich die bewußten Gedanken mit ganz anderen Fragen und Eindrücken beschäftigen. Menschen seien sich meist nicht bewußt, wie stark ihr Gefühlsleben, der Grad des Wohlbefindens, der Behaglichkeit oder der Unruhe und Abwehr im Unterbewußtsein von ihrer Umgebung abhängig sind. Offensichtlich sind Teile des Gehirns in der Lage, unter Nicht-Einbeziehung des Bewußtseins auf äußere Reize zu reagieren und gleichzeitig umfangreiche Informationen zu verarbeiten.

Die Menschen stellen sich tagtäglich den erforderlichen Ansprüchen, ohne bewußt wahrzunehmen, daß in vielfältiger Hinsicht der Boden für das eigene Wohlbefinden und die eigene Arbeitszufriedenheit fehlt. Ein solcher Zustand kann langfristig zu Erschöpfung und/oder zu negativen Gruppenprozessen im Arbeitsfeld führen.

6.4 Aufklärung in der Abteilung für Strahlentherapie

Die psychische Situation von Krebspatienten und ihre daraus resultierenden Bedürfnisse während der Aufklärung durch den Arzt habe ich bereits ausführlich in den Kapiteln 1.3 (Die Aufklärung: „Offene Kommunikation" und Bewältigungsformen von Krebspatienten) und 1.7 (Das Stadium der Progredienz und die palliative Therapie) beschrieben.

Das Thema „Aufklärung" hat sich bei der Analyse der Feldnotizen des ersten Projektjahres als ein zentrales Thema in der Abteilung für Strahlentherapie dargestellt, weniger weil im ersten Erhebungsjahr auffallend viele Feldnotizen-Fragmente dem Thema Aufklärung zugeordnet wurden, als vielmehr deshalb, weil das Thema Aufklärung eng verwoben ist mit vielen anderen Kategorien und sich wie ein roter Faden z.B. durch die Bereiche Therapieentscheidung, Umgang mit Patienten, Ablauf der Strahlentherapie, Therapieerleben, Krankheitserleben, Krankheitsverarbeitung und Zusammenarbeit des Klinikpersonals zieht.

Gerade wegen der Komplexität der Thematik können die Feldnotizen des ersten Jahres nur einen ersten Einblick in das Thema „Aufklärung in der Abteilung für Strahlentherapie" geben.

6.4.1 Die Situation von Arzt und Strahlentherapiepatient während der Aufklärung – Anspruch und Wirklichkeit

Da erst die Diagnose Krebs zur Erwägung einer Strahlentherapie führt, sollte man davon ausgehen können, daß die Patienten, die in die Abteilung für Strahlentherapie kommen, bereits aufgeklärt sind, so daß die dortige Aufklärung sich auf die notwendigen diagnostischen Maßnahmen, die Strahlentherapie und mögliche Nebenwirkungen und Spätfolgen beschränken kann.

In der Realität zeigt sich jedoch immer wieder, daß die Ärzte der Abteilung für Strahlentherapie auch grundlegendere Aufklärung über das Stadium der Erkrankung und den Behandlungsansatz (kurativ oder palliativ) betreiben müssen, da Patienten zuvor ungenügend aufgeklärt worden sind oder sich nicht genügend aufgeklärt fühlen.

Die Bundesärztekammer hat 1985 gemeinsam mit der Deutschen Krankenhausgesellschaft im Deutschen Ärzteblatt „Empfehlungen für Richtlinien zur Aufklärung der Krankenhauspatienten über vorgesehene ärztliche Maßnahmen" veröffentlicht. Zwei von elf Richtlinien zur Aufklärung von Patienten lauteten:

„Der Patient muß grundsätzlich über die vorgesehene Untersuchung oder Behandlung aufgeklärt werden, nicht jedoch über sämtliche Einzelheiten. Stets muß sich der Umfang und der Tiefgang der Aufklärung nach der Dringlichkeit des Eingriffes richten sowie am Bildungs- und Wissensstand des Patienten orientieren" und „Die ärztliche Aufklärung muß in einer für den Patienten behutsamen und verständlichen Weise erfolgen. Neu ist der Grundsatz, daß der Arzt auch bei schweren Erkrankungen vor einer umfassenden Information und Aufklärung nicht zurückschrecken darf, auch wenn er Gefahr läuft, die Einwilligung nur bei extensiver Aufklärung zu erreichen. Allerdings ist er nicht verpflichtet, den Patienten restlos und schonungslos über die Natur des Leidens aufzuklären. Vielmehr muß er auch die gebotene Menschlichkeit beachten und das körperliche und seelische Befinden des Patienten berücksichtigen" (Deutsches Ärzteblatt, 17, 1985).

Es ist für den Arzt schwierig, sich in der Kürze der Zeit ein Bild von dem Informationsstand, dem intellektuellen Auffassungsvermögen, dem Informationsbedürfnis und dem körperlichen und seelischen Befinden eines Patienten zu machen, um den Patienten der Situation angemessen aufklären zu können.

Aus juristischen Gründen muß jeder Arzt im Anschluß eines Aufklärungsgesprächs schriftlich in der Patientenakte vermerken, wie der Aufklärungsstand des Patienten ist und ob der Arzt den Eindruck hat, daß der Patient alles verstanden hat (FN US 3. 7. 90). Der Patient selbst muß den Aufklärungsbogen unterschreiben und dokumentiert damit, daß er umfassend aufgeklärt worden ist. Diese Situation überfordert hin und wieder beide Parteien.

Ein Arzt bemerkte über einen 38jährigen Patienten, der an Hodenkrebs erkrankt war:

> „Es ist schwer einzuschätzen, ob der Patient sich der Gefährlichkeit seiner Erkrankung bewußt ist. Er verhakte sich im Aufklärungsgespräch sofort in Fragen nach Nebenwirkungen, selbst die Frage seiner Fertilität schien für ihn keine Rolle zu spielen" (FN US 26. 9. 90).

Oft ist der Aufklärungsstand der Patienten nach dem ersten Aufklärungsgespräch durch die Ärzte schwer einzuschätzen. Was der Patient wirklich aufgenommen und verarbeitet hat, wird oft erst in weiteren Gesprächen im Anschluß an die Aufklärung deutlich. Viele Patienten haben aufgrund vielfältiger Abwehrmechanismen nur einen Bruchteil des Gesagten aufgenommen und verstanden und werden sich erst später ihrer Unsicherheiten und Fragen bewußt.

Wir besprachen das Problem in einer Fortbildungsveranstaltung innerhalb der Abteilung für Strahlentherapie zum Thema „Aufklärung".

Einige Ärzte plädierten dafür, den Patienten den Aufklärungsbogen mitzugeben, damit dieser zu Behandlungsbeginn unterschrieben zurückgegeben werden könne. Bei der Gelegenheit sollten dann auch noch offene Fragen beantwortet werden. Nicht alle waren mit diesem Vorschlag einverstanden.

Einige Ärzte wehrten sich dagegen, berichteten von ihren Erfahrungen, „hinter den Blättern herlaufen zu müssen" (FN US 3. 7. 90). Ganz offensichtlich gab es hier einen Konflikt zwischen der Nachvollziehbarkeit der psychischen Situation von Patienten und der Sorge vor Mehrbelastung.

Konsequenz der oben genannten Fortbildungsveranstaltung war die Einrichtung einer Visite durch den Gerätearzt für jeden Patienten nach der ersten Bestrahlung. An dieser Stelle sollte noch einmal vom Arzt abgefragt werden, ob Unsicherheit oder Fragen über die Krebserkankung, Behandlung, Pflege etc. beim Patienten vorhanden sind.

Das psychische Moment, daß der betreuende Arzt dem Patienten von Beginn der Strahlentherapie an ein „offenes Ohr" bietet, selbst wenn der Patient zu dem Zeitpunkt keine dringlichen Fragen hat, ist nicht zu unterschätzen und vermittelt den Patienten ein Gefühl des Gesehenwerdens und des Aufgehobenseins. Dies wurde von vielen Patienten im Gespräch mit mir positiv hervorgehoben.

Selbst wenn Patienten viele Fragen haben, scheint die Haltung des Arztes manchmal wichtiger zu sein als die Beantwortung der Fragen selbst. So erzählte mir eine Patientin, die mit einer langen Liste von Fragen zu ihrer Krebserkrankung und der Therapie erneut den aufklärenden Arzt aufsuchte, im Anschluß an das Gespräch:

> „Das Gespräch lief ganz anders. Viele Fragen waren nicht mehr wichtig, wichtiger war, daß ich mich aufgehoben gefühlt habe und unterstützt, in meiner Art, wie ich mit meiner Erkrankung fertig werde" (FN US 26. 9. 90).

6.4.2 Aufklärungsstile

Offene Aufklärung

In der Abteilung für Strahlentherapie wird grundsätzlich ein offener Aufklärungsstil gepflegt, d.h. die Patienten werden über die Art und das Stadium ihrer Krebserkrankungen und über die möglichen Nebenwirkungen und Spätfolgen der Strahlentherapie aufgeklärt.

Dies ist nicht in allen Kliniken des Universitätskrankenhauses der Fall, denn immer wieder müssen die Ärzte die Aufklärung der Patienten vervollständigen oder auch nachholen.

Ein Arzt merkte an:

> „Die Patienten sind oft sehr dankbar, weil sie sich durch die Gespräche in der Strahlentherapieabteilung erstmals richtig aufgeklärt fühlen" (FN US 30. 3. 90).

Auch wenn in der Abteilung für Strahlentherapie ein grundsätzlich offener Aufklärungsstil herrscht, hat doch jeder Arzt seinen ganz persönlichen Stil, wobei es wenig Austausch darüber gibt.

Ein Arzt vertrat die Auffassung, daß zwischen dem Anspruch und der Wirklichkeit der offenen Aufklärung in der Abteilung noch eine große Lücke klaffe:

„Es gibt keine Leitlinien, und so wurschtelt jeder für sich herum. Ich frage Patienten zu Beginn des Aufklärungsgesprächs, was sie wissen" (FN US 25. 2. 90).

Er zeigte sich jedoch zuversichtlich, daß sich das in den nächsten Jahren bessern würde.

Ein Arzt erklärte mir,

daß er grundsätzlich wahrheitsgemäß aufkläre: „Freundlich, aber ohne Illusionen heraufzubeschwören."
„So sage ich zum Beispiel: Ihre Erkrankung läßt sich prinzipiell heilen, leider wissen wir nicht, ob es uns in ihrem Fall auch gelingt" oder „Leider läßt sich das Übel nicht mit der Wurzel ausreißen ... aber wir können Linderung verschaffen" (FN US 22. 6. 90).

Ein anderer Arzt berichtete folgende Episode:

Eine Patientin (Metastasen im ganzen Körper) erhielt eine Bestrahlung ihrer Metastasen im Hirn. Auf die Frage, was denn die Spätfolgen mit ihr machen würden, antwortete der Arzt, daß wenn diese zum Tragen kommen würden, in zwei Jahren, „sie nicht mehr sein würde." Die Patientin weinte bitterlich und erzählte, sie habe nicht gewußt, daß es so schlecht um sie stehe.

Eine offene Aufklärung konfrontiert die Patienten immer wieder mit der Endlichkeit ihres Lebens, löst Ängste aus und Schmerz. Wichtig ist, sich klarzumachen, daß nicht der Arzt die Schmerzen und die Verzweiflung des Patienten verursacht, sondern die Tatsache, daß der Patient sterbenskrank ist und vielleicht sterben muß.

Meine Beobachtung ist, daß viele Patienten immer wieder eine offene Aufklärung wünschen, die ihnen Hoffnung läßt:

Angesichts eines Arztes, der in einer Radiosendung im Rahmen des internationalen Krebskongresses in Hamburg (1990) die häufige Sinnlosigkeit von Chemotherapien anprangerte und diese gleichzeitig in seiner Klinik anwendete, berichtete mir eine Patientin ihren Ärger:
„Was ist das nur für ein Mensch? Man muß den Krebserkrankten doch Hoffnung lassen. Hoffnung ist das A und O in der Behandlung und Betreuung von Krebspatienten" (FN 27. 8. 90).

Das mag paradox klingen, aber oft genug ist es eben der kleine Unterschied zwischen den Aussagen: „Da ist nichts mehr zu machen!" und: „Wir können hier nichts mehr für sie tun!" Die zweite Aussage läßt dem Patienten die Hoffnung, an anderer Stelle noch Hilfe zu finden, auch wenn sie nur lindernd wirkt. Offene Aufklärung ist nicht mit Schonungslosigkeit gleichzusetzen:

Eine Patientin (73 Jahre) wurde von einem Arzt über ihre infauste Prognose informiert und brach anschließend zusammen. Sie hatte Namensfindungsstörungen, größere Schmerzen und wirkte zeitweilig verwirrt.
Sie erholte sich aber zusehends von der Krise und erzählte mir, daß sie es im Grunde richtig fand, daß der Arzt ihr die Wahrheit über ihren Zustand berichtet habe, nicht gut fand sie die Art und Weise, wie er es ihr gesagt habe, nämlich im Sinne: „Da ist nichts mehr zu machen!" (FN US 5. 10. 90).

Patienten wollen Offenheit und Sensibilität von ihren Ärzten und einen geschützten Rahmen für die Gespräche mit ihrem behandelnden Arzt, wenn es um die Mitteilung von wichtigen Untersuchungsergebnissen und Entscheidungen geht.

Eine Patientin (multiple Knochenmetastasen) erzählte mir, daß ihr während der Chefvisite mitgeteilt worden war, daß sie sehr wahrscheinlich noch operiert werden müsse:

„Es hat mich kalt erwischt! Tränen sind mir über die Wange gelaufen, habe sie nicht zurückhalten können. Ich finde das nicht gut, daß ich es in dieser großen Runde erfahren habe!" (FN US 6. 12. 90).

Eine grundsätzlich offene Aufklärung beinhaltet Grenzfälle. Hier geht es in erster Linie um das „wohltätige Verschweigen" von nicht abzuklärenden Verdachtsdiagnosen und um eine Nichtstellungnahme zur Prognose der Krebserkrankung (Kapitel 6.4.4: Problemfelder der Aufklärung).

In fast jedem Aufklärungsgespräch tauchen ängstliche Fragen von Patienten auf, die häufig auf Unsicherheit beruhen. Hier gilt es, die Gefühle der Patienten wahrzunehmen und sie ernstzunehmen. Es mag für Ärzte verführerisch sein, die häufig vorsichtig formulierten Ängste der Patienten mit ärztlicher Kompetenz zuzudecken.

Ein Patient (40 Jahre, Sarkom am Oberschenkel) kam zu einem zweiten Aufklärungsgespräch. Er hatte einen Zettel mit Fragen dabei. Zu Beginn des Gesprächs sagte er, daß er sich nun doch entschlossen habe, sich bestrahlen zu lassen, obwohl er es bislang eher abgelehnt habe; die Zahlen über die Gefahr einer Wiedererkrankung, die im ersten Aufklärungsgespräch genannt worden seien, hätten ihn beeindruckt.Trotzdem hätte er noch einige Fragen auf dem Hintergrund: „Traue nur der Statistik, die du selbst gefälscht hast".

Die Gefahr, daß es bei ihm ohne eine Strahlentherapie zu einem Rezidiv kommen könnte, lag im statistischen Mittel zwischen 60 und 70%. Er hatte große Angst um die Beweglichkeit seines Beines und daß da „bereits andere Herde in seinem Körper" seien. Er äußerte Angst, das alles psychisch nicht durchhalten zu können.

Der Arzt reagierte mit vielen Erklärungen, die sich in erster Linie auf die diagnostischen und therapeutischen Maßnahmen bezogen. Um die Befürchtungen zu entkräften, zeigte er dem Patienten ein Buch über Computertomographie und erklärte ausführlich ein CT-Bild. Er bot an, daß ich ihn bei den kommenden Prozeduren begleiten könne, und der Patient akzeptierte dies gern (FN US 28. 9. 90).

In einem späteren Gespräch erzählte mir der Patient,

daß er vor seiner Erkrankung sehr gesund gelebt und gegen alles, was mit Strahlung und Kernenergie zu tun habe, gewettert und gekämpft hätte. Es war äußerst schwierig für ihn, daß er etwas, was er früher verteufelt hatte, nun positiv für sich umbuchen mußte, in der Hoffnung, daß diese Strahlen ihn vom Krebs heilen würden.

Der Arzt blieb im Gespräch auf einer eher rationalen Ebene, während der Patient mit seinen Normen, seiner Lebensanschauung und seinen Ängsten kämpfte.

Aber selbst wenn der Arzt nach Hintergründen der offensichtlichen Angst gefragt hätte, ist nicht gesagt, daß der Patient diese genannt hätte. Er hätte sie vielleicht verschwiegen, um nicht als naiv und ängstlich dazustehen, hatte der Arzt doch erklärt, daß es wenig Grund zur Besorgnis gebe.

Patienten reagieren gelegentlich auch sehr mißtrauisch, wenn Ärzte, Pflegepersonal oder MTAs versuchen, ihnen ihre Ängste zu nehmen.

Angstgefühle können nicht genommen werden. Es sei denn, der Arzt erzählt dem Patienten bewußt die Unwahrheit oder „schönt" die Prognose. Bei einem solchen Verhalten hält die Zuversicht eines Patienten oft nicht lange an. Der Vertrauensverlust des Patienten ist jedoch vorprogrammiert, wenn die Krebserkrankung für den Patienten spürbar fortschreitet.

Angstgefühle sind oft berechtigt, z.B. in der Erwartung und dem Erleben von Nebenwirkungen und können in einer vertrauensvollen Beziehung zum Arzt durch Erklärungen gelindert werden. Prinzipiell ist hier anzumerken, daß es kein Ziel sein kann, Angstsymptome zu bekämpfen. Angst ist kein Krankheitssymptom, sondern angesichts der Situation vieler Krebspatienten vollkommen normal und nachvollziehbar.

Einige Patienten leiden unter der Angst vor den in Aussicht gestellten möglichen Nebenwirkungen.

Ein Patient erzählte mir,

daß er ein Medikament (gegen Kopfschmerzen und Übelkeit) nicht genommen habe, weil der Beipackzettel ihm erhebliche Angst gemacht hätte. Außerdem seien Kopfschmerzen und Übelkeit von sich aus verschwunden. Er hatte eine psychosomatische Erklärung für dieses Phänomen. Er glaubte, daß die genannten Symptome aus „Angst über die im Aufklärungsgespräch erläuterten möglichen Nebenwirkungen" aufgetreten seien (FN US 14. 8. 90).

Viele Patienten fühlen sich angesichts der „Informationsflut" im Aufklärungsgespräch überfordert. Auch hier gibt es keine Rezepte und Patentlösungen. Vor allem aus juristischen Gründen muß auch auf Risiken hingewiesen werden, die so gut wie nie in Erscheinung treten, z.B. die Gefahr einer möglichen Querschnittslähmung. Vielfältige Abwehrmechanismen führen fast unweigerlich dazu, daß Patienten dem Aufklärungsgespräch nicht in vollem Umfang folgen können (vgl. Kapitel 1.3).

Es kann deshalb hilfreich sein, den aufzuklärenden Krebspatienten im Vorfeld anzubieten, einen vertrauten Menschen zum Aufklärungsgespräch mitzubringen, um sich hinterher über das Gesprochene austauschen zu können (FN US 11. 12. 90). Die Begleitung durch eine vertraute Person kann allerdings nicht verhindern, daß es während des Aufklärungsgesprächs für den Patienten zu einem „Diagnoseschock" kommen kann. Oft merkt man einem Patienten dies nicht einmal an.

So berichtete ein Arzt von einem Erlebnis, das ihn irritiert hatte:

Er hatte einen Patienten mit „nicht allzu guter Prognose" im Beisein seiner Ehefrau aufgeklärt und den Eindruck gehabt, daß der Mann es ganz gefaßt aufgenommen habe. Die Ehefrau sei allerdings einige Tage später zu ihm gekommen und habe erzählt, daß ihr Mann „ganz schockiert" gewesen sei (FN US 14. 8. 90).

Während des Aufklärungsgesprächs erweist sich die gewählte Sprache immer wieder als Balanceakt. So kann zum Beispiel die Wortwahl des Arztes während des Gesprächs Einfluß auf das Verständnis der Krebserkrankung eines Patienten nehmen.

Ein Arzt erzählte,

daß er das Wort „Tumor" anstelle von „Krebs" im Gespräch mit Patienten bevorzugt (FN US 7.6.90).

Das Wort „Tumor" birgt für die Patienten die Möglichkeit in sich, Abstand zu halten von der Bedrohlichkeit des Zellgeschehens im eigenen Körper – auch gutartige Geschwulste sind Tumoren. Der Patient kann dies u.U. als Entschärfung der Situation interpretieren.

Ich spreche Patienten manchmal gezielt auf „ihre Krebserkrankung“ an und erlebe dabei weniger Erschrecken als Erleichterung darüber, daß die Krebskrankheit beim Namen genannt wird und somit des Bildes eines „Molochs“ (eine Macht, die alles verschlingt) beraubt wird. Patienten können sich angesichts der erlebten Unaussprechbarkeit ihrer Krebserkrankung zusätzlich stigmatisiert fühlen.

Das Gefühl der Stigmatisierung spielt bei an Krebs erkrankten Menschen eine wichtige Rolle. Bei den Griechen galt ein „Stigma“ (aufgebranntes Mal) als Hinweis „auf körperliche Zeichen, die dazu bestimmt waren, etwas Ungewöhnliches oder Schlechtes über den moralischen Zustand des Zeichenträgers zu offenbaren“ (Goffman 1977).

Ein weiteres Beispiel:

In einem Gespräch mit mir zeigte ein Patient mit einem Hirntumor sich sehr erleichtert darüber, daß ein Arzt ihm erzählt habe, bei seinem Tumor handele es sich um eine „Mischform, die sehr gut auf eine Strahlentherapie anspricht“. Er verbuchte dies als eine „große Heilungschance“, was angesichts der Tatsache eines rezidivierten Hirntumors mit sehr aggressivem Wachstum vollkommen illusorisch war (FN US 1. 10. 90).

6.4.3 Aufklärung als Möglichkeit der Angstreduktion

Grundsätzlich kann davon ausgegangen werden, daß eine umfangreiche Aufklärung vor der Therapie einer Primärerkrankung in erster Linie Ängste reduziert, da gerade die Strahlentherapie mit vielen irrationalen Vorstellungen und Phantasien behaftet ist.

Deshalb ist es wichtig, nicht nur im offiziellen Aufklärungsgespräch Informationen zu geben und Fragen zu beantworten, sondern dem Patienten insbesonders während der Simulations- und Ersteinstellungsprozeduren erklärende Hinweise zu geben, um Ängste zu reduzieren und eine Orientierung zu geben.

Ein Arzt erzählte von seiner Beobachtung,

daß die Zeit zwischen Diagnose und Therapiebeginn für Patienten besonders schlimm sei. Sie wüßten nicht, was auf sie zukäme und wären ganz ihren Phantasien ausgeliefert. Er wünschte sich, daß Patienten gleich nach der Aufklärung an die Hand genommen werden würden, um ihnen den Ablauf der Behandlung zu erklären und die räumlichen Gegebenheiten zu zeigen (FN US 1. 6. 90).

In der Abteilung für Strahlentherapie wurde aufgabenorientiert gearbeitet, das heißt, daß für die Bereiche Aufklärung, Simulation und Bestrahlung sind verschiedene Ärzte zuständig sind. Die von vielen Ärzten gewünschte patientenorientierte Begleitung ist in diesem Arbeitssetting organisatorisch nicht möglich.

In der Routine des täglichen Alltag ist es verständlich, daß das Klinikpersonal den Blick für das mögliche Erleben eines Krebspatienten verliert, der erstmals die Räume der Strahlentherapie betritt.

Die Mitarbeiter der verschiedenen Aufgabenbereiche – Aufklärungsarzt, Ärzte und MTAs bei der Simulation, der Gerätearzt und die MTAs an den einzelnen Geräten – können trotzdem einen großen Teil dazu tun, die

Ängste der Patienten zu reduzieren, indem sie ihnen immer wieder erklären, was gerade mit ihnen geschieht.

Einige Patienten müssen Prozeduren über sich ergehen lassen, die die Intimsphäre verletzen.

Eine Frau, die ihren Freund bei seinem Simulationstermin begleitet hatte, erzählte mir,

> daß ihr Freund auf dem Simulationstisch gelegen hätte und man ihm „ohne Vorwarnung" einen Hodenschutz angelegt hätte, der aussah wie eine „Kastrationsmaschine". Die Anwesenden hätten „über ihn und kaum mit ihm geredet". Der einzige „Lichtblick" sei der hinzugerufene Oberarzt gewesen, der durch seine Genauigkeit Sicherheit vermittelt hätte, was die anderen aber offensichtlich „genervt" habe.

Sie bezeichnete die Situation als „unschön", wobei sie allerdings sehr empört wirkte (FN US 12. 10. 90).

Patienten liegen häufig mit „Radarohren" auf dem Simulations- oder Behandlungstisch und nehmen alles auf, was vom Klinikpersonal gesagt wird, vorzugsweise die Diskussionen, die der Genauigkeit der Einstellung der Bestrahlungsfelder dienen.

Die Genauigkeit des Personals verbuchen sie anfangs manchmal als Unsicherheit und bekommen angesichts der Technik Angst, daß das Personal diese nicht unter Kontrolle haben könnte.

Das Anpassen einer Gesichtsmaske, die der Fixierung des Kopfes während der Bestrahlung dient, ist für einige Patienten sehr angstbesetzt: dem Patienten wird ein Mullstrumpf über den Kopf gezogen, und eine Folie aus weichem warmem Kunststoff wird dem Patienten im Liegen angepaßt. Der Kunststoff wird hart und der Patient erlebt, daß sein Kopf am Tisch, auf dem er liegt, fixiert ist. Einfühlsame, erklärende Worte von seiten der Mitarbeiter werden von den Patienten als sehr beruhigend empfunden und dankbar registriert.

Manchmal sind die Vorstellungen von einer Prozedur schlimmer als die Prozedur selbst:

> Eine alte Dame lag auf dem Simulationstisch, und im Gespräch mit ihr stellte ich fest, daß sie immer noch auf ihre Maskenanpassung wartete, obwohl die Prozedur schon vorbei war. Ich erklärte ihr, daß die vorangegangene Prozedur bereits die Maskenanpassung gewesen sei, worauf sie überrascht und erleichtert reagierte. Sie hatte eine „schlimmere Vorstellung" davon gehabt (FN US 13.11.90).

Zur angstreduzierenden Aufklärung im weiteren Sinne gehören auch die Informationen über sozialrechtliche Ansprüche des Patienten von seiten der Ärzte.

> Ich besuchte eine Patientin (35 Jahre, Diagnose eines Ohrspeicheldrüsentumors), die sehr aufgelöst war. Sie erzählte, daß ein Arzt bei ihr gewesen sei und gesagt hätte, daß sie aufgrund „ihres Befundes" doch Rente beantragen könne, weiterhin habe er ihr eine Anschlußheilbehandlung empfohlen, die innerhalb von 14 Tagen nach Therapieende angetreten werden müsse.
> In der folgenden Nacht hatte sie nicht schlafen können und gegrübelt. Die Sache mit der Berentung hatte sie sehr durcheinander gebracht und sie fühlte sich überrumpelt, da die Therapie doch noch gar nicht begonnen hatte.
> Das folgende Gespräch machte deutlich, daß sie einerseits von der Vorstellung, mit 35 Jahren in „Rente zu gehen", „ausgemustert zu werden" und „zu nichts mehr zu gebrau-

chen zu sein", geschockt war, andererseits war ihr nach der Operation bereits selbst klargeworden, daß sie ihren Beruf als Krankenschwester nicht mehr ausüben könne und auch nicht wolle (FN US 15. 3. 90).

Eine Aufklärung über sozialrechtliche Ansprüche gehört zum Aufgabenbereich der Ärzte, es stellt sich dabei jedoch die Frage nach dem richtigen Zeitpunkt. Vorschläge einer möglichen Berentung sollten nicht mit dem Beginn der Bestrahlung zusammenfallen, es sei denn, daß der Patient danach fragt. Die Auseinandersetzung mit einer möglichen Berentung ist ein hochsensibles Thema und ist besonders bei jungen Menschen mit einer Einbuße ihres Selbstwertgefühls, ihrer Lebensqualität und mit Ängsten verknüpft.

Ein Arzt regte an, jedem Patienten während des Aufklärungsgesprächs ein „Informationspaket" über psychosoziale, soziale und sozialrechtliche Hilfen „in die Hand zu drücken" (FN US 7. 6. 90).

6.4.4 Problemfelder der Aufklärung

Zum Thema Aufklärung beobachtete ich innerhalb des ersten Projektjahres folgende Problem- und Konfliktfelder:

- Schwierigkeiten bei der Einschätzung der psychischen Belastbarkeit von Patienten
- Notwendige Kanalisierung der Informationsflut
- Unsicherheiten über Behandlungserfolg und Auftreten von Nebenwirkungen
- Aussagen über die Prognose
- Umgang mit Verdachtsdiagnosen.

Schwierigkeiten bei der Einschätzung der psychischen Belastbarkeit von Patienten

Ein Arzt erzählte mir, daß sich für ihn während des Aufklärungsgesprächs immer wieder folgende Fragen stellten:

> „Was kann ein Mensch verkraften? Was will er oder sie jetzt wissen? Was kann ich ihm oder ihr jetzt an Wahrheit zumuten?" (FN US 18. 12. 90).

Nach seiner Erfahrung sei es immer wieder schwierig, die Situation richtig einzuschätzen. In Zweifelsfällen empfand er es als hilfreich, im Vorfeld ein Gespräch mit dem Hausarzt zu führen, um sich dann vor diesem Hintergrund ein eigenes Bild zu machen.

Notwendige Kanalisierung der Informationsflut

Angesichts der Einführung eines von uns entworfenen Ernährungs-Informationsblattes für Patienten, die im Kopf-Halsbereich bestrahlt werden, wurde noch einmal deutlich, daß viele Patienten angesichts der Informationsflut im ersten Aufklärungsgespräch überfordert sind.

Wir beschlossen deshalb, die Informationsblätter erst beim Auftreten erster Nebenwirkungen wie beispielsweise Speichel- oder Geschmacksverlust durch den behandelnden Arzt an die Patienten auszuhändigen (FN US 30. 1. 91).

Unsicherheiten über Behandlungserfolg und Auftreten von Nebenwirkungen

Verunsichernd und angstauslösend für Patienten ist auch die Tatsache, daß im Rahmen des Aufklärungsgesprächs weder über den Behandlungserfolg noch über das Auftreten von Nebenwirkungen und Spätfolgen verbindliche Aussagen gemacht werden können (FN US 28.9.90).

Immer wieder erzählten Patienten,

> daß es leichter wäre, sich auf die Strahlentherapie einzulassen, wenn man sicher sein könnte, daß es etwas nutzen würde.

Auch für die Ärzte ist es nicht leicht, zu akteptieren, daß bei aller ärztlichen und wissenschaftlichen Kompetenz immer ein Rest Unsicherheit bleibt.

Aussagen über die Prognose

Ein weiteres Problemfeld in der offenen Aufklärung, das mit dem Thema „Unsicherheit" zu tun hat, ist die von einigen Patienten oder Angehörigen gewünschte Aussage über die Prognose der Krebserkrankung:

> Zwei Ärzte berichteten von einem Gespräch mit dem Sohn und der zukünftigen Schwiegertochter einer Patientin mit schlechter Prognose. Das Paar erzählte, daß sie im nächsten Jahr heiraten wollten und sich nun fragen würden, ob ihre Mutter dies noch erleben würde und ob sie die Hochzeit nicht vorverlegen sollten.

Einer der Ärzte lehnte eine Aussage zur Prognose der Patientin „prinzipiell" ab (FN US 26. 6. 90).

Der andere Arzt vertrat die Auffassung, daß man manchmal nicht umhinkomme, auf eine solche Frage zu reagieren. Er hatte dem Paar deshalb geantwortet, daß er persönlich nicht allzu lange mit dem Hochzeitstermin warten würde.

Patienten und Angehörige können Ärzte manchmal sehr unter Druck setzen.

> So erzählte mir ein Arzt von einem Gespräch mit einer Patientin und deren Sohn, die ihn auf „eine Prozentzahl ihrer Heilungschancen festnageln" wollten. Obwohl er dies eigentlich nicht mache, habe er sich dazu „hinreißen" lassen, die Zahl von 30% zu nennen und fühle sich nun überhaupt nicht wohl. Er bat mich, mich hin und wieder während der Behandlung um die Patientin zu kümmern (FN US 25. 1. 91).

Umgang mit Verdachtsdiagnosen

Auch die Aufklärung über Verdachtsdiagnosen ist eine Gratwanderung. Einerseits müssen die notwendigen diagnostischen Maßnahmen zur Abklärung des Verdachtsbefundes begründet werden, andererseits sollte der Patient nicht unnötig in Angst versetzt werden.

> In einem Fall sprach ich mit einer Patientin, deren behandelnder Arzt ihr eine Verdachtsdiagnose (Lebermetastasen) mit der Ergänzung mitgeteilt hatte: „Wenn sich das bewahrheitet, wird wohl wenig zu machen sein" (FN US 18. 1. 90).

Die Patientin dekompensierte psychisch, nachdem weitere diagnostische Maßnahmen die Verdachtsdiagnose nicht bestätigt hatten.

> In einem anderen Fall wurde eine Verdachtsdiagnose, die nicht eindeutig abgeklärt werden konnte, „zum Wohle des Patienten" verschwiegen. Man entschied sich, den nächsten Nachsorgetermin abzuwarten, „um sie nicht zu beunruhigen" (FN US 23. 8. 90). Hintergrund war, daß man befürchtete, die Patientin würde ein mögliches Fortschreiten ihrer Krebserkrankung nicht verkraften und Selbstmord begehen.

Im Deutschen Ärzteblatt (17/1985) heißt es: „Große Unsicherheiten birgt bis heute noch die vom Arzt aufgrund seines therapeutischen Privilegs des wohltätigen Verschweigens unterlassene Aufklärung." Die „Unsicherheiten" werden nicht weiter erläutert.

Niemand vermag einem Arzt die Entscheidung abnehmen, in welcher Art und in welchem Umfang er seinen Patienten aufklärt. Er sollte sich jedoch im Klaren darüber sein, daß, wenn der Patient später erfährt, daß die Verdachtsdiagnose schon länger bestanden hat, dies zu einem Vertrauensbruch führt.

Weiterhin stellt sich in diesem Zusammenhang die Frage, ob nicht jeder Mensch ein Recht darauf hat, zu erfahren, daß seine Krebserkrankung u.U. fortgeschritten ist, um angemessen mit der ihm verbleibenden Zeit umgehen zu können.

Ein Arzt erzählte von seiner Beobachtung:

> „Interessanterweise sind Angehörige, die ihre Eltern nicht aufgeklärt wissen wollen, häufig Ärzte" (FN US 25. 2. 90).

Ergebnisse der Mitarbeiterbefragung

In unserer Mitarbeiterbefragung stellten wir die Aussage:

Die meisten Patienten wollen, daß man ihnen die volle Wahrheit über ihre Erkrankung sagt,

zur Bewertung.

	Gesamt	Ä	P	M	S
trifft voll zu	6	3	1	1	1
trifft etwas zu	12	5	3	4	–
unentschieden	20	4	3	9	4
trifft weniger zu	6	–	2	3	1
trifft überhaupt nicht zu	–	–	–	–	–
keine Angaben	6	–	1	1	4
Gesamt	50	12	10	18	10

(Ä = Ärzte; P = Pflegepersonal; M = Med.-Techn. Assistenten; S = Sonstige)

18 von 44 Mitarbeitern glaubten, daß das „voll" oder „etwas zutrifft".

20 Mitarbeiter (4 von 12 Ärzten) waren unentschieden darüber, ob die meisten Patienten die volle Wahrheit über ihre Erkrankung wissen wollen.

6 Mitarbeiter (keine Ärzte) glaubten, daß die Patienten eher nicht die volle Wahrheit über ihre Erkrankung erfahren möchten.

6.4.5 Aufklärung als Konfliktfeld in der Zusammenarbeit

Vorwürfe von Patienten

Patientenvorwürfe über mangelnde Aufklärung sind nicht vermeidbar und unangenehm für die Ärzte, wenn sie in der Öffentlichkeit geäußert werden.

So erzählte ein Arzt:

> „Während einer öffentlichen Veranstaltung in einer Selbsthilfegruppe stand plötzlich eine Patientin auf und beschwerte sich über die Behandlung in der Abteilung. Sie erklärte, daß sie nicht richtig aufgeklärt worden sei und hat sogar Namen genannt, was sehr peinlich war" (FN US 1. 11. 90).

Neben der Tatsache, daß eine Aufklärung grundsätzlich auch fehlerhaft verlaufen kann, beschreibt die klinische Beobachtung, daß Patienten oft nur Bruchteile der im Aufklärungsgespräch geäußerten Informationen aufnehmen und verarbeiten und erst später, häufig bruchstückhaft, erinnern (vgl. Kapitel 1.3 und 1.7).

Vorwürfe von Mitarbeitern

Ein Arzt erzählte:

> „Manchmal höre ich vom Gerätearzt oder von den MTAs, daß Patienten Fragen stellen, als ob sie überhaupt nicht aufgeklärt worden seien. Das haut mich dann doch aus den Socken. Ich frage mich immer wieder, wie Patienten das Aufklärungsgespräch wohl aufnehmen oder empfinden" (FN US 14. 8. 90).

Er bat mich, ihm Rückmeldung zu geben, wenn mir „etwas zu Ohren kommen würde", wenn Patienten nicht oder unzulänglich aufgeklärt worden seien.

Diese Aussagen von Mitarbeitern der Abteilung implizieren auch immer wieder die Unterstellung, der aufklärende Arzt habe nicht richtig, nicht gut genug oder gar mangelhaft aufgeklärt; andererseits wird deutlich, daß der Arzt nur in wenigen Fällen eine Rückmeldung über das Erleben des Aufklärungsgesprächs von seiten der Patienten bekommt.

Das Thema „Güte der Aufklärung" spaltet die Abteilung für Strahlentherapie in zwei Lager, in der sich die Mehrheit der Ärzte, die die Patienten für gut aufgeklärt halten, dem Pflegepersonal, den MTAs und auch einzelnen Ärzten gegenüber sehen, die die Patienten für nicht gut aufgeklärt halten.

Während Ärzte sich in Aufklärungsgesprächen bemühen, die Patienten angemessen und umfassend aufzuklären, erleben sie immer wieder die Vorwürfe von Mitarbeitern der Abteilung, sie hätten wohl „nicht richtig aufgeklärt".

Dies kann damit zusammenhängen, daß viele MTAs, Schwestern und Pfleger sich nicht der vielfältigen Verdrängungsmechanismen der Patienten angesichts der Aufklärung über die Diagnose Krebs bewußt sind.

Während einer Fortbildungsveranstaltung in der Abteilung für Strahlentherapie wurde dieses Konfliktfeld von uns thematisiert.

Angesichts der Tatsache, daß „Patienten sehr oft beängstigende Sachverhalte verdrängen, um die Hoffnung nicht zu verlieren", wie dies der Abteilungsdirektor formulierte, lud dieser die MTAs und das Pflegepersonal (als Reaktion auf die Ergebnisse der Mitarbeiterbefragung) ein, an Aufklärungsgesprächen von Patienten zum Zweck einer Erhöhung der Transparenz und des gegenseitigen Verständnisses teilzunehmen (FN US 2. 11. 90). Einzelne Mitarbeiter nahmen dieses Angebot in den darauf folgenden Wochen an.

Ergebnisse der Mitarbeiterbefragung
In unserer Mitarbeiterbefragung stellten wir die Aussage:

Die Patienten hier werden gut über ihre Behandlung aufgeklärt,

zur allgemeinen Beurteilung.

	Gesamt	Ä	P	M	S
trifft voll zu	12	9	–	2	1
trifft etwas zu	8	1	3	4	–
unentschieden	10	1	1	5	3
trifft weniger zu	13	1	5	6	1
trifft überhaupt nicht zu	1	–	1	–	–
keine Angaben	6	–	–	1	5
Gesamt	50	12	10	18	10

Deutlich wurde die unterschiedliche Bewertung der Qualität der Aufklärung bei der Mehrzahl der Ärzte einerseits und den Pflegenkräften, MTAs und einem Arzt andererseits.

Ganz im Gegensatz zu den Ärzten (9 von 12 beurteilten „trifft voll zu") vertraten 11 von 28 Pflegekräften und MTAs die Meinung, daß die Patienten eher weniger gut aufgeklärt seien.

Dieses Ergebnis spiegelte sich, wie die oben beschriebenen Vorwürfe mangelnder Aufklärung von Patienten zeigen, direkt im Alltag der Abteilung und in der Zusammenarbeit der verschiedenen Berufsgruppen wider.

Ergebnisse der Mitarbeiterbefragung

zur Einstellung des Klinikpersonals bezüglich der „offenen Aufklärung".

Angesichts der erlebbaren Verdrängungs- und Verleugnungsmechanismen von Patienten stellt sich dem Klinikpersonal natürlich die Frage, ob es für Patienten wirklich das beste sei, wenn man ihnen die volle Wahrheit über ihre Krebserkrankung sagt.

Im Rahmen unserer Mitarbeiterbefragung stellten wir die Aussage:

Es ist für die meisten Patienten das beste, wenn man ihnen die volle Wahrheit über ihre Erkrankung sagt,

zur allgemeinen Einschätzung.

	Gesamt	Ä	P	M	S
trifft voll zu	8	3	2	2	1
trifft etwas zu	16	4	4	5	3
unentschieden	15	3	1	9	2

	Gesamt	Ä	P	M	S
trifft weniger zu	7	2	2	2	1
trifft überhaupt nicht zu	–	–	–	–	–
keine Angaben	4	–	1	–	3
Gesamt	50	12	10	18	10

Nur 8 von 46 Mitarbeitern glaubten, daß diese Aussage „voll zutrifft“ (davon 3 Ärzte); 16 Mitarbeiter glaubten, daß die Aussage „etwas zutrifft“;

15 Mitarbeiter (davon 9 MTAs) votierten für „unentschieden“, waren sich nicht sicher, für wieviele Patienten es das beste wäre.

Das Erleben der Mitarbeiter, daß viele Patienten es vorziehen, ihre Situation zeitweilig zu verdrängen oder in einem Zustand der „Doppelten Buchführung“ (Weisman 1976) zu verweilen, führte dazu, daß etwa die Hälfte der Mitarbeiter sich nicht sicher war, ob es für die meisten Patienten wirklich das beste sei, offen aufgeklärt zu werden.

6.4.6 Einstellung des Klinikpersonals zur „offenen Aufklärung“ bei infausten Prognosen

Die Aufklärung von Patienten mit infauster Prognose ist eine besonders belastende Situation für Patienten und Ärzte. Seitens des Patienten ist sie geprägt durch Enttäuschung, Angst und Skepsis (vgl. Kapitel 1.7).

Immer wieder erlebt das Klinikpersonal auch Abwehr von Patienten mit infausten Prognosen angesichts einer offenen Aufklärung durch den Arzt.

Ein Patient mit infauster Prognose aufgrund eines fortgeschrittenen Hirntumors erzählte mir, daß sein behandelnder Arzt gesagt hätte, daß „es sehr schnell mit ihm zu Ende sein könne“ und er seine „familiären Angelegenheiten regeln solle“.
Er reagierte mit großer Abwehr, empfand es als „unmöglich“, daß man ihm dies während der laufenden Therapie gesagt hätte und meinte, er würde sich nun „mit der Maschine verbünden“ (Bestrahlungsgerät) im Sinne: „Nun erst recht! Ich werde gesund werden"(FN US 12. 11. 90).

Die Einstellung des Klinikpersonals zu der o.a. Situation tendiert dahin, die Initiative bezüglich des Ausmaßes der Aufklärung eher dem Patienten zu überlassen, die Tatsache einer infausten Prognose eher anzudeuten anstatt sie deutlich auszusprechen.

Diese Haltung ist nachvollziehbar und vor dem Hintergrund der Schmerzlichkeit dieser Situation zu verstehen. Auch Ängste spielen hier eine Rolle, daß der Patient die offene Aufklärung nicht verkraften und mit Hoffnungslosigkeit oder gar Selbstmord reagieren könne (vgl. Kapitel 1.7).

Andererseits gibt es mehr und mehr Patienten, die sich eine „offene Aufklärung“ durch das Öffnen von Arztbriefen verschaffen.

Ich erlebte, daß eine mir bekannte Patientin, die zu einem Nachsorgetermin in der Abteilung erschien, in meinem Beisein einen verschlossenen Arztbrief öffnete, in dem sie lesen mußte, daß „im Bereich ihres linken Lungenflügels, gewisse Herde (Metastasen) zu beobachten seien“ (FN US 15. 10. 90).

Die Mitteilung eines Fortschreitens der Krebserkrankung mit infauster Prognose bedeutet für die Patienten immer einen psychischen Einbruch oder vorübergehenden Zusammenbruch, der die verschiedensten Gesichter haben kann: Trauer, Enttäuschung, Angst, Wut, Rationalität, Zynismus und vieles mehr.

Gerade in dieser Phase braucht der Patient den Arzt als Gegenüber, als Menschen, der ihn auch in der letzten Phase seines Lebens begleiten wird, um als Gesprächspartner für seine angstvollen Fragen z.B. über mögliche Schmerzen und das Sterben dazusein.

Ergebnisse der Mitarbeiterbefragung

In unserer Mitarbeiterbefragung stellten wir die Frage:

> Wenn ein Patient nicht mehr lange zu leben hat, sollte der Arzt es von sich aus sagen oder sollte er warten, bis der Patient ihn nach seinen Überlebenschancen fragt?

zur allgemeinen Einschätzung.

	Gesamt	Ä	P	M	S
Der Arzt sollte warten, bis der Patient von sich aus fragt	15	3	4	5	3
Der Arzt sollte den Patienten nicht direkt ansprechen, aber andeuten, daß es nicht gut steht	24	6	5	9	4
Der Arzt sollte von sich aus den Patienten ansprechen	9	3	1	4	1
keine Angaben	2	–	–	–	2
Gesamt	50	12	10	18	10

15 (von 48) Mitarbeiter meinten, „der Arzt sollte warten, bis der Patient von sich aus fragt" (3 Ärzte, 4 Pflegekräfte, 5 MTAs);

24 waren der Ansicht, daß „der Arzt den Patienten nicht direkt ansprechen, aber ihm andeuten sollte, daß es nicht gutsteht" (6 Ärzte, 5 Pflegekräfte und 9 MTAs)

und 9 Mitarbeiter vertraten die Meinung, daß „der Arzt von sich aus den Patienten ansprechen sollte" (3 Ärzte, 1 Pflegekraft, 4 MTAs).

6.4.7 Verleugnungs- und Verdrängungsphänomene von Patienten der Abteilung für Strahlentherapie

Verleugnung und Verdrängung sind Abwehrmechanismen, die uns häufig bei Menschen begegnen, die an Krebs erkrankt sind. Bei der Verleugnung wird die angsterzeugende und zur Zeit unerträgliche Realität verleugnet: „Die bestehende Gefahr besteht nicht!".

Unter Verdrängung versteht man „aktives Vergessen". Das spannungserzeugende Erlebnis wird aktiv vergessen und unbewußt gehalten (Pöppel und Bullinger 1990).Unangenehme und angsterzeugende Ereignisse, die damit zusammenhängenden Gefühle und die Erinnerung an diese Gefühle werden verdrängt.

Im klinischen Alltag beobachtete ich im ersten Projektjahr folgende Phänomene, die zu Irritationen führen können:

- Scheinbare Gleichgültigkeit
- Dämmerzustand
- Unbegründete Euphorie und positive Umbuchung
- Verharmlosung
- Verleugnung mit psychosomatischem Erklärungsansatz
- Konsequente Verleugnung mit Therapieabbruch
- Verdrängung von Therapiekonzepten
- Verdrängung der Bekanntschaft eines Arztes.

Im Folgenden einige Beispiele für die genannten Phänomene.

Scheinbare Gleichgültigkeit

Eine MTA sagte:

> „Einige Patienten wissen kaum etwas über ihre Bestrahlung und wollen auch nichts wissen" (FN US 14. 3. 90).

Diese scheinbare Gleichgültigkeit kann ein wirksamer Schutz sein, sich zu dem Zeitpunkt nicht detailliert mit der Krebserkankung und der Behandlung auseinandersetzen zu müssen.

Dämmerzustand

> Eine junge, schwangere Frau, die wegen eines Non-Hodgkin-Lymphoms bestrahlt werden mußte, wurde von einem Arzt zur Minderung des Risikos für das ungeborene Kind über die Möglichkeit aufgeklärt, die Geburt sechs Wochen vor dem Termin einzuleiten. Als ein anderer Arzt sie am nächsten Tag auf diese Möglichkeit ansprach, erweckte sie den Eindruck, als habe sie noch nie davon gehört. Sie wirkte wie in Trance (FN US 10. 10. 90).

In einem von mir anberaumten Gespräch erzählte sie, daß es ihr zur Zeit keine Schwierigkeiten bereite, sich in eine Art Dämmerzustand zu versetzen, um sich Dinge vom Leib zu halten, die ihr unangenehm seien.

Unbegründete Euphorie und positive Umbuchungen

> Eine 45jährige Patientin zeigte sich laut Einschätzung des Nachsorgearztes während der Nachsorge über ihren Krankheitsverlauf „euphorisch". Sie sprach immer wieder von „Heilung". Der Arzt steuerte gegen, indem er sagte, daß „lediglich kein Progress da sei". Trotz eines geäußerten Verdachts eines Befundes in der Lunge (Möglichkeit einer Lungenmetastase) fixierte sie sich auf die Äußerung eines Arztes aus der Röntgendiagnostik, daß es sich hier auch um eine „vernarbte Tuberkulose" handeln könne (FN US 27. 7. 90).

Die Patientin war konsequent auf der Suche nach Aspekten und Informationen, die sie angesichts ihrer Verdachtsdiagnose „positiv umbuchen" konnte, um sich nicht mit der schmerzlichen Wahrheit einer fortschreitenden Krebserkankung konfrontieren zu müssen.

Eine andere Patientin, bei der die Lymphknotenmetastase eines Oropharynxkarzinoms auch nach der Bestrahlung noch deutlich sichtbar war, geriet angesichts ihrer letzten Bestrahlung „aus dem Häuschen":

Ich verabschiedete mich von ihr, und sie umarmte mich stürmisch, brach in Tränen aus und rief: „Ich habe es geschafft! Ich bin geheilt!“ (FN US 2. 10. 90).

Nichteingeweihte hätten den Eindruck bekommen können, die Patientin sei nicht nur geheilt, sondern habe auch noch das große Los gezogen. Sie hatte während der Bestrahlung unter sehr schmerzhaften Hautnebenwirkungen gelitten und die Anspannung des Durchhaltenmüssens und auch -wollens brach nach der letzten Bestrahlung aus ihr heraus.

Verharmlosung

Eine Patientin mit multiplen Knochenmetastasen nach achtjährigem Krankheitsprogress, die sich im Grunde ihrer Situation sehr bewußt war, verdrängte immer wieder zeitweilig ihre infauste Prognose. Sie sprach dann von ihren „brüchigen Knochen“ und vermied es, detailliert auf ihre Krebserkrankung einzugehen (FN US 5. 12. 90).

In solchen Phasen schwang die Hoffnung mit, daß die Krebserkrankung noch einmal wieder zu einem Stillstand gebracht werden könne. Mit der Verharmlosung ihrer Situation löste sie beim Pflegepersonal Irritationen und Kommunikationsprobleme aus.

Verleugnung mit psychosomatischen Erklärungsansatz

Ein Patient (50 Jahre, Rezidiv eines Hirntumors) rief mich nach abgeschlossener Behandlung an. Er wollte in erster Linie eine Telefonnummer in der Psychiatrie, da seine Frau unter Angstzuständen litt und sie dort gemeinsam Hilfe suchen wollten.
Ich fragte ihn, wie es ihm denn gehe, und er erzählte mir von panikartigen „Angstzuständen, die so ins Herz einschießen“. Er wollte eine medikamentöse Hilfe, um sein „Gefühlschaos wieder in den Griff zu bekommen“.
Schließlich erzählte er mir, daß ihm ständig übel sei und er „zeitweilig mit einem Eimer durch das Haus laufe“. Er führte seine Übelkeit auf seine Angst zurück. Ich appellierte dringlich an ihn, die Übelkeit nicht auf die leichte Schulter zu nehmen, da sie auch direkt mit seiner Krebserkrankung in Verbindung stehen könne. Er blendete die Ernsthaftigkeit seiner Tumorerkrankung weiterhin aus und wollte, daß etwas „gegen die Angst getan wird“.
Ich bat um seine Erlaubnis, den Nachsorgearzt informieren zu dürfen, bei dem er zwei Tage später einen Termin hatte und tat dies, um sicherzugehen, daß seiner Übelkeit nachgegangen werden würde (FN US 12. 11. 90).

Konsequente Verleugnung mit Therapieabbruch

Einen bemerkenswerten Fall stellte eine 48jährige Patientin dar, die das Wachstum eines Tumors im Bereich ihrer rechten Ohrspeicheldrüse zehn Jahre lang verleugnet hatte, bis dies absolut nicht mehr zu übersehen war(Tumor von 7 cm Durchmesser).
Auch nach dem Aufklärungsgespräch über das fortgeschrittene Stadium ihrer Krebserkrankung verhielt sie sich, als sei sie nie aufgeklärt worden und erschien nicht zu geplanten Gesprächs- und Simulationsterminen.
Nachdem sie davon überzeugt worden war, daß eine Therapie unerläßlich sei, um die Krebserkrankung an einem Durchbrechen nach außen zu hindern, ließ sie sich auf eine Strahlentherapie ein, um diese kurze Zeit später unvermittelt wieder abzubrechen (FN US 5.12.90 und FN US 14. 12. 90).

Diese Patientin erzeugte beim Klinikpersonal Fassungslosigkeit und Ohnmachtsgefühle. Es ist zu beobachten, daß das Pendeln zwischen starker Angst und intensiver Verdrängung häufig zu einem Therapieabbruch führt.

Verdrängung von Therapiekonzepten

Ein Patient (70 Jahre, Diagnose eines Sarkoms unter dem Auge) erzählte mir, daß er gemeinsam mit seiner Frau noch einen Termin bei dem aufklärenden Arzt gehabt habe. Dieser habe ihm erzählt, daß die Chance, das Augenlicht auf der betroffenen Seite zu verlieren größer sei als es zu behalten. Das hatte ihn erschüttert: „Ich glaube, ich könnte besser verkraften, wenn mir ein Arm oder Bein abgenommen werden würde, wenn ich dann hinterher gesund wäre!"
Im Verlauf des weiteren Gesprächs erzählte mir der Patient von einem traumatischen Erlebnis im Rahmen der Operation einer Analfistel. Die „Routineoperation" hatte zu schwerwiegenden Entzündungen und einer Notoperation geführt. Er hatte sich auch zur Strahlentherapie entschlossen, weil ihm diese Therapieform weniger Angst machte.
Der Patient verhielt sich im Gespräch so, als sei die Strahlentherapie eine Alternative zur Operation: „Das Augenlicht verlieren und eine große Operation ... das wäre mir zuviel!"
In einem anschließenden Gespräch mit dem Aufklärungsarzt stellte sich jedoch heraus, daß es sich ganz eindeutig um eine präoperative Bestrahlung handelte. Ein erneutes Gespräch mit dem Patienten wurde anberaumt.

Verdrängung der Bekanntschaft eines Arztes

Einen extremen Fall von Verdrängung schilderte mir ein Arzt der Abteilung. Er hatte einen Patienten mit infauster Prognose, dem es sehr schlecht ging, „sehr offen aufgeklärt", indem er auch die Nebenwirkungen sehr deutlich hervorgehoben habe, um zu verhindern, daß der Patient sich doch noch auf eine weitere Therapie einlassen würde, die in seinen Augen nichts genutzt hätte und seinen ohnehin schlechten Zustand noch verschlimmert hätte. Dieser Patient hatte sich dann aber doch zu einer Strahlentherapie entschlossen und nicht nur seine schlechte Prognose, sondern auch ihn, den aufklärenden Arzt, verdrängt. Bei Begegnungen in der Abteilung für Strahlentherapie verhielt sich der Patient gegenüber dem Arzt, als würde er ihn nicht kennen und als hätte er nie mit ihm gesprochen (FN US 28. 2. 90).

Die oben aufgeführten Beispiele zeigen, daß eine Aufklärung des Klinikpersonals über Verleugnungs- und Verdrängungsphänomene bzw. die Vermittlung eines Psychologen zwischen verdrängenden oder verleugnenden Patienten und dem Klinikpersonal im klinischen Alltag Entlastung für alle Beteiligten schaffen kann.

Es geht darum, die unterschiedlichen Wahrnehmungen sowie Verleugnungs- und Verdrängungsmechanismen transparent zu machen, um so ungerechtfertigte gegenseitige Unterstellungen und Vorwürfe abzubauen.

6.5 Strahlentherapie

Die Charakteristika der Strahlentherapie (Kapitel 2), die Organisationsstrukturen der Radiologischen Klinik des Universitätskrankenhauses Hamburg-Eppendorf (Kapitel 3.2), der organisatorische Rahmen einer Strahlenbehandlung (Kapitel 3.3) und die Räume der Abteilung für Strahlentherapie (Kapitel 6.3) wurden bereits in den oben genannten Kapiteln beschrieben.

6.5.1 Stellenwert der Strahlentherapie im Zusammenwirken der Krebstherapien

Kooperation und Konkurrenz mit anderen medizinischen Fachgebieten

Das Spektrum der Strahlentherapie ist sehr umfassend. Häufig wird die Therapie als prä- oder postoperative Krebstherapie eingesetzt, oft mit einem palliativen Ansatz und zur Schmerztherapie. Aus diesem Grund spielt die Kooperation mit den anderen medizinischen Disziplinen eine große Rolle.

Mit vielen Chirurgen und Internisten, die Patienten regelmäßig zur Strahlentherapie überweisen und der Abteilung für Knochenmarkstransplantation, bei der die Strahlentherapie integrierter Bestandteil der Behandlung ist, besteht eine gute Kooperation. Trotzdem müssen die Ärzte der Abteilung immer wieder feststellen, daß einige Kollegen die Patienten beispielsweise nicht zur postoperativen Bestrahlung überweisen bzw. die Indikation zu einer Strahlentherapie an den Schluß der „Therapiekette" setzen (FN US 9. 11. 90).

Die Ärzte der Abteilung sind dann damit konfrontiert, daß Patienten mit fortgeschrittenen Krebserkrankungen zur Behandlung in die Abteilung für Strahlentherapie überwiesen werden, deren Überlebenszeit sich gegenüber postoperativ bestrahlten Patienten deutlich verringert hat.

In anderen Fällen wird die Möglichkeiten der Strahlentherapie viel zu spät wahrgenommen.

> Ein 10 Monate altes Kind wurde zur Strahlentherapie überwiesen. Es hatte einen riesigen Blutschwamm im Gesicht. Ein Auge und die Nase waren bereits zerstört. Während der Simulation sagte ein Arzt, daß es mit einem winzigen Blutschwamm begonnen hätte: „Damals hätten wir noch etwas machen können. Dann ist es nahezu explodiert und jetzt sitzt die Geschwulst bereits hinter beiden Augen". Alle Anwesenden waren sehr liebevoll und sehr betroffen (FN US 7. 8. 90).

Die Strahlentherapeuten befinden sich dann in der frustrierenden Situation, daß sie weit fortgeschrittenen Krebserkrankungen mit einem palliativen Ansatz „hinterherlaufen" müssen, weil jede Chance auf eine Heilung durch Strahlentherapie bereits im Vorfeld vertan wurde. Der unvermeidlich negative Therapieverlauf gilt dann aus der Sicht anderer onkologischer Disziplinen nicht selten als Bestätigung dafür, daß Strahlentherapie weniger wirksam ist als andere Krebstherapien.

Ein Arzt äußerte sich sehr aufgebracht über das Überweisungsverhalten von Kollegen bei einer Patientin mit einem Melanom.

> Manchmal sei er etwas verbittert. Da würden die Kollegen dann zwei Jahre die Patientin therapieren, solange alles lokalisiert sei. Sie würden sich verhalten, als ob das Melanom erst dann strahlensensibel sei, wenn es eine „kritische Masse überschritten" hätte, zum Beispiel wenn es metastasiert sei.
> Die Kollegen würden sich unheimlich viel zumuten bei lokalisierten Tumoren und die Patienten immer nur in „palliativster Form" zur Strahlentherapie überweisen: „Natürlich erleben wir dann keine Heilung, und das wiederum, und das ist eben das Perfide, dient dann den Klinikern wieder als Beweis dafür, daß man mit Strahlentherapie niemanden heilen kann" FN US 8. 6. 90).

Offensichtlich gibt es auch Ärzte, die ihren Patienten von einer Strahlentherapie abraten.

Eine 35jährige Patientin mit einem Non-Hodgkin-Lymphom in einem frühen Stadium, bei dem die Strahlentherapie nachweislich große Heilungschancen besitzt, erzählte mir im Gespräch, daß ihr anthroposophisch orientierter Arzt ihr von einer Strahlentherapie eindeutig abgeraten hätte, was sie in ziemliche Entscheidungsnöte gebracht hätte (FN US 1. 6. 90).

Ein Arzt berichtete, daß ein onkologischer Kollege einer Patienten gesagt hätte:

„Um Himmels Willen, lassen sie sich nicht bestrahlen; sie kriegen dann ein Bein wie ein Elefant".
„Und als das Bein ohne Strahlentherapie so dick geworden war wie das Bein eines Elefanten mußten wir bestrahlen, um es noch irgendwoher wieder hinzukriegen" (FN US 8. 6. 90).

Die Konkurrenz zwischen einzelnen medizinischen bzw. onkologischen Disziplinen ist nicht zu übersehen und treibt in Einzelfällen skurile Blüten.

So erinnerte sich ein Arzt an einen Kollegen, der sich als Krebspatient „heimlich bestrahlen" ließ, um ärztliche Kollegen, die ein anderes Therapiekonzept vertraten, nicht zu „verprellen", da er in seinem beruflichen Arbeitsfeld auf ihre Kooperation angewiesen war (FN US 16. 3. 90).

Ergebnisse der Mitarbeiterbefragung

In unserer Mitarbeiterbefragung fragten wir auch nach dem eingeschätzten Image der Strahlentherapie.

Wir stellten die Frage: Wie, glauben Sie, ist das Ansehen der Strahlentherapie bei anderen Abteilungen des Krankenhauses?

	Gesamt	Ä	P	M	S
sehr hoch	–	–	–	–	–
hoch	2	1	1	–	–
mittel	15	5	2	5	3
gering	11	5	2	3	1
sehr gering	1	–	–	–	1
kann ich nicht beurteilen	21	1	5	10	5
Gesamt	50	12	10	18	10

(Ä = Ärzte; P = Pflegepersonal; M = Med.-Techn. Assistenten; S = Sonstige)

11 Mitarbeiter (von 50) der Abteilung hielten das Ansehen der Strahlentherapie bei anderen Abteilungen des Krankenhauses für „gering".

5 von 12 Ärzten vertraten diese Auffassung, weitere 5 hielten das Ansehen für „mittel" und nur 1 Arzt glaubte, daß das Ansehen der Strahlentherapie bei anderen Abteilungen „hoch" sei.

5 von 10 Pflegekräften und 10 von 18 MTAs glaubten, das Ansehen der Strahlentherapie in anderen Abteilungen des Krankenhauses nicht beurteilen zu können.

Wir stellten weiterhin die Aussage:

> Andere Abteilungen sehen die Indikation zur Strahlentherapie im Grunde genommen nur als letzte Möglichkeit,

zur allgemeinen Beurteilung.

	Gesamt	Ä	P	M	S
trifft voll zu	9	2	4	2	1
trifft etwas zu	22	10	3	5	4
unentschieden	1	–	–	–	1
trifft weniger zu	1	–	–	1	–
trifft überhaupt nicht zu	1	–	–	1	–
kann ich nicht beurteilen	16	–	3	9	4
Gesamt	50	12	10	18	10

9 von 50 Mitarbeitern glaubten, daß andere Abteilungen die Indikation zur Strahlentherapie im Grunde nur als letzte Möglichkeit sehen (2 von 12 Ärzten; 4 von 10 Pflegekräften und 2 von 18 MTAs).

10 von 12 Ärzten; 3 von 10 Pflegekräften und 5 von 18 MTAs glaubten, daß das „etwas" zutrifft.

3 von 10 Pflegekräften und 9 von 18 MTAs glaubten, dies nicht beurteilen zu können.

Wir stellten die Aussage:

> Die Strahlentherapie wird oft zu spät eingesetzt, um Heilungserfolge zu erzielen,

zur allgemeinen Einschätzung.

	Gesamt	Ä	P	M	S
trifft voll zu	10	5	2	1	2
trifft etwas zu	18	6	2	6	4
unentschieden	5	–	4	1	–
trifft weniger zu	4	1	1	2	–
trifft überhaupt nicht zu	–	–	–	–	–
kann ich nicht beurteilen	13	–	1	8	4
Gesamt	50	12	10	18	10

5 von 12 Ärzten waren der Auffassung, daß die Strahlentherapie oft zu spät eingesetzt wird, um Heilungserfolge zu erzielen. Weitere 6 von 12 glaubten, daß das „etwas zutrifft".

8 von 18 MTAs glaubten, dies nicht einschätzen zu können.

Weiterhin ließen wir die Äußerung:

> Die Wirksamkeit der Strahlentherapie wird von vielen Ärzten anderer Disziplinen unterschätzt,

beurteilen.

	Gesamt	Ä	P	M	S
trifft voll zu	14	10	–	3	1
trifft etwas zu	14	2	2	6	4
unentschieden	3	–	2	–	1
trifft weniger zu	1	–	1	–	–
trifft überhaupt nicht zu	–	–	–	–	–
kann ich nicht beurteilen	18	–	5	9	4
Gesamt	50	12	10	18	10

10 von 12 Ärzten glaubten, daß die Wirksamkeit der Strahlentherapie von vielen Ärzten anderer Disziplinen unterschätzt wird, 2 von 12 glaubten, daß das „etwas zutrifft".

In den Einschätzungen der Mitarbeiter spiegelt sich deutlich wider, daß die Wirksamkeit der Strahlentherapie von Ärzten anderer Fachgebiete unterschätzt wird und sie deshalb häufig zu spät eingesetzt wird, was aus ihrer Sicht dazu führt, daß weniger Heilungserfolge erzielt werden können.

6.5.2 Behandlungsziele

Die Behandlungsziele sind abhängig vom Krankheitsstadium des Patienten, den therapeutischen Möglichkeiten und dem Allgemeinzustand des Patienten, von der Einschätzung, ob er die Nebenwirkungen der Therapie tolerieren kann.

Wenn aufgrund wissenschaftlicher Untersuchungen und klinischer Erfahrungen eine Chance auf Heilung besteht, wird ein kurativer Therapieansatz verfolgt. Die Strahlendosen liegen bei einem kurativen Ansatz höher als bei einem palliativen, dementsprechend stärker sind die Belastungen für den Patienten und die zu erwartenden Nebenwirkungen der Strahlentherapie. Die Lebensqualität während der Therapie tritt hinter das Streben nach Heilung zurück.

„Palliativ" heißt, „die Beschwerden einer Krankheit lindern, aber nicht die Ursachen bekämpfen" (Duden 1982). Bei einem palliativen Ansatz ist eine vollständige Heilung der Krebserkrankung nicht mehr möglich und der Fokus der Strahlentherapeuten liegt eher auf „Schadensbegrenzung". Der Tumor soll zurückgedrängt oder „in Schach gehalten" werden. Das Risiko möglicher Spätfolgen spielt für die Patienten eine geringere Rolle, weil nicht zu erwarten ist, daß sie das Auftreten von Spätfolgen im Rahmen ihrer Prognose noch erleben werden (FN US 14. 2. 90).

Ein Arzt schätzte,

> daß etwa 50–60% der Patienten, die in die Abteilung für Strahlentherapie überwiesen werden, nicht heilbar sind, so daß die Zielrichtung eine Minimierung der Beschwerden, Verhütung von Schlimmerem (z.B. Querschnittslähmung) und eine Schmerzreduktion sei (FN US 16. 11. 90).

Aus diesem Grund kommt es oft zu einer Häufung von „desolaten Patientenschicksalen", was eine große emotionale Beanspruchung aller Klinikmitarbeiter darstellt (FN US 28. 11. 90).

Immer wieder geht es um die Abwägung zwischen den zu erwartenden Nebenwirkungen, möglichen Spätfolgen und dem angestrebten Behandlungserfolg.

Nach Aussage eines Arztes

muß diese Abwägung oft ohne wirklich verbindliche Kriterien erfolgen, was er als sehr belastend empfand (FN US 6. 3. 90).

Der Arzt beobachtete immer wieder eine Divergenz zwischen wissenschaftlichen Studienergebnissen und tatsächlichen klinischen Erfahrungen. Dieses hat sicher auch mit den geringen Patientenzahlen zu tun, auf denen einige wissenschaftliche Studien basieren. Auf jeden Fall bedeutet es für die Ärzte der Strahlentherapie, daß eine Orientierung erschwert ist.

Die Behandlungsphilosophie der Abteilung für Strahlentherapie kann man mit dem Satz: „Anstreben eines optimalen Therapieerfolges bei gleichzeitiger Minimierung der Nebenwirkungen und Spätfolgen“ umschreiben. Dies ist ein hoher Anspruch, um den immer wieder gerungen werden muß.

6.5.3 Therapiediskussion und Therapieentscheidung

Die Wahl des Behandlungskonzeptes ist abhängig vom Behandlungsziel: kurativ versus palliativ.

Auf den ersten Blick eines Außenstehenden könnte die Therapiediskussion und -entscheidung eher als biophysikalisches und technisches Problem erscheinen. Auf den zweiten Blick wird allerdings deutlich, daß bei der Therapieentscheidung nicht nur die Person des Patienten eine Rolle spielt, sondern auch die Haltung, Einstellung und die klinische Erfahrung des Arztes.

Therapiediskussion und -entscheidung sind nach meiner Beobachtung abhängig

- von wissenschaftlichen Studien und der Grundlagenforschung
- von Krankheitsstadium und Prognose der Patienten in der Einschätzung der Ärzte
- vom Alter und dem Allgemeinzustand der Patienten
- von der klinischen Erfahrung der behandelnden Ärzte und den daraus gewonnenen persönlichen Einstellungen und Haltungen
- von dem persönlichen Involviertsein der Ärzte.

Wissenschaftliche Studien und Grundlagenforschung

Die wissenschaftliche Auseinandersetzung mit den Behandlungserfolgen innovativer strahlentherapeutischer Konzepte ist in ständiger Weiterentwicklung. Die fachlichen Diskussionen auf internationalen Kongressen sind nicht so einheitlich, wie man sie sich wünschen würde. Immer wieder sind die Strahlentherapeuten auch mit frustrierenden Studienergebnissen konfrontiert (FN US 30. 10. 90).

Ein Arzt beschrieb den charakteristischen Verlauf vieler „innovativer Krebsbehandlungsmethoden" mit den Worten:

> „Euphorie – Depression – Nullpunkt ... in der Hoffnung, daß es etwas über Null geht" (FN US 11. 4. 90).

Fruchtbare neue Erkenntnisse, z.B. in der strahlenbiologischen und der biophysikalischen Grundlagenforschung über die Strahlensensibilität von Tumor- und Normalgeweben, führen zu Weiterentwicklungen und Veränderungen von Therapiekonzepten (FN US 6. 6. 90). Kurative Therapiemöglichkeiten entstehen, wo ehemals nur ein palliativer Ansatz möglich war.

Krankheitsstadium und Prognose der Patienten in der Einschätzung der Ärzte

Moderne Verfahren der Diagnostik (z.B. Computertomographie und Kernspintomographie) helfen bei der Festlegung der Krankheitsstadien der Patienten.

Krankheitsstadien sind aber nicht statisch und die Prognose der Patienten korrelliert nicht immer mit ihrem Krankheitsstadium. Es gibt Patienten, die trotz einer weit fortgeschrittenen Krebserkrankung und einem desolaten körperlichen Zustand, die von ärztlicher Seite eingeschätzte Prognose um einen längeren Zeitraum überleben.

Immer wieder kommt es allerdings zu Entwicklungen, die zeigen, daß die Übergänge von kurativer und palliativer Strahlentherapie fließend sein können.

Zum Beispiel können bei einem Patienten mit einer lokalen Krebserkrankung mit guten Therapiechancen vor der Strahlentherapie Lebermetastasen festgestellt werden. Der zuvor kurative Therapieansatz verwandelt sich nun in einen palliativen.

Bei einem Patienten mit einer lokalen Krebserkrankung spricht der Tumor wider Erwarten auf die kurativ intendierte Strahlentherapie nicht an, wächst womöglich unter der Therapie weiter und die gute Prognose wandelt sich in eine infauste Prognose.

Alter und Allgemeinzustand der Patienten

Grundsätzlich werden das Alter und der körperliche Allgemeinzustand in die Therapiediskussion und -entscheidung mit einbezogen.

Es ist zu beobachten, daß bei jüngeren Menschen mit guter Konstitution auch bei ungünstiger Prognose manchmal noch ein kurativer Ansatz versucht wird, wenn die Situation so eingeschätzt wird, daß sie die damit verbundenen körperlichen Belastungen bewältigen können.

Ein Arzt vertrat angesichts palliativer Therapieansätze bei fortgeschrittenen Krebserkrankungen die Auffassung:

> „Ausnahmen kann man immer machen, z.B. wenn ein junger Mann kommt, wo man dann doch noch das ganze Register durchzieht" (FN US 11. 6. 90).

Bei jüngeren Menschen versuchen Ärzte oft alles, um den Tod abzuwenden. Bei älteren Menschen kann eine schlechte Prognose eher akzeptiert werden.

Klinische Erfahrung der behandelnden Ärzte und die daraus gewonnenen persönlichen Haltungen und Einstellungen

Die Therapiediskussion und -entscheidung im klinischen Alltag zeigt, daß Ärzte die Situation von Patienten verschieden beurteilen.

> Ein 76jähriger Patient mit einem Bronchialkarzinom wurde zur Strahlentherapie vorgestellt. Auf den ersten Blick war der Mann in einem sehr guten Allgemeinzustand. Der aufklärende Arzt erwog eine Strahlentherapie mit kurativem Ansatz.
> Ein anderer Arzt vertrat die Auffassung, daß die notwendige Größe des Bestrahlungsfeldes und die notwendige Strahlendosis bei einem kurativen Therapieansatz für den Patienten aufgrund der zu erwartenden Nebenwirkungen und einer strahlentherapeutischen Vorbelastung lebensgefährlich werden könnte und plädierte für einen palliativen Ansatz.
> Da man den Patienten „durch die Therapie nicht kränker machen wollte als er es schon durch seine Krebserkrankung war", entschloß man sich zu einem palliativen Therapieansatz (FN US 13. 11. 90).

Es bedarf der immer wieder aufzunehmenden kollegialen Diskussion zwischen den Strahlentherapeuten, um den optimalen Therapieansatz für die Patienten zu finden.

Es kommt nicht nur zu unterschiedlichen Einschätzungen der Ärzte, mit welchem Ansatz eine Strahlentherapie durchgeführt werden sollte, sondern auch ob sie überhaupt indiziert ist.

> Angesichts eines jungen Mannes, der an Hodenkrebs in einem frühen Stadium erkrankt war und nach einer Operation bestrahlt werden sollte, vertrat ein Arzt die persönliche Auffassung, daß er sich an Stelle dieses Mannes nicht bestrahlen lassen würde, da die möglichen Bestrahlungsfolgen, wie Zeugungsunfähigkeit und die Induzierung von möglichen Karzinomen als Spätfolgen den Nutzen nicht aufwiegen würden. Er vertrat die Meinung, daß die Prognose dieser Tumoren auch ohne Bestrahlung so gut sei, daß eine vierteljährliche Überwachung durch eine Computertomographie ausreichend sei. Ein anderer Arzt plädierte für eine Bestrahlung, weil das Risiko eines Rezidivs ohne Bestrahlung aus seiner Sicht zu hoch sei (FN US 7. 3. 90).

Es ist unausweichlich, daß die persönliche Haltung des Arztes, die auch auf unterschiedlichen Lehrmeinungen beruhen kann, die Therapieentscheidung mitbeeinflußt. Selbst wenn der Patient im Gespräch aktiv in die Entscheidung mit einbezogen wird, spürt er die Haltung des Arztes, und wenn er Vertrauen zu dem Arzt entwickelt, wird die Haltung des Arztes seine Entscheidung beeinflussen. Es gibt Patienten, die ihre Ärzte fragen: „Was würden sie an meiner Stelle tun?" oder: „Würden Sie ihrer/m Frau /Mann das auch anraten?"

Einige Patienten glauben, daß sie als „Laien" überhaupt keine wirkliche Entscheidung fällen können, fühlen sich überfordert und sind der Meinung, daß sie auf die Kompetenz der behandelnden Ärzte angewiesen sind und darauf, daß sie ihnen die beste Therapie, nach bestem Wissen und Gewissen empfehlen werden.

Die Ärzte befinden sich in einem großen Spannungsfeld, da weder die Erfahrungen mit positiven noch mit negativen Therapieverläufen bei Patienten auf andere Patienten mit gleicher Krebserkrankung im gleichen Krankheitsstadium direkt übertragen werden können.

Ein Arzt berichtete

von einer Patientin, die nach einer strahlentherapeutischen Behandlung ihrer Lebermetastasen nun schon zwei Jahre überlebt hätte. Er bedauerte, daß es keine „Selektionskriterien“ gebe, andere Patienten mit derselben Therapie erfolgreich behandeln zu können (FN US 19. 6. 90).

Normalerweise ist das Auftreten von Lebermetastasen mit einer deutlich verkürzten Überlebenszeit gleichzusetzen.

Nicht nur die Krankheits- und Therapieverläufe der Patienten sind sehr individuell, auch akute körperliche Krisen von Patienten sind häufig nicht leicht einzuschätzen bzw. die Meinungen von ärztlichen Kollegen gehen auseinander.

Eine stationäre Patientin mit einem Lungenkarzinom wurde von einer anderen Abteilung des Universitätskrankenhauses als Notfall wegen akuter Atemnot zur Bestrahlung in die Ambulanz der Strahlentherapie überwiesen. Ein Arzt zeigte sich entsetzt über die „Fehleinschätzung seiner Kollegen“, weil die Frau nach seiner Auffassung „kurz vor'm Sterben gewesen sei“ und somit keine Indikation für eine Strahlentherapie geboten gewesen sei. Die Frau wurde nicht bestrahlt.

Am nächsten Tag fragte er telefonisch nach dem Zustand der Frau und erhielt die Auskunft, daß es der Patientin gutginge und sie gerade auf dem Flur spazierengehen würde (FN US 3. 9. 90).

Selbst eine große klinische Erfahrung kann Ärzte nicht vor solchen Überraschungen schützen. Immer wieder erleben sie Entwicklungen, im positiven wie im negativen Sinne, die nicht vorauszuahnen sind.

Auch aus diesem Grund beruhen die Entscheidungen der Ärzte im Therapieverlauf nicht nur auf den allgemein anerkannten wissenschaftlichen Untersuchungen, deren neueste Erkenntnisse in der Abteilung für Strahlentherapie bei regelmäßigen abteilungsinternen Fortbildungen referiert und diskutiert werden, sondern auch auf ganz persönlichen Erfahrungen oft beeindruckender Einzelschicksale.

Daß nicht nur rationale Gründe zu Therapieentscheidungen führen, spiegelt sich auch in der Aussage eines Arztes wider:

„Therapie ist Intuition, Gefühl und Wissen“ (FN US 22. 1. 90).

Persönliches Involviertsein der Ärzte

Immer wieder müssen Therapieentscheidungen gefällt werden, die die verantwortlichen Ärzte emotional sehr involvieren und bei denen es im therapeutischen Team keinen Konsens gibt.

Oft handelt es sich um extreme Situationen bei Kindern und jüngeren Menschen. Die emotionale Betroffenheit der behandelnden Ärzte ist dann groß und es kann zu Dissonanzen im therapeutischen Team kommen; letztendlich entscheidet der Abteilungsdirektor bzw. der stellvertretende Oberarzt.

In einem Fall mußte sich eine junge Frau, die an einem Non-Hodgkin-Lymphom erkrankt war, einer Strahlentherapie unterziehen. Sie war im sechsten Monat schwanger. Die Frage des Strahlenbelastungsrisikos wurde zwischen Ärzten und Physikern diskutiert. Das Leukämie-Risiko für das Ungeborene ließ sich aufgrund unterschiedlicher Studienergebnisse nicht hundertprozentig abklären.

Einige Ärzte plädierten für einen Schwangerschaftsabbruch, um die Krebstherapie durch eine Chemotherapie optimieren zu können, andere sprachen sich dagegen aus, da die

junge Frau in Gesprächen mit den Ärzten auf die Möglichkeit, „das Kind früher zu holen" konsequent nicht reagiert hatte und die Gefahr bestand, daß sie bei einer Entscheidung für ihr eigenes Leben und gegen das ihres Kindes psychisch dekompensieren würde. Sie vertraten die Auffassung, daß eine alleinige Strahlentherapie für die Mutter und auch die Strahlenbelastung für das ungeborene Kind zu verantworten seien.
Die Frau entschied sich, nach ausführlichen Gesprächen dafür, ihr Kind ganz normal auszutragen und gleichzeitig eine Strahlentherapie durchführen zu lassen (FN US 28. 9. 92).

In vielen Gesprächen mit Ärzten wurde thematisiert, daß die Bestrahlung von Kindern als besonders belastend empfunden wird.

Kleinkinder müssen für die Bestrahlung häufig narkotisiert werden, können nicht verstehen, was mit ihnen geschieht und die Ärzte und MTAs sind mit oft verzweifelten Eltern konfrontiert.

Es gibt zu wenig wissenschaftliche Untersuchungen, um die möglichen Spätfolgen (Wachstumsprobleme, Intelligenzminderung, Gefahr von Sekundärtumoren etc.) für kleine Kinder abzuschätzen (FN US 10. 10. 90).

In einem Fall ging es um die Bestrahlung eines zweieinhalbjährigen Kleinkindes mit einem ausgedehnten Hirntumor. Die Heilungschancen waren äußerst gering und im Verlauf der Behandlung wären 25 Vollnarkosen notwendig gewesen. Die behandelnden Ärzte waren über den Sinn einer Strahlentherapie geteilter Meinung. Die Spätfolgen für Kinder in dem Alter sind schwer abzuschätzen und die Ärzte stellten sich die Frage, ob sie dem Kind mit einer Strahlentherapie „etwas Gutes tun würden?" Die Alternative war der in Kauf zu nehmende Tod.
In diesem Fall ließ die Mutter erkennen, daß sie einer Behandlung ihres Kindes angesichts der schlechten Prognose ambivalent gegenüberstand und entschied sich, erst einmal mit ihrem Kind in Urlaub zu fahren, was einige Ärzte als unverantwortlich empfanden und andere gut nachvollziehen konnten. Die Mutter ließ ihr Kind nicht strahlentherapeutisch behandeln (FN US 19. 2. 90).

Eine strahlentherapeutische Behandlung wird im „Normalfall" dann von ärztlicher Seite abgelehnt, wenn eine strahlentherapeutische Vorbelastung vorliegt, die eine erneute Strahlentherapie ausschließt; wenn der Allgemeinzustand des Patienten nicht erwarten läßt, daß er die Anstrengungen der Therapie durchhält oder wenn kein Behandlungserfolg erwartet wird, weil die Krebserkankung zu weit fortgeschritten ist.

Dies kann dann zu einem Konflikt führen, wenn einem Patienten vom überweisenden Arzt unberechtigte Hoffnung gemacht wurde. Er erwartet dann möglicherweise Heilung, während der Arzt der Strahlentherapie im Aufklärungsgespräch mit sich ringt, ob eine Therapie überhaupt noch anzuraten sei.

6.5.4 Einbeziehung der Patienten in den Entscheidungsprozeß

Immer wieder stellt sich die Frage, inwieweit die Patienten und bei Kindern die Eltern in den Entscheidungsprozeß um die Therapiewahl einbezogen werden.

Die Entscheidung zur Strahlentherapie scheint oft im Augenblick der Überweisung bereits getroffen zu sein und wird von Patienten nur selten grundsätzlich hinterfragt.

Die Einbeziehung von Patienten in den Entscheidungsprozeß der Therapiewahl verläuft nach meiner Beobachtung im Normalfall so ab, daß der Arzt dem Patienten das Therapiekonzept, das auf der Basis der Aktenlage, des Aufklärungsgesprächs und des Allgemeinzustandes des Patienten gewählt wurde, erläutert und der Patient in die Behandlung einwilligt.

Die Ärzte sprechen davon, ihre Patientin zu „bahnen" (FN US 14. 2. 90). Sie wägen die Möglichkeiten der Strahlentherapie und die Alternativen gegeneinander ab und entscheiden sich für eine Therapieform, einen Therapieansatz. Im Gespräch mit dem Patienten leisten sie dann die entsprechende Erklärungs- und Überzeugungsarbeit.

Einige Patienten versuchen über das Ausmaß der Strahlentherapie zu verhandeln. Eine 78jährige Patientin, die das Wachstum eines Tumor im Gesicht bereits seit vielen Jahren beobachtet hatte und nun von ihrem Sohn überzeugt worden war, sich behandeln zu lassen, fragte den Arzt:

„Kann man das Bestrahlungsfeld nicht doch tiefer setzen, so daß das Auge verschont wird? Ich möchte die letzten Jahre nicht blind verbringen."
Der Arzt mußte ihre Frage verneinen. Sie konnte dies auch aufgrund eigener Tastbefunde nicht nachvollziehen und zitierte als „innere Unterstützung" einen Arzt einer anderen Klinik. Er habe gesagt: „Es kommt alles wieder in Ordnung. Nach der Behandlung ist alles wie früher" (FN US 10. 8. 90).

Der Patient hat theoretisch die Möglichkeit, Entscheidungen im Aufklärungsgespräch zu beeinflussen bzw. für sich abzuwägen, ob er die Nebenwirkungen und vor allem die möglichen Spätfolgen für ein höheres Maß an Sicherheit riskieren will. Die meisten Patienten sind in dieser Situation eindeutig überfordert. Schließlich geht es auch darum, Entscheidungen zu fällen, von denen die Länge und die Lebensqualität ihres Weiterlebens abhängt.

Eine Patientin sagte:

„Bei dieser Krankheit und bei dieser Therapie muß man sowieso auf Ärzte vertrauen, das kann man gar nicht mehr beurteilen. Also ich kann sicherlich beurteilen oder auch ablehnen, wenn ein Arzt sagt, bei Kopfschmerzen nehmen Sie mal die und die Tabletten, und ich sage: nein, das leid ich lieber selber durch. Das kann man absehen, aber hier kann man das eben nicht. Und wenn zwei so erfahrene Ärzte das (Therapieangebot) sagen, dann mach`ich das eben, nicht? Weil ich gar keine Chance habe, das zu beurteilen oder sogar abzulehnen. Ich muß sagen, das wäre ein bißchen vermessen, denn ich würde an sich ganz gerne noch ein bißchen weiterleben" (FN US 8. 4. 90).

Patienten, die die Therapie hinterfragen und sich dagegen entscheiden, tun dies oft erst im Anschluß an das Aufklärungsgespräch.

Einer Patientin, 28 Jahre alt, wurde angeraten, sich nach der Operation eines Sarkoms am Oberschenkel bestrahlen zu lassen. Das Konzept war nur sinnvoll, wenn die Lymphabflußwege der Leistenregion mitbestrahlt werden würden. Als Spätfolge hätte die Möglichkeit eines chronischen Lymphödems bestanden und ihr Bein wäre für immer dick gewesen. Die junge Frau konnte sich trotz der statistisch besseren Heilungschancen durch eine postoperative Strahlentherapie nicht zu diesem Schritt durchringen (FN US 9. 4. 90).

Für die Ärzte sind solche Patientenentscheidungen nicht leicht zu verarbeiten und zu akzeptieren. Oft haben sie viel Überzeugungsarbeit geleistet, da sie vor ihrem inneren Auge bereits den Patienten sehen, der mit einem Rezidiv wieder in die Abteilung für Strahlentherapie kommt und sie wieder mit der Situation konfrontiert sind, „einer Krebserkrankung hinterherlaufen zu müssen".

Während die meisten Ärzte dafür plädieren, die Patienten direkt in die Therapieentscheidung einzubeziehen, vertreten einige wenige die Auffassung,

> daß man nicht jeden Patienten über „die ganze Palette von Therapiemöglichkeiten" informieren könne (FN U 9. 11. 90).

Die Patientenmeinung zur Beteiligung an Therapieentscheidungen existiert natürlich nicht. Nach meiner Beobachtung gliedern sich die Patienten grob in drei Gruppen.

Die erste Gruppe ist auch aufgrund negativer Vorerfahrungen mit Ärzten eher kritisch eingestellt, hinterfragt die Entscheidungen des Arztes, sucht die Meinung anderer Spezialisten, versucht sich ein eigenes Bild zu machen, um eine eigene Entscheidung zu fällen.

Die zweite Gruppe läßt sich eher vertrauensvoll auf den behandelnden Arzt ein und fühlt sich gut aufgehoben und sicher, wenn der Arzt den Entscheidungsprozeß, der zur Therapiewahl führt, transparent macht, sie also in den Entscheidungsprozeß involviert, ohne sie vor wirkliche Alternativen zu stellen. Bei dieser Gruppe ist auch eine eher fatalistische Haltung zu beobachten, in dem Sinne: „Ich kann das ja sowieso nicht beurteilen! Mir bleibt ja nichts anderes übrig, als darauf zu vertrauen, daß die Therapie mir mehr nutzt als schadet!"

Die dritte Gruppe gibt die Verantwortung für die „Heilung" ihrer Krebserkrankung an den Strahlentherapeuten ab, im Sinne: „Sie sind doch hier der Fachmann!"

Die Einbeziehung von Patienten in die Therapieentscheidung, die in der Fachliteratur oft als das Ideal propagiert wird bzw. das Transparentmachen der Suche nach der optimalen Therapie, wird nicht von allen Patienten und Angehörigen als positiv empfunden.

Ein Arzt berichtete von seiner Erfahrung,

> daß er eine Patientin mit einem Rektumkarzinom sehr ausführlich über die notwendige Diagnostik und die Therapiemöglichkeiten der Erkrankung informiert habe. Er hatte andere Fachärzte zur Therapieentscheidung hinzugezogen und die beteiligten Ärzte (Chirurg, Internist und Strahlentherapeut), die sich um ein optimales Therapiekonzept bemühten, hatten den Entscheidungsprozeß der Therapiewahl für die Patientin sehr transparent gemacht.
>
> Die Patientin habe sich später beschwert, daß keiner der Ärzte wisse, was los sei und der Ehemann habe ihm eine „Schrotschußtherapie" vorgeworfen (FN US 12. 2. 90).

Das Bemühen der Ärzte, die Patientin und ihren Ehemann in die Therapieentscheidung mit einzubeziehen, wurde von den Betroffenen als Inkompetenz und Unsicherheit interpretiert.

Ergebnisse der Mitarbeiterbefragung

In unserer Mitarbeiterbefragung stellten wir die Aussage:

> Die Patienten werden hier, soweit es überhaupt möglich ist, an Behandlungsentscheidungen beteiligt,

zur allgemeinen Einschätzung.

	Gesamt	Ä	P	M	S
trifft voll zu	7	3	2	2	–
trifft etwas zu	4	2	2	–	–
unentschieden	4	–	–	3	1
trifft weniger zu	17	6	3	6	2
trifft überhaupt nicht zu	7	1	2	4	–
kann ich nicht beurteilen	9	–	1	3	5
keine Angaben	2	–	–	–	2
Gesamt	50	12	10	18	10

Die Aussage, daß Patienten, soweit es überhaupt möglich ist, an Behandlungsentscheidungen beteiligt werden, spaltete sowohl die Ärzte als auch die Pflegekräfte in zwei Lager.

5 von 12 Ärzten glaubten, daß das „voll" bzw. „etwas" zutrifft, 7 von 12 glaubten, daß das „weniger" bzw. „überhaupt nicht" zutrifft.

Bei den Pflegekräften glaubten 4 von 10, daß die Aussage „voll" bzw. „etwas" zutrifft; 5 von 10 glauben, daß sie „weniger" bzw. „überhaupt nicht" zutrifft.

Bei den MTAs vertraten 10 von 18 die Auffassung, daß Patienten „weniger" bzw. „überhaupt nicht" an Behandlungsentscheidungen beteiligt werden.

Das Meinungsspektrum, inwieweit Patienten der Abteilung für Strahlentherapie an Behandlungsentscheidungen beteiligt werden, ist weit aufgefächert, tendiert allerdings in die Richtung, daß Patienten eher weniger in die Behandlungsentscheidung einbezogen werden und stützt somit meine Beobachtungen.

Wichtig ist an dieser Stelle noch einmal zu erwähnen, daß die Aufklärungsstile der einzelnen Ärzte sehr unterschiedlich sind.

6.5.5 Die besondere Situation des palliativen Therapieansatzes

Beim palliativen Therapieansatz geht es nicht mehr um Heilung, sondern um die Verlängerung des Lebens und um die Reduktion von körperlichen Beschwerden. Die Lebensqualität während und nach der Strahlentherapie spielt hier eine besonders wichtige Rolle.

Oft geht es um eine „lokale Tumorkontrolle": Ein Patient mit einem Melanom und multiplen Metastasen in Lunge, Leber und Hirn erhält eine „Afterloading-Therapie" der Bronchien, weil er zu ersticken droht. Bei der Afterloading-Therapie wird die Strahlenquelle über eine Sonde direkt an den Ort des Tumorgeschehens gebracht.

Palliativ werden u.a. Hirnmetastasen bestrahlt, weil ihr Wachstum lebenswichtige Hirnfunktionen des Patienten bedroht; Knochenmetastasen, um die Knochen zu stabilisieren und Schmerzen zu lindern. Großvolumige inoperable Tumoren im Bauchraum werden bestrahlt, um ein weiteres Wachstum zu verhindern und das Leben der Patienten zu verlängern.

Überprüfung des Therapieverlaufs

Die Beobachtung, daß sich ein kurativer Ansatz während der Strahlentherapie in einen palliativen Ansatz verwandeln kann, ruft nach einer kontinuierlichen Überprüfung des Therapieverlaufs, da ein Therapiekonzept, das unter der Perspektive eines kurativen Ansatzes begonnen wurde, im Falle eines Umschlagens in einen palliativen Ansatz zu einer „Übertherapie" werden kann.

Ein Arzt kritisierte,

> daß die Auseinandersetzung darüber, „wann der Zeitpunkt ist, aufzuhören, hin und wieder zu kurz kommt und einfach bis zum Ende weitertherapiert wird" (FN US 22. 8. 90).

Ärzte der Abteilung für Strahlentherapie äußerten den Wunsch,

> daß im Falle eines palliativen Therapieansatzes die Lebensqualität der Patienten mehr in die Therapieentscheidungen einbezogen werden sollte. Sie kritisierten, daß allgemein bei wissenschaftlichen Studien nur auf die Überlebensdauer geschaut werden würde.
> Das Ergebnis sei dann z.B., daß der Patient vier Monate länger gelebt habe, nicht erwähnt würde aber, daß er diese Zeit unter Therapie im Krankenhaus verbracht habe. Sie merkten an, daß das, was der Arzt sehe und im Gespräch von den Patienten erfahre, nicht unbedingt das sei, was der Patient empfinde, und sie wünschten sich, daß der Aspekt der Lebensqualität von Patienten unter Therapie im Rahmen unseres Projektes erforscht werden würde (FN US 23. 2. 90).

Der palliative Therapieansatz birgt die Gefahr des „zuviel an Therapie" in sich, da der Lebensqualität unter Therapie in der offensichtlich letzten Lebensphase der Patienten ein ganz besonderer Stellenwert zukommt.

Erwartungen der Patienten

Im Falle eines palliativen Ansatzes geraten Ärzte in der Beziehung zu ihren Patienten unter einen zunehmenden Erwartungsdruck.

Die Krebserkrankung schreitet fort und Patienten fordern angstvoll und verzweifelt weitere Therapie, um das Unausweichliche, den Tod, abzuwenden.

Die emotionale Belastung für Ärzte und MTAs ist dann groß. Einige palliative Therapieverläufe sind schwer auszuhalten. Einige Patienten kommen im Laufe ihrer Krebserkrankung immer wieder zur Strahlentherapie in die Abteilung, und es entstehen Beziehungen zwischen Ärzten, Patienten und deren Angehörige. Je enger die Beziehung wird, desto mehr werden die klinischen Bezugspersonen durch die Ohnmacht und Verzweiflung der Patienten und Angehörigen erschüttert.

> Eine 18jährige Patientin, die im Verlauf ihrer Krebserkrankung etliche Operationen und Chemotherapien hinter sich gebracht hatte und mehrfach strahlentherapeutisch in der Abteilung behandelt worden war, war inzwischen mit multiplen Metastasen konfrontiert und die strahlentherapeutische Behandlung kam endgültig an ihre Grenzen. Die Patientin lehnte eine weitere Chemotherapie ab, weil sie ihre Haare nicht wieder verlieren wollte. Eine Metastase hinter ihrem Auge begann, das Auge aus seiner Höhle herauszudrängen, und die Patientin wollte unbedingt weiter strahlentherapeutisch behandelt werden. Die Mutter hatte angefangen, ihre Verzweiflung mit Alkohol zu betäuben (FN US 13. 12. 90).

Die Bereitschaft von Patienten, sich in einem finalen Krankheitsstadium angesichts des Todes nicht nur auf „experimentelle Therapieansätze" einzulassen, sondern um diese zu ringen, in der Hoffnung, daß ein Wunder geschehe und die Therapie doch noch Erfolg zeige, kann Ärzte unter Druck setzen.

Onkologen sind darauf angewiesen zu forschen, neue Behandlungsmethoden bzw. Dosierungen zu erproben, gängige Behandlungsmethoden wissenschaftlich immer wieder zu überprüfen und neue Erkenntnisse zu integrieren.

Der fließende Übergang zwischen experimenteller Therapie im Sinne von klinischen Studien und durch klinische Erfahrung abgesicherte Therapie ist unvermeidlich. Wichtig ist in diesem Zusammenhang, daß der Patient in vollem Umfang über seine Studienteilnahme informiert ist. Jede geplante klinische Studie muß einer Ethikkommission vorgelegt werden, die über die Genehmigung befindet und auch Formulierungen für die Aufklärung der teilnehmenden Patienten vorschreibt (FN US 28. 2. 90).

„Wir müssen etwas anbieten"

Im klinischen Alltag kommt bei einigen Ärzten angesichts desolater Krankheitssituationen und verzweifelter „Hilferufe" von Patienten, immer wieder die Haltung auf: „Wir müssen doch etwas anbieten!" Die Meinungen im Ärzteteam gehen darüber sehr auseinander.

> Bei einer 55jährigen stationären Patientin mit Knochenmetastasen nach Brustkrebs, die bereits mehrfach chemo- und strahlentherapeutisch behandelt worden war, wurden Lungenmetastasen entdeckt. Die Patientin war darüber noch nicht aufgeklärt worden. Ihr Allgemeinzustand war sehr schlecht. Zwischen den Ärzten der Abteilung kam folgende Diskussion auf:
>
> Ein Arzt sagte, daß man ihr doch etwas anbieten müsse, wenn sie wolle, und er sei überzeugt, daß sie wolle und ihr Mann auch.
> Ein anderer Arzt merkte an, daß doch alles „ausgereizt" sei und eine Therapie doch keinen Sinn mehr habe: „Kann man das machen, wenn es nichts mehr bringt?"
> Ein weiterer Arzt: „Aber wenn sie doch will!"
> Ein vierter Arzt sagte, daß sie bestimmt nicht mehr wolle, wenn ihr klar sei, daß keine sinnvolle Therapie mehr möglich sei.

Die Patientin wurde im Beisein ihres Mannes über das Fortschreiten ihrer Krebserkrankung und die Therapiechancen aufgeklärt. Sie und ihr Mann entschlossen sich nach einem weiteren Gespräch mit dem behandelnden Arzt, das Krankenhaus ohne eine weitere Therapie zu verlassen (FN US 27. 2. 90).

Dieses Fallbeispiel zeigt, daß das Einbeziehen von Patienten und Angehörigen in eine Therapieentscheidung auch einen entlastenden Charakter für die behandelnden Ärzte haben kann. Angesichts der Realität entschloß sich das Ehepaar gegen weitere Therapie.

Es gibt auch Situationen im klinischen Alltag, in denen aufgrund der Situation und der Argumentation der behandelnden Ärzte die rationale Folge sein müßte, daß ein Patient nicht mehr behandelt wird. Trotzdem kommt es zu einem weiteren Therapieangebot.

Ein Arzt sprach in diesem Zusammenhang von dem

> „... Versuch einer Palliation“ (FN US 16. 11. 90).

Einige Ärzte scheuen sich, den Patienten ins Gesicht zu sagen, daß man im Rahmen der Behandlungsmöglichkeiten nichts Sinnvolles mehr für sie tun könne. Ein Onkologe einer anderen Abteilung sagte mir:

> „Das Schwierigste ist, „nein“ zu sagen! Ich komme mir dann manchmal vor, als sei ich vertragsbrüchig geworden“ (FN US 13. 3. 90).

Andere Ärzte finden immer noch „etwas“, das anzubieten wäre.

> Ich erzählte einem Arzt von einem Telefonat mit dem Angehörigen eines Krebspatienten, der an Bauchspeicheldrüsenkrebs erkrankt war und mittlerweile Lebermetastasen entwickelt hatte. Ich fragte ihn, ob es in einem solchen Fall noch einen sinnvollen therapeutischen Ansatz gebe, was er klar verneinte. Er vertrat die Auffassung, daß Patienten in diesem Stadium ihrer Krebserkrankung eine mittlere Überlebenszeit von drei Monaten hätten. Im Nachsatz sagte er allerdings, daß man noch eine Chemotherapie versuchen könne. Ich fragte ihn, ob das denn Sinn machen würde, und er antwortete, daß es unwahrscheinlich sei, daß eine Chemotherapie die Überlebenszeit des Patienten verlängern könne. (FN US 27. 8. 90).
>
> Bei einem 46jährigen inkurablen Patienten mit einem großen Blasentumor wurde während der Bestrahlung deutlich, daß die Therapie den Tumor nicht mehr „in Schach halten“ konnte. Es wurde eine weitere Chemotherapie erwogen, obgleich der Patient sich in einem sehr schlechten Allgemeinzustand befand.
>
> Die Aussage des Patienten, daß seine Frau ihn nach Hause holen wollte, dieses Signal von Patientenseite, daß es nun genug sei, erleichterte es den Ärzten, von weiteren Therapieversuchen Abstand zu nehmen (FN US 4. 4. 90).

Nur wenige Patienten und Angehörige sind in der Lage, die Signale zum Aufhören von sich aus zu geben. Solange die Ärzte noch mögliche Therapien in Aussicht stellen oder anbieten, halten die Patienten sich an der Hoffnung fest, daß noch eine Chance auf Lebensverlängerung oder gar Heilung besteht.

Im Zusammenhang mit der infausten Prognose eines Patienten und dem damit verbundenen Therapieabbruch bzw. mit der ärztlichen Entscheidung, nicht weiter zu therapieren, fällt mir das Wort „aufgeben“ ein, im Sinne des Akzeptierens, daß dem Krankheitsverlauf nun kein Einhalt mehr geboten werden kann und „Ruhe einkehren“ zu lassen.

Über die Bedeutung des Wortes „aufgeben“ und die Assoziationen, die aus ärztlicher Sicht damit verknüpft sein können, entwickelte sich eine Auseinandersetzung zwischen mir und einem Arzt der Abteilung:

> In einem Bericht über „Betreuungs- und Beratungsgespräche mit Patienten“ hatte ich folgenden Satz geschrieben: „Zwei Patientinnen waren von ärztlicher Seite aufgegeben worden und wurden nicht mehr therapiert“.
>
> Der Arzt regte sich über diesen Satz auf und meinte, daß man „so was nicht über die eigene Klinik schreiben könne“. Er setzte das Wort „aufgegeben“ mit „alleinlassen“ gleich. Ich lenkte ein, daß das Wort diese Färbung haben könne, daß ich eine solche Bewertung aber gar nicht im Sinn gehabt hätte.
>
> Ich äußerte meine Vorstellung, daß es doch wohl Realität sei, daß man als behandelnder Arzt an einen Punkt komme, an dem man dem Patienten sagen müsse, daß man nun nichts mehr in der Hand habe.
>
> Er entgegnete darauf, daß „auch das Benetzen der Lippen Sterbender noch Therapie sei“ (FN US 8. 8. 90).

Offensichtlich hatte ich einen wunden Punkt berührt. Es stellte sich die Frage, ob „keine weitere Therapie" – das Ziel aufgeben, die Krebserkrankung „in den Griff zu bekommen", weil die Therapie dem Patienten mehr schadet als nützt und sei es nur, daß die Therapie ihn davon abhält, zu Hause zu sein, von dem Arzt als gleichbedeutend empfunden wurde mit, „den Menschen alleinzulassen."

In diesem Zusammenhang fragte ich mich auch, ob eine menschliche Zuwendung für einen Sterbenden nur dann genügend wertgeschätzt werden kann, wenn man sie als Therapie definiert.

Mit dem Fortschreiten der Krebserkrankung und geringer werdenden Einflußmöglichkeiten der Strahlentherapie ist bei einigen Ärzten eine Veränderung der Einstellung zu alternativen Behandlungsmethoden zu beobachten (FN US 28. 11. 90).

> Eine junge Patientin mit multiplen Metastasen eines Sarkoms, deren Krebserkrankung nicht zum Stillstand gebracht werden konnte, hatte daraufhin bei einem Heilpraktiker Hilfe gesucht und ließ sich gleichzeitig von ihm behandeln.
> Die Ärzte zeigten Verständnis für diese Reaktion. Ein Arzt sagte:
> „Wenn man Patienten keine Führung anbieten kann, kann ich ihnen auch nicht von alternativen Methoden und Versuchen abraten; Schulmedizin ist ja nicht alles!" (FN US 13. 12. 90).

6.5.6 Therapiekonzepte und -entscheidungen als Konfliktfeld in der Abteilung für Strahlentherapie

Neben den verschiedenen Auffassungen über Therapieentscheidungen und der damit verbundenen Diskussion zwischen den Ärzten der Abteilung für Strahlentherapie gibt es auch Konflikte zwischen verschiedenen Berufsgruppen.

Bei einer abteilungsinternen Fortbildungsveranstaltung präsentierten wir ein Ergebnis unserer Mitarbeiterbefragung zur Aussage: „Oft wird die Strahlentherapie auch dann noch fortgesetzt, wenn weder eine Heilung noch eine Verbesserung der Lebensqualität zu erwarten ist."

Diese Auffassung war uns bei der Durchführung unserer Mitarbeiterinterviews immer wieder begegnet. Dazu folgender Interviewauszug:

> „Es stört mich, daß man vielleicht zu viel tut für die Patienten. Das hat mich zwar nicht zu stören, das palliative Bestrahlen hat sicher einen Sinn. Aber es gibt Sachen, wo man denkt, es wäre doch viel besser für den Patienten, wenn er mit einer Schmerzmedikation in seinen häuslichen Kreis käme. Die Ärzte hören es sicher nicht so gerne, aber ich bin jetzt seit vielen Jahren auf der Station, und es ist mitunter so, wenn 8 Tage zu lang bestrahlt wird, dann sind die Patienten körperlich und psychisch so kaputt, daß man sie nicht mehr nach Hause lassen kann. Die sind dann so pflegebedürftig, daß man es den Angehörigen nicht mehr zumuten kann."
> Sie fuhr fort, daß es ganz schwierig sei, den richtigen Zeitpunkt zu treffen: „Jetzt ist der Patient fast schmerzfrei, jetzt lassen wir ihn nach Hause" und dann käme einer und würde sagen: „Drei noch!" (Bestrahlungen) (FN US 16. 11. 90).

Ergebnisse der Mitarbeiterbefragung

Oft wird die Strahlentherapie auch dann noch fortgesetzt, wenn weder eine Heilung noch eine Verbesserung der Lebensqualität zu erwarten ist.

	Gesamt	Ä	P	M	S
trifft voll zu	20	1	8	10	1
trifft etwas zu	18	9	1	4	4
unentschieden	2	–	1	–	1
trifft weniger zu	3	2	–	1	–
trifft überhaupt nicht zu	–	–	–	–	–
kann ich nicht beurteilen	7	–	–	3	4
Gesamt	50	12	10	18	10

8 von 10 Pflegekräften und 10 von 18 MTAs, aber nur einer von 12 Ärzten fanden, daß die Strahlentherapie in der Abteilung oft auch dann noch fortgesetzt wird, wenn weder eine Heilung noch eine Verbesserung der Lebensqualität zu erwarten ist.

9 von 12 Ärzten vertraten die Auffassung, daß das „etwas" zutrifft.

9 von 10 Pflegekräften und 14 von 18 MTAs waren der Auffassung, daß die Aussage „voll" bzw. „etwas" zutrifft.

Während das anwesende Pflegepersonal und die MTAs die obige Frage deutlich bejahten, kam von ärztlicher Seite primär Kritik an der „polemischen" Formulierung der Frage (FN US 16. 11. 90).

Im Verlauf der Diskussion zeigte sich, daß die Ärzte in erster Linie den Sinn der Therapie und der Bestrahlungskonzepte rechtfertigten. Es ging darum, daß bei einem kurativen Ansatz eine bestimmte Strahlendosis nicht unterschritten werden darf, selbst wenn der Patient unter starken Nebenwirkungen leidet, weil der Anspruch auf Heilung sonst nicht aufrechterhalten werden kann.

Die MTAs legten den Fokus während der Diskussion auf ihr Erleben der Lebensqualität von Patienten unter Therapie. Sie erleben die Patienten im Gegensatz zu den Ärzten oft zweimal täglich „hautnah".

Das Pflegepersonal, das einen intensiven Kontakt zu den bestrahlten Patienten hat, beschäftigte sich ebenfalls mit der Abwägung zwischen der Lebensqualität der Patienten unter Therapie und dem angestrebten Therapieziel.

Erst später wurde mir klar, daß die einzelnen Berufsgruppen aneinander vorbeigeredet hatten. Während sich die Ärzte eher rational mit den wissenschaftlichen Erkenntnissen von Studien und deren Konsequenz für die Therapieplanung beschäftigt hatten, befanden sich das Pflegepersonal und die MTAs mehr auf der Erlebnisebene. Sie hatten in erster Linie die Situation der Patienten und die Auswirkungen der Nebenwirkungen auf deren Lebensqualität in der letzten Phase ihres Lebens im Blick.

Der Abteilungsdirektor versuchte zu Beginn der Diskussion, eine Brücke zwischen den Ärzten einerseits sowie den MTAs und dem Pflegepersonal andererseits zu schlagen.

Er zeigte vor allem in Richtung der MTAs Verständnis dafür, daß das Bild, daß Patienten weiterhin bestrahlt werden würden, obwohl weder eine Heilung noch eine Verbesserung der Lebensqualität zu erwarten sei, entstehen könne. In der Realität stünden allerdings sinnvolle Behandlungpläne dahinter. Er berichtete von den verschiedenen Gremien, in denen über den Sinn und Zweck bestimmter Behandlungen diskutiert werde und betonte, daß manchmal auch auf Behandlungen verzichtet werde. Er lud dazu ein, einmal an der wöchentlichen „Onko"-Konferenz teilzunehmen, wo Therapiekonzepte interdisziplinär diskutiert würden (FN US 16. 11. 90).

Folgende Diskussion entwickelte sich:

Eine MTA sagte, daß sie einem 40- bis 50jährigem Patienten durchaus eine belastendere Behandlung mit Aussicht auf Erfolg zumuten würde. Sie verstände – wie viele andere auch – allerdings nicht, daß über 80jährigen dasselbe zugemutet werde, deren Allgemeinzustand sich dann manchmal rapide verschlechtere und die Behandlung dann auch in Quälerei ausarten würde (FN US 16. 11. 90).
Ein Arzt entgegnete, daß der Tumor erst ab einer bestimmten Dosis reagieren würde und es keinen Sinn mache, weniger Dosis zu geben, um Nebenwirkungen zu vermeiden. Dann könne man es besser gleich lassen. Er betonte aber, daß der Allgemeinzustand und das Alter eines Patienten sehr wohl in der Behandlungsplanung berücksichtigt werde (FN US 16. 11. 90).
Eine andere MTA meldete sich damit, daß sie es manchmal besser fände, wenn die Patienten mit einer vernünftigen Schmerzmedikation nach Hause geschickt würden. Sie fände es belastend, Menschen mit Knochenmetastasen „auf den Tisch zu zerren" und miterleben zu müssen, daß diese Schweißausbrüche vor lauter Schmerzen bekämen, ächzen und stöhnen würden (FN US 16. 11. 90).
Ein anderer Arzt sprach die Situation des Pflegepersonals an und betonte die Belastung des Personals durch das Miterleben des „Versuchs der Palliation": „Wenn Patienten, die stationär aufgenommen werden, bestrahlt werden und dann nach wenigen Bestrahlungen sterben, dann fragt sich das Personal schon, was das dann noch soll" (FN US 16. 11. 90).

Exkurs

Es stellt sich hier die Frage, wie es dazu kommt, daß manchmal Patienten bestrahlt werden, wenn sie bereits so krank sind, daß sie kurz darauf sterben.

Die Auseinandersetzung mit der „Palliativen Therapie" ist noch jung, und die Ziele der palliativen Therapie werden international diskutiert.

Auf einem Internationalen Workschop mit dem Thema „Ziele der palliativen Krebstherapie" im März 1992 auf Schloß Reisensburg wurde folgendes Problem formuliert: „Konkrete Ziele einer palliativen Therapie zu benennen, erweist sich als Problem, wenn man gewohnt ist, den Erfolg einer Tumortherapie als Verringerung der Tumorgröße zu messen. Da aber mit der Benennung von Zielen auch die Erfolgsbeurteilung und mit ihr die weitere Therapie steht und fällt, ergibt sich die Notwendigkeit, eine Einigung über erstrebenswerte Ziele palliativer Therapien herbeizuführen und adäquate Verfahren zur Beurteilung dieser Ziele zu definieren" (Porzsolt et al. 1992).

Ein wichtiges Ziel des internationalen Gremiums von Ärzten wurde zum Abschluß des Kongresses formuliert: „Ein Hauptziel der Behandlung ist festzulegen. Dieses Ziel muß eine meßbare Veränderung sein, die vom Patienten als Nutzen angesehen wird. Da sich das initiale Ziel ändern kann, ist es in bestimmten Intervallen neu festzulegen. Das aktuelle Therapieziel ist im Krankenblatt zu dokumentieren."

Im Rahmen des Workshops wurde auch darüber diskutiert, wann keine Indikation für eine palliative Therapie mehr bestehe und ob der Patient das Recht habe, die Anwendung einer bestimmten Therapie zu verlangen.

Die Palliation als legitimer und wichtiger Teil der ärztlichen Tätigkeit ist erst seit wenigen Jahren anerkannt. Die gravierenden Unterschiede zwischen kurativer und palliativer Therapie sowie die Definition der Ziele der Palliation werden auch im Rahmen des Medizinstudiums nicht ausreichend gelehrt.

Im Rahmen einer palliativen Therapie geraten Ärzte in ihrer Beziehung zu Patienten und Angehörigen unweigerlich in schwierige Situationen, Kommunikations- und Interaktionsprobleme sind unausweichlich. In der ärztlichen Ausbildung findet dieser wichtige Bereich kaum Berücksichtigung. Nur 4,5% des Studiums sind der Medizinpsychologie gewidmet (Verres 1991). Auch im klinischen Alltag haben Fortbildung und Supervision hinsichtlich der Kommunikation mit Patienten und Angehörigen wenig Raum.

Rubens (Porzsolt et al. 1992) plädierte dafür, den Stellenwert der Beziehungen zwischen Patient, Arzt und Angehörigen nicht zu unterschätzen. Er vertrat die Auffassung, daß diese Beziehung sich in erster Linie auf dem Boden der Kommunikation entwickele und keine Methode der Medizintechnik auch nur annähernd in der Lage sei, die zentrale Rolle der Kommunikation bei der Betreuung Krebskranker zu ersetzen. Es sei sicher nicht zu vertreten, eine palliative Therapie zu empfehlen, anstatt schwierige kommunikative Probleme zu lösen.

Die *Bestrahlung alter Menschen* zeigte sich auch an anderer Stelle als Konfliktfeld zwischen MTAs und Ärzten.

> In dem Warteraum der Abteilung fiel mir ein alter Herr auf, der unsicher wirkte. Offensichtlich wurde er im Halsbereich bestrahlt, da er dort gepudert war. Ich ging auf ihn zu, und er fragte mich, ob er hier richtig sei. Ich fragte ihn nach seiner „gelben Karte" (auf der die Bestrahlungstermine notiert sind), aber die hatte der Transportpfleger bereits abgegeben. Ich erklärte ihm, daß dann alles seinen Gang gehen würde und die MTAs ihn aufrufen würden. Er war schlecht zu verstehen, da seine Mundschleimhäute entzündet waren und er sehr verschleimt war.
>
> Ich ging zu dem MTAs und befragte sie zur Situation des Patienten. Der Patient war 92 Jahre alt und an einem Non-Hodgkin-Lymphom erkrankt. Zur Zeit war er stationär in der Hals-, Nasen- und Ohrenklinik aufgenommen. Zu Beginn der Strahlentherapie hatte er ein riesiges Lymphom, das jetzt fast verschwunden war. Die MTAs hatten allerdings beobachtet, daß er im Verlauf der Therapie körperlich stark abgebaut hatte und immer desorientierter geworden sei, was angesichts eines wochenlangen Krankenhausaufenthaltes bei alten Menschen, die auf ihre gewohnte häusliche Umgebung stärker angewiesen sind, nicht verwunderlich ist.
>
> Es entwickelte sich eine Diskussion über den Sinn der Strahlentherapie bei alten Menschen. Gerade angesichts dieses Patienten, bei dem die Therapie ja sichtbar gewirkt hatte, da das Lymphom fast verschwunden war, wurde das Problem besonders deutlich.
>
> Die Frage, ob man nicht „schonender" vorgehen könne und trotzdem verhindern würde, daß das Lymphom exulzerieren würde, stand im Vordergrund und konnte weder von den MTAs noch von mir beantwortet werden. Allen gemeinsam war ein Gefühl des Mitleids für diesen alten Menschen, der am Ende seines Lebens „so etwas Schreckliches" durchmachen mußte und die Unsicherheit darüber, was nun besser sei: Therapie – ja oder nein? (FN US 10. 12. 90).

Diese Unsicherheit und das daraus resultierende Spannungsfeld können auch aggressive Gefühle auslösen, die sich in der Beziehung zwischen den MTAs und dem „Gerätearzt", der für die Betreuung der ambulanten Strahlentherapiepatienten zuständig ist, niederschlagen können.

Ein Arzt berichtete, daß fast jeder Arzt, der den Posten des Gerätearztes innehabe, über die gleichen Erfahrungen klage:

> „Man ist Puffer zwischen den Ärzten, die über die Therapie entschieden haben und den MTAs; man bekommt die Aggressionen ab bzw. muß das ausbaden, was die therapieentscheidenden Ärzte anzetteln. Viele MTAs können bestimmte Behandlungen nicht nachvollziehen" (FN US 28. 8. 90).

Ein möglicher Erklärungsansatz für die Konflikte zwischen den verschiedenen Berufsgruppen innerhalb der Abteilung für Strahlentherapie zeigte sich in einer weiteren abteilungsinternen Fortbildungsveranstaltung.

Wir stellten die Stellungnahmen der einzelnen Berufsgruppen über die Aussage: „Wirklich befriedigend ist die Arbeit nur, wenn man Patienten heilen kann!" vor. Wir hatten diese Formulierung der folgenden Passage aus einem Interview mit einem Arzt entnommen:

> „Also, ich meine den Patienten, der seinen sicheren Tod vor Augen hat, und der nicht sterben will, dem kann man eigentlich nur gerecht werden, wenn man irgendwann morgens reinkommt ins Zimmer und sagt: „Stellen Sie sich vor, wir haben jetzt doch ein Medikament und können sie heilen!" Das ist das einzige, was ihm wirklich weiterhilft. Alles andere ist Makulatur" (FN US 16. 11. 90).

Ergebnisse der Mitarbeiterbefragung

Wir stellten die Aussage:

Wirklich befriedigend ist die Arbeit nur, wenn man Patienten heilen kann,

zur allgemeinen Beurteilung.

	Gesamt	Ä	P	M	S
trifft voll zu	9	–	4	5	–
trifft etwas zu	8	–	3	1	4
unentschieden	10	2	2	4	2
trifft weniger zu	10	3	1	5	1
trifft überhaupt nicht zu	11	7	–	3	1
keine Angaben	2	–	–	–	2
Gesamt	50	12	10	18	10

Bei der Stellungnahme zu dieser Aussage zeigte sich eine große Divergenz zwischen der Gruppe der Ärzte und dem Pflegepersonal.

10 von 12 Ärzten sagten, daß die Aussage „Wirklich befriedigend ist die Arbeit nur, wenn man Patienten heilen kann" „weniger" bzw. „überhaupt nicht" zutrifft.

7 von 10 Pflegekräften äußerten, daß die Aussage für sie „voll" bzw. „etwas" zutrifft.

Bei den MTAs war keine derart deutliche Polarisierung zu beobachten.

Wir eröffneten die Diskussion mit der Frage: „Welche Rolle spielt der Behandlungserfolg im Sinne von „Heilen" für Sie?" (FN US 16. 11. 90).

Auch in der Diskussion zeigte sich eine große Divergenz in der Auseinandersetzung mit dieser Frage zwischen Ärzten und Pflegepersonal. Das Pflegepersonal empfand ganz im Gegensatz zu den Ärzten, daß die Arbeit nur dann wirklich befriedigend ist, wenn man Patienten heilen kann. Die MTAs teilten sich bei dieser Frage eher in zwei Gruppen.

Als befriedigend wird von seiten der Ärzte wohl nicht nur die Tatsache erlebt, daß eine lange Zeit nach Abschluß der Strahlentherapie weder Rezidive noch Metastasen aufgetaucht sind, sondern auch eine Schmerzreduktion z.B. nach Bestrahlung von Lebermetastasen bei infauster Prognose.

Pflegekräfte und MTAs erleben die Patienten in erster Linie in den Ausschnitten ihrer Erkrankung, wenn sie akut krank oder wiedererkrankt sind. Diese Phasen sind verbunden mit Angst, körperlichen Beschwerden und Enttäuschung über nicht erfüllte Heilungswünsche.

Viele Ärzte und MTAs der Strahlentherapie sehen die menschliche Begleitung von Patienten bei infauster Prognose während einer palliativen Therapie als einen wichtigen und somit auch befriedigenden Teil ihrer Arbeit; gleichzeitig kann dieser Aspekt der Arbeit auch sehr kräfteraubend und frustrierend sein. Dieser scheinbare Widerspruch kann sich im klinischen Alltag aufheben: Man ist frustriert und traurig, daß man die Patienten nicht heilen kann und zieht gleichzeitig Befriedigung daraus, Ansprechpartner und Vertrauensperson für Menschen zu sein, die sich in einer physischen und psychischen Lebenskrise befinden.

Ergebnisse der Mitarbeiterbefragung

In unserer Mitarbeiterbefragung stellten wir die Aussage:

Es gibt viele Patienten, bei denen ich es besser gefunden hätte, sie in Ruhe sterben zu lassen, anstatt sie weiter zu bestrahlen,

zur allgemeinen Einschätzung.

	Gesamt	Ä	P	M	S
trifft voll zu	26	4	8	12	2
trifft etwas zu	15	7	1	6	1
unentschieden	1	–	–	–	1
trifft weniger zu	2	1	1	–	–
trifft überhaupt nicht zu	–	–	–	–	–
kann ich nicht beurteilen	5	–	–	–	5
keine Angaben	1	–	–	–	1
Gesamt	50	12	10	18	10

4 von 12 Ärzten, 8 von 10 Pflegekräften und 12 von 18 MTAs äußerten, daß es viele Patienten gebe, bei denen sie es besser gefunden hätten, sie in Ruhe sterben zu lassen, anstatt sie weiter zu bestrahlen.

7 von 12 Ärzte fanden, daß die Aussage „etwas" zutrifft.

Die Mitarbeiter der Abteilung für Strahlentherapie sprachen sich mehrheitlich dafür aus, die Strahlentherapie nicht zu „überreizen", um mehr Patienten „in Ruhe sterben zu lassen". Offensichtlich gibt es Therapieansätze, die weder von der Mehrheit der Ärzte, noch der des Pflegepersonals und der MTAs getragen werden.

Weiterhin ließen wir die Aussage:

Ärzte bekommen oft ungerechtfertigte Vorwürfe, wenn sie darauf beharren, daß ein belastender Behandlungsplan eingehalten wird,

beurteilen.

	Gesamt	Ä	P	M	S
trifft voll zu	2	1	1	–	–
trifft etwas zu	14	9	1	3	1
unentschieden	8	–	3	4	1
trifft weniger zu	10	1	4	4	1
trifft überhaupt nicht zu	2	1	–	–	1
kann ich nicht beurteilen	11	–	–	6	5
keine Angaben	3	–	1	1	1
Gesamt	50	12	10	18	10

9 von 12 Ärzten waren der Auffassung, daß die obige Aussage „etwas" zutrifft.

Die Haltung des Pflegepersonals und der MTAs zu dieser Aussage war weniger eindeutig.

Die Ärzte erlebten, daß sie ungerechtfertigte Vorwürfe aufgrund belastender Behandlungspläne bekommen.

Unklar blieb, von wem die Ärzte ungerechtfertigte Vorwürfe erhielten: von den Patienten, dem Pflegepersonal oder den MTAs?

6.6 Bedingungen, die das Therapieerleben von Patienten beeinflussen

Von Anfang Januar 1990 bis Ende Februar 1991 habe ich mit 73 Patienten der Abteilung für Strahlentherapie bzw. deren Angehörigen Gespräche geführt und in Gesprächsprotokollen dokumentiert (vgl. Kapitel 6.2). Aussagen von Patienten, die die Strahlentherapie als Behandlung betrafen, wurden kopiert und in das Feldnotizen-Dokumentationssystem übertragen.

Die folgenden Ausführungen zum Thema Therapieerleben ergeben sich aus den Feldnotizen des Jahres 1990. Einige Zitate stammen aus Interviews, die von K. Lamszus mit Patienten der Strahlentherapie durchgeführt wurden.

Bei den Patienten handelt es sich nicht um einen typischen Querschnitt der Patienten der Abteilung für Strahlentherapie, sondern um jene, die mir als Psychologin zugewiesen wurden, die von sich aus Kontakt aufnahmen oder auf die ich zuging. Die Gründe für die Zuweisungen und Kontaktaufnahmen mit Patienten sind im Kapitel 6.2.3 nachzulesen.

Das Therapieerleben von Patienten ist nach meinen Beobachtungen abhängig

- von Art und Lokalisation der Krebserkrankung, von den Heilungschancen und von der „verbuchten Prognose“
- vom Verlauf der Aufklärung und der Beziehung zum Arzt
- vom Erleben therapiebedingter Unsicherheiten und von möglichen Nebenwirkungen und Spätfolgen
- vom Bestrahlungsgerät, der Organisation und von verunsichernden Erlebnissen während der Strahlentherapie
- von der Art und Stärke der tatsächlich auftretenden Nebenwirkungen
- von Vorerfahrungen, Bildern, Sprachgebrauch und Einstellungen zur Strahlentherapie
- von Ängsten
- von der psychosozialen Situation.

6.6.1 Art und Lokalisation der Krebserkrankung, Heilungschancen und die „verbuchte Prognose“

Art und Lokalisation der Krebserkrankung, Heilungschancen der Patienten

Das Therapieerleben von Patienten ist davon abhängig, ob es sich bei der Krebserkrankung um einen Primärtumor, ein Rezidiv oder um das Auftreten von Metastasen handelt und welche Heilungschancen der Arzt dem Patienten im Aufklärungsgespräch vermittelt.

Das Therapieerleben wird auch dadurch beeinflußt, wie die Patienten die Indikation zur Strahlentherapie durch die Ärzte, die sie der Strahlentherapie zugewiesen haben, erlebt haben: z.B. als „reine Vorsichtsmaßnahme“, zur „Erhöhung der statistischen Sicherheit in bezug auf Heilung“, als „letzte Möglichkeit, die Krebserkrankung aufzuhalten“ oder mit „Hoffnung auf Linderung körperlicher Beschwerden und Schmerzen“ bei infauster Prognose.

Wenn ein Patient darauf vertraut oder sogar davon überzeugt ist, daß die Strahlenbehandlung ihn heilen wird, wird er die Behandlung und vor allem die damit verbundenen Nebenwirkungen besser bewältigen, als wenn er an dem Sinn und Nutzen der Therapie zweifelt oder dem Sinn sogar mißtraut.

Patienten sind zu Beginn der Strahlentherapie häufig psychisch instabil, weil sie die Folgen der Diagnoseeröffnung noch gar nicht verarbeitet haben. Neben der Bewältigung einer lebensbedrohlichen Krebsdiagnose müssen einige Patienten mit den Folgen einer Operation, z.B. mit Bewegungseinschränkungen, mit Lähmungen, mit der Anlage eines Anus praeters oder eines Tracheostomas, mit Sprachverlust durch die Entfernung des Kehlkopfes fertigwerden.

Beim Auftreten eines Rezidivs oder von Metastasen sind in den meisten Fällen neben der Operation des Primärtumors bereits eine Chemo- oder

Strahlentherapie eingesetzt worden. Dann ist das Vertrauen in weitere Krebstherapien – in diesem Fall die Strahlentherapie – oft untergraben.

Das Therapieerleben der Patienten ist auch abhängig von dem Ort der Krebserkrankung und der möglicherweise damit verbundenen Stigmatisierungsgefühle.

Viele Patienten leiden unter der Tatsache, daß sie während der Behandlung mit Bestrahlungsmarkierungen herumlaufen müssen und sich an diesen Stellen nicht waschen dürfen. Sie fühlen sich durch die farbige Bemalung stigmatisiert.

Eine 35jährige Patientin mit Markierungen im Gesicht sagte:

„Alle Menschen starren mich erschrocken an, sogar die Patienten auf der Station. Ich wünschte, ich hätte es am Bauch. Mir steht es im Gesicht geschrieben!" (FN US 10. 4. 90).

Der Begriff „Kriegsbemalung" für strahlentherapeutisch erforderliche Markierungszeichen im Gesicht wird von vielen Patienten benutzt. Sie fühlen sich angesichts ihres Spiegelbildes an Indianer auf dem Kriegspfad erinnert.

Ein am Universitätkrankenhaus Hamburg-Eppendorf gedrehter Film zu diesem Thema bekam wegen der Gesichtsbemalung des Patienten den Titel „Der Indianer" (Lentz 1990).

Die „verbuchte Prognose"

In Gesprächen mit Patienten und Ärzten erlebe ich immer wieder deutliche Diskrepanzen bei der Einschätzung der Prognose bzw. des Therapieansatzes zwischen den Ärzten und den Patienten.

Dies ist vor allem bei palliativen Therapieansätzen zu beobachten. Patienten, die laut Aussage des Aufklärungsarztes eindeutig über den palliativen Ansatz ihrer Krebstherapie aufgeklärt wurden, erweckten im Gespräch mit mir den Eindruck, als gingen sie davon aus, geheilt zu werden bzw. noch lange weiterleben zu können (vgl. Kapitel 6.4.6). Ich besprach dies mit den Ärzten der Abteilung, und einer fragte sich, ob dies nicht auch ein „Testtrick" sein könne, daß Patienten mit schlechter Prognose versuchen würden, eine andere günstigere Einschätzung von ihrem Gegenüber zu bekommen. Nach dem Motto: Wenn der Gesprächspartner nicht widerspricht, kann es nicht so schlimm sein!

Der Arzt stieß auf eine Studie von Mackillop et al. (1988) über die Wahrnehmung der Krebserkrankung und ihrer Behandlung, die er im Rahmen der ärztlichen Frühbesprechung vorstellte.

Die Studienergebnisse sagen u.a. aus, daß 1/3 der befragten Patienten (11 von 33) mit einer metastasierten Krebserkrankung trotz Aufklärung fälschlicherweise glaubten, daß ihre Krebserkrankung lokal begrenzt sei. Ebenfalls 1/3 der Patienten (16 von 48), die palliativ behandelt wurden, glaubten, daß sie mit kurativer Absicht behandelt würden. 40 von 48 Patienten zeigten sich hinsichtlich der Wahrscheinlichkeit einer Lebensverlängerung durch die onkologische Therapie optimistischer als ihre Ärzte (vgl. Kapitel 1.7).

Die möglichen Gründe der zum Teil tiefgreifenden und unerkannten kommunikativen Mißverständnisse zwischen Ärzten und Patienten im Aufklärungsgespräch wurden in der vorgestellten Studie leider nicht diskutiert.

Im Anschluß an die Darstellung der Studienergebnisse diskutierten wir die Ergebnisse im Kreise der Ärzte der Abteilung.

Die Ärzte berichteten von ihren Beobachtungen und Eindrücken im Aufklärungsgespräch:

> Einige Patienten, die sie über ihre infauste Prognose informieren mußten, hatten offensichtlich alles aus dem Aufklärungsgespräch „herausgesaugt", was positiv zu verbuchen war, und sei es das Lächeln des Arztes, das diesem aus Verlegenheit „herausgerutscht" war.

Die nonverbale Haltung des Arztes im Aufklärungsgespräch und die Verdrängungsmechanismen der Patienten angesichts einer „Hiobsbotschaft" gehen hier wahrscheinlich Hand in Hand.

Um diese Beziehung zu untersuchen, wären Videoaufnahmen von Aufklärungsgesprächen mit anschließendem Interview des Patienten und des aufklärenden Arztes ein gutes Mittel.

6.6.2 Verlauf der Aufklärung und die Beziehung zum Arzt

Das Aufklärungsgespräch stellt eine wichtige Weichenstellung des Therapieerlebens von Patienten dar. Wenn es dem aufklärenden Arzt in der Kürze der Zeit gelingt, eine Beziehung aufzubauen, in der der Patient seine Fragen und Ängste verbalisieren kann, wird es dem Patienten leichter fallen, auch während der Therapie mit Sorgen und Ängsten wegen der Strahlentherapie und/oder seiner körperlichen Befindlichkeit den behandelnden Arzt aufzusuchen.

In diesem Zusammenhang kann es für den Arzt wichtig sein, zu erfragen, unter welchen Umständen es zur Diagnosestellung kam. Gab es z.B. Verzögerungen und Kränkungen von ärztlicher Seite?

In einigen Fällen ist die Beziehung der Patienten zu Ärzten bereits vor der Krebstherapie gestört, nachdem die Patienten erlebt haben, daß sie mit ihren Symptomen, Vermutungen und Ängsten von anderen Ärzten nicht ernstgenommen wurden.

In diesem Zusammenhang spielt natürlich auch eine Rolle, ob der Patient ein grundsätzliches Vertrauen in seine Mitmenschen hat oder ob er aufgrund seiner persönlichen Geschichte eher mißtrauisch ist.

Viele Patienten haben das Gefühl, daß sie die Therapiewahl ausschließlich den Ärzten überlassen und ihnen darin ganz vertrauen müssen, weil ihnen selbst die nötige Kompetenz fehlt, um ihre Situation zu beurteilen.

In der Beziehung zwischen Krebspatienten und ihren Ärzten sind häufig Kommunikationsprobleme zu beobachten. Die meisten Krebspatienten wirken im ersten Kontakt eher gefaßt und „vernünftig", erst im Verlauf weiterer Gespräche wird das Ausmaß ihrer Fassungslosigkeit und Angst deutlich. Die Krebserkrankung hat die Lebensperspektive erschüttert oder gar abgebrochen und die bisherigen Werte in Frage gestellt: Was bedeutet Geld angesichts der lebensbedrohlichen Erkrankung? Wofür hat man geschuftet, wenn man das Rentenalter nicht mehr erleben wird? Was bedeutet einem der Partner, der sich oft so kränkend verhalten hat, angesichts der noch verbleibenden Lebensspanne?

Je mehr Verständnis der Arzt für die spezielle Situation des Patienten entwickeln und zeigen kann, desto mehr Vertrauen kann der Patient in die therapeutische Beziehung und somit auch in die Therapie entwickeln.

6.6.3 Das Erleben therapiebedingter Unsicherheiten, möglicher Nebenwirkungen und Spätfolgen

Erleben therapiebedingter Unsicherheiten

Der Wunsch nach Sicherheit, nach einer definitiven Aussage über den Krankheitsverlauf und die Therapiechancen, ist bei den meisten Krebspatienten sehr groß.

Eine 35jährige Patientin sagte:

„Ich wünsche mir, daß mir jemand sagt, wie alles ausgeht, jemand, der in eine Glaskugel schaut, aber ich weiß, daß mir das niemand sagen kann" (FN US 5. 4. 90).

Eine 54jährige Patientin antwortete auf die Frage: „Was bedrückt Sie am meisten an der Behandlung?"

„Ja, im Grunde genommen die Angst, daß es vielleicht nicht heilt. Das ist eigentlich so der Gedanke, der immer wiederkommt. Wenn man wüßte, daß dies alles nicht umsonst ist und daß es dann vorbei ist, dann wäre es gut. Aber die Garantie kann einem überhaupt keiner geben, und das kommt einem natürlich immer wieder in'n Kopf." (Interview K. L. 1990)

Auch nach der Beendigung der Strahlentherapie kann von ärztlicher Seite nicht immer ein eindeutiges Statement über den Erfolg der Therapie abgegeben werden. Oft muß der Patient einige Wochen bis zum ersten Nachsorgetermin warten und bis dahin mit der Unsicherheit leben.

Die von Patienten empfundene Unsicherheit dreht sich nicht nur um die Prognose der Krebserkrankung, sondern auch um die Tatsache, daß es von ärztlicher Seite keine wirklich verbindlichen Aussagen oder Versprechungen zum zeitlichen Auftretens und zur Intensität der Nebenwirkungen und Spätfolgen gibt. Natürlich kann der Arzt in den meisten Fällen versichern, daß die Nebenwirkungen nach fünf Wochen eingetreten sein werden; die Patienten wollen aber oft wissen, wann genau sie damit rechnen müssen.

In einem Extremfall ging es um die Abschätzung des Strahlenrisikos für ein ungeborenes Kind, dessen Mutter sich einer Strahlentherapie wegen eines hochmalignen Non-Hodgkin-Lymphoms unterziehen mußte (FN US 28. 9. 92).

Auch über den genauen Zeitpunkt des Therapieendes können die Ärzte keine letztendlich verbindliche Aussage machen. Die Behandlungsdauer errechnet sich aus der Gesamtstrahlendosis und der Höhe der Einzeldosen. Wenn aufgrund starker Nebenwirkungen Behandlungspausen eingelegt werden müssen, verlängert sich die Behandlungsdauer.

Die Anzahl der Behandlungstermine und vor allem das von Patienten errechnete Bestrahlungsende ist für viele Patienten ein wichtiger stabilisierender Fixpunkt. Einige Patienten legen Strichlisten an, auf denen sie jede überstandene Bestrahlung eintragen.

> Eine 56jährige Patientin saß weinend im Warteraum. Ich ging auf sie zu, und sie erzählte mir, daß eine MTA ihr am Tag zuvor „aus heiterem Himmel" mitgeteilt hätte, daß sie mit der Bestrahlung noch nicht fertig sei. Die Patientin war fälschlicherweise fest davon ausgegangen, daß sie 17 Bestrahlungen bekommen würde, hatte den letzten Bestrahlungstag ausgerechnet und „auf ihn zugelebt". Die Tatsache, daß sie noch weitere Bestrahlungen bekommen mußte, ließ sie weinend in sich zusammensinken (FN US 5. 7. 90).

Ein Arzt plädierte in einer Fortbildungsveranstaltung zum Thema „Therapieerleben von Patienten" dafür,

> den Patienten grundsätzlich keine fixen Zahlen zu nennen, da auch er die Beobachtung gemacht hatte, daß Patienten sich daran klammern (FN US 9. 11. 90).

Das „Leben mit der Unsicherheit" kann bei Patienten zu Zweifeln und Ängsten führen und das Therapieerleben negativ beeinflussen. Den meisten Patienten gelingt es allerdings, die therapiebedingten Unsicherheiten während des Verlaufs der Strahlentherapie immer wieder zu verdrängen.

Erleben möglicher Nebenwirkungen und Spätfolgen

Strahlentherapie kann, wie alle Krebstherapien, zu ganz unterschiedlichen Nebenwirkungen und Spätfolgen führen (vgl. Kapitel 3.3). Vor allem die vom Aufklärungsarzt genannten möglichen Spätfolgen können Unsicherheit, Zweifel und Ängste auslösen.

Je eingreifender die möglichen Nebenwirkungen (z.B. Lymphstau oder Geschmacksverlust) und Spätfolgen (z.B. Unfruchtbarkeit) sind, die im Aufklärungsgespräch genannt werden, desto größer ist die Wahrscheinlichkeit, daß das Wissen um das Auftreten von Nebenwirkungen das Therapieerleben von Beginn an negativ beeinflußt. Es besteht aber immer auch die Möglichkeit, daß der Patient das Gehörte verdrängt oder verleugnet.

Die Begriffe „Spätfolgen" oder „Spätschäden" tauchen in den Presse oft im Zusammenhang mit Atomunfällen auf und assoziieren bei einigen Patienten eine massive Bedrohung.

Ein Arzt sagte zum Thema „Spätschäden":

> „Patienten beschweren sich ja auch nicht über eine Operationsnarbe als Folge einer Operation, sehr wohl aber über einen verminderten Speichelfluß als Folge der Bestrahlung." Er wünschte sich, daß die Betroffenen mehr abwägen würden – Heilung versus Einschränkungen durch die Strahlentherapie (FN US 1. 11. 90).

Das Erleben der möglichen Nebenwirkungen und Spätfolgen läßt sich nicht von der persönlichen Bewertung durch die Patienten trennen. Der vorübergehende monatelange Geschmacksverlust bei Bestrahlungen im Kopf-Halsbereich ist für jeden Menschen psychisch belastend.

Patienten, die aber beruflich auf ein gutes Funktionieren ihrer Geschmacksnerven angewiesen sind, wie z.B. Köche, Bäcker oder Fachjournalisten im Gastronomiebereich, erleben den Geschmacksverlust und die

Angst davor, daß die Geschmacksnerven auf Dauer geschädigt sein könnten, deutlich dramatischer.

Eine 52jährige Patientin aus dem Bereich der Gastronomie lehnte die Strahlentherapie ihres Mundbodenkarzinoms ab, nachdem sie über die möglichen Nebenwirkungen der Strahlentherapie wie Verminderung des Speichelflusses und Geschmacksverlust aufgeklärt worden war (FN US 5.5.90).

6.6.4 Das Bestrahlungsgerät, die Organisation und verunsichernde Erlebnisse während der Strahlentherapie

Das Bestrahlungsgerät

Die in der Abteilung für Strahlentherapie eingesetzten Bestrahlungsgeräte werden von Patienten aufgrund ihrer Art, der Geräuschkulisse und der Bestrahlungsdauer deutlich unterschiedlich wahrgenommen und können das Therapieerleben maßgeblich beeinflussen.

Bei dem *Neutronengenerator* handelt es sich um ein Gerät, das Assoziationen an ein Raumschiff wecken kann. Der Tubus, der den Neutronenstrahl führt, wird sehr dicht an den Patienten herangefahren. Der Patient wird u.U. mit einem Haltegurt am Bestrahlungstisch fixiert und bis zu zwei Meter am Gerät hochgefahren. Die MTAs müssen dann eine Leiter zu Hilfe nehmen, um die Feineinstellung vorzunehmen. Das Gerät hat ein Eigengeräusch, und der Patient kann das Kühlwasser rauschen hören.

Der Patient muß Plastiküberschuhe tragen, um zu verhindern, daß Tritium aus dem Bereich des Neutronengenerators in andere Räumlichkeiten der Abteilung gelangt. Tritium ist ein radioaktiver Stoff, der sich durch Dampfaustritt aus einem Vakuumbehälter auf den Boden des Bestrahlungsraumes legen kann.

Die Bestrahlung am Neutronengerät kann je nach Anzahl der Bestrahlungsfelder des Patienten bis zu zwei Stunden dauern. Das konzentrierte Liegen in Rücken- oder Bauchlage wird von dem meisten Patienten als sehr anstrengend empfunden; sie fühlen sich nach dem Ende der Bestrahlung erschöpft.

Eine MTA erzählte,

daß viele Patienten während der ersten Bestrahlung offensichtlich nur einen kleinen Ausschnitt um sich herum wahrnehmen. Erst bei der dritten oder vierten Bestrahlung würden sie vor dem Gerät stehen und bezeichneten es dann häufig als „Monstrum" (FN US 23. 3. 90).

Das *Betatron* liefert Photonen- und Elektronenstrahlung. Das Gerät ist ebensfalls sehr groß und in einer Wand verankert. Der Patient liegt unter dem Gerät oder aber der Boden wird abgesenkt und das Gerät wird unter den Patienten gefahren.

Die Bestrahlung ist mit einem sehr lauten und ratternden Geräusch verbunden. Durch die spürbaren Vibrationen werden bei einigen Patienten Ängste ausgelöst, daß das Gerät sich aus seiner Verankerung lösen könnte, um auf sie herunterzufallen. Die Bestrahlungszeit dauert durchschnittlich nur wenige Minuten.

Das *Gammatron* ist ein Telekobaltgerät, das aus einer Kobaltquelle Gammastrahlen freisetzt. Die Bestrahlungszeit dauert durchschnittlich ebenfalls nur wenige Minuten. Obwohl das Gerät selbst nicht monströs wirkt, löst das Wort „Kobalt" immer wieder Assoziationen wie „Kobaltbombe" und „Verbrennungen" aus, da diese Worte häufig in Presseberichten über Unglücksfälle genannt wurden, bei denen z.B. nicht korrekte Strahlendosen abgesetzt worden waren. Das Telekobaltgerät gehört wie das Betatron zur älteren Generation der Bestrahlungsgeräte.

Der *Linearbeschleuniger* liefert wie das Betatron Photonen- und Elektronenstrahlung. Das Gerät ist klein, die Bestrahlung fast lautlos und die Bestrahlungszeiten sind kurz. Auch die Bestrahlung am Linearbeschleuniger kann bei Patienten Unsicherheit auslösen.

Eine 44jährige Patientin meinte nach ihrer dritten Bestrahlung:

„Die ganze Behandlungssituation ist mir nicht geheuer. Mir wird immer ganz anders, wenn ich all' das hier (den Bestrahlungsraum) sehe" (FN US 10. 12. 90).

Bei der *Afterloading-Therapie* wird eine Strahlenquelle kurzfristig durch eine Sonde in das Körperinnere des Patienten eingeführt. Das Bestrahlungsgerät wird vor allem bei Speiseröhrenkrebs und Bronchialkrebs benutzt. Die Strahlenquelle kann so sehr dicht an den Tumor herangeführt werden, ohne allzuviel gesundes Gewebe mitzubestrahlen. Die Prozedur wird von vielen Patienten als sehr unangenehm empfunden.

Ein Arzt berichtete,

daß ein Patient die Afterloading-Therapie verweigert habe, weil er sie für ein „Experiment" hielt. Er hatte noch nie gehört, „daß man durch einen Schlauch bestrahlt werden würde" und mußte noch einmal behutsam über diese Bestrahlungsmodalität aufgeklärt werden (FN US 1. 10. 90).

Organisatorische Probleme

Eine gute Organisation der Behandlungsvorbereitung und der Bestrahlung ist einem positiven Therapieerleben von Patienten grundsätzlich sehr dienlich.

Der organisatorische Ablauf der Strahlentherapie wird von Patienten oft nicht auf Anhieb durchschaut, und es bedarf einer kontinuierlichen Wiederholung der Erklärung von Abläufen und Betreuungszuständigkeiten während der Behandlung durch die Ärzte und MTAs, damit die Patienten sich sicher und gut betreut fühlen.

Das Warten im Warteraum der Abteilung für Strahlentherapie ist für viele Patienten belastend. Sie erleben traurige Patientenschicksale hautnah mit und können dahingehend Ängste entwickeln, daß es ihnen genauso ergehen könnte (FN US 10. 7. 90).

Deutlich überzogene Wartezeiten der Patienten von mehr als einer Stunde hängen allerdings meistens mit einem Geräteausfall oder einem mangelhaft funktionierenden Transportdienst zusammen und können von den MTAs nicht beeinflußt werden.

Verunsichernde Erlebnisse während der Strahlentherapie

Von seiten der MTAs hörte ich mehrfach, daß einige Patienten schon verunsichert sind, wenn kleine Veränderungen im Behandlungssetting auftreten, z.B. bei Personalwechsel aufgrund von Urlaub, Krankheit oder des Wechsels an ein anderes Bestrahlungsgerät:

Einige Patienten scheinen nach einem Personalwechsel die Kompetenz der neuen MTAs anzuzweifeln (FN MF 14. 3. 90).

Auch veränderte Bestrahlungszeiten, z.B. nach einem Gerätewechsel aufgrund von Wartungsarbeiten oder des Therapiekonzeptes können Verunsicherung bei Patienten verursachen, die sich negativ auf das Therapieerleben niederschlagen können.

Ein besonderes Problem ist der Geräteausfall. Bei Patienten kann das Erleben, daß das hochtechnische Bestrahlungsgerät auch Fehlerquellen hat, Verunsicherung und Angst auslösen.

Eine MTA erzählte,

> daß Patienten nach der Wiederinbetriebnahme eines Gerätes häufig fragen würden: „Ist nun wirklich wieder alles in Ordnung?"
> In einem Fall habe sich ein Patient sogar geweigert, sich weiterhin an dem entsprechenden Gerät bestrahlen zu lassen (FN MF 14. 3. 90).

Eine 47jährige Patientin sagte:

> „Woher soll ich denn wissen, ob es hinterher wieder richtig funktioniert!" (FN US 16. 3. 90).

In einigen Fällen bedeutet der Geräteausfall für Patienten eine Zwangspause in ihrer Behandlung, da nicht auf ein anderes Bestrahlungsgerät ausgewichen werden kann. Das Gefühl der Patienten bei einem Geräteausfall schwankt häufig zwischen Ärger und Ohnmacht:

> „Wenn ich heute wieder nicht bestrahlt werde, mache ich Krach!" (FN US 20. 3. 90).
> „Man kann ja nichts dran ändern!" (FN 20. 3. 90).

Einige Patienten haben Angst, von einem bereits defekten Gerät bestrahlt worden zu sein:

> „Wer sagt mir denn, daß das Gerät bei meiner letzten Bestrahlung noch in Ordnung war?" (FN US 28. 8. 90).
> Bei einer Patientin hatten sich die Nebenwirkungen im Mundbereich im Verlauf eines Wochenendes deutlich verstärkt, ihre Mundschleimhaut hatte geblutet. Da das Bestrahlungsgerät am Freitag ausgefallen war, glaubte sie, bereits am Donnerstag von einem defekten Gerät bestrahlt und geschädigt worden zu sein (FN 24. 9. 90).

Andere Patienten haben Angst, daß die erzwungene Pause den möglichen Therapieerfolg mindern könnte (FN US 28. 8. 90).

Einfühlsame Information durch das Klinikpersonal über den Geräteausfall ist in jedem Fall unerläßlich.

Ein Geräteausfall bedeutet auch immer eine deutliche Mehrbelastung für die MTAs: Patienten müssen abbestellt oder an anderen Geräten bestrahlt werden und vielfache Erläuterungen und Erklärungen müssen abgegeben werden. Nach erneuter Inbetriebnahme des Bestrahlungsgerätes kommt es nach Aussage einer MTA dann zu einer „Welle" aufgrund des erhöhten Planungs- und Organisationsaufwandes und der damit verbundenen Fragen von Patienten (FN US 28. 8. 90).

6.6.5 Art und Stärke der tatsächlich auftretenden Nebenwirkungen

- Das Auftreten der Nebenwirkungen
- Mißtrauen der Patienten in die ärztliche Kompetenz aufgrund von starken Nebenwirkungen

Das Auftreten der Nebenwirkungen

Zu Beginn der Therapie herrscht bei den Patienten oft Verunsicherung aufgrund der angekündigten Nebenwirkungen. Viele Patienten können sich das Auftreten der Nebenwirkungen aufgrund fehlender Erfahrung und eines fehlenden Vorstellungsvermögens nicht ausmalen.

In den meisten Fällen treten die Nebenwirkungen erst auf, wenn die Strahlentherapie schon einige Zeit läuft. Je länger die Patienten frei von Nebenwirkungen sind, desto mehr schöpfen sie die Hoffnung, daß der „Kelch an ihnen vorübergehen" könnte.

Wenn die Nebenwirkungen dann doch eintreten, trifft es viele Patienten tief, obwohl ihnen diese Tatsache rational bewußt war.

Eine Patientin sagte mir angesichts des ersten Haarausfalls:

„Auch wenn man es weiß und darauf gewartet hat, ist es ein ganz anderes Ding, wenn es dann passiert. Ich fühle mich jetzt wie abgerüstet!" (FN US 5. 4. 90).

Die Ärzte sehen die Nebenwirkungen der Strahlentherapie eher als unangenehme, unabwendbare Begleiterscheinung einer Krebstherapie.

Ein Arzt sagte zu mir:

„Das ist eben so bei der Krebstherapie, da muß man durch!" (FN US 9. 4. 90).

Patienten hören von ihren Ärzten häufig als Trost gemeinte Sätze, wie: „Die Haare wachsen ja wieder!". Eine Bemerkung, die sie beim ersten Haarausfall so gut wie nie trösten kann. Die Patienten empfinden das Auftreten der Nebenwirkungen in einer ganz anderen Dimension.

Das Wort „Nebenwirkung" spricht bereits für sich. Für die betroffenen Menschen sind die körperlichen Reaktionen auf die Strahlentherapie keine Wirkungen, die „nebenbei" empfunden werden. Sie sind häufig die einzig spürbaren Wirkungen und stehen zentral im Erleben der Patienten. Die Nebenwirkungen der Strahlentherapie beeinflussen das Therapieerleben der Patienten auf eine wesentliche Art und Weise.

Nebenwirkungen können je nach individueller Situation die Lebensqualität der Patienten während der Strahlentherapie gravierend einschränken. Das Erleben von strahlentherapiebedingter Übelkeit ist für Patienten sehr belastend.

Ein 34jähriger Patient, der wegen eines Non-Hodgkin-Lymphoms bestrahlt wurde, sagte:

„Seit gestern leide ich unter Übelkeit. Zuerst hatte ich die Übelkeit mit dem Mittagessen in Verbindung gebracht, aber seit gestern ist mir ständig schlecht. Das Essen ekelt mich. Ich fühle mich schrecklich!" (FN US 23. 3. 90).

Viele Patienten entwickeln aufgrund ihrer Übelkeit Ekelgefühle vor Nahrungsmitteln, die sie früher gerne gegessen haben und Empfindlichkeiten gegenüber bestimmten Gerüchen. Gewichtsverlust ist die Folge.

In einigen Fällen kann die Übelkeit durch Medikamente günstig beeinflußt werden, in anderen Fällen ist sie fast resistent. Hier spielen psychische Konditionierungen (z.B. die antizipatorische Übelkeit) oft eine große Rolle.

Der Geschmacksverlust ist für alle betroffenen Patienten, die im Kopf-Halsbereich bestrahlt werden, von stark einschränkender Lebensqualität.

Eine 35jährige Patientin beschrieb ihr Erleben folgendermaßen:

„Der Geschmack ist nicht mehr da: Yoghurt schmeckt nicht mehr sauer oder fruchtig, sondern man spürt nur wie eine Art Schleim über Zunge und durch den Hals rinnt" (FN US 5. 4. 90).

Die Entzündung von Schleimhäuten ist für die Patienten sehr belastend. Die entzündete Mundschleimhaut führt bei Patienten zu Schmerzen, Verschleimung, Eßproblemen, Gewichtsabnahme und nicht selten zu psychischer Gereiztheit (FN US 21. 12. 90).

Die meisten Patienten sind sehr überrascht, wie stark ihr Wohlbefinden und auch ihre psychosozialen Kontakte mit der Aufnahme von Nahrung und Getränken verknüpft sind. Plötzlich müssen sie sich unter Schmerzen zwingen, das zu tun, was ihnen früher soviel Freude und Lust bereitet hat.

Schleimhaut- und Hautreaktionen können – vor allem bei nicht adäquater Pflege – sehr ausgeprägt und schmerzhaft sein. Dieses Problem taucht vor allem bei Menschen auf, die alkoholabhängig sind.

Eine 55jährige Patientin, die wegen einer Lymphknotenmetastase am Hals bestrahlt wurde, saß weinend in der Umkleidekabine. Sie war alkoholabhängig und vernächlässigte ihre körperliche Pflege. So hatte sie auch ihre Haut zu Beginn der Strahlentherapie nicht regelmäßig gepudert und hatte nun drei große offene Stellen am Hals. Sie sagte: „Das hier ist schlimmer als die ganze Krankheit!" (FN US 3. 9. 90).

Ein 70jähriger Patient, dessen Speiseröhre bestrahlt wurde, kam jeden Tag mit einer Alkoholfahne zur Bestrahlung und litt aufgrund des Alkoholgenusses und mangelnder Mundhygiene unter starken schmerzhaften Entzündungen seiner Mundschleimhaut (FN US 17. 7. 90).

Einige Patienten erleben verzögerte Hautreaktionen, die erst nach Ende der Strahlentherapie auftreten. Eine Patientin besuchte mich angesichts ihres ersten Nachsorgetermins und sagte:

„Die Nebenwirkungen im Gesicht (Hautreaktionen) haben mich nach der Beendigung der Therapie noch schwer erwischt! Es war wie ein starker Sonnenbrand" (FN US 4. 5. 90).

Einige Patienten fühlen eine wachsende psychische Erschöpfung im Verlauf der Therapie. Eine 55jährige Patientin, die wegen Knochenmetastasen bestrahlt wurde und an Durchfall litt, sagte:

> „Ich könnte eigentlich in einer Tour weinen!" (FN US 5. 7. 90).

Eine 42jährige Patientin, die wegen eines Melanoms bestrahlt wurde, sagte:

> „Ich habe nicht erwartet, daß die Bestrahlung mich psychisch so mitnimmt. Anfangs war ich noch so mutig (Tränen steigen in ihre Augen). Jetzt bin ich manchmal fürchterlich traurig" (FN US 13. 12. 90).

Ein 70jähriger Patient, der im Gesicht wegen eines Sarkoms bestrahlt wurde, meinte kurz vor seiner letzten Bestrahlung:

> „Ich kann mich überhaupt nicht freuen; im Kopf schon, aber im Bauch merke ich nichts" (FN US 7. 8. 90).

Neben den offensichtlichen Nebenwirkungen, zu denen auch die strahlentherapiebedingten Durchfälle bei Bestrahlungen im Bereich des Darmes gehören, die die Lebensqualität der Patienten sehr einschränken, gibt es auch Nebenwirkungen, die für den Patienten nicht sichtbar sind und die, wie etwa die Thrombopenie (Mangel an Blutplättchen), doch lebensgefährlich werden können. Grundsätzlich können sämtliche Nebenwirkungen so stark werden, daß eine stationäre Aufnahme notwendig wird und u.U. Behandlungspausen eingelegt werden müssen. In Einzelfällen muß die Strahlentherapie sogar abgebrochen werden.

Mißtrauen der Patienten in die ärztliche Kompetenz aufgrund von starken Nebenwirkungen

Patienten können ärgerlich und vorwurfsvoll reagieren, wenn die Nebenwirkungen sehr stark werden. Sie können Aggressionen gegenüber den Behandelnden entwickeln, die aber in den meisten Fällen zurückgehalten bzw. kanalisiert werden. Einige Patienten reagieren mit Rückzug von ihren Ärzten.

Eine 35jährige Patientin, die wegen eines Hirntumors bestrahlt wurde und Cortison erhielt, sagte zum Zeitpunkt der 16. von 22 Bestrahlungen:

> „Ich stehe unter Strom und habe die Schnauze voll. Ich fühle mich immer noch nicht auf der Spitze des Berges. Das Cortison wird langsam reduziert und mein Kopf fühlt sich an wie ein Luftballon an einem Band. Irgendwie gehört er nicht dazu. Ich habe Konzentrationsschwierigkeiten. Ich fühle mich wie eine Bratwurst, in die man mit einer Gabel piekt. Abends nehme ich Tranquilizer und wandere nachts trotzdem durch die Gänge. Ich will nach Hause, will den Koffer wegstellen. Ich hasse diese Station" (FN US 10. 4. 90).

Ein 56jähriger Patient war aus dem Ausland nach Hamburg gekommen, um die „bestmögliche Behandlung" seines Sarkoms am Bein zu erhalten. Unter der Strahlentherapie kam es zu starken Hautreaktionen am Bein, die seinen stationären Aufenthalt deutlich verlängerten. Er äußerte sich mir gegenüber sehr ärgerlich darüber, „daß die Spezialisten das (die Nebenwirkungen) nicht unter Kontrolle haben" (FN US 16. 10. 1990).

Eine 56jährige Patientin hatte starke Hautreaktionen am Hals durch die Bestrahlung einer Lymphknotenmetastase. Sie sagte:

„Ich habe mich sehr zusammenreißen müssen, um die Therapie durchzuhalten. Manchmal habe ich kurz davor gestanden, die Scheiben da unten einzuschmeißen. Ich kann nicht nachvollziehen, daß diese Spezialisten da unten es so weit haben kommen lassen" (FN US 25. 9. 90).

Eine 35jährige Patientin litt unter Haarausfall sowie Speichel- und Geschmacksverlust. Sie sagte:

„Eine schreckliche Medizin, daß eine Therapie, die doch Heilung bringen soll, einem soviel Schaden zufügen muß; es geht mir von Tag zu Tag schlechter, und gleichzeitig muß ich darauf vertrauen, daß die Therapie Erfolg hat" (FN US 20. 3. 90).

Je massiver die Einschränkungen und körperlichen Beschwerden durch die Nebenwirkungen werden, desto eher tauchen bei Patienten Zweifel am Sinn der Strahlentherapie und an der ärztlichen Kompetenz auf. Einige Patienten können sich nicht vorstellen, daß die „Spezialisten" die Nebenwirkungen nicht „im Griff" haben können.

In dieser Situation tauchen bei vielen Patienten Abbruchphantasien auf, die in den meisten Fällen durch das gleichzeitige Durchhaltenwollen „in Schach gehalten werden".

Sowohl für Patienten als auch für das Klinikersonal ist es nicht leicht zu erleben, daß eine Behandlung, die der Gesundung von Patienten oder der Linderung von Krankheitssymptomen dienen soll, dazu führt, daß sich das Befinden der Patienten während der Strahlentherapie durch die Nebenwirkungen immer wieder verschlechtern kann.

6.6.6 Vorerfahrungen, Bilder, Sprachgebrauch und Einstellungen zur Strahlentherapie

Mit der Eröffnung der Diagnose „Krebs" und der Notwendigkeit einer Strahlentherapie werden bei jedem Patienten Erinnerungen, Bilder und Assoziationen aktualisiert. Viele Patienten haben Krankheits- und Therapieverläufe von Krebspatienten in ihrem sozialen Umfeld miterlebt oder zumindest davon gehört.

Immer wieder beschweren sich Patienten über die mangelnde Sensibilität ihrer Mitmenschen, die angesichts der notwendigen Strahlentherapie, wahre „Horrorgeschichten" zum Besten geben: von Verbrennungen ist dann häufig die Rede und von defekten Bestrahlungsgeräten, durch die Überdosen abgesetzt worden sein sollen.

Ein 70jähriger Patient sagte:

„Man sollte solche Vorgespräche mit Bekannten gar nicht führen, finde ich. Da kommen dann vielleicht verkehrte Vorstellungen. Dann wird diskutiert, da kommst du hin und dann bestrahlen sie und das alles. Und dann kriegt man Angst" (FN Interview K. L. 1990).

Eine 54jährige Patientin sagte:

„Und alle wissen dann 'was über Strahlentherapie. Das sind diese Schauermärchen, die man immer so hört, das heißt, Märchen sind es ja nicht – Geschichten halt, die einem Angst machen" (FN Interview K. L. 1990).

Auch der Sprachgebrauch rund um die Krebstherapie beeinflußt das Therapieerleben und spiegelt zum Teil das Therapieerleben von Patienten wider.

Das Vokabular rund um die Krebstherapie ist von Kampf geprägt. Kampf assoziiert Krieg, und so ist das Vokabular rund um die Krebstherapien zum Teil recht kriegerisch: angefangen bei dem Appell zur Teilnahme an Krebsfrüherkennungsuntersuchungen: „Kampf dem Krebs!" bis hin zum „die Waffen strecken müssen!" angesichts fortschreitender Erkrankung bzw. erfolgloser Krebstherapie (FN US 10. 7. 90).

Die militärische Metapher kam, laut Sontag (1981), in den 80iger Jahren des letzten Jahrhunderts zum ersten Mal in der Medizin in allgemeinen Gebrauch als man anfing, Bakterien als Krankheitserreger zu identifizieren: „Von den Bakterien hieß es, sie seien „Invasoren" oder „sickerten ein". Die Rede von Belagerung und Krieg, wenn es sich um die Beschreibung einer Krankheit handelt, hat heute beim Krebs eine auffallende Wörtlichkeit und Autorität. Nicht nur, daß der klinische Krankheitsverlauf und seine medizinische Behandlung auf diese Weise beschrieben werden, die Krankheit selbst stellt man sich als den Feind vor, gegen den die Gesellschaft Krieg führt" (1981, S. 79).

Aber auch die Patienten benutzen Worte, die eher mit Krieg als mit Therapie und Heilung assoziiert werden. Hier spielen auch die öffentlichen Medien eine große Rolle. Begriffe wie „Strahlenbunker" oder „Kobaltbombe" (Telekobalt-Bestrahlungsgerät) werden auch von Patienten angenommen und benutzt (FN US 27. 2. 90).

Einige Patienten, die sich einer Strahlentherapie unterziehen müsssen, entwickeln Assoziationen und erinnern Horrormeldungen aus dem Bereich Atomkrieg und Strahlenkatastrophe: Atombombe, Hiroshima, Tschernobyl.

Assoziationen können auch in „Versprechern" von Patienten deutlich werden. Eine Patientin fragte in einem Telefongespräch nach, ob denn das Neutronenbestrahlungsgerät nach einem Geräteausfall wieder funktionieren würde. Sie fragte:

> „Ist denn die Neutronenbombe schon wieder heil?" (FN US 9. 4. 90).

Die öffentlichen Medien beeinflussen das Therapieerleben von Patienten nicht unwesentlich. Vor allem die Boulevard-Presse stiftet aus einem Sensationsbedürfnis heraus viel Konfusion (vgl. Verres 1991).

Das folgende Beispiel eines Zitats, das heimtückische Gewalt und Hoffnungslosigkeit suggeriert, stammt allerdings aus dem „Spiegel", aus einer Zeitschrift mit vergleichsweise höherem Bildungsniveau der Leserschaft:

> „Metastasierende Krebszellen sehen nicht aus wie planlos im Körper umherstreunende Irrläufer. Eher gleichen sie einer gedrillten und hochgerüsteten Spezialeinheit auf gezielter Mordmission. Der Krebstod beginnt, wenn sich die ersten Mitglieder dieser Spezialtruppe aus dem Tumorverband lösen.
> Sind sie erst ausgeschwärmt, so sind die Ärzte machtlos. Die erste Krebsgeschwulst, den Primärtumor, können sie meist operativ entfernen. Gegen die Metastasen jedoch können sie nur mit aggressiven chemischen Krebshemmern (Zytostatika) oder den Strahlenkanonen in den bleigepanzerten Krebskliniken vorgehen. Doch damit richten sie oft nur ein

grausames Gemetzel an, nicht nur unter den wuchernden Krebszellen, sondern auch unter den gesunden Zellen. Und nicht selten erholt sich der Krebs nach der Behandlung schneller als der Patient" (35/1992, S. 230).

Auch das Fernsehen geht immer wieder in wenig einfühlsamer Art und Weise mit dem Thema Krebs und Krebsbehandlung um. In einer Fernsehsendung des UICC 1990 in Hamburg wurde vom Bauchspeicheldrüsenkrebs als „Killerkrebs" (FN US 28. 8. 90) gesprochen. Ein Angehöriger eines Krebspatienten rief mich in der Beratungsstelle an und brachte seine Entrüstung darüber zum Ausdruck. Er fragte, ob denn niemand an die Betroffenen vor den Fernsehschirmen denken würde.

Meinungen, Einschätzungen und Bilder vom Wesen der Krebserkrankungen und Krebstherapien, die in Artikeln von Zeitungen und Zeitschriften beschrieben sind, werden von Menschen aufgenommen und aktualisiert, wenn sie selbst an Krebs erkrankt sind.

Ein 54jähriger Patient mit einem Hirntumor sagte:

„Ich habe beinahe unerträgliche Angst während der Bestrahlung, viel mehr als vor jeder Operation, vor allem wegen der vielen Zeitungsartikel über falsche Behandlungen" (FN US 14. 8. 90).

Die Bilder, die Patienten mit der Bestrahlung assoziieren, haben häufig etwas Unbeherrschbares und Vernichtendes.

Eine 48jährige Patientin sagte:

„Ja, das ist schon ein komisches Gefühl, aber in so 'ner – ich meine man macht sich ja so seine Gedanken, alle verlassen den Raum sofort, weil es ja gefährlich ist, dicke Bleitüren, und man liegt da völlig ungeschützt ... und dann dieses riesige Monstrum da. Dann gibt es so'n merkwürdiges Geräusch, kennen sie vielleicht, nicht, haben mal zugehört, und denn liegt man da so drunter, verhältnismäßig hilflos und naja, es ist nicht besonders komisch, nicht? Aber es geht ja, Gott sei Dank, sehr schnell" (FN Interview K. L. 1990).

Ein 70jähriger Patient sagte:

„Ich habe mich am Wochenende zuhause plötzlich wieder im Warteraum der Abteilung für Strahlentherapie gesehen, ... auf dem Weg zur Hinrichtung" (FN US 9. 7. 90).

Ein 72jähriger Patient wurde von einer MTA zur Bestrahlung aufgerufen und verabschiedete sich nach einem kurzen Gespräch mit mir im Warteraum der Abteilung mit den Worten:

„Auf zur Schlachtbank!" (FN US 17. 7. 90)

Besondere Probleme haben Patienten mit einer grundsätzlich kritischen Haltung gegenüber Atomenergie.

Diese Menschen haben große Schwierigkeiten, Strahlen und Strahlung, die sie im normalen Alltag als etwas Gefährliches oder gar Lebensbedrohliches bewerten, angesichts einer Krebserkrankung so umzubewerten, daß diese Strahlen nun gut für sie seien und sie heilen sollen. Selbst wenn sie sich rational bewußt für die Durchführung der Strahlentherapie entschieden haben, bleibt die gefühlsmäßige Ambivalenz.

Ein 40jähriger Patient sagte:

> „Ich habe die Bestrahlung als sehr unheimlich empfunden, und obwohl alle sehr freundlich zu mir gewesen sind, habe ich ein mulmiges Gefühl gehabt. Ich habe ein sehr kritisches Verhältnis zur Atomenergie und Strahlung überhaupt und bin mit diesem Thema auch öffentlich immer hart ins Gericht gegangen. Jetzt muß ich mir vorstellen, daß genau diese Strahlung gut für mich ist. Im Kopf habe ich das klar und mich eindeutig für die Strahlentherapie entschieden, aber ..." (FN US 12. 10. 90).

Der Patient verhielt sich „vernünftig", aber es gelang ihm nicht, die Strahlentherapie angstfrei über sich ergehen zu lassen.

An dieser Stelle möchte ich betonen, daß die Angst vor einem möglichen negativen Krankheitsverlauf, die Angst davor, vielleicht an der Krebserkrankung sterben zu müssen, viele Patienten labilisiert und somit auch grundsätzlich ängstlicher macht. Unter den strahlentherapiebedingten körperlichen und psychischen Problemen der Patienten liegt immer die Verarbeitung der Krebsdiagnose bzw. der Diagnose eines Rezidivs.

Eine stationäre Patientin, die mit einem kurativen Ansatz wegen eines Speicheldrüsentumors bestrahlt wurde, hatte das Wochenende zu Hause bei ihrer Familie verbracht. Wieder im Krankenhaus erzählte mir,

> daß sie zu Hause ganz widerlich gewesen sei: „Niemand konnte es mir rechtmachen. Ich hatte auch keine Lust abzuwaschen oder ein Kissen aufzuschütteln."
> Sie berichtete von ihrem Widerstand gegenüber alltäglichen Dingen und von einem Beklemmungsgefühl im Hals- und Brustbereich sowie von der Angst, vielleicht sterben zu müssen (FN US 5. 4. 90).

Eine 38jährige ambulante Patientin litt sehr unter Durchfällen und stark geröteter schmerzhafter Haut im Gesäßbereich. Sie erzählte mir:

> „Psychisch bin ich ziemlich angeknackst, muß häufig weinen, fühle mich sehr labil. Gestern hatte mein Sohn eine Weihnachtsfeier im Kindergarten. Ich habe im Publikum gesessen und gedacht: Was hat der arme kleine Kerl schon alles mitgemacht, vielleicht muß er ohne Mutter aufwachsen. Plötzlich habe ich laut losgeheult" (FN US 17. 12. 90).

6.6.7 Ängste

Vor Beginn und während der Strahlentherapie können Patienten mit verschiedenen Ängsten konfrontiert sein, die das Therapieerleben negativ beeinflussen können.

- Angst vor Schmerzen und dem Sterben
- Erwartungsängste
- Angst durch räumliche Enge
- Angst durch die Aktualisierung von Traumen während der Strahlentherapie.

Angst vor Schmerzen und dem Sterben

Hierbei handelt es sich in erster Linie um Ängste vor einem möglichen negativen Krankheitsverlauf. Die Angst vor Schmerzen, Siechtum, Immobilität, Abhängigkeit und dem Sterben kann die psychische Verfassung von Patienten grundsätzlich negativ beeinflussen und somit das Erleben und das Erleiden von Nebenwirkungen, wie Übelkeit, Durchfall und Schmerzen, verstärken.

Erwartungsängste

Erwartungsängste können vor allem bezüglich der möglichen Nebenwirkungen schon vor Beginn der Strahlentherapie zu körperlicher Verspanntheit und Grübeln führen.

Bei vielen Krebspatienten ist eine grundsätzlich erhöhte Sensibilität gegenüber körperlichen Symptomen zu beobachten. Der Schreck über die Diagnose sitzt tief, und Menschen, die ihrem Körper zuvor keine große Aufmerksamkeit geschenkt haben, beginnen, „Antennen" für ihre körperliche Befindlichkeit zu entwickeln, die verständlicherweise noch nicht trainiert sind. Das kann dazu führen, daß „normale" nachvollziehbare Körperreaktionen als Krankheitssymptome oder Nebenwirkungen der Strahlentherapie empfunden werden.

Erwartungsängste können zu psychosomatischen Reaktionen führen:

Eine 54jährige Patientin mit vielfältigen Knochenmetastasen entwickelte schon nach der ersten Bestrahlung massive Durchfälle, die keine Reaktion auf die Strahlendosis sein konnten, sondern eher Ausdruck ihrer Angst waren (FN US 19. 4. 90).

Bei Hirntumorpatienten ist häufig die Angst vor erneuten Krampfanfällen zu beobachten. Die Vorstellung, auf dem Weg zur Bestrahlung außerhalb der gewohnten und informierten häuslichen Umgebung oder womöglich auf dem Bestrahlungstisch unter der Kunststoffmaske während der Bestrahlung einen Krampfanfall zu bekommen, löst beträchtliche Ängste aus. Angst kann in solchen Fällen zu psychosomatischen Symptomen führen, die wiederum die Erwartungsangst verstärken können.

Eine 42jährige Patientin erzählte:

„Ich habe nach der Operation einen Krampfanfall gehabt, und es war schrecklich. Jetzt habe ich Angst vor einem neuen Anfall. Wenn ich daran denke, tut mir immer mein Bein weh. So fing es damals an" (FN US 16. 8. 90).

Angst ausgelöst durch räumliche Enge

Viele Menschen haben Probleme mit räumlicher Enge. Im Alltag haben sie gelernt, damit umzugehen, indem sie Fahrstühle, enge Räume, Tunnel und Menschenansammlungen meiden.

Im Extremfall erleben diese Menschen als Patienten im Falle einer Strahlentherapie im Kopf-Hals-Bereich, daß ihr Kopf mit Hilfe einer Kunststoffmaske am Bestrahlungstisch fixiert wird und sie sich bei geschlossenen Türen einige Minuten allein in einem Raum befinden.

Der Ausdruck der Angst reicht von muskulären Verspannungen und Verkrampfungen, Zittern, Schweißausbrüchen bis hin zu Übelkeit, Würgereiz und Panikattacken. Die Symptome der Angst können zu Unterbrechungen oder zum Abbruch der Strahlentherapie führen.

Angst durch die Aktualisierung von Traumen während der Strahlentherapie

Bei einigen Patienten werden durch die Strahlentherapie alte traumatische Erlebnisse reaktiviert. Der Gang der Patienten in den Keller der Abteilung für Strahlentherapie, das Erleben, im Bestrahlungsraum isoliert zu werden, das Gefühl einiger Patienten, „ausgeliefert" und total abhängig von dem medizinisch-technischen Personal zu sein, das die Bestrahlungsgerät bedient und die häufig diffuse Angst vor den unsichtbaren Strahlen können alte Verlassenheitsängste, aber auch Kriegs-, Lager- und Flucht- sowie Gewalterlebnisse wieder aufkeimen lassen.

Lebensbedrohliche Ereignisse in der Vergangenheit können sowohl angesichts der erneut erlebten Bedrohung des Lebens durch die Krebserkrankung als auch durch die Strahlentherapie selbst aktualisiert werden.

Sie versetzen die Patienten vor allem dann in große Verwirrung und Angst, wenn die angstvollen Erinnerungen über lange Zeit erfolgreich verdrängt worden waren.

Einige Beispiele:

Ein 70jähriger Patient erlebte das Wiederaufleben seiner Bunkerhaft während des Nationalsozialismus, die er fünfzig Jahre lang verdrängt hatte. Der tägliche Gang die Treppen zum Bestrahlungsgerät hinunter, das Gefühl „unter Tage zu sein" und die Isolation während der Bestrahlung hatten die Erinnerungen an seine Folterer wiederaufleben lassen. Trotz seiner massiven Ängste und Beklemmungsgefühle gelang es ihm, die Bestrahlung ohne Unterbrechungen zu überstehen (P132).

Ein 72jähriger Patient, der am Neutronengerät bestrahlt wurde, erlebte mehrmals das Eingeschlossensein in einem brennenden Panzer im Zweiten Weltkrieg wieder, aus dem er erst in allerletzter Minute gerettet werden konnte. Trotz Angstattacken ließ er die Behandlung nicht unterbrechen (P27).

Eine 48jährige Patientin, die in Bauchlage am Linearbeschleuniger bestrahlt wurde, mußte die Behandlung wegen massiver Panikgefühle unterbrechen. In einer Entspannungsübung erinnerte sie sich der Situation, als sie als Kind auf der Flucht aus Ostpreußen bäuchlings in einem Gepäcknetz lag. Sie hatte Angst zu ersticken und von der Mutter verlassen worden zu sein (P91).

Bei einer 30jährigen Patientin wurden während der Strahlentherapie die Erinnerungen an die Gewalt und Todesdrohungen eines Zuhälters, die schon viele Jahre zurücklagen, aktualisiert und versetzten sie erneut in Angst (P75).

Angst kann sich auf vielfältige Art und Weise äußern. Während einige Patienten stumm sind und verkrampft wirken, reden andere ohne Unterlaß, als müßten sie sich selbst gut zureden; andere Patienten wirken zittrig und unsicher oder fahrig und zerstreut. Wiederum andere Patienten wirken sehr kontrolliert, sprechen sehr rational und bekommen gleichzeitig einen Schweißausbruch, wenn sie nur an die bevorstehende Therapie denken.

Die meisten Krebspatienten unter Strahlentherapie nehmen sich zusammen, bewahren Fassung trotz immer wieder aufflackernder Ängste – vor allem zu Beginn der Therapie, wenn die Umgebung und die Mitarbeiter noch nicht vertraut sind.

Während eines Gespräches mit einer 52jährigen, sehr kontrolliert wirkenden Patientin fragte ich sie, wie es ihr unter dem Behandlungsgerät ergehe. Sie verlor ihre Fassung und erzählte von ihrer Angst, die sich panikartig gesteigert hatte. Sie sagte: „Ich habe mich zusammengehalten, bis der Sack aufging".

Ihr Mann hatte sie an diesem Tag überreden müssen, zur Bestrahlung zu gehen. Ihren Panikgefühlen lag die Angst vor der isolierten räumlichen Situation während der Bestrahlung zugrunde. Die Patientin hatte nicht realisiert, daß die MTAs sie über den Monitor sehen konnten (FN US 26. 6. 90).

Bei der Begleitung von angstvollen Patienten geht es nicht darum, Ängste wegzureden, sondern Raum und Erlaubnis zu geben, über ihre Ängste zu sprechen, um den Teufelskreis zu durchbrechen, in dem unterdrückte Angst oft angstverstärkend wirkt. Weiterhin geht es um Aufklärung und konkrete Hilfen zur Angstbewältigung, z.B. Entspannungs- und Imaginationsübungen oder um das Entwickeln von Ablenkungsstrategien.

6.6.8 Psychosoziale Situation

Die psychosoziale Situation von Patienten kann ihr Therapieerleben auf vielfältige Art und Weise beeinflussen.

Stationäre und ambulante Strahlentherapie

Für das Therapieerleben von Patienten ist es bedeutungsvoll, ob die Strahlentherapie ambulant durchgeführt werden kann oder ob der Patient stationär aufgenommen werden muß. Die ambulante Strahlentherapie hat den Vorteil, daß die Patienten in ihren eigenen Wänden noch ein Stück „Normalität" leben können. Es besteht aber nicht selten die Gefahr einer Überforderung, vor allem bei älteren Menschen, die dem Kraftaufwand der täglichen Organisation nicht gewachsen sind; bei Müttern, die sich weiterhin um Haushalt und Kinder kümmern und bei Patienten, die während der Strahlentherapie ihrem Beruf nachgehen.

Im Gegensatz zu den ambulanten Patienten sind viele stationäre Patienten von ihrem normalen Alltag abgeschnitten und haben Schuldgefühle gegenüber ihren Partnern und Kindern. Die Situation im Krankenhaus birgt wenig Möglichkeit für Ablenkungsstrategien und wurde mir von einer Patientin als „bleierne Zeit" beschrieben.

Für andere, so auch für schwerkranke Patienten, kann die Station aber auch ein Ort der Sicherheit und eines angestrebten Rückzugs sein (vgl. Kapitel 6.7.2).

Der Beruf von Patienten

Auch der Beruf der Patienten kann das Therapieerleben beeinflussen. Patienten, die zum Klinikpersonal gehören und Patienten aus technischen Berufen können während der Diagnostik und der Strahlentherapie sowohl Beruhigung durch ihre Erfahrungen mit Krankheit bzw. Technik als auch Beunruhigung erleben, da sie einen geschulteren Blick haben als andere Patienten.

Eine Krankenschwester, die an Krebs erkrankt war, sagte:

„Ich habe als Krankenschwester viele Krebskranke gesehen, die immer wieder kamen, denen nach und nach alles weggeschnitten wurde und die dann doch starben" (FN US 5. 4. 90).

Ein Diplom-Ingenieur fühlte sich in der „technischen Welt" der Abteilung sicher und schöpfte daraus Zuversicht für die angestrebte Heilung seiner Krebserkrankung (FN US 16. 8. 90).

Patienten, die beruflich selbständig und/oder sozial nicht abgesichert sind, sehen ihre Existenz gefährdet, wenn sie erleben, daß die Strahlentherapie sie physisch wie auch psychisch immer mehr einschränkt bzw. viel Kraft kostet, so daß sie ihren Lebensunterhalt nicht mehr sichern können. Diese Patienten erleiden dann Existenznöte, die auch das Therapieerleben negativ einfärben können.

Familiäre Situation

Die Art und Weise wie ein Patient von seiner psychosozialen Umwelt umsorgt wird und ob er sich in seiner Situation aufgehoben und gestützt fühlt, kann das Therapieerleben stark beeinflussen.

Selbst Entzündungen im Mundbereich und der beginnende Geschmacksverlust können besser verkraftet werden, wenn zu Hause jemand ist, der eine Gemüsesuppe kocht, damit der Patient „bei Kräften" bleibt, das Gemüse danach auswählt, was der Patient noch schmecken kann und ihn tröstet.

Immer wieder ist zu beobachten, daß die Krebserkrankung als Katalysator für verdeckte, oft schon lang vorhandene familiäre Probleme wirkt.

Verdeckte Konfliktherde brechen auf, wie etwa der schwelende Streit zwischen krebskranker Schwiegertochter und Schwiegermutter, die seit Jahrzehnten an der Frau ihres Sohnes herumkritisiert, oder der Egoismus und die Lieblosigkeit des Ehemannes werden von der krebskranken Frau nicht länger ertragen. Häufig zeigt sich auch für die Krebspatienten, welche Beziehungen zu anderen Menschen tragfähig sind und welche nicht.

Das Leben der Patienten hat sich durch die Krebsdiagnose plötzlich grundlegend geändert. Werte, Einstellungen und Entscheidungen werden hinterfragt (Lebensbilanzierung) und verändern sich. Der Mensch stürzt aus „der normalen Wirklichkeit", die gängigen Lösungsmuster für die Konflikte funktionieren oft nicht mehr.

6.7 Tod und Sterben

Wie in Kapitel „Strahlentherapie" (6.5.) beschrieben, ist „Tod und Sterben" ein allgegenwärtiges Thema in der Abteilung für Strahlentherapie, als reale Situation und in der Diskussion des medizinischen Personals über Krebspatienten und Krebstherapien.

Bei den hier zitierten Krebspatienten handelt es sich, wie auch in den anderen Kapiteln, nicht um einen typischen Querschnitt der Patienten der Abteilung für Strahlentherapie, sondern um die Patienten, die bei mir als Psychologin Unterstützung suchten bzw. auf die ich zuging, weil sie offensichtlich Unterstützung (Krisenintervention) brauchten.

6.7.1 Psychologen als „Experten" für Sterbende

- Zuweisungsverhalten der Ärzte
- Betreuungswünsche von Patienten
- Fortbildungswünsche des Klinikpersonals

Zuweisungsverhalten der Ärzte

Die Ärzte der Abteilung überwiesen mir im ersten Jahr meiner psychosozialen Betreuungstätigkeit viele Krebspatienten, die wiedererkrankt waren bzw. eine infauste Prognose hatten.

So wurde ich zum Beispiel von einem Arzt gebeten,

mich um einen stationären Patienten zu kümmern, der anfing, sich mit seinem Tod auseinanderzusetzen (FN US 13. 6. 90).

Insgesamt waren 62% der von mir betreuten Patienten in einem fortgeschrittenen Stadium ihrer Krebserkrankung (Kapitel 6.2.3).

Den Ärzten im ambulanten Bereich der Abteilung für Strahlentherapie ging es in den meisten Fällen nicht darum, Sterbende an mich zu überweisen, sondern Patienten, die mit der Enttäuschung einer Wiedererkrankung und mit der schwindenden Hoffnung auf Heilung oder Lebensverlängerung fertigwerden mußten.

Häufiger Vermittlungswunsch war, den Patienten parallel zur Strahlentherapie eine kontinuierliche Begleitung im Gespräch durch die Psychologin zu vermitteln. Es ist schwer einzuschätzen, ob der Zeitmangel der Ärzte im Alltag hier die größere Rolle gespielt hat oder die Unsicherheit darüber, was man Patienten in einer solchen Lebenssituation im Gespräch anbieten könne bzw. wie man solche Gespräche, z.B. über Angst und Hoffnung angesichts einer fortschreitenden Krebserkrankung führt.

Ergebnisse der Mitarbeiterbefragung

In unserer Mitarbeiterbefragung ließen wir die Äußerung:

Die Psychologen sollten sich ganz besonders um die sterbenden Patienten kümmern,

beurteilen.

	Gesamt	Ä	P	M	S
trifft voll zu	11	1	4	5	1
trifft etwas zu	12	2	3	5	2
unentschieden	10	2	-	6	2
trifft weniger zu	10	3	2	2	3
trifft überhaupt nicht zu	6	4	1	–	1
keine Angaben	1	–	–	–	1
Gesamt	50	12	10	18	10

(Ä = Ärzte; P = Pflegepersonal; M = Med.-Techn. Assistenten; S = Sonstige)

Bei der Beurteilung der Äußerung lehnte die Mehrzahl der Ärzte dies ab.

Betreuungswünsche von Patienten

Patienten wendeten sich auch von sich aus an mich und suchten Hilfe in der Auseinandersetzung mit dem Sterben.

> Ein 53jähriger Patient kam auf mich zu und bat um ein Gespräch. Er sagte: „Es geht jetzt doch eher zu Ende als ich gehofft habe. Der Tumor wächst sehr schnell, ich kann schon kein Wasser mehr lassen. Ich gehe davon aus, daß Sie Menschen kennengelernt haben, die sich in solchen Situationen befunden haben, und ich hoffe, daß Sie mir im Gespräch helfen können, das zu bedenken, was noch zu bedenken ist" (FN US 23. 1. 91).

Fortbildungswünsche des Klinikpersonals

In der Abteilung für Strahlentherapie wurde vielfach der Wunsch nach einer Auseinandersetzung mit dem Thema „Tod und Sterben" geäußert.

Ein Arzt wünschte sich

> „... praktische Hilfe im Sinne von Handlungsanweisungen im Umgang mit dem Sterben" (FN US 22. 6. 90).

Wir widmeten uns dem Thema im Rahmen unserer halbstündigen vierzehntägig stattfindenden Fortbildungsveranstaltungen (vgl. Kapitel 6.8.2) in der Abteilung für Strahlentherapie, an der Ärzte, Medizinisch-Technische Assistenten, Pflegekräfte, Physiker und Techniker teilnehmen.

D. Klusmann, Mitarbeiter in unserem Projekt, hielt ein Einführungsreferat über historische Wandlungen des Todes. Er ging u.a. auf die neue soziale „Bewegung für Humanes Sterben" und deren Kritik an dem heutigen Umgang mit Sterbenden ein. Dieser Vortrag fand eine große Resonanz.

Nach dem Ende des Vortrages vertrat der Abteilungsdirektor die Auffassung,

> daß es nicht einfach sei, über diese Themen zu sprechen oder sie gar zu diskutieren. Er plädierte gleichzeitig dafür, dem Sterben nicht unbedingt durch Sondereinrichtungen zu begegnen, sondern es in das Leben zu integrieren, und er vertrat die Auffassung, daß „Leben und Tod sich annähern müßten" (FN US 22. 6. 90).

Die Mitarbeiter, vor allem die Ärzte, bewerteten das Thema durchaus als „diskussionsfähig" und bedauerten, daß nur wenig Zeit zur Diskussion zur Verfügung stand. Der Wunsch nach einem weiteren Termin war so groß, daß der Abteilungsdirektor sich bereiterklärte, eine geplante Präsentation von strahlentherapeutischen Forschungsergebnissen beim nächsten Fortbildungstermin zugunsten einer Wiederaufnahme der Diskussion zum Thema „Sterben und Tod" zurückzustellen (FN US 25. 6. 90).

So kam es zu einer Fortsetzungsveranstaltung über die Rolle des Sterbenden in unserer modernen Gesellschaft, die keine oder nur vage Handlungsanweisungen für die Sterbephase und den Tod zur Verfügung stellt, was vielen Menschen den Umgang mit dieser letzten Lebensphase erschwert.

In der anschließenden Diskussion wurde die Aufmerksamkeit durch den Abteilungsdirektor zuerst auf die Frage nach sozialen Bewegungen zum Thema „Sterben und Tod" in Deutschland gelenkt. Es folgte eine Diskussion über die Machenschaften des Herrn Atrott, Vertreter der „Gesellschaft für Humanes Sterben“, der Schwerkranken Zyankali verschaffte.

Da die Gefahr bestand, daß das Thema „Tod und Sterben“ auf einer eher organisatorischen Ebene bleiben würde, richtete ich die Frage nach persönlichen Beobachtungen und Erlebnissen an das Auditorium.

Einige Ärzte, MTAs und Physiker berichteten daraufhin von eigenen Erfahrungen mit Sterbenden.

Ein Physiker sprach von seinen Erfahrungen im südlichen Ausland, wo die ganze Familie an dem Sterben und Tod ihres Angehörigen teilnahm.
Ein Arzt erinnerte sich an die dörflichen Rituale des Abschiednehmens: Das Einsargen, bei dem alle Verwandten und Nachbarn Abschied von dem Verstorbenen nehmen konnten und die selbstverständliche Unterstützung der trauernden Familie durch die Nachbarn. Er hatte mir auch erzählt, daß er selbst, „wenn der Pieper es zugelassen habe“, gemeinsam mit den Angehörigen eines Verstorbenen am Klinikbett gesessen habe. Er hatte es als sehr gut empfunden, mit den Angehörigen zusammenzusitzen und über das „gelebte Leben“ des Verstorbenen zu sprechen (FN US 25. 6. 90).

Einige Menschen können dieser Nähe zum Tod und der damit verbundenen Abschiedsrituale nichts Positives abgewinnen. Ein Arzt sagte:

„Ich habe sowieso entschieden, daß meine Asche über den Bergen oder dem Meer ausgestreut werden soll, um den Angehörigen nicht unnötige Scherereien zu machen“ (FN US 29. 6. 90).

Es gibt eine allgemeine Tendenz in unserer Gesellschaft, den Tod zu rationalisieren und zu versachlichen. Sterbe- und Trauerrituale sind in Vergessenheit geraten, Abschiedszeremonien, Handlungen und Gesten von Verbundenheit mit den Sterbenden und Angehörigen sind einer organisatorischen Bewältigung des Sterbens und des Todes gewichen, deren verwaltungsmäßige Durchführung kaum noch die Qualität von Ritualen innewohnt.

Ergebnisse der Mitarbeiterbefragung

Eine weitere Frage lautete:

Was meinen Sie, wovon hängt es hauptsächlich ab, ob jemand mit Sterbenden oder Schwerkranken umgehen kann? (bitte nur eine Nennung)

	Gesamt	Ä	P	M	S
Von seiner Persönlichkeit	33	8	7	11	7
Von dem, was er in der Ausbildung gelernt hat	1	–	1	–	–
Von den praktischen Erfahrungen, die er mit Patienten gemacht hat	14	3	2	7	2
keine Angaben	2	1	–	–	1
Gesamt	50	12	10	18	10

Obgleich das Thema Ausbildungsdefizit und damit verbundene Fortbildungswünsche in den Mitarbeiterinterviews von einigen Mitarbeitern geäußert wurden, belegen die Antworten im Fragebogen, daß der Ausbildung im Gegensatz zur Persönlichkeit für den Umgang mit Sterbenden eine geringere Bedeutung beigemessen wird.

An zweiter Stelle standen die praktischen Erfahrungen. Diese wurden insbesondere von den MTAs hervorgehoben.

6.7.2 Wichtige Themen in der Begleitung von Sterbenden

Mit dem Thema: „Die terminale Phase – Sterben und Tod in unserer Gesellschaft" habe ich mich bereits im Kapitel 1.8 auseinandergesetzt.

Bei der Begleitung von Sterbenden erlebte ich im Gespräch immer wieder

- Angst vor Schmerzen, Siechtum und Isolation
- Suche nach Sicherheit und Rückzug im Krankenhaus
- Angst vor dem Sterben und das Gefühl, „etwas tun zu müssen"
- Kommunikationsprobleme mit den Angehörigen.

Angst vor Schmerzen, Siechtum und Isolation

Einige Patienten müssen aufgrund eines langen Krankheitsprozesses erkennen, daß die Krebserkrankung unaufhörlich fortschreitet.

Mit dem stetigen Progress der Krebserkrankung kommt oft die Angst vor Schmerzen, Siechtum und Isolation.

> Eine Patientin, Ende vierzig, mit Knochenmetastasen nach Brustkrebs, näherte sich im Gespräch mit mir langsam dem Thema Sterben an: „Ich habe erlebt, daß meine Krankheit in den letzten Jahren rasant fortgeschritten ist, eigentlich lebe ich seit Monaten nur noch für meine Krankheit: Therapie – Diagnostik – Warten; die Schmerzen werden trotz Schmerzmittel immer stärker, und laufen kann ich auch immer schlechter. Ich habe Angst, daß ich die letzten Wochen meines Lebens in einer unpersönlichen Krankenhauswelt leben muß, Angst vor Schmerzen und vielleicht dahinsiechen zu müssen" (FN US 27. 9. 90).

Suche nach Sicherheit und Rückzug im Krankenhaus

Viele sterbende Patienten werden in ein Krankenhaus eingewiesen, weil ihre Angehörigen der Pflege und Versorgung langfristig fachlich, physisch und psychisch nicht gewachsen sind. Oft ist die Betreuung durch den Hausarzt nicht engmaschig genug, so daß die Angehörigen die Unsicherheiten und Ängste über die Situation des Sterbenden nicht mehr aushalten können.

Einige Patienten suchen aber auch von sich aus die Sicherheit des Krankenhauses, erleben das Krankenhaus als einen Ort, der ihnen einen Rückzug ermöglicht.

> Ich lernte eine junge Patientin mit einer weit fortgeschrittenen Melanomerkrankung, Mutter eines kleines Kindes, kennen, die palliativ bestrahlt wurde. Sie lag auf einer Liege im Wartezimmer und bat mich um ein Glas Wasser. Sie erzählte mir von ihrer großen Vorfreude, am Wochenende zu ihrer Mutter entlassen zu werden, wo sie dann auch wieder in heimischer Atmosphäre mit ihrem Mann und Sohn zusammensein könne.

Einige Tage später traf ich sie erneut in der Abteilung für Strahlentherapie. Sie berichtete mir von ihren Erlebnissen zu Hause. Bereits am Wochenende seien ihre Hämoglobinwerte „rapide in den Keller gegangen". Sie habe nicht mehr laufen können und schließlich Luftnot bekommen, so daß sie notfallmäßig in der Hautklinik aufgenommen werden mußte. Dort habe sie dann eine Bluttransfusion erhalten und konnte wieder nach Hause entlassen werden. Nur kurze Zeit später habe sich der Bauch aufgebläht, und sie habe Angst bekommen. Nun sei sie wieder stationär in der Hautklinik.
Ihre Gefühle bezüglich der Wiedereinweisung in das Krankenhaus waren gemischt: Einerseits war sie sehr traurig, daß sie nicht länger in ihrer vertrauten Umgebung bleiben konnte, andererseits hatte sie es als sehr schmerzlich empfunden, der „Lebendigkeit ihres kleinen Jungen" nicht mehr gewachsen zu sein. Sie ließ auch durchblicken, daß sie sich in ihrer Patientenrolle im Krankenhaus eher gehenlassen könne, was sie angesichts ihres Gefühls von Erschöpfung entlastend empfand. Sie fühlte sich im Krankenhaus „sicherer" (FN US 17. 7. 90).

Angst vor dem Sterben und das Gefühl, „etwas tun zu müssen"

Einige Menschen spüren, wenn die Krebserkrankung unaufhörlich fortschreitet. Sie haben trotz der körperlichen Erschöpfung nach wie vor das Gefühl, etwas tun zu müssen, um den Tod abzuwehren und große Angst angesichts der fortschreitenden Krebserkrankung.

Eine 54jährige Patientin, deren primäre Brustkrebserkrankung bereits 9 Jahre zurücklag und die seit einem Jahr unter Knochenmetastasen litt, wurde palliativ bestrahlt. Sie erzählte mir in einem Gespräch, daß sie früher nach jedem Rezidiv ihrer Brustkrebserkrankung gedacht habe, daß sie gesund sei und sie habe auch so gelebt.
Aber seitdem die Abstände zwischen den Wiedererkrankungen immer kürzer würden, habe sie immer öfter Angst: „Irgendwann wird der Körper doch aufgeben und dann kommt das Ende. Ich finde das grausam".
Sie fragte, ob man „etwas dagegen tun" könne, hatte vor kurzem ihre Ernährung auf Vollwertkost umgestellt, da sie das Gefühl hatte, etwas ändern zu müssen. Sie trug sich mit dem Gedanken, eine Selbsthilfegruppe aufzusuchen, um besser mit ihren Ängsten fertig zu werden, die sie ihrer Familie nicht zeigen mochte.
Ich machte ihr Mut, eine Selbsthilfegruppe aufzusuchen und gab ihr eine Adresse (FN US 27. 8. 90).

Viele Patienten, deren Krebserkrankung weit fortgeschritten ist und die nur noch palliativ behandelt werden können, haben das Bedürfnis, dem Körper und der Seele etwas Gutes zu tun. Sie ringen um ihr Leben und für einige Menschen ist es wichtig, alles versucht, nichts versäumt zu haben, um den Tod hinauszuzögern.

Kommunikationsprobleme mit den Angehörigen

Viele Patienten haben angesichts des Sterbens Fragen und Ängste, die sich um den Tod ranken, bewerten diese Gedanken negativ und fühlen sich schuldig. Sie haben Schwierigkeiten, sich ihren Angehörigen und Freunden mit ihren Ängsten und den damit verbundenen Fragen zuzumuten.

Eine 52jährige Patientin mit Knochenmetastasen bei Brustkrebs wünschte sich telefonisch ein Gespräch wegen eines „seelischen Tiefpunktes". Während des Gesprächs in der Beratungsstelle sprach sie von „schlechten Gedanken", die sie in letzter Zeit immer wieder habe. Ich hakte nach und fragte, was das für Gedanken seien. Sie meinte die Gedanken an den Tod.

Ich sagte ihr, daß ich „nichts Schlechtes" daran finden könne, daß ich es gut verstehen könne, daß sie sich angesichts ihres langen Krankheitsverlaufs (8 Jahre), ihrer Schwächegefühle und Schmerzen auch mit der Möglichkeit befasse, daß die Therapie irgendwann nicht mehr greifen könnte. Sie wirkte daraufhin erleichtert.
Bedingt durch ihre körperlichen Beschwerden und Schmerzen mußte sie immer häufiger liegen, und die Angst vor Immobilität, Abhängigkeit und dem Sterben wuchs. Sie hatte Angst, daß sie ihr Bett nicht mehr verlassen könne und als Pflegefall in ein Heim müsse. Sie fühlte sich zum damaligen Zeitpunkt nicht in der Lage, ihre Sorgen mit ihrem Mann zu besprechen, obwohl sie der Auffassung war, daß zwischen ihrem Mann und ihr ein „stillschweigender Konsens über die ernsthafte Lage" bestehen würde (FN US 25. 10. 92).

In der Kommunikation zwischen Sterbenden und ihren Angehörigen ist oft ein gegenseitiges Schonverhalten zu beobachten. Beide Parteien wissen grundsätzlich um den Ernst der Situation, beide glauben, den anderen mit einem Offenlegen der eigenen Gedanken und der Trauer „noch mehr zu belasten" und schweigen; errichten damit unsichtbare Wände.

6.7.3 Der Faktor „Hoffnung"

Ein Phänomen, das mich in meiner Arbeit mit Krebskranken und Angehörigen immer wieder berührt und manchmal auch verwundert, ist die Tatsache, daß die Hoffnung auf das Weiterleben, das Überleben oft ganz unabhängig von der realen, oft desolaten Situation und dem hohen Grad der Bewußtheit des bevorstehenden Todes weiter existiert.

Einige Patienten haben einen sehr realistischen Umgang mit der infausten Prognose. Sie finden sich ab und haben trotzdem Hoffnung.

Ein 46jähriger Patient mit einem metastasierten Melanom, dessen Lebermetastasen auch unter Chemotherapie weiterwuchsen und dem die Ärzte keinerlei Hoffnung mehr machen konnten, sah seinem baldigen Tod sehr offen entgegen. Er organisierte eine Zusammenkunft mit seiner Familie, um all' das zu besprechen, was die Familie wissen und regeln müsse, wenn er nicht mehr da sei.
Trotz dieses bewußten Umgangs mit dem Tod äußerte er gegenüber seiner Schwester die Hoffnung, daß „sich das Blatt wenden würde" und er nicht so bald sterben müsse (FN US 21. 8. 90).

Einige Patienten geben die Hoffnung nicht auf, daß doch noch ein neues Medikament entwickelt wird, das die Krebserkrankung aufhalten kann.

Eine 52jährige Patientin mit multiplen Knochenmetastasen, die sich des Endstadiums ihrer Krebserkrankung sehr wohl bewußt war und mit mir über ihre Ängste vor Isolation im Krankenhaus oder Pflegeheim, Schmerzen und Abhängigkeit in der letzen Phase ihrer Krebserkrankung sprach, erzählte mir gleichzeitig von ihrer Hoffnung, daß vielleicht in der nächsten Zeit noch ein Medikament entwickelt werden könnte, das ihre Krebserkrankung noch einmal zum Stillstand bringen würde (FN US 25. 10. 90).

Die Angehörigen von sterbenden Krebspatienten schwanken häufig zwischen Ohnmacht, Wut und Hoffnung.

Der Ehemann einer 44jährigen Patientin mit einer fortgeschrittenen Krebserkrankung (Knochenmetastasen bei Brustkrebs) rief mich an und erzählte mir, daß seine Frau vor eineinhalb Jahren brustamputiert worden sei und dann Chemotherapie und Strahlentherapie erhalten habe. Die Ärzte hätten ihr immer Mut gemacht und auch er habe seiner

Frau Mut gemacht. Jetzt hätten die Ärzte ihm gesagt, daß „nichts mehr zu machen sei" und seine Frau sei wieder zu Hause.
Seine Motivation, sich Hilfe zu holen, bestand in seinem Gefühl, daß das Mut zusprechen inzwischen zu einer Lüge geworden war, so daß er sich gefangen fühlte zwischen dem Wunsch nach Offenheit, seine Frau nicht konfrontieren wollen, sie schonen wollen und der Hoffnung, daß „alles wieder gut werde, gut werden müsse".
Er schwankte zwischen Wut, Ohnmachtsgefühlen, Trauer und Hoffnung und empfand es als ungerecht, daß seine Frau, die nie geraucht und getrunken habe und niemandem etwas zuleide getan habe, sterben müsse, während andere Menschen, u.a. Mörder gesund und munter weiterleben würden (FN US 27. 3. 90).

Ebenfalls eher im Gespräch mit Angehörigen als mit Patienten begegnete mir die verzweifelte Hoffnung, die infauste Diagnose Krebs möge sich als Fehldiagnose erweisen. Patienten hofften eher auf eine Fehleinschätzung der Überlebenszeit durch die Ärzte.

Bei einem 52jährigen Patienten, der sich wegen eines Herzinfarktes in stationärer Behandlung befand, wurde ein Pankreas-Karzinom entdeckt. Die Ärzte teilten ihm die schlechte Prognose mit, aber der Patient war nach außen hin voller Hoffnung, auch diese Erkrankung überleben zu können.
Sein Bruder, der mit mir Kontakt aufnahm, fragte mich, ob eine Computertomographie und die Sonographie ausreichende Diagnosemittel seien, um eine Krebserkrankung zu erkennen. Im Gespräch wurde seine Hoffnung deutlich, daß es sich bei der gestellten infausten Krebsdiagnose um eine Fehldiagnose handeln würde (FN US 28. 8. 90).

Angesichts versagender Krebstherapien bei fortgeschrittener Erkrankung wandelt sich die Angst oft in Verzweiflung. Wenn nicht schon vorher alternative Therapien parallel zu den schulmedizinischen Krebstherapien verfolgt worden waren, dann geschieht dies oft zu diesem Zeitpunkt.

Ich sprach mit einem 29jährigen Medizinstudenten, der drei Jahre nach der Operation eines Melanoms an Lungen-, Hirn- und Lebermetastasen erkrankt war. Neben der Schulmedizin, deren Möglichkeiten er voll ausschöpfte, versuchte er schließlich, die Erkrankung mit Diäten, Hypnose, Visualisierungen und schließlich auch mit Fernheilung durch einen Schweizer Wunderheiler in den Griff zu bekommen. Er sagte mir, daß er der Schulmedizin bis zu seiner eigenen Krebserkrankung „hörig" gewesen sei und niemals geglaubt hätte, daß er so verzweifelt alles versuchen würde, um am Leben zu bleiben. Er war auch bereit, rein experimentelle Krebstherapien aus der Forschung anwenden zu lassen (FN US 23. 3. 90).

Nach meinen Beobachtungen sind solche Aktivitäten von Patienten relativ unabhängig vom Alter oder vom Bildungsstand. Angesichts fortschreitender Krebserkrankung und erfolgloser schulmedizinischer Therapie wird häufig die ganze Palette der sogenannten biologischen Heilmittel und Krebstherapien bis hin zu Wunder- und Geistheilern zu Hoffnungsträgern auf ein Überleben.

6.7.4 Unsicherheiten und Tabus im Umgang mit Sterbenden und Angehörigen

Krankenhäuser sind in erster Linie auf die Erhaltung und Wiederherstellung der Gesundheit von Menschen und weniger auf das Sterben eingerichtet. Die 18 Betten der Station der Abteilung für Strahlentherapie sind

„Therapiebetten", wie eine Pflegekraft mir zu verstehen gab, daß heißt, sie stehen in erster Linie Patienten zur Verfügung, die parallel zur Strahlentherapie eine Chemotherapie bekommen, die unter starken Nebenwirkungen leiden, bei denen Komplikationen auftauchen oder die die ambulante Bestrahlung kräftemäßig nicht mehr durchhalten. Auch Strahlentherapiepatienten, denen nicht zuzumuten ist, täglich von weither anzureisen, müssen Betten zur Verfügung gestellt werden.

Der Beginn des Sterbens ist schwer zu erfassen. Beginnt es dann, wenn die Therapie aufhört? In diesem Zusammenhang stellt sich mir die Frage, ob Ärzte das vielleicht so erleben könnten? Das würde zum Teil erklären, daß es ihnen so schwerfällt, keine weiteren Therapien anzubieten (vgl. Kapitel 6.5.5).

Der Verlauf des Sterbens und der Zeitpunkt des Todes sind bei Patienten manchmal schwer einzuschätzen. Nur selten geht es rapide und stetig bergab. Viele Patienten sind in den letzten Wochen bis Monaten ihres Lebens pflegebedürftig und erhalten weiterhin Therapie. Krisen und stabilere Phasen können sich abwechseln.

Immer wieder zeigt sich, wie schwierig das Kommunizieren zwischen Arzt und Patient über den Tod ist.

Der Krankheitsverlauf ist oft abhängig von der psychischen Verfassung des Patienten und kann auch von seinem sozialen Umfeld beeinflußt werden.

Im folgenden möchte ich eine Fallgeschichte erzählen, die dies veranschaulichen soll.

Ein Arzt bat mich, eine Patientin aufzusuchen, die ich bereits flüchtig während einer Visite kennengelernt hatte. Bei der Visite wirkte sie geistig wach und klagte über Schmerzen. Frau Z. war 73 Jahre alt und wurde wegen eines Rezidivs eines Non-Hodgkin-Lymphoms bestrahlt. Zuvor hatte sie mehrere Zyklen Chemotherapie bekommen.

Zum Zeitpunkt meiner Kontaktaufnahme erhielt sie eine Strahlentherapie des Abdomens, und man hatte ihr Hoffnung gemacht, daß diese Strahlentherapie ihr Leben noch einmal verlängern könne.

Der Stationsarzt erzählte mir, daß am Abend zuvor ein Arzt einer anderen Abteilung, wo die Patientin ebenfalls behandelt worden war, auf der Station erschienen war: „Der Arzt hat die Patientin dezidiert über ihre schlechte Prognose aufgeklärt."

Danach hatte Frau Z. über starke Schmerzen geklagt. Die Schmerzmittel waren leicht erhöht worden. Sie fiel in einen schlafähnlichen Zustand. Erst am nächsten Tag war sie wieder ansprechbarer.

Die Ärzte hatten allerdings den Eindruck, daß sie „etwas verwirrt" sei, und ein Arzt hatte den Eindruck, daß sie „innerlich abgeschaltet" habe. Ein anderer Arzt vertrat die Auffassung, daß der schlechte körperliche und psychische Zustand von Frau Z. eine direkte Folge der Aufklärung sei.

Im Gespräch mit mir wirkte Frau Z. müde und traurig. Sie fand es gut, daß der Arzt ihr die Wahrheit über ihren Zustand erzählt hatte, beklagte jedoch die Art und Weise. Er hatte gesagt, daß „da nichts mehr zu machen sei!" Sie meinte, daß man dafür andere Worte, weniger harte, hätte finden können.

Ein Arzt der Abteilung für Strahlentherapie erboste sich sehr über den Aufklärungsstil seines Kollegen und meinte, daß Frau Z. „doch spätestens nach der Knochenmarksinfiltration gewußt habe, wie es um sie stehe"; die Diagnose lag etwa drei Wochen zurück. Man müsse doch die Patientin „nicht immer wieder mit der Nase in den Dreck stoßen".

Der Patientin war ihre infauste Prognose offensichtlich nicht bewußt gewesen. Ich fragte den Arzt, ob er denn die Einschätzung seines Kollegen nicht teilen würde, was die

schlechte Prognose betraf, und er antwortete, daß er die Einschätzung teile, es der Patientin aber nicht so deutlich gesagt hätte.
Die Strahlentherapie mußte aufgrund eines Abfalls der Thrombozyten abgebrochen werden.
In den folgenden Tagen war es, als ob Frau K. verwelken würde. Sie schlief viel. Die Ärzte bemühten sich sehr um sie, versuchten sie wieder „aufzubauen", damit sie noch einmal nach Hause entlassen werden könnte.
Nachdem ein Arzt ihr freudig erzählt hatte, daß die Blutwerte sich stark verbessert hätten, hielt sie sich daran fest und sah darin ein Zeichen, noch nicht sterben zu müssen.
Innerhalb weniger Stunden tauchte sie wieder aus ihrem schlafähnlichen Zustand auf und wurde zusehends wacher.
Die Tochter, die in Süddeutschland lebte, war inzwischen informiert worden, daß ihre Mutter im Sterben läge. Als sie in Hamburg ankam, saß ihre Mutter im Bett und ordnete ihre Post, die eine Nachbarin ihr gebracht hatte.
Der Arzt war darüber ganz fassungslos, und wir sprachen darüber, wie schwer es einzuschätzen sei, wann sich jemand aufgegeben habe, bereit sei zum Sterben. Wir beide hatten beobachtet, daß Menschen manchmal „kurz vor dem Tod aufblühen, um dann schnell zu verwelken".
Die Tochter blieb einige Tage. Anfangs hatte Frau Z. noch Hoffnung gehabt, wieder in ihre Wohnung zurückzukehren. Ihr wurde jedoch bald klar, daß sie dies kräftemäßig nicht mehr konnte.
Dann hoffte sie, daß ihre Tochter sich um sie kümmern und sie vielleicht mitnehmen würde, doch die Tochter machte ihr kein Angebot und Frau Z. fragte sie auch nicht danach.
Es wurde deutlich, daß die Beziehung zwischen Mutter und Tochter sehr gestört war und es gab wenige versöhnliche Gesten.
Die Tochter fuhr wieder nach Hause, und Frau Z. blieb zurück. Frau Z. zog sich in sich zurück und ihr körperlicher Zustand verschlechterte sich zusehends. Sie wurde auf Station gepflegt und starb nach einigen Tagen (FN US 15. 10. 1990).

Deutlich wird der enge Zusammenhang von ärztlicher Intervention und psychischer Reaktion der Patientin. Die von der Patientin durch die Wortwahl als schonungslos empfundene Aufklärung über ihre infauste Prognose ließ sie psychisch dekompensieren. Wichtig ist in diesem Zusammenhang, daß sie die offene Aufklärung grundsätzlich als richtig empfand.

Der direkten, wenig einfühlsamen Aufklärung des Arztes stand die Meinung eines anderen Arztes gegenüber, daß die Patientin die Fakten ihres Krankheitsverlaufs selbst zu dem Bild ihrer infausten Prognose zusammensetzen könnte und man ihr dies nicht explizit sagen müsse.

Einige Patienten sind in der Lage, ein solches Puzzle zusammenzusetzen. Charakteristisch für Patienten in lebensbedrohlichen Situationen ist aber eher, daß sie nach jedem „Hoffnungsträger" greifen, den ein Arzt präsentiert. In diesem Fall waren es die Blutwerte gewesen. Obgleich diese Tatsache keine Veränderung für den Krankheitsverlauf versprach, verbuchte die Patientin die freudige Schilderung des Arztes als eine mögliche positive Wende ihres Krankheitsverlaufs.

Auch das Thema Hoffnung spielt in dieser Fallgeschichte eine große Rolle. Die Patientin hatte verschiedene Hoffnungen, die sie nach und nach aufgeben mußte: Hoffnung auf Heilung, Hoffnung auf Lebensverlängerung, Hoffnung, wieder selbständig zu werden und in ihre Wohnung zu kommen, Hoffnung, von der Tochter aufgenommen und gepflegt zu werden. Jede Hoffnung, die sie begraben mußte, schwächte sie und untergrub schließlich ihren Lebenswillen.

Immer wieder erlebte ich, daß das Sterben und das Abschiednehmen im Krankenhaus keinen angemessenen Raum haben, oft genug im wahrsten Sinne des Wortes, und daß es große Verhaltensunsicherheiten von seiten des Klinikpersonals gegenüber den Angehörigen von Verstorbenen gibt.

Hierzu eine weitere Fallgeschichte:

Ich betreute eine junge Patientin, die an einer fortgeschrittenen Krebserkrankung litt. Sie war bestrahlt worden, lag in einer anderen Abteilung und erhielt dort eine Chemotherapie. Ihr Zustand verschlechterte sich zusehends, so daß die Chemotherapie abgebrochen werden mußte. Das Personal der Abteilung war sehr betroffen, weil die junge Frau zwei sehr kleine Kinder hatte, die die Mutter auch besuchten.
Sie war sich bewußt, daß sie bald sterben würde. Unsere Gespräche drehten sich um Lebensrückschau, vor allem um das, was gut war. Sie war in ihrem Leben psychisch und physisch mißhandelt worden und war angesichts des Todes glücklich, selbst ein liebevolles Leben mit ihren Kindern gelebt zu haben. Natürlich ging es auch um Trauer und Sorge bezüglich ihrer Familie, die ohne sie zurückbleiben mußte, und immer wieder ging es um Hoffnung.
Eines Tages kam ich zu einem verabredeten Gespräch und erfuhr, daß Frau S. vor kurzer Zeit einen plötzlichen Atemstillstand gehabt habe und nun auf der Intensivstation läge. Ich ging sofort zur Intensivstation und wurde gebeten in einer halben Stunde wiederzukommen, da „die Patientin gerade versorgt" werde.
Als ich zurückkam, teilte eine Schwester mir mit, daß Frau S. vor zwei Minuten gestorben und ihr Mann seit einer Minute im Zimmer sei. Obwohl ich ihren Ehemann nie persönlich kennengelernt hatte, wartete ich auf ihn.
Er kam mit verweinten Augen aus dem Zimmer, und ich stellte mich ihm vor. Seine Frau hatte ihm von mir erzählt. Wir standen im Flur, und ich bat einen Arzt mir das Arztzimmer aufzuschließen, was dieser auch gleich tat.
Der Ehemann konnte es nicht fassen, war verzweifelt. Ich ließ ihn weinen und half ihm, seine Gedanken zu sortieren. Ich erzählte ihm auch, wie ich seine Frau in den letzten Tagen erlebt hätte. Er fing sich langsam und meinte, daß seine Frau sehr gekämpft und gelitten habe und der Tod auch eine Erlösung für sie sei.
Herr S. entschloß sich, seine Eltern anzurufen und die persönlichen Dinge seiner Frau sofort mitzunehmen, weil er nie wieder in das Krankenhaus zurückkehren wollte. Während er telefonierte, ging ich auf die Station zurück und überbrachte dem Pflegepersonal die Nachricht von dem Tod der jungen Frau und daß Herr S. gleich kommen würde.
Ich wartete im Flur auf ihn. Als er schließlich kam, wirkte die Station wie leergefegt. Wir mußten dreimal nach dem Schlüssel für den Schrank seiner Frau fragen. Ich half Herrn S. beim Zusammenräumen der persönlichen Dinge seiner Frau, was ihm sichtlich schwerfiel. Es war keine Reisetasche vorhanden, und so ging ich und bat das Pflegepersonal um einen Karton. Jemand hielt mir eine Mülltüte entgegen. Offensichtlich ohne sich Gedanken darüber zu machen, wie das auf den Ehemann wirke, wenn dieser mit der persönlichen Habe seiner gerade verstorbenen Frau in einer Mülltüte nach Hause fahren müsse. Eine Schwester organisierte einen Pappkarton.
Herr S. und ich blieben noch eine Weile im Zimmer, dann brachte ich ihn zur Tür.
Am nächsten Tag ging ich erneut auf die Station, weil ich Herrn S. einige Zeilen schreiben wollte und dazu seine Adresse benötigte.
Eine Schwester sprach mich an und meinte, sie hätte es gut gefunden, daß ich sie auf die Mülltüte angesprochen hätte.
Sie sprach darüber, daß es auf der Station viele Sterbefälle gebe und trotzdem niemand darauf eingerichtet sei, sich um die Angehörigen zu kümmern, wenn die Patienten verstorben seien: „Die stehen dann oft hilflos in der Gegend herum und trauen sich nicht ins Zimmer, wenn wir sie gerufen haben. Haben vielleicht Angst davor, etwas ganz Schreckliches zu sehen".
Sie vertrat die Auffassung, daß „da eigentlich jemand sein müsse, der die Angehörigen begleitet, solange sie da sind" (FN US 4. 12. 90).

Auffallend waren die große Verhaltensunsicherheiten des Klinikpersonals, die über Wochen die wichtigsten Bezugspersonen für die Patientin und ihren Ehemann im Krankenhaus waren.

Eine Atmosphäre der Lähmung lag in der Luft. Ich wußte, daß auf dieser Station viele Menschen starben und fragte mich, ob das Klinikpersonal diese Distanz zum Tod einer jungen Mutter, bei der alle Therapien versagt hatten, und zur Verzweiflung eines Ehemannes, der mit zwei kleinen Kindern zurückblieb, wahren mußte, um arbeitsfähig bleiben zu können.

Ergebnisse der Mitarbeiterbefragung

In unserer Mitarbeiterbefragung ließen wir die Aussage:

> Das Thema Tod und Sterben ist in unserer Abteilung so etwas wie ein Tabu,

einschätzen.

	Gesamt	Ä	P	M	S
trifft voll zu	3	1	–	2	–
trifft etwas zu	10	3	1	6	–
unentschieden	9	-	1	6	2
trifft weniger zu	17	4	5	3	5
trifft überhaupt nicht zu	9	4	3	1	1
keine Angaben	2	–	–	–	2
Gesamt	50	12	10	18	10

Bei der Frage, ob „Tod und Sterben" in der Abteilung für Strahlentherapie als Tabuthema behandelt würde, gab es leichte Unterschiede zwischen den Berufsgruppen der Ärzte, des Pflegepersonals und der MTAs.

Bei den Ärzten war die Mehrzahl der Ansicht, daß „Tod und Sterben" nicht tabuisiert werden (4 von 12) bzw. nur wenig (4 von 12). Aber immerhin 1/3 war der Meinung, daß diese Aussage „etwas" bzw. „voll" zutrifft.

Innerhalb der Gruppe der MTAs lag der Schwerpunkt der Antworten bei „trifft etwas zu" (6 von 18) und bei „unentschieden" (6 von 18).

Es ist anzunehmen, daß die eigene innere Haltung, Offenheit oder eher Verschlossenheit gegenüber dem Sterben von Patienten hier eine nicht unwesentliche Rolle spielt. Einige Ärzte und MTAs erleben die Fortführung der Therapie bei einer weit fortgeschrittenen Krebserkrankung als Abwehr der Auseinandersetzung mit dem Sterben des Patienten.

Das Pflegepersonal war mehrheitlich der Auffassung, daß das Thema „Tod und Sterben" weniger bzw. überhaupt kein Tabuthema in der Abteilung für Strahlentherapie ist. Im klinischen Alltag haben sie den engsten Kontakt mit sterbenden Patienten, was nicht heißt, daß sie mit Patienten über ihren bevorstehenden Tod sprechen.

Ergebnisse der Mitarbeiterbefragung
Weiterhin fragten wir die Mitarbeiter:

Haben Sie schon mal mit einem Patienten über seinen nahenden Tod gesprochen?

	Gesamt	Ä	P	M	S
ja	21	10	3	6	2
nein	29	2	7	12	8
Gesamt	50	12	10	18	10

Die Frage, ob die Mitarbeiter schon einmal mit einem Patienten über den nahenden Tod gesprochen hätten, beantworteten 10 von 12 Ärzten mit „ja", bei den Pflegekräften und MTAs waren es nur 3 von 10 bzw. 6 von 18 Befragten.

Vom Pflegepersonal, als der Gruppe des Klinikpersonals, die Patienten am kontinuierlichsten betreut und das Sterben von Patienten vom Beginn der stationären Aufnahme bis zum Tod pflegerisch und menschlich begleitet, gaben 7 von 10 Personen an, sie hätten noch nicht mit einem Patienten über seinen nahenden Tod gesprochen. Das ist verwunderlich, weil das Pflegepersonal mehrheitlich die Auffassung vertreten hat, daß das Thema „Sterben und Tod" kein Tabuthema sei .

Es besteht natürlich die Möglichkeit, daß hier das Reden über den Tod im Kreise von Kollegen gemeint war und nicht das Sprechen über den Tod mit einem sterbenden Menschen.

Möglicherweise erleben die Pflegekräfte es eher als ein Tabu von seiten der Patienten, wobei allerdings die Möglichkeit besteht, daß sie ihr eigenes Erleben und ihre eigenen Befürchtungen in den sterbenden Menschen hineinprojizieren.

In unseren Fortbildungsveranstaltungen für Pflegekräfte erlebte ich immer wieder, daß Pflegekräfte glaubten, die Patienten wollten gar nicht über ihren möglichen Tod sprechen, weil das für sie zu schmerzlich sei.

6.7.5 Möglichkeiten der psychischen Abwehr im Umgang mit sterbenden Menschen

Im Umgang mit sterbenden Menschen sind bei dem behandelnden Team und bei den Angehörigen zwei typische Strategien zu beobachten: *Aktivismus und Rückzug.*

Aktivismus

Von ärztlicher Seite gab es immer wieder Kritik an überaktivem Verhalten von Kollegen in einer Situation, in der man den Patienten sterben lassen sollte.

Eine Patientin mit einem Lungenkarzinom, der es körperlich sehr schlecht ging, geriet schon bei einfachen Bewegungen in Luftnot. Die Ärzte diskutierten darüber, welche Kapazitäten sie noch heranziehen könnten und überlegten, ob nicht noch eine Afterloadingtherapie gemacht werden könne (FN US 17. 7. 90).

Ein Arzt lehnte die Therapie eines Kleinkindes ab, das auf Wunsch einer anderen Klinik „möglichst umgehend“ bestrahlt werden sollte.

„Es ist ein armes Würmchen, voll von Metastasen, in einem erbärmlichen Allgemeinzustand. Ich mache da nicht mit. Schließlich geht es doch nur wieder darum, den Eltern zu sagen: Wir tun noch etwas!"(FN US 23. 7. 90).

Auch Angehörige von Patienten mit infauster Prognose tendieren dazu, sich in Aktivitäten „für den Patienten“ zu stürzen. Immer wieder erhielt ich in der Beratungsstelle Telefonanrufe von Angehörigen von Krebspatienten, die mich fragten, „Was kann man denn noch tun?“ oder die mich baten, ihre Angehörigen „zu motivieren, doch weiterzukämpfen oder sich nicht aufzugeben“.

In vielen Fällen zeigte sich dann im weiteren Gespräch, daß die Patienten sich nach langem Krankheitsverlauf damit abgefunden hatten, sterben zu müssen, während die Angehörigen es nicht ertragen konnten.

Das Dilemma dieser Situation ist, daß ein Krebspatient, der fühlt, daß das Sterben näher rückt in einem überaktiven Angehörigen oder Arzt, den Gedanken an den Tod nicht zulassen kann, keinen Gesprächspartner findet, dem er seine Sorgen, Ängste und vielleicht auch Wünsche angesichts des Todes mitteilen kann.

Das Gesprächsangebot, zumindest jedoch das Signal für die Bereitschaft auch über schmerzhafte und angstbesetzte Themen sprechen zu wollen, muß in erster Linie vom Gegenüber des Krebspatienten kommen.

Rückzug

Neben den beobachtbaren Aktivitäten von Ärzten und Angehörigen angesichts des absehbaren Todes wird von betroffenen Patienten auch immer wieder berichtet, daß Freunde und auch Ärzte sich zurückziehen, „wenn es an's Sterben geht“, wie dies ein Patient formulierte.

Ein 52jähriger Patient mit einem rapide wachsenden Bauchspeicheldrüsentumor, der palliativ bestrahlt wurde und stationär auf einer anderen Station des Universitätskrankenhauses aufgenommen worden war, erzählte mir im Januar, daß sein ehemals behandelnder Arzt seit Weihnachten nicht mehr mit ihm gesprochen hätte. Ich fragte ihn daraufhin, ob dieser Urlaub habe. Der Patient entgegnete, daß der Arzt ihn immer freundlich grüßen würde oder aus der Ferne winken. Einige Male hätte er gesagt, daß er „einmal hereinschauen würde“, was er allerdings nie getan hätte (FN US 23. 1. 91).

Auch andere Berufsgruppen versuchen, mögliche Gespräche mit Sterbenden zu vermeiden.

Während ich im Bereich der Aufnahmeambulanz auf einen Patienten wartete, der kurz zuvor über seine infauste Prognose aufgeklärt worden war und um ein Gespräch mit mir gebeten hatte, fragte mich eine MTA, wie ich mich denn „für solche Gespräche motivieren würde“ und sagte weiter, daß sie selbst vor „solchen Situationen weglaufen und alles dafür tun würde, um solche Gespräche zu umschiffen“ (FN US 29. 1. 91).

Ich antwortete, daß ich mich für ein solches Gespräch gar nicht besonders motivieren müßte, daß ich die Erfahrung gemacht hätte, daß Patienten, die mit einer infausten Prognose konfrontiert worden seien, gar keine „Ratschläge“ im eigentlichen Sinne von mir erwarten würden, sondern daß es in erster Linie darum ginge, dem zuzuhören, was der Patient „loswerden möchte“.

Aus meiner persönlichen Erfahrung geht es in erster Linie darum, dazusein und nicht wegzugehen; dem Menschen die Aufmerksamkeit zu schenken, die er sich wünscht in dieser häufig angstvollen Situation und ihm zu helfen, die Antworten zu finden, die er häufig schon in sich trägt.

Im Rahmen von Fallbesprechungen während der ärztlichen Frühbesprechung ergriffen die psychosozialen Mitarbeiter unseres Projektes die Möglichkeit, die individuellen Umgangsweisen von Patienten und deren Wünsche in der letzten Phase ihres Lebens darzustellen, Signale zur Gesprächsbereitschaft von Patienten zu beschreiben sowie mögliche Umgangsweisen mit den Patienten zu vermitteln, indem wir als Therapeuten unser Verhalten als Modell anboten.

Für eine Annäherung an das Thema „Tod und Sterben" ist eine selbsterfahrungsorientierte Auseinandersetzung des Klinikpersonals unerläßlich. Als Konsequenz haben wir weiterhin ein Seminar mit dem Thema „Leben mit dem Abschied" für Pflegekräfte und MTAs entwickelt, das im Rahmen der „Innerbetrieblichen Fortbildung" des Universitätskrankenhauses von unserer soziologischen Mitarbeiterin M. Frost und mir durchgeführt wurde.

6.8 Fortbildung und Gruppenangebote für Klinikmitarbeiter, Patienten und Selbsthilfegruppen

6.8.1 Leitgedanken und Ziele

Ein wichtiges Element unserer psychosozialen Arbeit besteht darin, daß wir als „medizinpsychologische Spezialisten" nicht den Anspruch erheben, allein für die seelische Betreuung von Krebspatienten und deren Angehörige zuständig zu sein. Wir führen Fortbildungsangebote durch, die der Kompetenzförderung klinischer Mitarbeiter und Selbsthilfegruppen im Umgang mit krebsbetroffenen Menschen dienen sollen.

Wir erleben uns oft als Vermittler zwischen Krebsbetroffenen, dem Klinikpersonal und den verschiedenen Berufgruppen innerhalb der Klinik. In der Fortbildung und dem Austausch mit diesen Gruppen sind wir auch immer wieder selbst Lernende, die das neu gewonnene Wissen dann an andere weitergeben.

Seit Projektbeginn führen wir Fortbildungen innerhalb der Abteilung für Strahlentherapie durch: Wochenseminare für Mitarbeiter des Universitätskrankenhauses Hamburg-Eppendorf in Zusammenarbeit mit der „Innerbetrieblichen Fortbildung" und Wochenendseminare für Selbsthilfegruppen.

Leitgedanken und Ziele der mehrtägigen Fortbildungsseminare sind:

- Kompetenzförderung im Umgang mit krebsbetroffenen Menschen
- Selbsterfahrung (Reflexion eigener Einstellungen, Erlebensweisen und eigener Anteile im Umgang mit Patienten)

- Netzwerkförderung (Klinische Mitarbeiter „lernen“ von Krebsbetroffenen und erfahren, welche Institutionen welche Arten von Unterstützung für krebsbetroffene Menschen anbieten)
- Gesundheitsförderung (Wie bleibe ich angesichts der belastenden Arbeit gesund?).

Im Folgenden werde ich unsere Fortbildungsaktivitäten und Erfahrungen des ersten Projektjahres innerhalb der Abteilung für Strahlentherapie darstellen: die Erfahrungen mit dem Angebot eines „Mitarbeiterseminars“ innerhalb der Abteilung und dem Angebot einer Entspannungs- und Gesprächsgruppe für Patienten der Abteilung für Strahlentherapie.

Weiterhin werde ich ein Fortbildungsseminar beschreiben, das in Zusammenarbeit mit der „Innerbetrieblichen Fortbildung“ des Universitätskrankenhauses Hamburg-Eppendorf stattgefunden hat. Mittlerweile haben vier Seminare dieser Art stattgefunden (Stand November 1993).

Zum Abschluß folgt die Darstellung des Modells eines Wochenendseminars für krebsbetroffen Menschen.

6.8.2 Psychoonkologische Fortbildung in der Abteilung für Strahlentherapie

Bereits vor Beginn unseres Projektes waren im Rahmen von Interviews mit einzelnen Mitarbeitern der Abteilung vielfältige Fortbildungswünsche geäußert worden. Der Schwerpunkt kreiste um die Themen Aufklärung, Umgang mit der Angst der Patienten, Begleitung und Gespräche mit Patienten in Krisen (Wiedererkrankung, erfolglose Therapie, therapiebedingte Nebenwirkungen und Komplikationen sowie Tod und Sterben (vgl. Kapitel 3.5).

Einzelne Mitarbeiter empfanden eine psychosoziale/psychoonkologische Fortbildung allerdings als ein „Extra“, hatten noch nie an solchen Fortbildungen teilgenommen und konnten für sich auch keinen besonderen Wert darin finden (FN US 22. 2. 90).

Nach Beginn des Projektes sprachen sich die meisten Mitarbeiter für eine gemeinsame Fortbildung aller Berufsgruppen aus (FN MF 11. 1. 90).

Aus diesem Grund implementierten wir unser Fortbildungsangebot in eine bereits etablierte Fortbildungsreihe vierzehntägig am Freitagmorgen in der Abteilung für Strahlentherapie.

Als Einstieg wählten wir einen kognitiv orientierten Zugang, um die Hemmschwelle und Ängste vor psychologischer Fortbildung möglichst niedrigzuhalten. Wir hielten Vorträge über psychoonkologisches und medizinpsychologisches Basiswissen.

Fortbildung im ersten Halbjahr 1990
- Laientheorien über Krebs
- Offenheit beim Umgang mit Schwerkranken
- Probleme des Pflegepersonals und der Öffentlichkeit gegenüber Krebspatienten

- Was ist psychosomatische Medizin?
- Gibt es eine „Krebspersönlichkeit"?
- Klinische Beobachtungen zum Thema Aufklärung
- Patientenrechte
- Wie erleben Patienten die Behandlung? Möglichkeiten, die Nebenwirkungen von Chemotherapie und Strahlentherapie erträglicher zu machen.
- Das Gesicht des Todes: Historische Wandlungen
- Zukunftsmusik: Krebsbekämpfung und Lebenskunst.

Fortbildung im zweiten Halbjahr 1990

Darstellung der Ergebnisse der Mitarbeiterbefragung:

- Arbeitsbelastung und Zufriedenheit des Klinikpersonals und Aufklärung der Patienten
- Umgang mit Patienten
- Erwartungen an Psychologen

sowie ein Vortrag über Musiktherapie.

Erfahrungen mit der Fortbildung im ersten Halbjahr 1990 in der Abteilung für Strahlentherapie

Bei den Fortbildungen waren durchschnittlich 35 Personen (Ärzte, Medizinisch-Technische Assistenten, Pflegepersonal, Physiker u.a.) anwesend. Während die Ärzte und das medizinisch-technische Personal durchgängig zahlreich vertreten waren, schwankte die Präsenz des Pflegepersonals zwischen 0 und sechs Teilnehmern.

Termine und auch eine persönliche Einladung meinerseits zu einem Vortrag über das Behandlungserleben von Strahlentherapiepatienten wurden vom Pflegepersonal „vergessen" (FN US 13. 6. 90).

In diesem Fall gab ich den schriftlichen Vortrag an das Pflegepersonal. Immer wieder wurden zeitliche Probleme als Grund der Nichtteilnahme angeführt, einige Pflegekräfte meinten jedoch, daß die Möglichkeit der Teilnahme eine „reine Organisationssache" sei (FN US18. 6. 90).

Der Ausspruch einer Pflegekraft: „Wir können alles regeln!" (FN MF 30. 3. 90) auf dem Hintergrund der häufigen Nichtteilnahme des Pflegepersonals weckte in mir das Bild, daß die Nichtteilnahme des Pflegepersonals auch immer eine Demonstration seiner Unabkömmlichkeit und Arbeitsüberlastung war.

Wichtig war, den halbstündigen Rahmen der Fortbildung nicht zu sprengen, da das vor allem bei den MTAs zu Unruhe und anschließendem Mißmut führte (FN US 19. 1. 90).

Die ersten vier Fortbildungsveranstaltungen wurden von unserem Projektleiter R. Verres durchgeführt.

Bei dem Vortrag „*Laientheorien über Krebs*" stellte er eigene Untersuchungsergebnisse aus Heidelberg (1986) vor. In den Mittelpunkt stellte er die Frage, ob und wieviele der Befragten Krebs für ansteckend hielten. Er machte deutlich, wie sehr die Antworten sich, je nach Art der Fragestellungen, unterschieden: auf direkte Nachfrage, ob Krebs ansteckend sei, stimmte nur ein sehr kleiner Teil der Befragten zu. Bei genauer inhaltsanalytischer Auswertung narrativer Passagen wurden allerdings bei 30–40% der Befragten Ängste vor Ansteckung deutlich. R.Verres zeigte damit sehr plastisch, welche irrationalen Vorstellungen und Ängste in der Bevölkerung eine Rolle spielen und daß Forschung (methodische Kenntnisse) in diesem Bereich zu erhellenden und erstaunlichen Ergebnissen führen kann (FN MF 19. 1. 90).

Bei der Fortbildung zum Thema *„Offenheit beim Umgang mit Schwerkranken"* ging es schwerpunktmäßig um die Frage: Wie offen können wir mit Menschen sein, die nicht mehr lange zu leben haben? Neben der Präsentation von Forschungsergebnissen, die belegen, daß die meisten Krebskranken ihre Prognose wissen möchten und schwerkranke Menschen auch unaufgeklärt ihren Zustand erfühlen, ging R. Verres auf die verschiedenen seelischen Zustände von schwerkranken Menschen ein (Phasen-Modell von Kübler-Ross). Ein Fallbeispiel fand besonderes Interesse bei den Teilnehmern (FN MF 2. 2. 90).

Das Vortragsthema *„Probleme des Pflegepersonals und der Öffentlichkeit gegenüber Krebspatienten"* entwickelte sich so, daß es eher unter dem Thema „Burn-out" hätte angekündigt werden können. R. Verres sprach über das Burn-out-Syndrom und wie es sich äußern kann, darüber, daß offene und latente Konflikte sich in körperlichen Symptomen niederschlagen können. In diesem Zusammenhang wies er auch auf eine Untersuchung hin, die auf die enge Beziehung zwischen Belastung von Krankenpflegepersonal und Rückenschmerzen aufmerksam macht (Bartholomeyczik 1987).

Als Reaktion darauf erklärte ein Arzt der Abteilung, daß das medizinisch-technische Personal zum Teil sehr schwer heben müsse. Absorber müssen an den Bestrahlungsgeräten angebracht werden, um strahlenempfindliche Gewebe der Patienten zu schützen. Sie bestehen zu je einem Drittel aus Wismut, Zinn und Blei und sind deshalb sehr schwer, so daß bei Rückenschmerzen der MTAs „nicht gleich an Psychisches gedacht werden müsse": „Nachher wird den MTAs noch vorgeworfen, sie würden spinnen!"

Interessant ist die Nähe zwischen „möglicherweise psychosomatischen Reaktionen" und dem „Spinnen", dem „sich etwas einbilden" (FN US 16. 2. 90).

Während der Fortbildung *Was ist psychosomatische Medizin?* unterschied R. Verres drei Bereiche der Psychosomatik: 1. Psychisch verursachte Erkrankungen, 2. Psychische Folgen von somatischen Erkrankungen, 3. Beziehungsdiagnostik zwischen Patient und professionellen Helfern.

Als er an einer Stelle bemerkte, daß man in der Strahlentherapie weniger mit psychisch verursachten Krankheiten zu tun hätte, ging ein Raunen durch den Raum, das man als Widerspruch deuten könnte.

R. Verres kam auf den Bereich der Psychophysiologie zu sprechen und veranschaulichte anhand der „Pawlowschen Hunde", wie eng Vorstellungen bzw. Reize mit körperlichen Reaktionen verbunden sein können. Das Beispiel löste große Heiterkeit aus. Anschließend übersetzte er diese Erkenntnisse auf das antizipatorische Erbrechen bei Chemotherapie und machte gleichzeitig deutlich, daß Schuldgefühle oder Schuldzuweisungen in diesen Fällen fehl am Platz seien, da es sich um unbewußte Vorgänge handele, die allerdings durch Hypnose und Trancezustände zugänglich gemacht werden könnten (FN MF 2. 3. 90).

Die vierte Fortbildungsveranstaltung stand unter dem Thema *„Gibt es eine Krebspersönlichkeit? Was tun, wenn der Patient seine Erkrankung für psychisch mitbedingt hält?“*

R. Verres referierte Ergebnisse seiner Heidelberger Studie (1986), nach der zwei Drittel der befragten Laien Krebs im weitesten Sinne für psychisch mitbedingt halten. Bei Krebskranken sind solche Vorstellungen oft mit Schuldgefühlen verbunden, z.B. für eine „falsche Lebensweise“ bestraft zu werden. R. Verres betonte, daß es im Patientenkontakt sehr wichtig sei, diese Gefühle ernstzunehmen und äußerte sich skeptisch zu Theorien bezüglich der psychischen Verursachung von Krebserkrankungen. Die prospektiven Studien Grossarth-Maticeks (1979), auf die immer wieder verwiesen wurde, beweisen nach seiner Einschätzung nicht die Existenz einer „Krebspersönlichkeit“. Retrospektive Studien seien deshalb problematisch, da im Falle einer schwerwiegenden Erkrankung die Wahrscheinlichkeit groß sei, vergangene Lebensereignisse in einem anderen, oft negativen Licht zu sehen.

R. Verres wies auch auf Untersuchungen hin, die zeigten, daß ein geschwächtes Immunsystem die Wahrscheinlichkeit, an Krebs zu erkranken, steigern könne.

In der Diskussion vertraten einige Ärzte die Auffassung, daß es große Unterschiede zwischen den einzelnen Krebserkrankungen gebe. Bei einigen ließen sich Zusammenhänge zwischen individuellem Verhalten und Erkrankung herstellen, bei anderen nicht.

Das Thema *„Aufklärung“* erlebte eine große Resonanz beim Pflegepersonal, das mit sechs Mitarbeitern stark vertreten waren.

Ich stellte Studien vor, die die psychische Situation von Krebsbetroffenen rund um die Diagnosestellung beleuchten (Schlömer 1990).

Die meisten Studien kommen zu dem Schluß, daß Krebsbetroffene sich eine offene Aufklärung wünschen. Trotz geschürter Befürchtungen, daß eine offene Aufklärung Menschen in den Selbstmord treiben könne, die mit Hilfe von Einzelbeispielen aus vergangenen Jahrzehnten sehr lebendig gehalten werden, hat sich ein offener Stil bei der Aufklärung von Krebspatienten durchgesetzt, so daß es heute weniger darum geht, ob, sondern wie aufgeklärt werden sollte.

Eine lebhafte Diskussion setzte ein. Ein Arzt der Abteilung beschrieb, wie schwierig es sei, sich in so kurzer Zeit ein Bild von dem Aufklärungsstand und der psychischen Befindlichkeit eines Patienten während des strahlentherapeutischen Aufklärungsgesprächs zu machen, da die meisten

Patienten in der Chirurgie ihr erstes Aufklärungsgespräch erhalten würden.

Der Abteilungdirektor regte an, daß die Psychologen Aufklärungsgespräche von Patienten mit Tonband und Video aufnehmen sollten bzw. dabei sein sollten, um dann mit den Ärzten darüber zu sprechen.

Eine MTA regte an, Patienten mit gleichen Erkrankungen zusammenzubringen. Sie hatte gute Erfahrungen mit einer Art Patenschaft bereits behandelter Patienten für Patienten, deren Behandlung noch bevorstand, in einer Abteilung für Knochenmarkstransplantation gemacht (FN MF 30. 3. 90).

Eine weitere Fortbildung stand unter dem Thema *„Patientenrechte"*. R. Verres ließ eine von M. Frost übersetzte Charta der Patientenrechte (Patient's Bill of Rights) des Memorial Sloan-Kettering-Cancer-Centers vortragen (Verres 1991, S. 142 f) und stellte anschließend die Frage, wie die Mitarbeiter der Abteilung sich zu den formulierten Rechten stellen würden.

Die meisten Ärzte wiesen darauf hin, daß es sich um ein typisches „amerikanisches Papier" handele, das auf die deutsche Situation nicht zu übertragen sei. Selbst die auch hier geltenden Patientenrechte würden den Patienten nicht so offen präsentiert. Einige meinten, die Rechte in „amerikanischen Behandlungsverträgen" dienten weniger der Absicherung der Rechte des Patienten als vielmehr der Absicherung der Ärzte.

Die Diskussion kam zum Abschluß auf die Inhalte des Aufklärungsinformationsblattes der Abteilung für Strahlentherapie. Das Blatt enthält Informationen über die Behandlung, mögliche Nebenwirkungen und Spätfolgen der Strahlentherapie sowie Pflegehinweise für die Zeit der Bestrahlung, nicht aber „Patientenrechte".

Im Rahmen der Fortbildungsveranstaltung *„Wie erleben Patienten die Behandlung? Möglichkeiten, die Nebenwirkungen von Chemotherapie und Strahlentherapie erträglicher zu machen"* sprach ich über allgemeine klinische Beobachtungen, aber erstmalig auch von konkreten Beispielen aus der Abteilung für Strahlentherapie und über Möglichkeiten, Patienten z.B. mit Hilfe von Entspannungsübungen Linderung zu verschaffen.

Die Ärzte, MTAs und Physiker waren zahlreich vertreten, das Pflegepersonal fehlte komplett.

Meine Ausführungen über das Erleben der Patienten konnte von den anwesenden Mitarbeitern sehr gut nachvollzogen werden, z.B. Ängste nach dem Erleben eines „Geräteausfalls", und der Abteilungsdirektor bat mich, nach einigen Monaten der Analyse auch direkte Hilfestellungen durch Veränderungsvorschläge zu geben (FN US 8.6.90).

Inhalte und Verlauf der Fortbildungsveranstaltung *„Das Gesicht des Todes: Historische Wandlungen"* sowie der von den klinischen Mitarbeitern gewünschten Ergänzungsveranstaltung sind im Kapitel „Tod und Sterben" (Kapitel 6.7) nachzulesen.

Den Abschluß unseres ersten psychoonkologischen Fortbildungszykus bildete ein Vortrag von R. Verres mit dem Titel *„Zukunftsmusik: Krebsbekämpfung und Lebenskunst"*. Themenschwerpunkte waren der Umgang mit der Zeit und das Erleben von Zeitlosigkeit in der Musik (Verres 1991).

Nach Beendigung des Vortrages betonte der Abteilungsdirektor, daß das Thema „Zeit" ihn sehr interessiere und abschließend, daß das Interesse an Fortbildung in der Abteilung noch nie so groß gewesen sei wie bei diesem „Zyklus aus einer neuen Welt" (FN US 6. 7. 90).

Erfahrungen mit der Fortbildung im zweiten Halbjahr 1990 in der Abteilung für Strahlentherapie

Die Resonanz auf die Präsentation der Ergebnisse der Mitarbeiterbefragung im Rahmen unserer Fortbildungsveranstaltungen im zweiten Halbjahr war groß. 40 Mitarbeiter waren bei den ersten beiden Terminen anwesend.

Beim ersten Termin dankte unsere Soziologin M. Frost den Mitarbeitern für die Zusammenarbeit bei der Mitarbeiterbefragung und betonte den Wert der offenen Interviews für uns. Anschließend erläuterte sie die Graphiken zu verschiedenen Items aus den Bereichen Betriebsklima, Arbeitsbelastung, Arbeitszufriedenheit und Aufklärung.

Bei dem Thema *„Qualität der Aufklärung"* hob sie die unterschiedliche Bewertung der Qualität der Aufklärung bei den Ärzten einerseits und bei den MTAs und Pflegekräften andererseits hervor und eröffnete die Diskussion mit der Frage nach den möglichen Gründen für die unterschiedliche Bewertung.

Während der Diskussion der Mitarbeiter untereinander wurde ein Konfliktfeld deutlich, das sich auch im Alltag der Abteilung widerspiegelt. Ganz im Gegensatz zu den Ärzten vertraten die MTAs und die Pflegekräfte die Auffassung, daß die Patienten durch die Ärzte nicht gut aufgeklärt seien (vgl. Kapitel 6.5.6).

Die Ärzte machten deutlich, daß sie die Aufklärung der Patienten, die oft eine Stunde dauern würde, sehr ernstnehmen würden und fanden es angesichts der notwendigen Informationsfülle während des Aufklärungsgesprächs sowie der Verdrängung der Patienten nicht verwunderlich, daß diese später noch viele Fragen hätten, die sie dann oft an die MTAs und das Pflegepersonal vor und nach der ersten Bestrahlung stellen würden. Hieraus entstünde dann der Eindruck, die Patienten seien nicht gut aufgeklärt worden.

Konsequenz dieser Fortbildungsveranstaltung war die Einrichtung einer „Gerätearztvisite" für jeden Patienten nach der ersten Bestrahlung, um die Patienten noch einmal auf eventuelle Fragen oder Unsicherheiten von ärztlicher Seite ansprechen zu können. Der Abteilungsdirektor lud das Pflegepersonal und die MTAs ein, an Aufklärungsgesprächen teilzunehmen, um sich ein eigenes Bild von Art und Verlauf der Aufklärung der Patienten durch die Ärzte zu machen (FN MF 2. 11. 90). Einige nahmen dieses Angebot an.

Bei dem zweiten Termin ging es um den Bereich *„Umgang mit Patienten"*. M. Frost erläuterte, daß das Thema in den offenen Interviews nicht von unserer Seite angesprochen, aber von den Interviewten mehrfach thematisiert worden sei. Häufig wurde die mangelnde Zeit, um mit Patienten zu reden, beklagt. Gleichzeitig wurde betont, daß die menschliche Zuwendung für die Patienten von großer Bedeutung sei.

Wir stellten die Aussage: „Bei uns wird die menschliche Seite der Behandlung ebenso wichtig genommen wie die technische Seite" zur allgemeinen Beurteilung.

24 von 47 fanden, daß diese Aussage „voll" bzw. „etwas" zutreffe; 8 wählten „unentschieden" und 15 Mitarbeiter fanden, daß die Aussage „weniger" bzw. „überhaupt nicht" (1) zutreffe.

Konsequenz der Fortbildungsveranstaltung war, daß der Abteilungsdirektor die MTAs und die Pflegekräfte einlud, auch an Nachsorgegesprächen teilzunehmen, um Patienten zu erleben, denen es nach abgeschlossener Strahlentherapie wieder bessergehe (FN MF 16. 11. 90).

Bei dem dritten Termin stellte D. Klusmann Ergebnisse zum Thema *„Erwartungen an die Psychologen"* vor. Die Ergebnisse sind im Kapitel „Integration und Kooperation" (6.1.5) nachzulesen.

Im Anschluß an die Präsentation der Ergebnisse betonte der Abteilungsdirektor, „daß es nun, nachdem wir die Klinik durchleuchtet hätten und zum Teil ja auch peinliche Sachen herausgekommen wären, an der Zeit wäre, den Psychologen Fragen zu stellen". Diese Reaktion zeigte, daß wir auch Themen berührt hatten, deren Ergebnisse für die Mitarbeiter nicht „leicht verdaulich" waren. Wir als psychosoziale Mitarbeiter hatten allerdings nicht das Gefühl, „peinliche Entdeckungen" gemacht zu haben.

Die anschließende Diskussion richtete sich weniger auf die Darstellung von D. Klusmann als vielmehr auf aktuelle Wünsche an die Psychologen. Gewünscht wurde eine bessere Informationsvermittlung darüber, welche Patienten betreut würden.

Der Abteilungsdirektor regte an, daß die Psychologen während der Frühbesprechung von betreuten Patienten berichten und regelmäßig Fallbesprechungen stattfinden sollten.

Die Beantwortung folgender Fragen wurde gewünscht: Wie stellen die Psychologen Kontakt zu den Patienten her? Was machen sie mit den Patienten? Wie erleben die Patienten die Behandlung bzw. wie geht es ihnen im Anschluß?

Auf meine geäußerte Befürchtung, daß regelmäßige Bemerkungen meinerseits zur psychosozialen Situation von Nachsorgepatienten während der Frühbesprechung, in der es in erster Linie um Patienten während der Therapie geht, den zeitlichen Rahmen sprengen könnte, reagierte der Abteilungsdirektor mit der Aussage, daß „dafür Zeit sein müsse, daß dies genauso wichtig sei, als wenn neue Metastasen auftauchen würden" (FN MF 30. 11. 90).

Konsequenz der Fortbildungsveranstaltung: Unser Eindruck war, daß die Mitarbeiter bezüglich der Präsentation der Ergebnisse der Mitarbeiterbefragung „gesättigt" und auch mittlerweile unwillig waren, sich weiterhin unserem Blick auf die Abteilung zu stellen. Jetzt waren wir gefordert, unsere Arbeit noch transparenter zu machen.

Wir konzipierten die Fortbildung im Jahr 1991 so, daß die Psychologen von ihrer Betreuung stationärer und ambulanter Patienten berichteten.

Weiterhin präsentierten zwei Doktoranden unseres Projektes die Ergebnisse einer Patientenbefragung, die mit Nachsorgepatienten der Abteilung für Strahlentherapie durchgeführt worden waren.

Die Einführung von Fallbesprechungen während der Frühbesprechung war aufgrund von Kooperationsproblemen mit dem Psychologen, der für die Station zuständig war, nicht möglich. Mit seinem Ausscheiden aus dem Projekt und der Einstellung eines neuen Psychologen führen wir seit 1992 Fallbesprechungen im Rahmen der Frühbesprechung durch.

Supervisionswünsche

Im Laufe des ersten Projektjahres waren von verschiedenen Mitarbeitern immer wieder Supervisionswünsche geäußert worden.

Vom Pflegepersonal waren Wünsche nach Entlastung im Sinn „sich etwas von der Seele reden", formuliert worden (vgl. Kapitel 3.4), und sowohl von den Ärzten, den MTAs als auch dem Pflegepersonal kamen Wünsche nach gemeinsamen Zusammenkünften mit den anderen Berufsgruppen, wo „alles auf den Tisch kommen sollte" (FN MF 21. 2. 90).

Trotz des Angebotes meinerseits an die Mitarbeiter, sich untereinander abzusprechen, um dann mit mir einen Termin zu organisieren, versandeten alle Anläufe.

Mittlerweile sehe ich die Schwierigkeiten, in die ich aufgrund meiner besonderen Rolle innerhalb der Abteilung hätte kommen können, wenn ich diese Supervision übernommen hätte. Ich würde heute dafür plädieren, einen externen Supervisor für solche Wünsche zu bemühen, was vielleicht auch die Annahme des Angebots erleichtern würde.

6.8.3 Entspannungs- und Fortbildungsseminar für die Mitarbeiter der Abteilung für Strahlentherapie

Idee und Konzept

Während eines Fortbildungsseminars „Hilfe zur Betreuung krebskranker Menschen" (Kapitel 6.8.5) im April 1990 erhielt ich von Teilnehmern der Abteilung für Strahlentherapie die Anregung, einmal ein „Entspannungsangebot nach getaner Arbeit" anzubieten.

Meine Idee war, diese Entspannungsangebote mit kurzen Vorträgen über die psychosoziale Arbeit und der Darstellung der Therapie mit kreativen Medien zu verknüpfen, um die Arbeit der Psychologen mit den Patienten der Abteilung transparenter zu machen.

Ich entschied mich, vier 75minütige themenzentrierte Termine in vierzehntägigem Abstand anzubieten, die im Gruppenraum unserer Beratungsstelle stattfinden sollten.

Folgende Themen waren geplant:

18. 7. 1990: *Ein „Ort der Ruhe und der Kraft"(Bochumer Gesundheitstraining)*
Entspannungsübung: Sich sammeln und „Energie tanken" in realen Situationen, Phantasien oder Erinnerungen.
Präsentation und Erläuterung von Bildern (Dias) krebskranker Menschen.

1. 8. 1990: *Gruppenarbeit mit krebsbetroffenen Menschen*
Darstellung von Wochenendseminaren mit krebsbetroffenen Menschen.
Eine „Entspannungs-Reise durch den eigenen Körper".

15. 8. 1990: *Lebensenergie und Lebensfreude (Bochumer Gesundheitstraining)*
Entspannungsübung zum Thema: Aus welchen verschiedenen Bereichen in Ihrem Leben beziehen Sie Ihre Lebensenergie? Was macht Ihnen Freude?

29. 8. 1990: *Mensch und Tod*
Was kann man unter „Sterbebegleitung" verstehen?
Eine Bildmeditation.

Einladung

Die Einladung wurde von mir im Anschluß an eine Fortbildungsveranstaltung innerhalb der Abteilung für Strahlentherapie ausgesprochen und erläutert. Weiterhin erhielt jeder Mitarbeiter einen Handzettel als schriftliche Einladung (FN US 6. 7. 90).

Das Fortbildungsthema an jenem Morgen lautete: „Psychoonkologie und Lebenskunst"; Themenschwerpunkte waren u.a. Umgang mit der Zeit und das Erleben von Zeitlosigkeit in der Musik.

Der Faktor Zeit spielte auch bei der Suche nach einem Platz für das Angebot eine wesentliche Rolle, wollte ich doch sowohl MTAs, Pflegepersonal als auch Ärzten die Chance einer Teilnahme geben. Mit dem Direktor der Abteilung war abgesprochen, daß diese 75 Minuten als Dienstzeit verbucht werden sollten (FN US 6. 6. 90).

Trotz vieler Absprachen und Mühen gestaltete sich eine Terminfindung schwierig. Schließlich lag das Seminar vor der interdisziplinären „Onkologischen-Konferenz" und überschnitt sich mit der Dienstübergabe auf der Station und der MTA-Besprechung.

Resonanz auf die Einladung

Auf meinen schriftlichen Einladungen an alle Teilnehmer der Freitags-Fortbildung hatte ich um eine kurze telefonische Anmeldung gebeten.

Am 17.7.90, einen Tag vor dem ersten Seminartermin, hatte ich noch keinerlei Resonanz möglicher Teilnehmer erhalten. Im Gespräch mit einer MTA der Abteilung erzählte diese ihre Beobachtung, daß schriftliche Einladungen an die Mitarbeiter der Abteilung für Strahlentherapie „sehr leicht versanden" würden und persönliche Ansprache wichtig sei: „immer wieder erinnern" (FN US 17. 7. 90).

Ich bemerkte deutlich meinen Widerwillen, da ich die Einladung persönlich ausgesprochen und fast allen zudem eine schriftliche Einladung in die Hand gedrückt hatte. Zudem hatte ich Einladungen an „wichtigen Knotenpunkten" wie MTA-Raum, Anmeldung, Station und Frühbesprechungsraum ausgehängt (FN US 17. 7. 90).

Auf meine Frage nach ihrer möglichen Teilnahme an einige MTAs erhielt ich kaum verbale Reaktionen, eher Schulterzucken. Ich wollte mich weder anbiedern noch Mitarbeiter unter Druck bringen und entschloß mich, abzuwarten, die Unsicherheit auszuhalten, ob jemand auf meine Einladung reagieren würde.

In einem Gespräch mit einem Arzt der Abteilung, der wegen auswärtiger Termine nicht teilnehmen konnte, erzählte ich von der fehlenden Resonanz im Vorfeld der Einladung. Wir sprachen über unsere Beobachtungen, Erfahrungen und seine „schlimmsten Phantasien" in bezug auf unser Projekt. Er sah die Möglichkeit, daß alle unser Projekt als „selbstverständlich wünschenswert angesehen haben, als etwas, daß man gern hätte, aber nicht bekommt (wie einen Lottogewinn). Wenn das Projekt dann plötzlich da ist, kann man es (im Gegensatz zum Lottogewinn) nicht annehmen" (FN US 17. 6. 90).

Ein weiterer Faktor war der Zeitmangel. Die Zeitstrukturen der Klinik werden von den Mitarbeitern offensichtlich stark verinnerlicht. Mittagessengehen ist aus Sicht einiger Ärzte „Luxus"; einige MTAs äußerten, sie hätten keine Zeit gehabt, die Einladung zu lesen (FN US 1. 8. 90).

Am 18. 7. 90 wurde das Gefühl, daß mich in den Tagen zuvor beschlichen hatte, daß nämlich niemand meiner Einladung folgen würde, langsam zur Gewißheit: Niemand erschien. Ich fühlte mich traurig und gekränkt, gerade weil ich diese Einladung aus dem Gefühl heraus ausgesprochen hatte, ich stünde gerade bei den MTAs im Wort, nicht nur etwas für Patienten anzubieten, sondern auch für sie. Ich war immer wieder gefragt worden, und ich hatte wirklich Lust, etwas von meiner Arbeit zu zeigen, etwas Transparenz in das zu bringen, was die „Psychos so tun" und Möglichkeiten der Entspannung zu vermitteln (FN US 18. 7. 90).

Zum zweiten „Mitarbeiter-Seminartermin" am 1. 8. 90 kamen eine MTA, ein Physiker und ein Arzt. Anfangs beschäftigten sich alle mit den Instrumenten, die sich in unserem Gruppenraum befinden; schließlich fanden wir uns zusammen, und ich erzählte von meiner Arbeit mit Patienten, die in erster Linie aus Gesprächen bestehen würde. Ein zweites wichtiges Standbein meiner therapeutischen Arbeit seien themenzentrierte Entspannungsübungen und Kreative Therapie. An einigen Beispielen erläuterte ich die verschiedenen Zugänge und Effekte.

Wir sprachen über eigene Erfahrungen mit Entspannungsübungen. Alle hatten mehr oder weniger intensive Erfahrungen mit Autogenem Training, aber auch mit Yoga. Wir machten gemeinsam eine Entspannungsübung zum Thema: „Ort der Ruhe und der Kraft". Anschließend unterhielten wir uns über das Erlebte. Alle hatten die Übung als sehr wohltuend empfunden (FN US 1. 8. 90).

Zum dritten Termin bekundete nur eine MTA Interesse. Ich teilte ihr mit, daß ich von meiner Seite auch zukünftig in regelmäßigen Abständen auf Wunsch Entspannungsübungen anbieten würde und gab es in ihre Hände, interessierte Personen anzusprechen, um einen anderen, günstigeren Termin zu finden (FN US 29. 8. 90). Der vierte Termin war dann endgültig „versandet".

Zusammenfassung

Mit meiner Einladung zu einem „Mitarbeiterseminar" war ich auf vielfältige allgemeine Wünsche der Mitarbeiter der Abteilung für Strahlentherapie im Sinne „nicht nur Angebote für Patienten, sondern auch für uns" und auf spezielle Wünsche in bezug auf „Entspannung nach getaner Arbeit" eingegangen.

Meine Intention war, den Mitarbeitern neben der Möglichkeit, Erfahrungen mit verschiedenen Entspannungstechniken zu machen, meine Arbeit mit Krebsbetroffenen im ambulanten Bereich der psychosozialen Akutbetreuung und Nachsorge darzustellen, um somit auch transparenter zu machen, was Psychologen den Krebspatienten anbieten können.

Der Zeitraum der Veranstaltungen wurde vom Direktor der Abteilung als Arbeitszeit und somit als integraler Teil der Klinikarbeit anerkannt. Es gestaltete sich schwierig, innerhalb des Klinikalltags einen Zeitraum zu finden, der sowohl den Ärzten, dem Pflegepersonal als auch den MTAs die prinzipielle Möglichkeit gab, teilzunehmen.

Die Einladung wurde von mir während einer Fortbildungsveranstaltung persönlich ausgesprochen, zudem verteilte ich Handzettel zwecks Erläuterung der Inhalte der einzelnen Veranstaltungen und hängte als „Gedankenstütze" Einladungen an wichtigen Kommunikationspunkten der Abteilung aus.

Die Resonanz auf die Einladung stand dem im Vorwege geäußerten Wunsch nach solchen Möglichkeiten absolut konträr gegenüber.

Obgleich in Gesprächen mit Mitarbeitern der Abteilung bei der Begründung der Nichtteilnahme in erster Linie die Zeitknappheit und organisatorische Probleme genannt wurden, konnte ich mich nicht des Eindrucks erwehren, daß auch Berührungsängste eine gewisse Rolle gespielt haben, nicht zu wissen, worauf man sich einläßt, wenn man den Weg in die Beratungsstelle auf sich nimmt und sich auf ein „psychologisches Seminar" einläßt.

Für mich persönlich war die „dünne Resonanz" auf mein Angebot, trotz aller guten Erfahrungen in der Zusammenarbeit in der Klinik, eine Härteprobe. Ich fühlte mich gekränkt, weil ich auf Wünsche reagiert hatte, meine Arbeit transparenter zu machen. Gleichzeitig war mir klar, daß ein „Einschnappen" meinerseits nicht der richtige Weg sein würde.

In diesem Fall wurde wieder einmal der große Stellenwert einer externen Supervision deutlich, wenn man als psychosozialer Mitarbeiter versucht, sich in eine klinische Abteilung eines Krankenhauses, wie die Abteilung für Strahlentherapie, zu integrieren. Sie gibt die Möglichkeit, eigene Erfahrungen und Gefühle zu reflektieren, um dann besser mit dem Erlebten umgehen zu können.

Praktische Konsequenzen

Die praktische Konsequenz meiner Erfahrung war, daß ich bei zukünftigen Angeboten die Zielgruppe der Abteilung, in einem Fall die MTAs, durch die leitende MTA fragen ließ, ob ein solches Angebot gewünscht sei, auf eine Rückmeldung wartete und dann das Angebot auch mit guter Resonanz durchführte.

Die Veranstaltung fand im MTA-Raum der Abteilung statt und drehte sich inhaltlich um die Erfahrungen mit der Kontaktaufnahme zu Patienten in der Abteilung. Ich berichtete inhaltlich über meine Arbeit, und es kam zu einem fruchtbaren Gedankenaustausch untereinander.

Aufgrund dieser Erfahrungen stellte sich mir auch die Frage, ob es für die Mitarbeiter der Abteilung schwierig war, während der Dienstzeit die Klinik zu verlassen und in die Räume unserer Beratungsstelle zu kommen. Räumlich sind wir nicht in die Abteilung für Strahlentherapie integriert, und obgleich wir telefonisch jederzeit erreichbar sind, sind wir doch „draußen vor der Tür".

6.8.4 Entwurf und Planung einer therapiebegleitenden Entspannungs- und Gesprächsgruppe für Patienten

Idee und Konzept

Mit diesem Gruppenangebot bin ich einer Anregung eines Oberarztes der Abteilung für Strahlentherapie gefolgt, der Gruppengespräche mit Krebspatienten in einem anderen Krankenhaus erlebt hatte.

Ich erinnerte mich auch, daß ich während meiner Arbeit in der psychosozialen Nachsorge krebsbetroffener Menschen (Beratungsstellen für Krebsbetroffene der Arbeiterwohlfahrt im Raum Weser-Ems), in der ich viele dieser themenzentrierten Entspannungs- und Gesprächsgruppen durchgeführt hatte, immer wieder von Krebsbetroffenen gehört hatte: „Das hätten wir im Krankenhaus haben müssen. Das hat uns dort gefehlt".

In Zusammenarbeit mit C. Leuschner, Arzt in der Abteilung für Strahlentherapie, plante ich sechs therapiebegleitende Treffen, in denen Entspannungsübungen und themenzentrierte Gespräche die zentrale Rolle spielen sollten.

Folgende Themen aus dem „Bochumer Gesundheitstraining" wurden gewählt:

- Ort der Ruhe und der Kraft: An welchen Orten – real oder erträumt – fühlen Sie sich besonders wohl und geborgen?
- Lebensenergie: Aus welchen verschiedenen Bereichen beziehen Sie Ihre Lebensenergie? Was macht Ihnen Freude?
- Die „innere Stimme": Was sagt Ihnen Ihre innere Stimme in verschiedenen Lebenssituationen?
- Beziehungen und Partnerschaft: Welche kraftspendenden und welche kräftezehrenden Beziehungen haben Sie in Ihrem Leben?
- Umgang mit Kränkung und Ärger: Welche Kränkungen haben Sie in Ihrem Leben erfahren und wie haben Sie bislang darauf reagiert?

- Lebensziele angesichts der Krebserkrankung: Welche Wünsche – große, kleine, reale, utopische – fallen Ihnen ein? Welches sind zur Zeit Ihre wichtigsten Ziele?

Einladung

80 Exemplare der nachstehend aufgeführten Einladung wurden zwölf Tage vor dem geplanten Entspannungs- und Gesprächsangebot im Wartebereich und auf der Station der Abteilung für Strahlentherapie ausgelegt und an einige Ärzte zur Weitergabe an Patienten gegeben (FN US 29. 6. 90).

Der Text lautete:

Sehr geehrte, liebe Patienten!

Bei Ihnen wird zur Zeit eine Strahlentherapie durchgeführt.
Sie erleben eine Lebensphase, die Sie intensiv mit allen möglichen Bereichen Ihres Lebens konfrontiert.

Wir,
das sind: Ute Schlömer, Diplom-Psychologin in der unten genannten Beratungsstelle,
und Dr. C. Leuschner, Arzt in der Abteilung für Strahlentherapie,
möchten Sie ganz herzlich einladen, an sechs Treffen teilzunehmen,
dienstags von 15.00–16.30 Uhr
im Zeitraum vom 10. Juli–14. August 1990,

in der:
Beratungsstelle für Patienten der Strahlentherapie und Angehörige der Radiologischen Klinik des Universitätskrankenhauses Hamburg-Eppendorf, Curschmannstraße 39

Ein zentrales Element dieser Zusammenkünfte soll das gemeinsame Erleben von Entspannungsübungen sein, die Ihnen vielleicht Möglichkeiten an die Hand geben, die Zeit Ihrer Strahlentherapie seelisch besser zu bewältigen.
Gleichzeitg bieten wir themenzentrierte Gespräche zu wichtigen Bereichen des menschlichen Lebens an:

> Wo finde ich „Orte der Ruhe und der Kraft"?
> Woher beziehe ich meine Lebensenergie?
> Was sagt mir mein „innerer Berater"?
> Aus welchen Beziehungen kann ich „Kraft schöpfen"?
> Wie gehe ich mit Kränkung und Ärger um?
> Was sind meine Lebensziele?

Wir freuen uns darauf, Sie in entspannter Atmosphäre in unserer Beratungsstelle begrüßen zu dürfen, und bitten um eine kurze telefonische Anmeldung
unter der Telefonnummer : 468-4940 (9.00–13.00 Uhr)

Mit vielen Grüßen!

Das Scheitern des Seminarangebotes

In Gesprächen mit einzelnen Patienten der Abteilung für Strahlentherapie, die C. Leuschner und ich führten, fand unser Gruppenangebot Interesse; wir mußten aber feststellen, daß kein Patient unser Angebot annahm.

Wir waren natürlich über das Scheitern unseres Gesprächs- und Entspannungsangebotes enttäuscht. Bei den Mitarbeitern der Abteilung für Strahlentherapie herrschte Überraschung vor; viele hatten das Angebot als sinnvoll und hilfreich eingeschätzt und uns sogar davor gewarnt, daß wir angesichts der offenen Einladung „von Patienten überrannt“ werden würden (FN US 13. 6. 90).

Meine persönlichen Erfahrungen mit entsprechenden Gruppenangeboten beruhen auf der Zusammenarbeit mit Selbsthilfegruppen, zu denen ich dann auch Krebsbetroffene einlud, die die Beratungsstelle für Krebsbetroffene, in der ich arbeitete, aufgesucht hatten. Mit Sicherheit spielten die in Selbsthilfegruppen oft vorhandene Bereitschaft zur Auseinandersetzung mit Krankheitsfolgen und Gesundheitsförderung sowie eine Motivierung meinerseits eine nicht unerhebliche Rolle am Gelingen dieser Veranstaltungen.

Nach dem Scheitern des Seminarangebotes fragte ich mich, ob nicht in erster Linie die intensive Zuwendung während der Gruppenangebote, die die Krebsbetroffenen durch mich und untereinander erlebten, während der Behandlung im Krankenhaus vermißt worden war und ob ein solches Seminarangebot in der Akuttherapie nicht verfrüht ist. Meine Beobachtungen bei Patientenbegleitungen während der Strahlentherapie untermauerten dieses Gefühl.

Ich war beeindruckt von dem hohen Maß der Verdrängung von seiten der Patienten, darüber, wie viele Patienten sich trotz sichtbarer Ängste (Körperhaltung und -ausdruck, Mimik und Gestik) auf die Organisation ihrer Bestrahlungsbehandlung konzentrierten. Einige Patienten mußten zweimal am Tag in die Klinik fahren, weil sie hyperfraktioniert bestrahlt wurden und fühlten sich häufig mit fortschreitendem Verlauf der Behandlung aufgrund von Nebenwirkungen (Übelkeit, Erschöpfung, Speichel- und Geschmacksverlust usw.) körperlich ausgelaugt. Der Fokus lag von daher eher auf der Sorge um den körperlichen Zustand und das körperliche Befinden, das Ziel eher im Durchhalten der körperlichen Anstrengungen und der Verdrängung und/oder Verleugnung von Ängsten.

In Gesprächen mit Mitarbeitern der Abteilung für Strahlentherapie über das Scheitern des Gruppenangebotes und die Situation von Krebspatienten tauchten Assoziationen von „Kampf gegen den Krebs“ auf. Diskutiert wurde, ob Krebspatienten sich vielleicht auch in einer Art „Kriegszustand“ fühlten und daß „im Krieg“ andere Dinge wesentlicher seien als „in das Innenleben einzutauchen“.

Eine Patienten-Umfrage

Um weitere Gründe für das Scheitern des Gruppenangebotes in Erfahrung zu bringen, beschlossen H. Donath, Psychologie-Praktikantin in unserem Projekt, und ich kurze Interviews mit Patienten im Wartebereich der Abteilung für Strahlentherapie durchzuführen.

Patienten-Interview-Leitfaden zum Thema „Entspannungs- und Gesprächsgruppen“ während der Strahlentherapie:

- Innerhalb der letzten zwei Wochen hat hier eine Einladung zur Teilnahme an einer Entspannungs- und Gesprächsgruppe ausgelegen (gelbes Blatt)

- Haben Sie die Einladung gelesen?
- Was halten Sie von solchen Angeboten?
- Würden Sie selbst während der Wochen der Strahlentherapie an einer solchen Gruppe teilnehmen wollen?
- Wenn nein, warum nicht?
- Wenn ja, unter welchen Bedingungen?

Ergebnisse der Patientenbefragung und Gedanken zur Seminarplanung

21 Patienten und eine Angehörige wurden befragt. 7 Patienten hatten die Einladung nicht gelesen!

Zwei männliche Patienten betrachteten die Zeit ihrer Strahlentherapie als „Intermezzo" und äußerten, sie hätten keine Zeit wegen ihrer Berufstätigkeit. Beide waren der Auffassung, daß ein solches Angebot lediglich für Schwerstkranke, quasi angesichts des Todes sinnvoll sei:

> „Das klingt nach Friedhof!" oder „Wenn man völlig fertig ist" (FN US 11. 7. 90).

Drei Patientinnen fühlten sich durch die Familie und Freunde ausreichend gestützt, fanden das Angebot für Alleinstehende allerdings sinnvoll und wichtig.

Eine Patientin äußerte:

> „Je mehr man weiß, desto mehr grübelt man herum" (FN US 11. 7. 90).

Der Ehemann einer Patientin vertrat die Auffassung:

> „Davon wird man nur krank!" (FN US 11. 7. 90).

Drei befragte Patienten wohnten weit außerhalb Hamburgs und fanden es zu anstrengend, einen weiteren Termin im UKE zu haben, der sich nicht nahtlos an den Behandlungstermin anschließen würde.

Eine stationäre Patientin sagte:

> „Ich bin viel zu beschäftigt mit der Diagnostik und der Krankheit überhaupt! Außerdem kommt an den Nachmittagen regelmäßig Besuch" (FN US 11. 7. 90).

Eine Patientin berichtete, daß sich auf einer Station eine „Rauchergruppe" zusammengefunden hätte, die sich regelmäßig im „Blauen Salon" traf, um zu rauchen:

> „Dort finden gute Gespräche statt, lustige wie traurige" (FN US 11. 7. 90).

Eine Patientin äußerte Interesse an einer Teilnahme an einer solchen Gruppe, fühlte sich aber aufgrund ihrer körperlicher Beschwerden und Nebenwirkungen (Durchfälle) nicht in der Lage, an einem solchen Angebot teilzunehmen.

Müdigkeit und Erschöpfungsgefühle, die zum Teil auch psychische Komponenten haben dürften, wurden von vielen Patienten geäußert.

Resumee

Abschließend bleibt zu bemerken, daß die Hypothese, daß Patienten unter Strahlentherapie ein sehr großes Ausmaß an Energie für die Bewältigung und Organisation des Alltags und für die Verdrängung von Ängsten benötigen, durch das Scheitern der Gesprächs- und Entspannungsgruppe unter Therapie weiter gestützt worden ist.

Die Hoffnung, daß nach der Therapie „... alles wieder gut ist ...", findet man selbst bei schwerkranken Krebspatienten, was die Motivation, sich mit sich selbst und dem bisher gelebten Leben auseinanderzusetzen, nicht erhöht.

Weiterhin stellt sich die Frage, ob die Einladung nicht einfacher formuliert bzw. inhaltlich nicht so sehr differenziert werden sollte. Termini wie „themenzentriert" können für einige Patienten eine Überforderung darstellen und vielleicht auch abschrecken.

In einem Nachgespräch mit dem Oberarzt, der eine solche Gesprächsgruppe aus persönlicher guter Erfahrung aus einem anderen Krankenhaus angeregt hatte, wurde deutlich, daß die Patienten, die daran teilgenommen hatten, von den drei Leitern (Arzt, Psychologe und Seelsorger) persönlich zur Teilnahme an den Gruppengesprächen motiviert worden waren (FN US 3. 8. 90).

6.8.5 Entwicklung eines Fortbildungsseminars „Hilfe zur Betreuung von krebskranken Menschen"

Konzept

Bei dem Seminar handelte es sich um eine Verknüpfung von Information (Film und Vorträge), Selbsterfahrung und Erfahrungsaustausch sowie Gesundheitsförderung im Sinne: Wie schütze ich meine Gesundheit?

Das Seminar war praxisorientiert. Die möglichen Teilnehmer wurden im Ankündigungstext darauf aufmerksam gemacht, daß sie die Bereitschaft mitbringen sollten, sich aktiv mit der Thematik und der eigenen Betroffenheit auseinanderzusetzen.

Das Spezifische an diesem Seminar war, daß zwar ein Rahmen vorgegeben wurde, die Themen allerdings von den Teilnehmern „mitgebracht" und eingebracht werden sollten.

Zielgruppe:	Mitarbeiter aus dem Pflegedienst und medizinisch-technisches Personal, die mit Krebsbetroffenen umgehen
Gruppengröße:	Maximal 16 Teilnehmer
Zeit:	Montag bis Freitag, 9.00–17.00 Uhr
Ort :	Beratungsstelle für Patienten der Abt. f. Strahlentherapie der Radiologischen Klinik

Montag vormittag (Schlömer/Frost)
- Kennenlernen
- Motivation zur Teilnahme
- Themensammlung

Montag nachmittag (Schlömer/Frost/Donath)
- Übersicht über die Woche
- Erfahrungsaustausch über Entspannung und Entspannungsmethoden
- Einführung in Entspannungsübungen: aktive, passive Entspannung, Imagination

Dienstag vormittag (Schlömer/Frost)
- Erfahrungsaustausch über den Vortag
- Psychosoziale Situation von krebsbetroffenen Menschen
- Film: „Der Indianer"

Dienstag nachmittag (Schlömer/Frost)
- Arbeit in Kleingruppen und im Plenum

Mittwoch vormittag (Verres/Rittner/Schlömer)
- Gespräche und Musiktherapie

Mittwoch nachmittag (Verres/Rittner/Schlömer)
- Atem-, Bewegungs- und Körperübungen

Donnerstag vormittag (Verres/Rittner/Schlömer)
- Entspannungs-, Atem- und Wahrnehmungsübungen

Donnerstag nachmittag (Schlömer/Mitarbeiter psychosozialer Unterstützungseinrichtungen für Krebsbetroffene)
- Informationen über psychosoziale Unterstützungsangebote für krebsbetroffene Menschen

Freitag vormittag (Schlömer)
- Erfahrungsaustausch über die Woche
- Plenum und Abschied

Der Verlauf des Seminars wurde von insgesamt fünf Referenten getragen, wobei ich durch eine ständige Präsenz die Kontinuität wahrte, die notwendig ist, um den Prozeß der Gruppe verfolgen zu können.

Teilnehmer

Über dreißig Personen meldeten sich zu unserem Seminar an. Wir entschlossen uns, 18 Personen eine Zusage zur Seminarteilnahme zu geben in der Erwartung, daß einige kurzfristig wegen des Pflegenotstandes am Universitätskrankenhaus würden abspringen müssen.

18 Personen (siebzehn Frauen, ein Mann) wurden noch einmal schriftlich von uns eingeladen. Kriterium der Auswahl war, möglichst viele Abteilungen und Stationen des UKE zu erreichen und allen Mitarbeitern der Abteilung für Strahlentherapie, die sich angemeldet hatten, eine Teilnahme zu ermöglichen.

18 Personen nahmen schließlich an unserem Seminar teil, drei Mitarbeiter kamen aus der Abteilung für Strahlentherapie. Insgesamt waren 14 Abteilungen bzw. Stationen des Universitätskrankenhauses vertreten.

Das Seminar

Als Einstieg in das Seminar wurde eine Entspannungsübung zum Thema „Erwartungen und Befürchtungen zum Seminarbeginn" gewählt. Dies sollte den Teilnehmern die Gelegenheit geben, sich zu sammeln und auf Anliegen und Wünsche zu besinnen, die zur Anmeldung geführt hatten.

Im Anschluß daran wurden zwei „*Wandplakate*" unter den Überschriften „Was ich hier möchte!" und „Was ich hier nicht möchte!" angefertigt.

Folgende Themen, Wünsche und Fragen wurden angeschrieben:
Was ich hier möchte!

- Entlastungsmöglichkeiten finden
- Näheres über Sterbemeditation und auch Schmerztherapie
- Umgang mit Sterbenden
- Lernen, abschalten zu können
- Wie gehe ich mit Themen um, die für den Patienten unangenehm sind?
- Lernen, Sterbenden und Krebskranken zu helfen, ohne dabei kaputt zu gehen
- Gibt es Angst vor dem Tod oder Angst vor dem Sterben?
- Hilft Entspannungstherapie krebskranken Menschen?
- Zuwendung
- Annäherung an Angehörige/Familien von Krebspatienten
- Umgang mit der Endlichkeit des Lebens
- Gespräche mit Patienten und ihre Eindrücke
- Kommunikation in bezug auf „Kompetenzgrenzen"
- Diskussion Pflegepersonal und Arzt = therapeutisches Team?

Was ich hier nicht möchte!

- Streß
- Konflikte
- endlose Diskussionen
- Rollenspiele
- nicht soviel über Probleme mit einzelnen Patienten reden (mehr über Teamarbeit)

Themen, die im anschließenden Gruppengespräch auftauchten:

- Austausch über Sterben und Tod: Wie verkrafte ich das?
- Kommunikation mit Sterbenden – Offenheit
- Menschlichkeit geht im Krankenhaus verloren
- Persönliche Betroffenheit angesichts des Todes versus „Verdrängung" (Abblocken) bei Kollegen

- Konflikte mit Ärzten: enge Zusammenarbeit – kaum miteinander reden – kein Einfluß auf Therapieentscheidungen (aber die Konsequenzen mittragen müssen)
- „Quälerei" der Diagnostik – Warten – alleingelassen werden
- Patienten fragen: Bringt das was? – Angst vor „ehrlichen" Antworten
- Gesprächsführung mit Patienten / Angst, Patienten zu „überrennen"
- Patienten Angst nehmen
- Problem: Therapiebeendigung
- Wenig Zeit zum Reden – „Die Ärzte wollen das aber auch nicht!"
- Patienten und Angehörige besser verstehen lernen
- Die Grenze zwischen „offener Kommunikation" und Schonungslosigkeit
- Wunsch nach mehr beruflicher Distanz von Krebspatienten (Man kann ihnen im Krankenhaus nicht entfliehen)
- Wie kümmere ich mich um Krebspatienten, „ohne Schaden zu nehmen"
- „Alle saugen mich aus" (12 Pflegekräfte verließen innerhalb des letzten Jahres die Station: „Ich bin der letzte Mohikaner und fühle mich manchmal leer!")
- Kühle und Härte in der Klinik
- Psychische Betreuung wird vom Pflegepersonal erwartet, Gefühl der Überforderung
- Abschalten können wollen, wenn man nach Hause geht
- Fragen von Patienten: „Hilft das denn wirklich?" („Um den heißen Brei reden" und „Eiertanz"); Kraft finden, besser antworten zu können
- Fragen und Ängste von Angehörigen (Eltern)
- Spannungen zwischen Ärzten und Pflegepersonal: Kompetenzstreitigkeiten
- Aufklärung „zwischen Tür und Angel" („So kann man das doch nicht machen!")
- Betroffenheit angesichts der „Augen" und Hilflosigkeit von Angehörigen
- Gesprächsführung angesichts von Tod und Sterben
- Schmerztherapie
- Menschen als „Versuchskaninchen" (Experimentelle Therapien)
- Psychologische Schulung für Personal ist notwendig.

Kurze Zusammenfassung des Seminarverlaufs

Das Seminar hatte einen klaren Rahmen. Es war uns wichtig, auf ein ausgewogenes Verhältnis zwischen Auseinandersetzung mit der Thematik „Arbeit mit krebskranken Menschen" und eigener „Gesundheitsförderung" zu achten.

Die Themen sollten nicht vorgegeben werden, sondern aus dem Teilnehmerkreis kommen.

Die Resonanz auf unser Seminarangebot war groß, und die Themen der 18 Teilnehmern hatten ein breites Spektrum – siehe Wandplakat: „Was ich hier möchte!".

Schwerpunkte lagen auf den Themen:

- Suche nach Entlastungsmöglichkeiten
- Kommunikation mit Patienten und Angehörigen

- Umgang mit sterbenden Menschen und deren Angehörigen
- Kommunikations- und Kompetenzprobleme im therapeutischen Team.

Der Wechsel von angeleiteter Kleingruppenarbeit und Plenum sollte die Möglichkeit bieten, auch in einem geschützteren Rahmen Themen und Probleme im Kollegenkreis zu erörtern. Ein erster „roter Faden" war die Fragestellung: „Anspruch und Wirklichkeit im beruflichen Alltag". Wünsche an die Zukunft wurden formuliert, z.B. ein klareres Tätigkeitsfeld, Supervision, bezahlte Fortbildung, Möglichkeiten der Rotation in besonders belastenden Arbeitsbereichen, mehr Lob haben wollen und aussprechen zu lernen und der Wunsch nach konstruktiver Kritik in der klinischen Zusammenarbeit.

Zum Abschluß dieses intensiven ersten Tages wurden Erfahrungen mit verschiedenen Möglichkeiten von Entspannungsübungen vermittelt.

Am zweiten Tag wurde der Film „Der Indianer" gezeigt. Dieser Film sollte unter dem Fokus „Gesprächssituationen" betrachtet werden und löste große Betroffenheit aus. Obgleich der Film teilweise als „unrealistisch" empfunden wurde, war dennoch interessant zu registrieren, daß es sich um die subjektive Erlebensweise eines Krebspatienten handelte. Der Patient spielte sich nach Tagebuchaufzeichnungen selbst, die Kameraführung erfolgte direkt aus der Sicht des Patienten.

Beim Betrachten des Films tauchten Gefühle auf, wie sie häufig in der Begegnung mit Krebskranken empfunden werden: Hilflosigkeit, Sprachlosigkeit, Angst und ein schlechtes Gewissen. Ein anderer wichtiger Punkt war, die Sensibilität von Krebspatienten gegenüber der jeweiligen Atmosphäre und dem „Versteckspielen" zu erkennen und sich erneut bewußt zu machen, daß Kommunikation nicht nur auf sprachlicher Ebene stattfindet.

Im Anschluß an diesen emotional bewegenden Vormittag wurde eine Entspannungsübung mit dem Thema: „Ort der Ruhe und der Kraft" durchgeführt, zu der von den Teilnehmern Bilder gemalt wurden, die abschließend im Gruppenraum aufgehängt wurden.

Das „Macht – Ohnmacht – Thema", das am zweiten Seminartag immer wieder auftauchte, zog sich auch am Vormittag des dritten Tages durch, diesmal mit dem Schwerpunkt: „Klinikalltag – Team – Hierarchien". Gerade der Klinikalltag wurde von vielen Teilnehmern als besonders demotivierend erlebt; ständige „Machtkämpfe" innerhalb des Klinikpersonals entziehen viel Energie.

Der Nachmittag des dritten Tages und der Vormittag des vierten Tages standen ganz im Zeichen von Atem-, Bewegungs- und Körperübungen zur Intensivierung der Selbstwahrnehmung und der Suche nach Umsetzungsmöglichkeiten in Situationen des täglichen Patientenkontaktes.

Am Nachmittag des vierten Tages gab es ein Gespräch mit Mitgliedern der „Frauenselbsthilfe nach Krebs", einem Krankenhaus-Besuchsdienst des DRK und einer Psychologin, die in einer onkologischen Abteilung des UKE arbeitete.

Am letzten Seminartag widmeten wir uns noch einmal unserem am Montag erstellten Wandplakat. Nur ein einzigen Thema war „übriggeblieben", nämlich die Schmerztherapie. Wir befaßten uns mit diesem Thema.

Abschließend nahmen wir uns Zeit für ausführliche Rückmeldungen über den Seminarverlauf.

Rückmeldungen

In einer Entspannungsübung ließ ich die Seminarwoche Revue passieren.

Zur Beurteilung des Seminars wurde den Teilnehmern ein Rückmeldebogen gegeben:

Insgesamt war ich mit der Woche:

sehr zufrieden	(14)
relativ zufrieden	(4)
zufrieden	
weniger zufrieden	
ganz unzufrieden	

– für mein eigenes Leben

sehr viel	(3)
relativ viel	(10)
einiges	(5)
nicht sehr viel	
gar nichts	

– für den Umgang mit Krebspatienten

sehr viel	
relativ viel	(10)
einiges	(8)
nicht sehr viel	
gar nichts	

– für den Umgang miteinander im Team

sehr viel	(2)
relativ viel	(7)
einiges	(8)
nicht sehr viel	(1)
gar nichts	

Ausformulierte Rückmeldung gab es zu folgenden Punkten:

- Mir hat besonders gefallen
- Nicht gefallen hat mir
- Anregungen für die Gestaltung weiterer Seminare.

Zusammenfassung der Rückmeldungen

Besonders gefielen den Teilnehmern:

– Erfahrungsaustausch unter Kollegen	14 x
– Entspannungsübungen	14 x
– Austausch mit Frauen der Selbsthilfegruppe	8 x
– die offene Struktur des Seminars	5 x
– Atem- und Partnerübungen	6 x
– das breite Spektrum der angesprochenen Themen	3 x
– Musiktherapie	3 x

Nicht gefallen hatte den Teilnehmern:

- die Musiktherapie (das Trommeln) 5 x
- die Kürze des Seminars 4 x
- schleppende Gesprächsverläufe in der Gruppe 3 x

Anregungen und Wünsche der Teilnehmer waren:

- Wunsch nach Wiederholungs- bzw. Aufbauseminaren zur Erhöhung der Kompetenz und Gesundheitsförderung 5 x
- Fortbildung über Schmerztherapie 3 x
- Auseinandersetzung mit der beruflichen Situation: Belastung und Entlastung 3 x
- Seminarwunsch mit dem Thema „Umgang mit Sterben und Tod" 3 x
- mehr Austauschmöglichkeiten mit krebsbetroffenen Menschen mit verschiedenen Erkrankungen 2 x
- Integration von Ärzten in den Teilnehmerkreis 2 x
- Wunsch nach Folgeseminar mit identischer Gruppe zwecks Erfahrungsaustausch 2 x

Eine anschließende Gruppenrunde ergab noch weitere Punkte und Anregungen für zukünftige Seminargestaltungen:

- Es hat gut getan, aus der Schicht rauszusein, einen anderen Rhythmus zu erleben (Frühstück, Mittag, Abendbrot zu normalen Zeiten!).
- Mehr Raum für einen Austausch mit Menschen aus Selbsthilfegruppen.
- Eine einmalige Gelegenheit, sich mit Mitarbeitern aus anderen Abteilungen auszutauschen und so den eigenen Horizont zu erweitern.
- „Früher habe ich gedacht, ich sei allein mit meinen Problemen, aber das stimmt gar nicht!".
- Wunsch, sich mit dem Thema „Krankheit als Chance" auseinanderzusetzen.
- „Eine Woche ohne Rückenschmerzen!"
- Auseinandersetzung mit „psychosomatischen Aspekten alltäglicher Beschwerden".
- „Es hat gut getan, daß alles so zwanglos war, genau das hat mich motiviert mitzumachen."
- „Eine tolerante Gruppe!"
- Sensibilisierung für den Körper durch Entspannungs- und Bewegungsübungen.
- „Ich werde in Zukunft mehr loben und hoffe, daß etwas zurückkommt."
- Ich nehme den Satz mit nach Hause: „Ich kann andere nicht ändern, aber mich!"
- Feldenkrais-Übungen integrieren!
- Inhalte und Erfahrungen weitertragen auf Station, vielleicht auch in Form einer kleinen Berichterstattung, um die anderen neugierig zu machen und ein Stück teilhaben zu lassen.
- „Durch den Aufbau des Seminars wird die ganze Persönlichkeit angesprochen – das war besonders gut."

Konsequenzen des Seminars

Aufgrund des großen Erfolges haben wir das Fortbildungsseminar im April eines jeden Jahren angeboten und durchgeführt. Aufbauseminare wären sinnvoll gewesen, waren aber aus Kapazitätsgründen nicht möglich.

Aufgrund unserer Erfahrungen haben wir die Teilnehmerzahl 1991 von 18 auf 14 Personen reduziert.

Im Gegensatz zum ersten Seminar, das von fünf Referenten getragen wurde, gab es 1991 nur zwei Seminarleiterinnen (Susan Porchet-Munro, Musiktherapeutin, und Ute Schlömer).

Wichtig ist auch, die Musiktherapie „schonender" an eine solche Gruppe ohne jegliche Vorerfahrung heranzubringen bzw. mehr Zeit für den Austausch über das Erlebte anzuberaumen. Als Konsequenz der Erfahrungen aus dem Fortbildungsseminar im Jahr 1990 hatten wir uns entschieden, die Musiktherapie von Anfang an in den Seminarablauf zu integrieren und die Gruppe der Teilnehmer stärker in ihrem Prozeß zu begleiten.

Die „Innerbetriebliche Fortbildung" (IBF) bot im folgenden Fortbildungsprogramm ein Seminar zur „Schmerztherapie" an.

M. Frost und ich führten 1991 ein fünftägiges Seminar mit dem Thema „Leben mit dem Abschied – Umgang mit Tod und Sterben" durch.

Im Spätsommer 1990 bot ich den Mitarbeitern der Abteilung für Strahlentherapie ein Entspannungsangebot „nach getaner Arbeit" an.

6.8.6 Modell eines Wochenendseminars zur Krankheitsbewältigung und Gesundheitsförderung für krebsbetroffene Menschen

Das Seminarkonzept ist im Kapitel 4.2.4.3 nachzulesen.

Entstehungsgeschichte eines Wochenendseminars für krebsbetroffene Menschen in Hamburg

Im Sommer 1990 erhielt ich einen Anruf von einer Vertreterin der Frauenselbsthilfe nach Krebs in Hamburg, die durch die Presse von unserem Projekt erfahren hatte. Sie fragte nach Möglichkeiten der Fortbildung im Rahmen unseres Projektes für Mitglieder von Selbsthilfegruppen, die bislang immer nach Köln oder Heidelberg fahren müßten, um an solchen Veranstaltungen teilzunehmen.

Wir verabredeten uns zu einem gegenseitigen Kennenlernen. Das Gespräch fand in der Beratungsstelle für Patienten der Abteilung Strahlentherapie und deren Angehörige statt. Ich erklärte meine grundsätzliche Bereitschaft, ein Seminar für Mitglieder von Selbsthilfegruppen durchzuführen, und bat meine Gesprächspartnerinnen, ihre Aufmerksamkeit im Verlauf des Sommers auf die Themen, Probleme, Konflikte und Wünsche zu lenken, die im Gruppenkontext immer wieder auftauchen würden.

Das nächste Treffen wurde für den Herbst 1990 anberaumt. Es fand im Oktober 1990 statt. Teilnehmerinnen waren drei Frauen aus der Selbsthilfebewegung in Hamburg und ich.

Wir machten eine Art Brainstorming über mögliche Themen für eine Fortbildung.

Folgende Themen wurden formuliert:

- Wie werde ich mit Wiedererkrankungen fertig?
- Unsicherheiten bezüglich Krebstherapien
- Hilfe geben und annehmen können
- Arbeit mit Angehörigen (in etwa 50 Prozent der Fälle geht es um Eheprobleme)
- „Wie erziehe ich meinen Arzt?"
- Krisenintervention/Nähe und Distanz zw. Berater und Hilfesuchenden
- Umgang mit der Angst
- Gesprächsführung in Beratungssituationen
- Offenheit im Umgang mit Krebs.

Ich stellte zur Debatte, die geplante Fortbildung schwerpunktmäßig als Selbsterfahrung oder als Erhöhung der Kompetenz plus Selbsterfahrung anzubieten.

Alle waren sich einig, daß sie auch Kompetenzvermittlung wollten, in dem Sinne: „Was soll ich machen/sagen, wenn" ...

Schwerpunkte des Seminars sollten sein:

- Beratung von Krebsbetroffenen durch Krebsbetroffene
- Nähe und Distanz in der Betreuung
- Geben und Auftanken in der Beratungsbeziehung
- Grenzen und Abgrenzung
- Verdrängen und Annehmen
- Beratung im Spannungsfeld von Beziehungen.

Geplanter Termin war das Wochenende 19./20. 1. 1991, 10.00–18.00 Uhr.

Ich bot an, persönlich in die Selbsthilfegruppe zu kommen, damit die Teilnehmerinnen mich kennenlernen und wir noch gemeinsam Anregungen sammeln könnten. Der Besuch fand im Dezember statt.

Inhalt war, nach mehreren Vorgesprächen, den Frauen unser Wochenendseminarangebot darzustellen und Wünsche und Bedürfnisse von Mitgliedern aufzunehmen.

Themenwünsche und angesprochene Themen waren:

- Meine Grenzen wahrnehmen und verteidigen
- Umgang mit Kränkung (wenn eigene Hilfsangebote zurückgewiesen werden, in der Arzt-Patient-Beziehung)
- Wie werde ich mit Belastungen fertig, die durch meine Hilfsangebote (Gespräche und Krankenbesuche) entstehen?
- „Geben und Nehmen"
- Kein Seminarfokus auf Tod und Sterben
- Wunsch nach Erfahrungsaustausch
- Kraft schöpfen und Freude haben wollen

- Situationen „aushalten lernen", die man nicht verändern kann
- Wunsch nach Entspannung, Imaginationsübungen und Kreativität.

Wir kamen zu der Entscheidung, kein festes Konzept für das Wochenende zu entwickeln, sondern mit den Themen zu arbeiten, die die Teilnehmerinnen an dem Wochenende mitbringen würden. Grundpfeiler des Seminars sollten Gespräche, Entspannung und Einsatz von kreativen Medien sein.

Ich holte mir bezüglich der Leitungsfunktion Unterstützung durch H. Donath, die bereits langfristig in unserem Projekt mitarbeitete. Wir beschränkten uns auf 12 Teilnehmerinnen. Das Seminar fand in der Beratungsstelle für Patienten der Strahlentherapie statt.

Protokoll des Seminarverlaufs

Samstag, der 19. 1. 1991

Begrüßung von elf Teilnehmerinnen mit Tee und Musik

„Unsere Wünsche an dieses Wochenende sind, daß es Ihnen (den Teilnehmerinnen) gelingt, den Alltag ein wenig hinter sich zu lassen, um in einer entspannten Atmosphäre Gedanken und Gefühle auszusprechen, die Sie vielleicht schon länger mit sich herumtragen und daß die Chance eines Erfahrungsaustausches untereinander genutzt wird."

Der Einstieg in das Seminar begann mit einer Entspannungsübung mit dem Thema: „Erwartungen und Befürchtungen zum Seminarbeginn." Der Einsatz einer Entspannungsübung zum Einstieg hatte den Sinn, den Teilnehmerinnen die Gelegenheit zu geben, sich zu sammeln und auf eigene Anliegen und Wünsche zu besinnen, die zur Anmeldung geführt hatten.

Im Anschluß daran wurden zwei „*Wandplakate*" unter den Überschriften „Was ich hier möchte!" und „Was ich hier nicht möchte!" angefertigt.

Folgende Themen, Wünsche und Fragen wurden angeschrieben:

Was ich hier möchte!

- ich möchte mich treibenlassen
- mich mit den Teilnehmern austauschen und ruhigwerden
- was über Menschen (mich) lernen
- versuchen, meine Ängste und Unruhe zu mildern
- entspannen, für eine Weile inneren Frieden finden
- mich selbst besser kennenlernen
- mich einfach nur wohlfühlen und froh sein
- mich entspannen
- etwas in meinen Alltag hinübernehmen
- mit meinen Mitmenschen besser umgehen lernen
- Harmonie – Ausgeglichenheit – sich selbst in den Griff bekommen
- die Teilnehmer etwas kennenlernen
- mich und meine Bedürfnisse wahrnehmen können bzw. erkennen.

Was ich hier nicht möchte!

- unter Leistungsdruck gestellt werden
- wenn möglich, nicht über den Golfkrieg sprechen
- keine Leistung – keine großen Anforderungen erfüllen müssen

Anschließend fand eine namentliche Vorstellung statt und ein Austausch über die vorangegangene Übung.

Weitere Themen, die im Gruppengespräch auftauchten:

- eigene Bedürfnisse wahrnehmen lernen
- Selbstbild / Fremdbild
- Erwartungen der anderen: reale Anforderungen an mich oder Projektionen von mir?
- Angst vor Wiedererkrankung
- Partnerschaftsprobleme, die aus der Krebserkrankung resultieren
- Negative Schwingungen abwehren wollen: „Die stirbt bald!" (nach Wiedererkrankung)
- „sich in den Griff kriegen" – „ Ich kann es nicht mehr hören. Wo bleibe ich dabei eigentlich? Ich will nicht immer funktionieren!"
- Umgang mit Angst und Kränkung
- sich kennenlernen und sich weiterentwickeln wollen
- neue Erfahrung machen wollen und versuchen, diese in den Alltag zu integrieren.

Aus der Vielfalt der Themen arbeiteten wir drei Themenblöcke heraus:

- Umgang mit Angst und Kränkung
- Wunsch nach neuen Erfahrungen (u.a. Entspannungsübungen)
- Umgang mit eigenen Bedürfnissen und eigenen Grenzen.

Wir begannen mit dem Thema, von dem wir vermuteten, daß eine Auseinandersetzung damit viel Energie kosten würde; somit hatten wir im Seminarverlauf genug Zeit, um die Teilnehmerinnen wieder gut aufzubauen.

Gespräche in zwei Kleingruppen zum Thema:

- Erinnern Sie sich an eine Situation von Angst und/oder Kränkung.
- Wie waren Ihre Reaktionen, Bewältigungs- und Vermeidungsstrategien?
- Erinnern Sie sich an positive und negative Verläufe und erzählen sie den anderen davon.

Samstag nachmittag

Entspannung nach Jacobsen (Erfahrungen mit aktiver Muskelanspannung und -entspannung)

Entspannungsübung: „Ort der Ruhe und der Kraft" (Übung aus dem „Bochumer Gesundheitstraining")

Der „Ort der Ruhe und der Kraft" wurde im Anschluß an die Übung gemalt; die Teilnehmerinnen stellten sich ihre Bilder gegenseitig vor und suchten einen Platz an der Wand, um ihre Bilder aufzuhängen.

Sonntag, der 20. 1. 1991

„Blitzlicht": Wie geht es ihnen heute morgen?

Körperwahrnehmungsübung : Stehen – Gehen – Grenzen wahrnehmen

Suchen Sie sich Ihren Platz in diesem Raum und schließen Sie die Augen. Nehmen Sie wahr, wie Sie stehen ... Nehmen Sie jede Spannung in

Ihrem Körper wahr und versuchen Sie, sie zu lösen ... Lassen Sie sich leicht in die Knie fallen. Spüren Sie, wie ihr Skelett in sich ruht. Sie müssen sich gar nicht anstrengen. Ihr Körper gibt Ihnen Halt.

Richten Sie die Aufmerksamkeit auf Ihre Füße und Beine und den Kontakt, den sie zum Boden haben ... Beachten Sie, ohne die Füße zu bewegen, wie das Gewicht sich zwischen ihnen verteilt ... Liegt es mehr auf den Fersen oder auf den Ballen? ... Mehr auf dem inneren oder auf dem äußeren Fußrand? ... Spüren Sie den Kontakt zum Boden ... der Sie trägt und genießen Sie das Gefühl, einen guten Stand zu haben.

Und nun bewegen Sie die Beine ein wenig ... verlagern Sie ihr Gewicht von einem Bein auf das andere.

Öffnen Sie die Augen und setzen Sie sich langsam und behutsam in Bewegung. Gehen Sie langsam und achten Sie darauf, wie Ihre Füße den Boden berühren. Versuchen Sie einen Rhythmus zu finden, der Ihrer momentanen Stimmung entspricht. Setzen Sie Ihre Stimmung in Bewegung um. Was nehmen Sie wahr? Gehen Sie in ihrem ganz persönlichen Tempo durch den Raum ... Wie fühlen Sie sich?... Und nun gehen Sie schneller ... noch schneller ... Wie fühlen Sie sich dabei?

Und jetzt gehen Sie so langsam wie sie können ... Rollen Sie die Füße ganz langsam und bewußt ab. Wie ist das für Sie? Was empfinden Sie dabei? Bleiben Sie ganz bei sich! Kommen Sie wieder zu ihrem persönlichen Tempo.

Und nun nehmen Sie sich im Zusammenspiel mit den anderen wahr ... Gehen Sie Ihren Weg oder weichen sie den anderen aus? Gehen Sie noch einmal ganz schnell und ganz langsam und nehmen Sie wahr, wie der Kontakt zum Boden sich bei jeder Gangart ändert ... Kehren Sie nun zurück zu ihrem eigenen Rhythmus ... und kommen Sie langsam zum Stand. Schließen Sie die Augen.

Und nun breiten Sie die Arme aus. Dort wo ihre Fingerspitzen enden, dort ist Ihre persönliche Grenze. Erfahren Sie Ihre Grenzen, Ihren Raum.

Nehmen Sie diese deutlich wahr und sagen Sie sich: „Ich setzte meine Grenzen." Um die eigenen Grenzen verteidigen zu können, müssen sie wahrgenommen werden. Sie haben die Entscheidung, welche Menschen Sie in Ihren ganz persönlichen Bereich lassen, an sich heranlassen. Sie allein können sich dagegen wehren, wenn Menschen Ihren Raum nicht respektieren und in ihre Grenzen gewiesen werden müssen.

Lassen Sie die Augen noch eine Weile geschlossen und lassen Sie das Erlebte noch einmal Revue passieren.

Wählen Sie jetzt eine Farbe und im Geiste eine Form. Suchen Sie sich einen Platz auf dem Papier und malen Sie sie.

Bei allen Teilnehmerinnen tauchten sowohl Farben als auch Formen vor dem „inneren Auge" auf und wurden als Gruppenbild zu Papier gebracht. Anschließend gab es einen Erfahrungsaustausch über das Erlebte und ein Gespräch über das entstandene Bild.

Es folgten Gespräche in zwei Kleingruppen zum Thema „Umgang mit eigenen Bedürfnissen und Grenzen".

Sonntag nachmittag

Plenum: Abschließende Auseinandersetzung mit den Wandplakaten

Entspannungsübung: „Wie kann ich besser für mich sorgen?" (In Anlehnung an eine Übung des „Bochumer Gesundheitstrainings.")

Setzen Sie sich oder legen Sie sich ganz bequem. Machen Sie es sich so bequem wie möglich und schließen Sie ihre Augen.

Verändern Sie vielleicht noch einmal Ihre Haltung, so daß Sie wirklich einige Minuten ganz entspannt und bequem sitzen oder liegen können.

Konzentrieren Sie sich jetzt auf die Körperteile, mit denen Sie Kontakt zum Stuhl und zum Boden haben: der Rücken, das Gesäß und die Fußsohlen ...

Konzentrieren Sie sich auf ihre Fußsohlen, spüren Sie ganz deutlich den Kontakt zum Boden.

Sie müssen jetzt überhaupt nichts leisten. Alles um Sie herum ist jetzt vollkommen gleich – gültig.

Spüren Sie, wie Sie sich beim Ausatmen ein wenig mehr entspannen, wie jedes Ausatmen Sie ein Stück tiefer in die Entspannung bringt.

Und nun stellen Sie sich wieder ihren Ort der Ruhe und der Kraft vor. Den Ort, an dem Sie am besten Ruhe und Energie in sich aufnehmen können. Alle Ängste, alle Sorgen fallen von Ihnen ab, Sie fühlen sich dort sicher und geborgen. Lassen Sie sich Zeit, diesen Zustand zu genießen.

Und nun gehen Sie in Ihrer Vorstellung zurück zum Samstag vormittag, dem Beginn des Seminars ... lassen Sie die Stunden bis zum jetzigen Zeitpunkt an Ihnen vorüberziehen, die Gespräche und Erlebnisse, die Sie hatten, und hören Sie auf die Frage, „Wie kann ich besser für mich sorgen?" „Wie kann ich liebevoller mit mir umgehen?"

Denken Sie an Ihre Pläne und Vorsätze, die Sie in Ihrem bisherigen Leben hatten. Vielleicht ist es sinnvoll für Sie, einige Ihrer Umgehensweisen mit sich und Vorsätze neu zu überdenken, um in Zukunft zufriedener und mit mehr Freude zu leben.

Achten Sie dabei besonders auf Ihre innere Stimme. Vielleicht haben Sie bisher überwiegend auf die Stimmen Ihrer Umgebung gehört. Erlauben Sie es sich, Ihr zukünftiges Leben mehr als bisher nach Ihren eigenen Vorstellungn zu gestalten. Sie werden Ihrer Gesundheit damit einen großen Dienst erweisen.

Fragen Sie sich auch, ob es Bereiche gibt, die bei Ihnen bisher zu kurz gekommen sind. Vielleicht haben Sie zu wenig Ruhe und Entspannung, zu wenig Bewegung, zu wenig gute Ernährung, zu wenig Schlaf, zu wenig Zärtlichkeit, Freude und Spiel.

Vielleicht gibt es auch Bereiche, in denen Sie sich in Zukunft mehr entfalten möchten: Lesen oder Musizieren, Gespräche mit Freunden, Engagement für Dinge, die Ihnen Freude bereiten.

Vielleicht können Sie Fähigkeiten und Ideen wieder aktivieren, die sich früher gut bewährt haben und die im Alltag verschüttet worden sind.

Gehen Sie jetzt in Gedanken noch einmal zu dem Satz: „Wie kann ich in Zukunft besser für mich sorgen?" „Wie kann ich liebevoller mit mir umgehen?"

Machen Sie sich Ihre Wünsche für die Zukunft noch einmal bewußt und lassen Sie sich Zeit dabei.

Machen Sie sich bewußt, wie wichtig es für Ihre Lebenskraft und Lebensfreude ist, konkrete Ziele zu haben und in wichtigen Bereichen Ihr Leben zu planen.

Und jetzt stellen Sie sich langsam darauf ein, zurückzukommen ...

Im Anschluß an diese Übung schrieben die Teilnehmerinnen einen Brief an sich selbst über ihre Vorsätze für und Wünsche an die Zukunft, der abschließend verschlossen und an sich selbst adressiert wurde. Wir sammelten die Briefe ein, um sie einige Monate später zu verschicken.

Im Austausch zu Ihrem Brief erhielten die Teilnehmerinnen von uns eine Kunst-Karte von Emil Nolde (kraftvolle Farben) und ein afrikanisches Märchen:

Die Quelle

Ein afrikanisches Märchen erzählt: Eine große Trockenheit war über das Land gekommen. Zuerst war das Gras braun und grau geworden. Dann starben Büsche und kleinere Bäume. Kein Regen fiel, der Morgen erwachte ohne die Erfrischung des Taus. Die Tiere waren in großer Anzahl verdurstet, denn nur wenige hatten die Kraft gehabt, aus dieser Wüste zu fliehen. Die Trockenheit dauerte an. Selbst die stärksten, ältesten Bäume, deren Wurzeln bis tief in die Erde reichten, verloren ihre Blätter. Brunnen und Flüsse, Quellen und Bäche trockneten aus. Eine einzige Blume war am Leben geblieben; denn eine ganz kleine Quelle gab noch ein paar Tropfen Wasser. Doch die Quelle verzweifelte: „Alles vertrocknet und verdurstet und stirbt. Was hat es noch für einen Sinn, daß ich ein paar Tropfen aus der Erde hole und auf den Boden fallen lasse?" Ein alter, ehemals kräftiger Baum stand in der Nähe. Er hörte die Klage und sagte zur Quelle: „Niemand erwartet von dir, die ganze Wüste zum Grünen zu bringen. Deine Aufgabe ist es, einer Blume Leben zu geben. Mehr nicht."

Auf eine Entspannungsübung nach Jacobsen (zur Vertiefung) folgte abschließend eine schriftliche und verbale Rückmeldung zum Seminar.

Gemeinsamer Abschied und Ausklang mit Musik

Wir standen im Kreis und faßten uns zum Abschied an den Händen. Wir überprüften, wie wir spontan unsere Nachbarinnen an die Hand genommen hatten. Hatten wir beide an der Hand, hatten Sie uns an der Hand? Oder hatte uns eine an der Hand und wir eine an der Hand?

Wir korrigierten, so daß wir eine Teilnehmerin an der Hand hatten und eine uns an der Hand hatte.

Wir nahmen dieses ausgewogene, vielleicht auch ungewohnte Gefühl wahr und machten uns bewußt, wie wichtig es in unserem Leben ist, beides zu haben und zu leben.

Rückmeldungen zum Seminar

Am Ende des Seminars wurde ein Rückmeldebogen mit folgenden Fragen verteilt:

- Was hat Ihnen an diesem Wochenende gut gefallen?
- Welches Erlebnis war Ihnen besonders wichtig?
- Was hat Ihnen nicht so gut gefallen?
- Welche Anregungen und Wünsche haben Sie für ein weiteres Seminar?

Die Fragen wurden von den Teilnehmerinnen schriftlich beantwortet.

Zwei Teilnehmerinnen konnten aus gesundheitlichen bzw. kräftemäßigen Gründen nur am Samstag teilnehmen, so daß uns neun Frauen am Sonntag Feed-Back geben konnten.

Was hat Ihnen an diesem Wochenende gut gefallen?

- Das ganze Wochenende hat mir gut gefallen. In den kleinen Gruppen war das Bewußtsein oder Bewußtmachen der Grenzen sehr anstrengend. Gab aber auch gleichzeitig Gelegenheit, über Fremd- und Selbstwahrnehmung sich wieder mal Gedanken zu machen.
- Die Atmosphäre am Anfang des Seminars, das längere Zusammensein, intensivere Gespräche.
- Die gelöste Atmosphäre. Die Offenheit der Gruppe. Das Interessse füreinander.
- Alles! Es war eine sehr gute Gruppe.
- Die kleine Gruppe. Sehr positiv hat sich ausgewirkt, daß wir Frauen uns bereits kannten, daß die Leiterin und die Frauen sich vorher einige Wochen kennenlernten. Das „sich fremd sein" entfiel – man konnte sofort anfangen.
- Die Gruppenarbeit in der kleinen Gruppe. Der Austausch untereinander. Die Räumlichkeiten. Die Entspannungsübungen. Der ganze Zeitablauf.
- Die verschiedenen Arten von Entspannungsübungen. Das gemeinsame Gespräch und Zusammensein.
- Das offene Gespräch der Gruppenteilnehmer. Toleranz bei unterschiedlicher Meinung. Die Ausrichtung des Seminars.
- Die Ausstattung des Raumes, die fast familiäre Atmosphäre, die angebotenen Entspannungsübungen, die freie Art des Umganges miteinander.

Welches Erlebnis war Ihnen besonders wichtig?

- Entspannungsübungen! Ich konnte nicht genug davon kriegen! Das Knackwort „Loslassen" trage ich sehr bewußt mit mir herum und wünsche mir, daß es bleibt und ich in entscheidenden Momenten auch wirklich loslasse.
- Die Gespräche im kleinen Kreis.
- Erfahren zu haben, wo ich im Leben gestanden habe, und wie ich jetzt leben will. Mein Leben wird selbstbestimmter und lebensvoller.
- Entspannungsübungen.

- Die Offenheit und die Ehrlichkeit aller Beteiligten, die Bereitwilligkeit voll mitzumachen. Welches Erlebnis? Ich bin z. Zeit noch zu sehr „drin". Ich brauche zeitlichen Abstand um „mein" besonders wichtiges Erlebnis „auszufiltern".
- Etwas über mich selbst zu erfahren. Die Gruppenteilnehmerinnen näher kennenzulernen. Ein gutes Wochenende mit netten Leuten zu verbringen. Mich wohl zu fühlen.
- Die Entspannungsübungen.
- Im offenen Gespräch für mich persönliche Erfahrungen zu machen. Zu manchen Situationen eine andere positive Einstellung zu bekommen.
- Bei der Entspannungsübung „Ort der Kraft und Ruhe" einen solchen Ort wirklich gefunden zu haben. Das Erlebnis, daß jede Teilnehmerin der Gruppe mir sehr viel gegeben hat.

Was hat Ihnen nicht so gut gefallen?

- Schwer zu sagen!
- Das fällt mir sicher erst später ein.
- Mir hat wirklich alles gefallen.
- Kann beim besten Willen nichts finden!
- Mir fällt nichts ein.
- Das langsame und schnelle Gehen mit Musik.

Welche Anregungen und Wünsche haben Sie für ein weiteres Seminar?

- Aus zu wenig Erfahrung heraus nichts Spezielles. In der gehabten Art würde ich gern wieder daran teilnehmen.
- 1. Mitglieder der kleinen Gesprächsrunde austauschen. 2. eine Entspannungspause mit Musik. Herzlichen Dank für die nette Betreuung.
- Ich habe keine besseren Vorschläge zu machen, sondern habe es als Geschenk empfunden, daß soviel für mich getan wurde. Danke.
- Mehr Gespräche
- Macht weiter so!!! Ich weiß heute schon, daß ich aus diesem Wochenende für mich sehr viel mitnehme.
- Ich würde gern 'mal ein Wochenende mit Übernachtung verbringen, um am Abend mich auch 'mal gedanklich austauschen zu können.
- Ich bin an weiteren Seminaren interessiert. Besseres Zusammensein könnte ich mir mit Übernachtung vorstellen.
- Es wär so schön, wenn sich die Gelegenheit für ein weiteres gemeinschaftliches Wochenendseminar ergeben würde.
- Bezugnehmend auf das afrikanische Märchen, das wir dankenswerterweise bekommen haben: Vielleicht könnte morgens beim Beginn ein Text, der vielleicht Leitfaden für den Tag sein könnte, gelesen werden.

Zusammenfassung und Ausblick für weitere Seminare

Bei diesem Wochenendseminar für Mitglieder aus Selbsthilfegruppen handelte es sich – im Gegensatz zu den zuvor von mir durchgeführten Seminaren mit Übernachtungen – um ein Tagesseminar, d.h. die Frauen kehrten am Abend in ihre Familien, zu ihren Kindern oder in ihr Zuhause zurück.

Die Frage, die sich mir im Vorfeld immer wieder stellte, war, ob sich dieser „Bruch“ und der fehlende Abend zum Erfahrungsaustausch und zum weiteren Kennenlernen negativ auf die Atmosphäre auswirken würden und eine vertrauensvolle Zusammenarbeit einschränken könnten.

Dies war nicht der Fall. Ein Grund dafür war mit Sicherheit, daß die elf Teilnehmerinnen sich untereinander, wenn zum Teil auch nur flüchtig, kannten und sie mich bereits in Vorgesprächen kennengelernt hatten. Die „Aufwärmphase“ reduzierte sich dadurch deutlich.

In den Rückmeldungen wurde die Atmosphäre im Seminar häufig positiv bewertet. Sie wurde als „offen“, „gelöst“ und „familiär“ empfunden. Wir hatten großen Wert darauf gelegt, den Einstieg in das Seminar atmosphärisch gut zu gestalten. So begrüßten und empfingen wir die Frauen mit Vivaldis „Vier Jahreszeiten“ und Tee. Wir hatten unseren Gruppenraum mit Blumen, Obst und Kerzen geschmückt. Die Teilnehmerinnen schlüpften in ihre bequemen Sachen, hatten Zeit, sich untereinander zu begrüßen und in unserem gemeinsamen Raum anzukommen. Dieses Ankommenkönnen wurde während des Seminars immer wieder positiv bemerkt als etwas, das half, Hemmschwellen zu senken, die natürlich in jedem Seminar vorhanden sind, vor allem, wenn es sich bei den Leiterinnen um Diplom-Psychologinnen handelt. Eine der Teilnehmerinnen war sehr skeptisch und erzählte von schlechten Erfahrungen innerhalb ihrer Familie mit einem Schulpsychologen und daß ihr Mann gar nichts von ihrer Teilnahme am Seminar halte. Wir verschwendeten keine Energie, unser Image zu retten oder zu polieren, sondern gaben den Frauen einfach die Gelegenheit, sich ein eigenes Bild über uns im Verlauf des Seminars zu machen.

Als Einstieg in das Seminar war eine Themensammlung geplant, da wir mit den Themen arbeiten wollten, die die Frauen mitgebracht hatten. Wir wählten eine Entspannungsübung, um sich der Motivation für die Teilnahme am Seminar und der momentanen Themen bewußt zu werden. Anschließend wurden diese Themen auf Wandplakate niedergeschrieben, so daß sie während des Seminars „im Raum standen“.

Es gab Wünsche nach Entspannung und „Kräfte sammeln“, das Bedürfnis, sich selbst und andere besser kennenzulernen und den Wunsch nach Erfahrungsaustausch bzw. Hilfestellung für einen besseren Umgang mit der Angst.

Einig waren sich die Gruppenteilnehmerinnen darin, daß sie keinerlei Leistungsdruck und keine Anforderung erfüllen wollten.

Nach einer Gesprächsrunde über die Übung und nach weiterer Themensammlung kristallisierten sich drei Themenblöcke heraus:

- Umgang mit Angst und Kränkung
- Wunsch nach neuen Erfahrungen (u.a. mit Entspannungsübungen)
- Umgang mit eigenen Bedürfnissen und eigenen Grenzen

Diese Hauptthemen wurden als Thema in Kleingruppenarbeit und/ oder mit Hilfe des Einsatzes von Entspannungs- und Imaginationsübungen sowie Körperwahrnehmungsübungen im Rahmen des Seminars bearbeitet.

Die Gruppenarbeit in Gruppen von fünf bzw. sechs Personen wurde von allen Frauen als sehr positiv empfunden. Wir hatten den Frauen die Vor- und Nachteile von wechselnden bzw. konstanten Kleingruppen dargestellt und es ihnen überlassen, welche Form sie wählen wollten. Die meisten entschieden sich dafür, daß die Gesprächsgruppen während des Seminars ihre Teilnehmerinnen nicht untereinander austauschen sollten, so daß jede Teilnehmerin ihren roten Faden im Kreise der anderen besser verfolgen könne.

Die persönlichen themenzentrierten Erfahrungen im offenen Gespräch mit den anderen; die Möglichkeit der Selbstreflexion und die anderen als Spiegel zu haben (Selbst- und Fremdwahrnehmung); sich gesehen und aufgehoben zu fühlen im Kreise von Menschen, die das gleiche Schicksal teilen; erlebte Toleranz bei unterschiedlichen Auffassungen wurden im Rückmeldebogen als besonders wichtige Erlebnisse während des Seminars angeführt.

Als mindestens ebenso wichtig wurden die gemachten Erfahrungen mit den Entspannungsübungen empfunden. Eine Teilnehmerin erzählte, sie habe eine Ruhe empfunden, wie schon seit sehr langer Zeit nicht mehr.

Eine andere Teilnehmerin hatte ein tiefes Erlebnis während der Entspannungsübung „Ort der Ruhe und der Kraft". Nach der Übung malte sie eine Pagode, erfüllt mit Licht und Blumen. Sie erzählte uns, daß sie sich beim Entstehen dieses Bildes vor ihrem inneren Auge sehr wohl und aufgehoben gefühlt habe. Sie habe die Wärme, das Licht und die Blumen genossen und schließlich sei sie von einem glücklichen Gefühl überwältigt worden. Sie stellte fest, daß sie diesen Ort in sich selbst trug. Im Rückmeldebogen beschrieb sie dies als das Ereignis, das ihr besonders wichtig war: „Bei der Entspannungsübung „Ort der Kraft und Ruhe" einen solchen Ort wirklich gefunden zu haben."

Alle aufgrund dieser Übung von den Teilnehmerinnen gemalten Bilder waren sehr ausdrucksvoll, und die Geschichten boten viel Gesprächsstoff zum Thema Lebensqualität.

In solchen Augenblicken wird mir immer wieder deutlich, daß ein solches Ausmaß an „Qualität", Intimität und Tiefe durch ausschließliche Gespräche kaum erreicht werden kann und erst zutage tritt, wenn andere Zugangswege und Ausdruckswege wie Entspannung, Imagination und Kreativität gewählt werden.

Das erste Seminar für Selbsthilfegruppen in Hamburg kann in seiner Struktur und Durchführung als Erfolg verbucht werden. Eine solche Arbeit wurde auch von uns Leiterinnen als sehr befriedigend empfunden und ist angesichts der oft kräfteraubenden Arbeit mit Schwerst- und Todkranken in der Abteilung für Strahlentherapie ein nicht zu unterschätzender Beitrag zur eigenen Psychohygiene.

Einige Monate später wurde für die elf Teilnehmerinnen ein Entspannungsnachmittag zum Erfahrungsaustausch angeboten. Die Einladungen wurden mit den Briefen, die die Teilnehmerinnen während des Seminars an sich selbst geschrieben hatten, verschickt.

Nachfolgeseminar

Das von den Teilnehmerinnen des Wochenendseminars gewünschte Wiedersehen fand am Sonntag, dem 25. 5. 1991 statt.

Eine Woche zuvor hatte ich die Briefe abgeschickt, die die Teilnehmerinnen vier Monate zuvor an sich selbst geschrieben hatten. Inhaltlich ging es um Vorsätze und Wünsche an die Zukunft vor dem Hintergrund der im Seminar gemachten Erfahrungen.

Von den elf Teilnehmerinnen nahmen zehn teil (eine Frau befand sich in einer Nachsorgekur). Neun von zehn Frauen hatten einen Brief an sich selbst geschrieben, den sie nun im Postkasten fanden.

Sechs von neun Frauen hatten zwar in den zurückliegenden Monaten immer wieder an die Existenz des Briefes gedacht, den genauen Inhalt allerdings „vergessen". Vier Frauen erzählten, daß sie angesichts ihrer eigenen Schrift auf dem Briefumschlag irritiert gewesen seien und daß es etwas gedauert habe, „bis der Groschen gefallen sei".

Die Palette der Reaktionen auf die formulierten eigenen Vorsätze war breit. Sie reichte von Befriedigung und Stolz über die Tatsache, daß tatsächlich einige Vorsätze realisiert worden waren bzw. „etwas in Bewegung gekommen war" bis zu Enttäuschungen und kritischer Auseinandersetzung mit dem Versanden oder dem Scheitern von Vorsätzen und Wünschen.

Im Verlauf des Tages setzen wir uns mit den Themen
- Wunsch nach Veränderung
- Schwierigkeiten bei der Umsetzung von Veränderungswünschen
- Unterstützungsmöglichkeiten im Prozeß der Veränderung

auseinander.

Abschließend führte ich eine angeleitete Entspannungs- und Imaginationsübung zum Aufspüren der eigenen „Kraftquellen" durch. Inhaltlich ging es darum, zu erkennen, aus welchen Lebensbereichen die krebsbetroffenen Frauen ihre Energie beziehen.

Die Teilnehmerinnen brachten die Bilder, die während der Übung vor ihrem „inneren Auge" auftauchten, mit Farben zu Papier und tauschten sich darüber aus.

6.9 Netzwerkaktivitäten und Netzwerkförderung

6.9.1 Kontaktaufnahme zu klinikinternen Betreuungsinstitutionen

Zu Beginn unseres Projektes besuchten wir die Mitarbeiter des Sozialdienstes und der Klinikseelsorge des Universitätskrankenhauses Hamburg-Eppendorf, die für die stationären Patienten der Abteilung für Strahlentherapie in der Radiologischen Klinik zuständig sind. Ziel unserer Gespräche war es, uns als Mitarbeiter und das Projekt vorzustellen.

Weiterhin nahmen wir Kontakt zu einer Gruppe von Frauen auf, die im Rahmen des Deutschen Roten Kreuzes einen Besuchsdienst für Patienten der Abteilung für Strahlentherapie organisiert hatten. Die Frauen wurden von Schwestern und Ärzten der Abteilung auf Patienten aufmerksam gemacht, von denen sie glaubten, daß Gespräche ihnen guttun würden. Ihr Angebot umfaßte Gespräche und u.U. auch einen Ausflug, um stationären Patienten, die fern ihres Zuhauses wenig Besuch von Freunden und Verwandten erhielten, die Zeit während des Wochenendes zu vertreiben.

Mit unserer Kontaktaufnahme wollten wir Ängsten vor Verdrängung vorbeugen und unserem Motto „Kooperation anstatt Konkurrenz" Substanz verleihen.

6.9.2 Zusammenarbeit mit der „Innerbetrieblichen Fortbildung (IBF)" des Universitätskrankenhauses Hamburg-Eppendorf

Die Zusammenarbeit mit der „Innerbetrieblichen Fortbildung" begann bereits weit vor dem offiziellen Beginn unseres Projektes. Für das erste Projektjahr planten wir ein Fortbildungsseminar mit dem Titel „Hilfe in der Betreuung von krebskranken Menschen".

Obgleich sich das Fortbildungsprogramm ausschließlich an das Pflegepersonal des Universitätskrankenhauses richtete, verabredeten wir, daß sämliche Mitarbeiter der Abteilung für Strahlentherapie, die an diesem Fortbildungsangebot teilnehmen wollten, einen Platz in unserem einwöchigen Seminar bekommen würden. Das erste Seminar, an dem auch drei Mitarbeiter der Abteilung teilnahmen, fand im April 1990 statt (Kapitel 6.8.5). Das Seminar wird seitdem einmal pro Jahr angeboten.

6.9.3 Zusammenarbeit mit psychoonkologischen Fachkollegen

Im Rahmen der „Deutschen Arbeitsgemeinschaft Psychoonkologie (dapo)" und der „Arbeitsgemeinschaft Psychoonkologie (PSO)" innerhalb der Deutschen Krebsgesellschaft kam es 1990 zu einem regen Austausch über die Arbeit und die Ziele unseres Forschungsprojektes.

Weiterhin nahmen wir an regelmäßigen Treffen des „Psychoonkologischen Treffens (POT)" in Hamburg teil, bei dem viele Mitglieder der „dapo" und Mitarbeiter (Psychologen, Ärzte, Sozialarbeiter und Seelsorger) der verschiedenen Krankenhäuser, Beratungsstellen für Krebsbetroffene, stationärer Nachsorgeeinrichtungen und der Hospizbewegung Hamburgs vertreten sind.

Der Schwerpunkt dieser Arbeitsgemeinschaft liegt in der Diskussion der eigenen Arbeit und auf dem Austausch über die mögliche Unterstützung von krebsbetroffenen Menschen. Das Kennenlernen der Kollegen aus verschiedenen Krankenhäusern und aus dem ambulanten Bereich machte es leichter, Patienten im Bedarfsfall an andere Fachkräfte oder Institutionen zu überweisen bzw. weiterzuvermitteln.

Eine weitere Arbeitsgruppe, an der ich teilnahm, sind die „Psychologen im Krankenhaus". Bei diesen Treffen geht es in erster Linie um die Reflexion der beruflichen Tätigkeit mit Krebspatienten im klinischen Bereich. Auch hier war es sehr hilfreich, die Kollegen anderer Stationen und Einrichtungen kennenzulernen, da Krebspatienten im Verlauf ihrer Erkrankungen oft aus Gründen ihrer Behandlung die Abteilungen wechseln.

6.9.4 Zusammenarbeit mit der Gesundheitsbehörde Hamburg

Im Rahmen der Gesundheitsbehörde nahmen wir seit Projektbeginn an einem Arbeitskreis mit dem Titel „Fachbesprechung psychosoziale Krebsnachsorge" teil. In regelmäßigen Abständen treffen sich hier Vertreter der Selbsthilfegruppen und Mitarbeiter verschiedener professioneller Beratungs- und Unterstützungsinstitutionen für krebsbetroffene Menschen.

Ein Produkt dieser Arbeitsgemeinschaft ist die „Orientierungshilfe bei Krebserkrankungen". Diese Broschüre beinhaltet Informationen über und Adressen von Beratungsmöglichkeiten (allgemeine Zuständigkeiten, Sozialdienst im Krankenhaus, Krankenhausseelsorge und Sozialstationen), Ansprechpartner, Beratungs- und Betreuungseinrichtungen für Krebskranke, sozialrechtliche Ansprüche, Selbsthilfegruppen, medizinische Spezialeinrichtungen zur Diagnose, Behandlung und Nachsorge sowie überregionale Adressen von Informations- und Beratungsinstitutionen.

In diese Informationsschrift, die jährlich in überarbeiteter Form von der Gesundheitsbehörde der Stadt Hamburg herausgegeben wird, wurden auch unsere Betreuungsangebote für Patienten der Abteilung für Strahlentherapie und ihre Angehörigen aufgenommen.

6.9.5 Zusammenarbeit mit Selbsthilfegruppen krebsbetroffener Menschen

Die Zusammenarbeit mit Selbsthilfegruppen im Raum Hamburg begann damit, daß einige Frauen der „Frauenselbsthilfe nach Krebs" durch einen Zeitungsartikel auf die Existenz unseres Projektes aufmerksam geworden waren. Sie wandten sich mit dem Wunsch nach Fortbildungsseminaren an mich.

Das Zustandekommen der Zusammenarbeit und die Beschreibung von einem Wochenendseminar im Rahmen unseres Projektes sind im Kapitel 6.8.6 nachzulesen.

Weiterhin hielt ich bei einem Gruppenabend einen Vortrag über die psychologische Betreuung von Patienten während der Strahlentherapie und vermittelte einen Kontakt zum Abteilungsdirektor der Abteilung für Strahlentherapie, der bei einer Veranstaltung vor etwa 100 krebsbetroffenen Menschen zu Fragen der Strahlentherapie zur Verfügung stand. Auch unser Projektleiter R. Verres besuchte diese Selbsthilfegruppe.

Zu einer weiteren Kontaktaufnahme mit der Selbsthilfebewegung kam es durch den Anruf eines jungen Mannes, der eine „Selbsthilfegruppe junger krebskranker Erwachsener" gegründet hatte, wobei er durch eine Praktikantin unseres Projektes Unterstützung gefunden hatte. Nachdem er mich über die Ziele und die Treffen der Gruppe informiert hatte, fragte er mich, ob ich der Selbsthilfegruppe oder einzelnen Mitgliedern in Krisenfällen helfen könnte. Ich sagte zu, Ansprechpartnerin in Krisen zu sein bzw. Hilfen oder Psychologen bei Therapiewunsch zu vermitteln. Ein Informationsblatt der Gruppe wurde im Bedarfsfall und auf Wunsch von uns an junge erwachsene Krebspatienten weitergeleitet.

6.9.6 Kontaktaufnahme zu Nachsorgekliniken

Im Rahmen meiner Betreuung von Krebspatienten stellten sich immer wieder Fragen nach Angeboten von Nachsorgekliniken für krebsbetroffene Menschen.

Auch von ärztlicher Seite wurden immer wieder Fragen an mich herangetragen, in denen es darum ging, ob man diese oder jene Kurklinik Krebspatienten nun eigentlich empfehlen solle oder nicht. Gerade wenn Patienten gezielt nach psychologischer Betreuung während der Anschlußheilbehandlung fragten, wurde deutlich, daß es wenig Wissen über die psychosozialen Angebote der verschiedenen Nachsorgeeinrichtungen gab.

Ich ging daran, Informationen von Nachsorgekliniken einzuholen, suchte einen gezielten Erfahrungsaustausch mit meinen psychoonkologischen Fachkollegen und sammelte die Rückmeldung von Patienten nach ihrem jeweiligen Aufenthalt, um diese Informationen auch an die Ärzte der Abteilung weiterzuleiten.

Die Umsetzung der Idee eines Arztes, einige Einrichtungen zu besuchen, um sich ein eigenes Bild machen zu können, scheiterte – mit einer Ausnahme – am Zeitmangel.

6.9.7 Kontaktaufnahme zur Hospizbewegung in Hamburg

Die Kontaktaufnahme meinerseits zur Hospizbewegung geschah bereits im Jahre 1989. Die „Deutsche Hospizhilfe" beschränkte sich damals auf Öffentlichkeitsarbeit mit der Zielrichtung Enttabuisierung des Sterbens und des Todes.

Unter dem Namen „Omega" hatte sich eine Gruppe von Menschen zusammengetan, die sich bemühte, eine „Telefonseelsorge" für Sterbende und Angehörige aufzubauen.

Im ersten Projektjahr wurden wir in der klinischen Arbeit immer wieder darauf gestoßen, daß „Hospizbetten" fehlten. Vor allem Patientinnen mit multiplen Knochenmetastasen nach Brustkrebs, die pflegebedürftig wurden, aber noch nicht hinfällig waren, landeten immer wieder in Altenpflegeheimen, wo sie im Alter zwischen 45 und 55 Jahren in steriler Umgebung und ohne die notwendige geistige Anregung die noch verbleibende Lebenszeit verbringen mußten.

Auf der Suche nach einer Einrichtung, in der wirkliches Leben bis zum Tode möglich sein konnte, schaltete ich neben der „Gesundheitslotsin" (eine Informationsstelle für Gesundheitsfragen der Stadt Hamburg) auch „KISS" (Kontakt- und Informationsstelle für Selbsthilfegruppe) ein, die einen sehr guten Überblick über die Angebote in Hamburg haben.

Bei dieser Suche stieß ich auf die Beratungsstelle „Charon", deren Mitarbeiter Hilfe, Unterstützung und Begleitung für unheilbar Kranke, deren Angehörige und Freunde anbieten. Die Beratungsstelle wurde 1990 größtenteils aus ABM-Mitteln finanziert; heute arbeitet sie unter der Trägerschaft der Hamburger Gesundheitshilfe e.V., eine Organisation der freien Wohlfahrtspflege und Mitglied des Deutschen Paritätischen Wohlfahrtsverbandes.

6.9.8 Kontaktvermittlung und Projektberatung

Einige Male kam es zu telefonischen „Hilferufen" aus anderen Abteilungen des Universitätskrankenhauses mit dem Wunsch nach Betreuung von krebskranken Menschen. Wenn es sich um Patienten handelte, die in der Abteilung für Strahlentherapie behandelt wurden, nahmen wir die Betreuung auch auf anderen Stationen auf. Wenn dies nicht der Fall war, mußten wir aus Kapazitätsgründen auf den konsiliarischen Dienst unserer Kollegen der Abteilung für Medizinische Psychologie verweisen.

In drei Fällen kam es im ersten Jahr unseres Projektes zu konkreten Projektberatungen.

In einem Fall wandte sich eine Sozialarbeiterin einer anderen Klinik des Universitätskrankenhauses im Auftrag des Klinikleiters an uns mit der Bitte um konzeptionelle Unterstützung bei der Einrichtung einer Psychologenstelle für die Betreuung von Krebspatienten und zur Fortbildung des Klinikpersonals. Neben der konzeptionellen Unterstützung vermittelten wir die Adresse von psychoonkologischen Kollegen, die im gleichen Bereich arbeiteten und einen Kollegen, der auf der Suche nach einer Arbeitsstelle im psychoonkologischen Bereich war.

In einem zweiten Fall bat mich der Chefarzt einer Abteilung für Strahlentherapie um Unterstützung. Durch meinen Vortrag während einer Festveranstaltung in seiner Heimatstadt galt es, durch die Beschreibung der seelischen Situation strahlentherapeutisch behandelter Menschen und der Darstellung möglicher Hilfsangebote den Boden dafür zu bereiten, eine Psychologenstelle für die Abteilung einzuwerben.

Im dritten Fall wandte sich ein Oberarzt einer Abteilung für Strahlentherapie mit dem Wunsch nach konzeptioneller Unterstützung zur Einrichtung einer Psychologenstelle an mich. 1991 kam es zu einem Vortrag in der Abteilung für Strahlentherapie mit anschließender konzeptioneller Beratung und der Zusage, den Psychologen, der eingestellt werden sollte, in Hamburg an unseren Erfahrungen teilnehmen zu lassen, was Anfang 1992 geschah.

6.9.9 Vernetzung von Unterstützungsangeboten für krebsbetroffene Menschen

Im Rahmen unserer Netzwerkaktivitäten war uns die Vernetzung von Unterstützungsmöglichkeiten und -angeboten für krebsbetroffene Menschen besonders wichtig.

Dies geschah auf verschiedenen Ebenen:

- Einladung von Mitarbeitern klinikinterner Betreuungsinstitutionen zu unseren Fortbildungsangeboten innerhalb der Abteilung für Strahlentherapie
- Einladung von Mitgliedern verschiedener Selbsthilfegruppen zwecks Darstellung ihrer Situation und Arbeit in unseren einwöchigen Fortbildungsseminaren in Zusammenarbeit mit der „Innerbetrieblichen Fortbildung (IBF)" des Universitätskrankenhauses
- Durchführung von Vorträgen und Vermittlung von Referenten für die Fortbildung innerhalb von Selbsthilfegruppen
- Informationsvermittlung an Kollegen, die im psychoonkologischen Bereich arbeiteten über die Existenz der psychoonkologischen Arbeitsgemeinschaften „POT" (Psychoonkologisches Treffen in Hamburg) und „dapo" (Deutsche Arbeitsgemeinschaft Psychoonkologie)
- Vermittlung von Krebspatienten an Psychologen in anderen Kliniken, an Beratungsstellen und an Therapeuten in freier Praxis
- Informationsvermittlung über Einrichtungen der Krebsnachsorge
- Projektberatung.

7. Implementierung und Evaluation eines Betreuungskonzeptes für Strahlentherapiepatienten im ambulanten Bereich und Fortbildung des Klinikpersonals

Ziel der vorliegenden Arbeit war, ein Konzept zur Betreuung von Krebspatienten im ambulanten Bereich einer Abteilung für Strahlentherapie und ein Konzept zur Fortbildung des Klinikpersonals zu entwickeln. Die Konzepte wurden in Kooperation zwischen Mitarbeitern der Abteilung für Medizinische Psychologie und der Abteilung für Strahlentherapie geplant und in den klinischen Alltag integriert. Die Erfahrungen wurden dokumentiert und ausgewertet sowie das Konzept prozeßorientiert weiterentwickelt.

Die Ergebnisse unserer Integrationsbemühungen im ersten Projektjahr, die mit Hilfe eines Computerprogramms dokumentiert und ausgewertet wurden, können natürlich nicht unabhängig von den beteiligten Personen gesehen werden. Daher ist das Modell nicht direkt auf andere strahlentherapeutische Abteilungen übertragbar. Der reflektierte Erfahrungsbericht kann allerdings psychosozialen Mitarbeitern, die die Betreuung von Strahlentherapiepatienten anstreben, dazu dienen, sich über die Besonderheiten des Arbeitsfeldes klar zu werden und im Vorfeld auf mögliche Arbeits- und Problemfelder aufmerksam zu werden.

Übertragbar ist hingegen unsere Vorgehensweise, mit der das Klinikpersonal bereits vor Projektbeginn in die konzeptionellen Überlegungen miteinbezogen wurde und auch weiterhin Einfluß auf sie nehmen konnte.

Die Erfahrungen und wissenschaftliche Ergebnisse, die durch die klinische Beobachtung von Krebspatienten während der Strahlentherapie und durch eine Mitarbeiterbefragung erhoben wurden, fließen bereits seit Beginn des Projektes wieder zu den Mitarbeitern der Abteilung für Strahlentherapie zurück und wurden auch interessierten Kollegen zur Verfügung gestellt. Dies geschah durch abteilungsinterne und – externe Fortbildung von Ärzten, Pflegekräften und MTAs sowie durch die Beratung von psychosozialen Mitarbeitern, die eine Betreuung von Krebspatienten in einer Abteilung für Strahlentherapie anstrebten.

7.1 Diskussion der Methoden

- Teilnehmende Beobachtung
- Doppelrolle durch Praxis und Forschung

- Datensammlung
- Datenauswertung
- Konsequenzen und Kritik
- Empfehlungen

Teilnehmende Beobachtung

Aufgrund der langen Vorgeschichte unseres Projektes und der über eineinhalb Jahre gestiegenen Erwartungen der Mitarbeiter der Abteilung für Strahlentherapie war es uns zum Beginn des Projektes nicht mehr möglich, eine wissenschaftliche Vorlaufphase durchzuführen. Eine intensive Auseinandersetzung mit den Erfahrungen anderer Forschungsgruppen fand parallel mit dem Einstieg in das praktische Arbeits- und Forschungsfeld statt.

Insgesamt erlebten wir im ersten Projektjahr weniger Berührungsängste des Klinikpersonals bezüglich unseres Forschungskonzeptes der teilnehmenden Beobachtung, als wir zu Beginn des Projekts befürchtet hatten.

Wir hatten uns im Team damit auseinandergesetzt, in welcher Art und in welchem Umfang wir die teilnehmende Beobachtung transparent machen wollten und entschlossen uns, den Mitarbeitern bei verschiedenen Zusammenkünften darzustellen, daß wir unsere Erfahrungen in der Klinik in Form von Tagebuchaufzeichnungen festhalten würden, um sie später als Basis für unseren Erfahrungsbericht zu nutzen.

Im ersten Halbjahr befragten wir die Mitarbeiter der Abteilung mit Hilfe von Interviews und Fragebogen. Die teilnehmende Beobachtung lief parallel eher unsichtbar und unspektakulär, was vielleicht auch dazu führte, daß den Mitarbeitern gar nicht ständig bewußt war, daß wir Aufzeichnungen über den Alltag in der Abteilung führten.

Doppelrolle durch Praxis und Forschung

Das Prinzip der teilnehmenden Beobachtung durch psychosoziale Mitarbeiter, die sich in eine klinische Abteilung integrieren wollen, erscheint auf den ersten Blick einfach. Es erfordert aber unserer Erfahrung nach ein großes Maß an Disziplin, Arbeitseinsatz und Reflexion bzw. Supervision, da der praktizierende Mitarbeiter selbst das Erhebungsinstrument ist.

Der Forscher als teilnehmender Beobachter und psychosozialer Mitarbeiter nimmt am Leben in seinem Forschungsfeld teil und gestaltet es mit. Er ist kein neutraler Beobachter im eigentlichen Sinne. Gerade deshalb ist er gefordert, Distanz zu wahren im Bemühen, Beobachtungen und Vorgänge zu verstehen. Wichtig ist eine fortwährende Neugier und Bereitschaft, den beobachteten Phänomenen durch Fragen und durch fokussierte Beobachtung auf den Grund zu gehen und sie möglichst präzise zu beschreiben. Der Forscher sollte sich dabei nicht von aufkommenden eigenen Gefühlen und Bewertungen gefangennehmen zu lassen, sondern diese nutzen, um Phänomene zu verstehen und Strukturen zu erkennen, die einem ungeschulten Beobachter verborgen bleiben.

Zur Wahrung der notwendigen Distanz, der Reflexion der eigenen Wahrnehmung und möglicher Vorurteile sowie möglicher „blinder Flecken" des Forschers sind Gespräche im Kollegenkreis, mit den Beforschten sowie eine externe Supervision unerläßlich.

Die zeitliche Belastung durch die Doppelrolle als psychosozialer Mitarbeiter und Forscher war deutlich größer, als dieses vor Projektbeginn eingeschätzt worden war. Die Umsetzung der psychosozialen Betreuungs- und Fortbildungungsangebote und gleichzeitige Dokumentation der Erfahrungen führten zu erheblichen Kapazitätsproblemen und daraus resultierenden Spannungen in der Organisation von Praxis und Forschung.

Als Leitlinie gilt, daß der Zeitaufwand, den man mit psychoonkologischer Arbeit verbringt, für Forschungs-, Planungs- und Organisationsaufgaben mindestens genauso hoch angesetzt werden muß.

Datensammlung

Die Datensammlung durch das Niederschreiben von Feldnotizen hat sich als sehr fruchtbar erwiesen. Verglichen mit den Interviews von Mitarbeitern war das kontinuierliche Präsentsein, das Miterleben des klinischen Alltags der Abteilung, das Fragen-stellen-können an Patienten und Klinikpersonal in der akuten Situation sehr erhellend.

Der große Wert der begleitenden Beobachtung wurde besonders durch die Ergebnisse von Patientenbefragungen deutlich, die im Rahmen unseres Projektes von Doktoranden mit Strahlentherapiepatienten durchgeführt worden waren. Die Patienten hatten einen Fragebogen zu ihrer Befindlichkeit während der Strahlentherapie anonym ausgefüllt. Die rückwirkend angekreuzten Befindlichkeiten und Bewertungen der Patienten erschienen uns wie auch den Ärzten der Abteilung als sehr angepaßt, manchmal auch idealisierend.

In der persönlichen Begleitung von Patienten, die beim Erstkontakt eher rational und kontrolliert wirkten, ergab sich häufig im Verlauf der Betreuung ein anderes, deutlich facettenreicheres Bild.

Wahrscheinlich hängt dies damit zusammen, daß Patienten sich erst des Interesses, der Anteilnahme und der Verläßlichkeit ihres Gegenübers versichern müssen, um Ängste äußern zu können. Häufig schämen sich Patienten ihrer Gefühle oder ihrer als irrational empfundenen Ängste und Befürchtungen.

Es war auch zu beobachten, daß sie diese Gefühle eher gegenüber Psychologen als gegenüber dem Klinikpersonal äußerten, weil sie Sorge hatten, das Klinikpersonal mit Ängsten oder Mißtrauen gegenüber der Strahlentherapie zu kränken und als Reaktion u.U. Nachteile in der Betreuung zu erfahren.

Datenauswertung

Im Gegensatz zu den Empfehlungen qualitativer Forscher (Glaser und Strauss 1967; Lofland und Lofland 1984) haben wir die Datensammlung (Feldnotizen) und die Analyse aus mehreren Gründen nicht gleichzeitig verfolgen können.

Während der Bearbeitung des Datenmaterials der Mitarbeiterbefragung wurde deutlich, daß das Computerprogramm, das uns auch bei der Fragmentierung der Feldnotizen dienen sollte, bei großen Datenmengen sehr langsam arbeitete und daß die Vergabe und Umwandlung von Kategorien deutlich eingeschränkt war. Angesichts der großen Textmengen, die wir inzwischen auf uns zukommen sahen, fiel die Entscheidung, auf ein schnelleres Datenbanksystem (4th Dimension) umzusteigen. Die Anpassung dieses neuen Programms an unsere Bedürfnisse kostete wiederum Zeit, so daß erst Ende 1990 begonnen werden konnte, die Feldnotizen des ersten Projektjahres zu fragmentieren und gewählten Kategorien zuzuordnen. Dadurch entfiel die Chance einer frühzeitigen computergestützten Fokussierung der Beobachtung auf die relevanten Themen des ersten Projektjahres.

Nach der Kategorisierung meiner Feldnotizen sahen wir uns als Konsequenz mit einer Fülle von Phänomenen, Situationen, Strukturen und Eindrücken und entsprechend gewählten Ober- und Unterthemen konfrontiert. Die Auswertung des Textmaterials geschah in Zusammenarbeit mit M. Frost, Soziologin in unserem Projekt.

Sämtliche Texte wurden gemeinsam gelesen und diskutiert, Ober- und Unterbegriffe zusammengefaßt bzw. modifiziert. Auf diesem Weg identifizierten wir die relevanten Themen der Feldnotizenaufzeichnungen des ersten Jahres und die Wechselbeziehungen der Themen untereinander, da die Textfragmente unter mehreren Begriffen abgelegt werden konnten. Bei der weiteren Analyse ging es darum, innerhalb der vorhandenen „Datenpools" eine Struktur zu bilden, in der die von mir beschriebenen Phänomene einzuordnen waren.

Die Analyse des fragmentierten Datenmaterials erforderte eine nicht zu unterschätzende Konzentration und zeitliche Kapazität, so daß mehrfach ein Rückzug in eine ein- oder auch mehrtägige Klausur notwendig war.

Konsequenzen und Kritik

Eine Konsequenz unserer ersten Sichtung und Bearbeitung des Datenmaterials war die Entscheidung, für den weiteren Verlauf unseres Forschungsprojektes Beobachtungsschwerpunkte festzulegen, Beobachtungsfelder einzuschränken, um den Feldnotizen mehr Dichte zu verleihen. Die Fokussierung der klinischen Beobachtungen im Verlauf unseres Projektes sollte letztendlich u.a. zu Typen- und Theoriebildung führen.

Eine weitere Konsequenz der Dokumentationserfahrung im ersten Projektjahr war, daß die Feldnotizen (Beobachtungen im klinischen Alltag) und die Gesprächsprotokolle von Patienten, bis dahin in zwei verschiedenen Datenbanken niedergeschrieben, zusammengelegt wurden. Die Aufzeichnungen der Gespräche mit Patienten sagen immer etwas über den klinischen Alltag der Abteilung für Strahlentherapie aus, sind fest mit dem Gang der Patienten durch die Abteilung verknüpft und können deshalb nur künstlich voneinander getrennt werden.

So sinnvoll und hilfreich das computergestützte Programm in der Auswertung der Feldnotizen war und ist, so birgt es auch Gefahren. Die umfangreichen Textverarbeitungen und technischen Prozeduren, die wir mit dem Datenbanksystem durchgeführt haben (Feldnotizen fragmentieren, sortieren, benennen, zusammenfassen und neuen Kategorien zuordnen), gaben uns zwischenzeitlich das Gefühl, bereits mitten in der Datenanalyse zu sein. Erst im Prozeß der Auswertung der Feldnotizen erkannten wir, daß es sich hier nur um erste Analyseschritte handelte und die Analyse selbst von keinem Computer übernommen werden konnte.

Empfehlungen

Wir empfehlen zukünftigen Projekten, die ähnlich forschen wollen,
- eine Theorie- und Planungsphase vor Beobachtungsbeginn durchzuführen.
- vom Beginn der teilnehmenden Beobachtung an mit dem analytischen Prozeß zu beginnen, damit der Kreislauf der gegenseitigen Beeinflussung von Datenerhebung – Analyse – Fokussierung – Datenerhebung frühzeitig in Gang kommen kann und schließlich zu „dichten Beschreibungen und abgerundeten Geschichten" führt.
- Notizen zu konzeptionellen Einfällen der Forscher während der Dokumentation der Feldnotizen zu notieren, da sie bei der Auswertung des Datenmaterials möglicherweise bereits eine theoretische Struktur aufzeigen und helfen können, die Datenfülle zu organisieren.
- einen regelmäßigen Austausch über das Forschungsfeld und die Beobachtungen im Kollegenkreis und in externer Supervision zu gewährleisten. Die regelmäßige Reflexion ist für den Forschungsansatz der teilnehmenden Beobachtungen bei gleichzeitiger praktischer Integration in das Forschungsfeld unerläßlich.
- eine künstliche Trennung von Gesprächsprotokollen mit Patienten und Feldnotizen, die den klinischen Alltag betreffen, zu vermeiden, da die Überschneidungen evident sind.

7.2 Diskussion der Ergebnisse

7.2.1 Integration psychosozialer Patientenbetreuungs- und Fortbildungsangebote für Klinikpersonal sowie psychologische Forschung in eine Abteilung für Strahlentherapie

- Integration psychoonkologischer Arbeit, Fortbildung und Forschung
- Was hat die Integration gefördert?
- Was hat die Integration erschwert?

Integration psychoonkologischer Arbeit, Fortbildung und Forschung

Ein wichtiges Ziel unseres Modellprojektes war die Integration der psychosozialen Mitarbeiter in die Abteilung für Strahlentherapie.

Das Bemühen um eine Integration in die Abteilung erlebte ich als vergleichbar mit einer Sozialisation. Die Abteilung für Strahlentherapie hat eine gewachsene Struktur und somit eine Geschichte; sie besteht aus einem strukturierten und komplexen Beziehungsgefüge, das entschlüsselt werden mußte.

Als neue Mitarbeiterin galt es, die hierarchischen Strukturen, Regeln und Erwartungen zu erkennen, die eingehalten werden bzw. überprüft und ausgehandelt werden mußten. Als Beispiele seien hier die Präsenz in der Klinik, die Art der Kontaktaufnahme zu den Patienten, Teilnahme an Frühbesprechungen, Tragen des Kittels, Nutzung der Zimmer und die Einhaltung der Hierarchie bei Absprachen genannt.

Wichtig in diesem Zusammenhang war auch, die klinischen Begrifflichkeiten zu erlernen und die technischen Abläufe der Strahlentherapie zu verstehen, um den ärztlichen Gesprächen folgen zu können. Gleichzeitig war wichtig, psychologische Begriffe, Ansätze und Gedankensysteme so einzuführen, daß die medizinischen Mitarbeiter von ihrem Wissen her anknüpfen konnten.

Es handelte sich in meinem Fall nicht nur um die Integration als Psychologin, sondern auch um die Rolle als „Drittmittler", einer Mitarbeiterin, die ihre Arbeitskraft nicht völlig der Betreuung von Patienten widmen kann, sondern auch wissenschaftlich arbeitet. Brisant war dabei, daß die eigene Arbeit mit Patienten und somit auch die des klinischen Umfeldes dokumentiert wurde mit dem Ziel, es anderen zugänglich zu machen.

Die Offenheit der Abteilungsmitarbeiter hat mich immer wieder überrascht und ist möglicherweise auch auf einen Vertrauensvorschuß zurückzuführen, den ich aufgrund meiner „Investitionen" vor Projektbeginn (Hospitationen, Befragung der Mitarbeiter, Projektantrag) erlebte.

Meine psychosoziale Arbeit begann mit einem Schwerpunkt im stationären Bereich der Abteilung. Nach einigen Monaten wurden die Arbeitsbereiche aufgrund team-interner Kooperationsprobleme strikter voneinander getrennt, und ich verlegte meinen Betreuungsschwerpunkt in den ambulanten Bereich der Abteilung.

Dieser Bereich der Abteilung für Strahlentherapie ist sehr komplex hinsichtlich seiner personellen Struktur: eine Zusammenarbeit mit verschiedenen Berufsgruppen auf verschiedenen Stufen der Abteilungshierarchie ist in der psychoonkologischen Betreuung von Patienten notwendig. Es stellte sich die Frage, welche Art von Integration ich als psychosoziale Mitarbeiterin im ambulanten Bereich anstreben sollte. Das Aufgenommen- und Akzeptiertsein in eine Gruppe? Das Einbezogensein in ein Wir-Gefühl, in vertrauliches Insiderwissen?

Innerhalb des ersten Projektjahres kristallisierte sich für mich immer mehr eine Vermittlerrolle heraus, als Vertreterin der Patienten, als Vermittlerin zwischen Patienten, Ärzten und MTAs. Hinzu kam die Rolle als Fortbildende aller Berufsgruppen.

Die Rolle als „hilfreiche Beobachterin“ und Vermittlerin bzw. Supervisorin zwischenmenschlicher Beziehungsprobleme im therapeutischen Setting erforderte ein großes Maß an Fingerspitzengefühl und erwies sich hin und wieder auch als Gratwanderung.

Der Wunsch nach kommunikativer Vermittlung durch die Psychologin zwischen Patienten und Klinikpersonal war im ersten Projektjahr unbestritten. Ein Ergebnis der Mitarbeiterbefragung war, daß die Patientenarbeit der Psychologen zwei Drittel betragen und ein Drittel der Arbeitskapazität der Fortbildung der Mitarbeiter dienen sollte.

Wir wurden vom Abteilungsdirektor gebeten, nicht „nur analysierend tätig zu sein“, sondern auch Verbesserungsvorschläge zu machen. Hinsichtlich organisationspsychologischer Aufgaben in der Abteilung kamen wir diesen Erwartungen nicht nach. Wir vertraten die Auffassung, daß Veränderungen, die den Ablauf organisatorischer Prozeduren und Strukturen betrafen, von den Mitgliedern und Verantwortlichen der Abteilung auf den Weg gebracht werden mußten, wenn sie wirklich Wurzeln schlagen sollten. Wir sahen eine unserer Aufgaben darin, Problembereiche aufzuzeigen bzw. bewußtzumachen.

Als Mitarbeiterin der Abteilung für Medizinische Psychologie, die sich dem ambulanten Bereich der Abteilung für Strahlentherapie zuordnete, erlebte ich mich als eine Mischung zwischen „extern“ und „intern“. Diese Position half mir, mich nicht in hierarchische oder berufsgruppeninterne Auseinandersetzungen hineinziehen zu lassen. Die Vermeidung von Parteinahme und die Ausrichtung auf eine gute Zusammenarbeit waren wichtig. In diesem Zusammenhang muß allerdings deutlich gesagt werden, daß es nicht möglich ist, nicht zu kommunizieren, und so nehme ich an, daß die Mitarbeiter meine eigene Haltung oft an dem nicht Gesagten bzw. an meiner Mimik und Gestik abgelesen haben.

Wichtig war mir, für die Mitarbeiter offen zu sein, die meine Zusammenarbeit suchten ohne mich vereinnahmen zu lassen; Kontakt zu denen zu suchen, die Abstand zu mir wahrten, ohne mich aufzudrängen. Hier war Geduld und eine hohe Frustrationstoleranz gefordert. Während der ersten Monate meiner Arbeit wehte mir in der praktischen Arbeit eine Atmosphäre von „Es ist nicht genug!“ entgegen. Ich half mir manchmal mit der Bemerkung einer Krankenschwester „Lob ist die Abwesenheit von Kritik!“ über die ersten Runden. Eine regelmäßige Supervision half mir, die Fähigkeiten von Geduld und Frustrationstoleranz gegenüber den an mich herangetragenen Anforderungen weiter auszubilden.

Mein eher supervisorischer Abstand zu den verschiedenen Mitarbeitern der Abteilung führte dazu, daß gegen Ende des ersten Projektjahres einige Mitarbeiter Vertrauen zu mir faßten und mir auch von ihren persönlichen Problemen berichteten, was sicherlich nicht möglich gewesen wäre, wenn man mich zu einer bestimmten Gruppe zugehörig empfunden hätte. Ich selbst fühlte mich am Ende des ersten Projektjahres als Psychologin akzeptiert und als Kooperationspartnerin geschätzt.

Was hat die Integration gefördert?

An erster Stelle stand der ausdrückliche Wunsch des Direktors der Abteilung für Strahlentherapie nach psychosozialer Unterstützung durch Mitarbeiter der Abteilung für Medizinische Psychologie. Parallel dazu war bereits eine grundsätzliche Akzeptanz von psychologischer Arbeit mit Krebspatienten durch die Mitarbeiter der Abteilung vorhanden.

Die Art und Weise, wie das Konzept erarbeitet und implementiert wurde, ist von wesentlicher Bedeutung für das Gelingen der Integration psychoonkologischer Patientenarbeit und Fortbildung.

Unser Vorgehen sah folgendermaßen aus:

1. Konzeptionelle Gespräche und Konsensfindung über Vorstellungen und Wünsche der Kooperationspartner vor Projektbeginn.
2. Hospitationen, beginnend eineinhalb Jahre vor Projektbeginn, um die Abteilung kennenzulernen und die Umsetzungsmöglichkeiten des angestrebten Konzeptes zu überprüfen.
3. Erneute konzeptionelle Gespräche und Konsensfindung.
4. Befragung einer Auswahl von Klinikmitarbeitern (Ärzte, Pflegepersonal und MTAs) nach Wünschen an ein psychosoziales Betreuungsprojekt.
5. Erstellung eines Konzeptes, in das die Wünsche und Vorstellungen der Klinikmitarbeiter integriert wurden.
6. Durchführung einer umfangreichen Mitarbeiterbefragung im Sinne offener Interviews zu Projektbeginn. Es galt zu demonstrieren, daß wir die Kompetenz der Mitarbeiter schätzen; gleichzeitig war es eine gute Gelegenheit, die Klinikmitarbeiter und deren Arbeitsbereiche kennenzulernen, Anregungen aufzunehmen und eventuelle Fragen zum Projekt zu beantworten.
7. Implementierung der Betreuungsangebote für Patienten und Fortbildungsangebote für das Klinikpersonal.
8. Wahrnehmung der Rückmeldungen und Veränderungen der psychosozialen Angebote, erneute Überprüfung im Alltag etc.

Eine zunehmende Akzeptanz meiner psychoonkologischen Arbeit im ambulanten Bereich entwickelte sich durch den offensichtlichen Betreuungsbedarf bei Patienten und durch „sichtbare Erfolge" meiner Interventionen. Wichtig war, vor allem um Mißtrauen gegenüber den Psychologen vorzubeugen, die psychologische Arbeit mit Krebspatienten in der Zusammenarbeit mit den Klinikmitarbeitern immer wieder transparent zu machen. Dies geschah im ersten Projektjahr schwerpunktmäßig im Zweierkontakt (zuweisender Arzt/MTA und Psychologin). Eine Rücksprache mit den Ärzten vor dem Erstgespräch war selbstverständlich, ebenso eine Form der Rückmeldung über das Gespräch, die den Arzt informierte und den Patienten schützte.

Viele Mitarbeiter wünschten sich allerdings eine institutionalisierte Form der Rückmeldung über die psychosoziale Arbeit mit Patienten, so daß wir regelmäßige Patientenfallbesprechungen anboten, die einen Einblick in die Erlebniswelt der Patienten und die Arbeit der Psychologen gaben.

Auch ein einwöchiges Fortbildungsseminar zum Thema „Hilfe in der Betreuung von Krebskranken“, das wir in Zusammenarbeit mit der Innerbetrieblichen Fortbildung durchführten und an dem Mitarbeiter der Abteilung teilnahmen, trug dazu bei, Berührungsängste abzubauen.

Mit unseren Fortbildungsangeboten untermauerten wir unseren Anspruch, die psychosoziale Kompetenz der Klinikmitarbeiter im Umgang mit Krebspatienten zu fördern, indem wir ihnen das Erleben der Krebspatienten vermittelten, um gemeinsam Möglichkeiten der Unterstützung und Hilfe für Krebsbetroffene zu diskutieren.

Unsere vierzehntägig stattfindenden Fortbildungsvorträge in der Abteilung waren Ausdruck unseres Integrationswunsches von psychologischem Wissen, klinischen Beobachtungen von Krebspatienten und abteilungsinternen Forschungsergebnissen (Mitarbeiterbefragung) in den klinischen Alltag der Abteilung für Strahlentherapie. Das Fortbildungsangebot wurde während der Dienstzeit durchgeführt und – vor allem von Ärzten, MTAs, Physikern und Ingenieuren – gut angenommen.

Was hat die Integration erschwert?

Zu Beginn des Projektes erlebten wir Berührungsängste, Skepsis und Mißtrauen gegenüber Psychologen und den Absichten unserer Forschungsaktivitäten. Einige Mitarbeiter waren sich nicht sicher, ob wir nicht der „verlängerte Arm des Direktors“ seien.

Die Doppelrolle als Psychologe und Forscher erwies sich als große zeitliche Belastung und war zeitweilig auch Anlaß für auftauchende Skepsis der Klinikmitarbeiter.

Da für die Psychologen im ambulanten Bereich kein eigenes Zimmer zur Verfügung stand, gab es keine Rückzugsmöglichkeiten für spontan entstandene Gespräche mit Patienten. Der zeitliche Freiraum zwischen einzelnen Betreuungen in der Klinik konnte nicht durch Dokumentationsaufgaben genutzt werden.

Viele Mitarbeiter wünschten sich, daß ich „greifbarer“ sein sollte. Da die Einrichtung eines Zimmers für mich im ambulanten Bereich nicht möglich war, erhielt ich mehrfach die Anregung, mir einen Pieper anzuschaffen. Ich lehnte dies ab, weil dies eine Störung von Gesprächen mit Patienten bedeutet hätte.

Der Wunsch der Klinikmitarbeiter nach mehr Präsenz kollidierte mit unseren Forschungsaufgaben und dem Betreuungskonzept, auch für Nachsorgepatienten der Abteilung in der Beratungsstelle zur Verfügung zu stehen und der Notwendigkeit, diesen Patienten im Gespräch ausreichend „Raum und Zeit“ zu geben.

Die Fortbildung des zweiten Halbjahres basierte auf den Ergebnissen der Mitarbeiterbefragung. Wir hielten Vorträge über die Situation in der Abteilung. Das stieß nach drei Veranstaltungen auf zunehmenden Widerwillen bei den Abteilungsmitarbeitern, vor allem die Auseinandersetzung mit der beengten räumlichen Situation der Abteilung, die sich nicht ohne bauliche Maßnahmen ändern läßt. Uns führte diese Erfahrung auf den

Schwerpunkt der Darstellung unserer psychoonkologischen Arbeit mit Patienten zurück.

Während des ersten Projektjahres gab es Kooperationsprobleme im psychosozialen Team. Wir versuchten, die Probleme intern zu bewältigen in der Hoffnung, daß Klärung möglich sei. Als Lösungsversuch wurden daraufhin der stationäre und der ambulante Arbeitsbereich strikter voneinander getrennt, als es im Ursprungskonzept vorgesehen war.

Wir übersahen dabei, daß unsere Kommunikationsprobleme und Kooperationsschwierigkeiten sehr wohl von den Klinikmitarbeitern wahrgenommen wurden. Der Versuch, diese Probleme zu kaschieren, war der Integration insgesamt nicht förderlich. Nachdem ein Personalwechsel stattgefunden hatte, gab es wieder eine gute Kooperation zwischen der stationären und der ambulanten psychologischen Betreuungsarbeit innerhalb der Abteilung für Strahlentherapie; dieses führte auch zu einer Entspannung in der Zusammenarbeit mit den Klinikmitarbeitern.

7.2.2 Die „Welt der Strahlentherapie" und die „Welt der Krebspatienten"

- Die verschiedenen „Welten" von Krebspatienten und Strahlentherapeuten und daraus resultierende Kommunikationsprobleme
- Das strahlentherapeutische Behandlungssetting und das mögliche Erleben der Patienten
- Verdrängung und Verleugnung als Problembewältigung
- Aktualisierung von psychosozialen Problemen, Kränkungen und Traumen
- Die psychische Krise von Patienten im Therapieverlauf aufgrund von Nebenwirkungen, körperlichen Problemen und Unsicherheitsgefühlen
- Die innerpsychischen Vorgänge von Patienten und mögliche Auswirkungen auf die Strahlentherapie
- Der palliative Therapieansatz: Die Beziehung zwischen Ärzten und Patienten.

Die verschiedenen „Welten" von Krebspatienten und Strahlentherapeuten und daraus resultierende Kommunikationsprobleme

Die von mir betreuten Patienten erlebten ihre primäre Krebserkrankung oder ihre Wiedererkrankung in den meisten Fällen als einschneidende Krise – eine Lebenskrise, die sich durch eine große Verunsicherung und Angst sowie durch das Erleben ausdrückt, daß alte und bewährte Bewältigungsstrategien nicht mehr funktionieren.

Das Erleben einer lebensbedrohlichen Erkrankung, deren Heilung nicht garantiert werden kann, konfrontierte die meisten Patienten erstmalig mit Gedanken an den eigenen Tod. Dieses Thema wird in unserer heutigen Gesellschaft trotz beginnender Enttabuisierung immer noch gemieden.

Gerdes (1984) beschreibt die Situation von Krebspatienten als „Sturz aus der normalen Wirklichkeit". Seine These lautet, daß durch die Krebsdiagnose die ganze bisher für normal gehaltene Lebenskonstruktion der Patienten samt der sie stützenden „Sinnwelt" erschüttert oder gar zum Einsturz gebracht wird. Das führt dazu, daß Krebspatienten vor einem grundsätzlichen Dilemma in ihrer Kommunikation mit anderen Menschen stehen.

Den Krebspatienten, ihrer Sicht der Wirklichkeit einschließlich des Selbstbildes, wird durch die Diagnose „Krebs" der Boden entzogen. Das Leben und die Lebensperspektive wirken brüchig, ungewiß und bedrohlich.

Gleichzeitig gelten aber auch für einen Krebskranken, der mit anderen Menschen in Interaktion treten will oder muß, die normalen Regeln sozialer Interaktionen: „Man muß dem anderen eine definierte Identität des eigenen Selbst anbieten, damit er überhaupt etwas hat, auf das er sich beziehen kann (vgl. Gofman 1959: The Presentation of Self in Everyday Life). Eben diese sozial präsentierbare, eigene Identität aber ist zerfallen – jedenfalls in der bisher gewohnten Form; was also soll man jetzt den anderen als Bild des eigenen Selbst zeigen? Diesen Abgrund von Fassungslosigkeit, Verwirrung und Todesangst, der das eigene Erleben faktisch beherrscht? Das ist weder kommunizierbar noch für die anderen zumutbar oder verständlich: Sie leben ja in einer ganz anderen Wirklichkeit" (Gerdes 1984, S. 51 f).

Nach Auffassung von Gerdes (1984) bleibt nur eine Möglichkeit: Die innere Fassungslosigkeit zu verdecken und ein für andere akzeptables Selbstbild vorzuspielen, das eine einigermaßen normale Interaktion erlaubt. Es ist allerdings unwahrscheinlich, daß dies auf Dauer gelingen kann. Viele Krebspatienten zeigen sich im Aufklärungsgespräch gefaßt, emotional unbetroffen, angepaßt, tapfer und manchmal fast altruistisch – während für den geschulten Beobachter die tiefe Betroffenheit, Angst und Hoffnungslosigkeit der Patienten spürbar wird. Hinter dieser angepaßten „Fassade" verbirgt sich nur zu oft tiefe Fassungslosigkeit, das Gefühl der Bodenlosigkeit und Chaos.

Die erste Berührung zwischen der „Welt der Strahlentherapeuten" und der „Welt der Krebspatienten" geschieht in den meisten Fällen im Aufklärungsgespräch. Für die Patienten bedeutet das Aufklärungsgespräch eine Situation, in der alles „neu" ist. Sie versuchen, die umfangreichen Informationen über die Strahlentherapie, mögliche Nebenwirkungen, Spätfolgen, Therapiechancen, Behandlungsvorbereitungen etc. aufzunehmen, die ihnen im Verlauf des Gesprächs oft Angst machen.

Der Strahlentherapeut, für den diese Gespräche – bei aller Empathie für die Patienten – auch Bestandteil seiner täglichen Routine sind, kann leicht Gefahr laufen, die „Doppelgesichtigkeit" oder die Fassade seiner Gesprächspartner zu übersehen. Die subjektiven Theorien der Patienten über ihre Krebserkrankungen und die Strahlentherapie sowie die damit verbundenen Ängste werden in dieser Situation erfahrungsgemäß fast nie thematisiert.

Der Alltag der Strahlentherapeuten im Aufklärungsgespräch ist geprägt von:

- der täglichen Begegnung mit dem Leid von Patienten, deren Verstummen, Sprachlosigkeit, Weinen, Angst und Verzweiflung,
- der sachlichen Vermittlung von Informationen und Erklärungen über Ablauf und Nebenwirkungen der Strahlentherapie,
- der Tatsache, Aussagen über die Heilungswahrscheinlichkeiten geben und möglicherweise vorab diskutierte Therapieansätze überweisender Ärzte richtigstellen zu müssen.

Von den aufklärenden Ärzten muß eine pragmatische Aufklärung geleistet werden. Sie sehen sich häufig dem Dilemma gegenüber, daß die Patienten – von ihren Gefühlen überschwemmt – die ärztlichen Ausführungen nicht in vollem Umfang aufnehmen können. Manchmal wird erst Tage oder Wochen nach dem Aufklärungsgespräch deutlich, wie weit der Patient dem Aufklärungsgespräch und eventuell folgenden „Nach-Aufklärungen" folgen konnte.

Das strahlentherapeutische Behandlungssetting und das mögliche Erleben der Patienten

Die Behandlungsvorbereitungen wie CT-Planung und Simulation erfordern ein Team mit großen medizinisch-technischen und naturwissenschaftlichen Fertigkeiten. Nur die enge Zusammenarbeit von Physikern, Informatikern, Ingenieuren, medizinisch-technischem Personal und Ärzten ermöglicht einen zügigen Ablauf bis hin zur ersten Bestrahlung. Möglichkeiten der Optimierung der Behandlungsplanung werden fortlaufend, auch in Gegenwart des Patienten, diskutiert.

Ein Fokus der therapeutischen Aufmerksamkeit liegt ohne Zweifel auf der Bestrahlungsplanung, währenddessen der betroffene Patient auf dem Gerätetisch liegt und oft alle Vorgänge und Äußerungen mit „Radarohren" in sich aufnimmt. Diese Wahrnehmung kann dazu führen, daß der Patient die Genauigkeit, das Wiederholen von Prozeduren und die Diskussion um eine Optimierung der Bestahlungsplanung als Unsicherheit des therapeutischen Teams interpretiert.

Die erste Bestrahlung bringt die Konfrontation mit dem sachlich-schlichten Bestrahlungsraum und dem Bestrahlungsgerät. Die häufig empfundene Abhängigkeit vom medizinisch-technischen Personal kann die Ängste von Patienten weiter verstärken.

Der Beginn der Strahlentherapie bedeutet für viele Patienten trotz der Ängste und der Verunsicherung gleichzeitig auch einen Aufbruch, mit dem die Heilung der Krebserkrankung oder die Linderung der Beschwerden näherrückt.

Verdrängung und Verleugnung als Problembewältigung

Einige Patienten müssen erst lernen, ihr Bewußtsein, ihre Erfahrungen, Gefühle und Ängste als „etwas Normales" zu akzeptieren. Immer wieder stellten sie im psychotherapeutischen Gespräch die Fragen: „Bin ich verrückt?" „Glauben sie, daß ich normal bin?" oder sagten: „Manchmal habe ich Angst, daß ich verrückt werde!"

Die von mir betreuten Patienten schwankten häufig zwischen zwei Extremen: Sie wurden von ihrer Gefühlswelt überflutet oder sie verdrängten oder verleugneten ihre angsterfüllte und verunsichernde Situation.

Man kann dies so interpretieren, daß die Belastungen und Ängste, die mit einer Krebserkrankung und der notwendigen Strahlentherapie einhergehen, psychisch schwer auszuhalten sind und aus diesem Grund mittels Verdrängung und Verleugnung aus dem Bewußtsein gedrängt oder stark heruntergespielt werden. Diese Flucht vor der Realität bringt den Patienten eine Atempause.

Die Phänome der Verdrängung und Verleugnung können vor allem in der Arzt-Patient-Beziehung zum Problem werden: Einerseits sollen die Abwehrmechanismen als psychische Schutzmechanismen nicht gewaltsam durchbrochen werden, andererseits muß bei Therapieangeboten gewährleistet sein, daß der betroffene Patient um seine Prognose, Nebenwirkungen und mögliche Spätfolgen weiß; nur so kann er die auftretenden Nebenwirkungen während der Therapie besser verarbeiten und ertragen.

Die Verdrängung und das Bewußtsein des nahen Todes können bei einigen Patienten täglich wechseln, so daß es für den Arzt selbst bei einer engmaschigen Betreuung notwendig sein kann, auf den „momentanen Stand der Aufklärung" immer wieder neu einzugehen.

Aktualisierung von psychosozialen Problemen, Kränkungen und Traumen

Mit dem Beginn der Strahlentherapie und der ersten Anpassung an die Situation kehrt bei vielen Patienten nach einer hektischen Zeit der Diagnostik, Operation und/oder Chemotherapie sowie der Behandlungsvorbereitungen eine Zeit der relativen Ruhe ein.

Oft intensiviert sich dadurch die emotionale Verarbeitung des bis dahin Erlebten. Nach außen ist der Alltag der ambulanten Patienten durch die tägliche Bestrahlung und die Organisation des Alltags bestimmt, nach innen gibt es Phasen der Auseinandersetzung mit der eigenen Erlebniswelt und der Verdrängung des Erlebten.

In diesem Zusammenhang können psychosoziale Probleme, Kränkungen und Traumen durch den „Katalysator" Krebs an die Oberfläche kommen. Obwohl sie in einigen Fällen jahrelang bemäntelt und verdrängt worden waren, können sie nun eine große Rolle in der psychischen Befindlichkeit der Patienten während der Strahlentherapie spielen. Werte und Wertschätzungen der Krebspatienten können sich verändern, was zu Spannungen im psychosozialen Umfeld der Patienten führen kann.

Die Vorstellung, wonach durch die Krebsdiagnose die ganze bisherige, für normal gehaltene Lebenskonstruktion samt der sie stützenden Sinnwelt erschüttert oder gar zum Einsturz gebracht wird, kann auch das Aufsteigen alter, bisher verdeckter Konflikte erklären. Nach Auffassung von Gerdes (1984, S. 54) besteht eines der gängigsten Lösungsmuster bei der Bewältigung von Konflikten, unerfüllten Sehnsüchten und nichtverwirklichten Lebenszielen darin, daß man die konflikthafte und unbefriedigende eigene

Situation für normal hält. Das eigene Unglück wird durch den Vergleich mit anderen gemildert und besänftigt, denen es auch nicht besser geht: „Wenn das Unglück normal ist, ist es eigentlich gar kein Unglück mehr; man muß sich damit abfinden, das Leben ist so, da kann man halt nichts machen."

Auf diese Weise können auch tiefgreifende Lebenskonflikte immer wieder minimalisiert und einer bewußten Wahrnehmung entzogen werden. Die Konflikte und unerfüllten Sehnsüchte werden in das Bild und den Ablauf eines „normalen Lebens" integriert. Eine Lösung und Erfüllung wird allenfalls vage „irgendwie" von der Zukunft erhofft und spinnt sich ansonsten in Phantasien und Tagträumen aus. Diese Hoffnung auf die Zukunft ist mit der Diagnose Krebs offensichtlich nicht mehr möglich: „Plötzlich wird nichts mehr so weitergehen wie bisher, und nichts im eigenen Leben ist noch normal. Der Körper nicht, die Zukunftsaussichten nicht, das Zusammenleben oder Alleinsein nicht und auch die ungelösten Konflikte und das verborgene Unglück nicht. Auch die normale Vertröstung auf die Zukunft funktioniert nicht mehr – denn diese Zukunft wird es möglicherweise gar nicht mehr geben. Man ist plötzlich nicht mehr wie die anderen und steht deshalb allein vor dem eigenen Leben – und da reden die bislang verdeckten Konflikte und unerfüllten Sehnsüchte auf einmal in der Sprache des eigenen Lebens" (Gerdes 1984, S. 54).

Nach meiner Erfahrung geschieht diese Art der Lebensbilanzierung und die damit verbundene Umbewertung von Erlebnissen und Ereignissen sehr häufig nach der Diagnoseeröffnung einer Krebserkrankung.

Diese Probleme werden von Patienten gegenüber den behandelnden Ärzten, wenn überhaupt, nur in einer gefilterten Form thematisiert. Als Konsequenz ihrer psychischen Belastung können diese Patienten mit verstärkten und verfrühten Nebenwirkungen reagieren, die nicht auf die Strahlendosis zurückgeführt werden können. Nach meinen Beobachtungen sind dies vor allem Übelkeit und Durchfälle.

Einige Ärzte erahnen das Ausmaß der psychosozialen Probleme, die sich hinter der mühsam aufrechterhaltenen Fassade von Patienten verbergen. Sie stecken in der „zeitlichen Zwickmühle", sich den Patienten im Gespräch nicht ausreichend widmen zu können, weil bereits andere Patienten vor der Tür warten. Hinzu kommt, daß sie hinsichtlich der Gesprächsführung mit verschlossenen und angstvollen Patienten nicht ausreichend ausgebildet sind. In einigen Fällen ist eine verbale Krisenintervention zu wenig, um dem Patienten die Hilfe zukommen zu lassen, die er braucht. Bei Patienten mit starken Ängsten ist es sinnvoll, ihnen durch das Erleben und Erlernen einer Entspannungsübung ein Mittel an die Hand zu geben, mit der sie sich zum Beispiel während der Bestrahlung selbst beruhigen können, um ihnen somit das Gefühl wiedergewonnener Stabilität und Autonomie zu ermöglichen.

Die psychische Krise von Patienten im Therapieverlauf aufgrund von Nebenwirkungen, körperlichen Problemen und Unsicherheitsgefühlen

Im Laufe der Strahlentherapie treten Nebenwirkungen auf, verstärken sich, und die Patienten büßen einen mehr oder minder großen Teil ihrer Lebensqualität ein.

Für die strahlentherapeutisch Tätigen ist dieses Erleben ein Teil ihres klinischen Alltags, eine Krise des Patienten, die nicht abzuwenden ist und in Kauf genommen werden muß, um die Krebserkrankung zu heilen oder die Beschwerden zu lindern.

Die Patienten erleben in dieser Zeit häufig einen psychischen Einbruch, obwohl sie um das Auftreten der Nebenwirkungen gewußt haben. Sie suchen den behandelnden Arzt auf, damit etwas „dagegen getan" wird und müssen erkennen, daß die ärztlichen Maßnahmen oft nur lindern können. Wenn wirkliche Linderung nicht möglich ist, bedeutet das für beide Seiten, die Situation ertragen zu müssen, was für den Betroffenen natürlich leidvoller ist als für den behandelnden Arzt.

Ein wichtiger Faktor bei der Strahlentherapie ist auch die Unsicherheit über Krankheits- und Therapieverlauf, die trotz technischer Perfektion bei der Bestrahlungsplanung und Durchführung der Therapie bleibt. Die Patienten suchen nach Sicherheit in den Aussagen ihrer Ärzte und erleben, daß diese ihnen keine verbindlichen 100%igen Aussagen oder Zusagen geben können.

In der Strahlentherapie ist innerhalb der vergangenen Jahre eine Entwicklung zu immer größerer technischer Perfektion zu beobachten. Die meisten Patienten wissen nicht um die Bemühungen der Strahlentherapeuten, die auf eine ständige Optimierung der Therapie hinauslaufen. Sie haben keinerlei Möglichkeiten, eine Entwicklung festzustellen, weil ihnen Vergleichserfahrungen fehlen; die Situation ist vollkommen neu. Für viele der von mir betreuten Patienten zog sich das Gefühl der Unsicherheit wie ein roter Faden durch das Therapieerleben: Kein garantierter Heilungserfolg und eine Therapie, die mit den eigenen Sinnen nicht erfahrbar ist, deren Wirkungen man nicht unbedingt spürt, dafür aber die Nebenwirkungen. Hinzu kommt die Unsicherheit über den Behandlungserfolg nach dem Ende der Strahlentherapie, die oft bis zum ersten Nachsorgetermin anhält.

Gespräche mit Patienten, die das Thema Unsicherheit und Angst beinhalten, sind für Ärzte ein spannungsreiches Feld und dennoch auch ein Teil ihrer Arbeitsroutine. Patienten erleben es als schwer, stark belastende Nebenwirkungen zu ertragen und gleichzeitg keine Garantie zu haben, „daß sich das alles lohnt!"

Wenn tatsächlich körperliche Probleme im Behandlungsverlauf des Patienten auftreten, sind die Ärzte gefordert, die Krise zu meistern, und der betroffene Patient erwartet dieses von ihnen. Krisenmanagement gehört bei den Ärzten zur Routine ihrer klinischen Arbeit. Selbst eine körperliche Krise des Patienten, die durch eine Therapiepause, Medikamente oder einen operativen Eingriff angegangen wird, ist vom Standpunkt des routinierten Arztes relativ „normal“, weil sie ihm schon oft begegnet ist. Der Patient begegnet ihr zum ersten Mal.

Viele Patienten empfinden eine Therapieunterbrechung aufgrund kritischer Blutwerte oder eines drohenden Darmverschlusses als ein bestürzendes Erlebnis, das ihnen den „Boden unter den Füßen wegzieht“. Der Patient kann es als den Einbruch seiner Zuversicht auf Heilung, manchmal sogar als Todesurteil erleben.

Für Patienten kann die Strahlentherapie, selbst wenn sie aus der Sicht der Ärzte routinemäßig abläuft, nicht zu einer wirklichen Routine werden. Jeder Patient erlebt die körperlichen und psychischen Vorgänge und Gefühle während der Strahlentherapie ganz individuell. Selbst Kleinigkeiten, die für Ärzte im Therapieverlauf überhaupt keine Rolle spielen, können Patienten in große Verwirrung oder Angst stürzen.

Die innerpsychischen Vorgänge von Patienten und mögliche Auswirkungen auf die Strahlentherapie

Die Ärzte sehen einen Patienten im Rahmen der Strahlentherapie unter vielen verschiedenen Aspekten seiner Tumorerkrankung, so zum Beispiel:

- Wie ist der Krankheitsverlauf einzuschätzen?
- Wie wird der Patient die Nebenwirkungen aufgrund seines Allgemeinzustandes und seiner psychischen Verfassung tolerieren?
- Werden seine Lebensgewohnheiten (Umgang mit dem eigenen Körper und Suchtmitteln) die Wirksamkeit der Strahlentherapie einschränken?
- Erhält der Patient die psychosoziale Unterstützung durch sein Umfeld, die er braucht, um die Therapie erfolgreich abschließen zu können?

Die innerpsychischen Vorgänge des Patienten bleiben den Ärzten jedoch meistens verborgen. Einige Aspekte und Fragen, die in den Gesprächen zwischen Arzt und Patient nicht regelhaft thematisiert werden, aber einen nicht geringen Anteil daran haben, wie der Patient mit der Strahlentherapie zurechtkommt, sollen hier beispielhaft aufgeführt werden:

- Glaubt der Patient aufgrund seiner subjektiven Theorien, daß die Strahlentherapie ihm letztendlich mehr schadet als hilft?
- Empfindet er seine Krebserkrankung als Strafe für „Verfehlungen“ in seinem Leben, als Konsequenz von Kränkungen, die er in seinem Leben erfahren hat?
- Empfindet er seine Krebserkrankung vielleicht sogar als gerechte Strafe, die ihm den Mut nimmt, seine Energien zu bündeln, sich gegen die Krebserkrankung aufzulehnen und sich somit bewußt für die Strahlentherapie zu entscheiden?
- Hat ihn der Lebensmut schon verlassen und macht er die Therapie nur für seine Angehörigen, denen er sich nicht widersetzen kann oder will?

Es ist an dieser Stelle anzumerken, daß es nicht die Aufgabe eines Strahlentherapeuten sein kann, psychotherapeutisch mit seinen Patienten zu arbeiten. Eine zu tiefe Involvierung, vor allem in handfesten Krisen, könnte zu Verunsicherungen und zu Entscheidungsproblemen führen, von den zeitlichen Ressourcen einmal ganz abgesehen.

Der palliative Therapieansatz: Die Beziehung zwischen Ärzten und Patienten

Die psychischen Anforderungen an die Ärzte angesichts von Patienten mit desolaten Krankheitsverläufen sind groß. Patienten werden oft in einem Zustand an die Strahlentherapie überwiesen, in der selbst der palliative Therapieansatz kaum noch Chancen birgt, die Patienten aber ihre gebündelte Hoffnung auf die Strahlentherapie und somit auch auf die Ärzte setzen. Je verzweifelter die Situation der Patienten ist, desto mehr klammern sie sich an den Arzt.

Idealerweise müßte es zu den ärztlichen Aufgaben gehören, im Gespräch flexibel mit den verschiedenen Bewältigungsstilen der Patienten umzugehen, sie in psychischen Krisen aufzufangen und sie zu motivieren, die Belastungen der Strahlentherapie durchzuhalten bzw. sie zu stützen, wenn eine weiterführende Therapie sich als nicht mehr sinnvoll erwiesen hat.

Es ist einsichtig, daß eine Kommunikation mit Menschen in existentiellen Nöten von niemandem „aus dem Ärmel geschüttelt" werden kann. Es bedarf einer Auseinandersetzung mit den eigenen Anschauungen und Ängsten, um diese Gespräche für beide Seiten gut gestalten zu können.

Für Ärzte scheint es u.a. eine besonders belastende Situation zu sein, wenn der angestrebte kurative Therapieansatz sich nicht mehr aufrechterhalten läßt und dem Patienten vermittelt werden muß, daß nur noch eine palliative Therapie seiner Krebserkrankung möglich ist. Der behandelnde Arzt ist nun gezwungen, die vom Patienten zu Beginn der Therapie gefundene Hoffnung zu enttäuschen; ihm eine schlechte Nachricht zu überbringen, die vom Patienten vielleicht als „Hiobsbotschaft" erlebt wird.

Obwohl den Patienten eine maßgerechte Therapie zuteil geworden ist, führt das nicht immer zu den gewünschten und angestrebten Therapieergebnissen. Da der Arzt als „Anwalt seiner Patienten" der allein Handelnde ist, kann die enttäuschte Hoffnung der Patienten in eine Anklage umschlagen. Einige Ärzte erleben beim Versagen einer Therapie ein Gefühl der „Vertragsbrüchigkeit" gegenüber dem Patienten, was die Beziehung zum Patienten kompliziert.

Patienten, die nur mit einem palliativen Therapieansatz behandelt werden können, tendieren dazu, dies zu verdrängen, was die Kommunikation zwischen Arzt und Patient zu einem „Seiltanz" machen kann. Patienten in dieser Situation sind oft nicht in der Lage, Entscheidungen zu fällen, die von sogenannten „mündigen Patienten" verlangt werden. Die Akzeptanz ihrer Situation würde beinhalten, daß sie sich der Tatsache stellen, daß ihre letzte Lebensphase unwiderruflich begonnen hat. Für einige Patienten ist

dies eine offensichtliche Überforderung, und sie flüchten sich in Verdrängung oder Verleugnung.
Die Entscheidung und die Verantwortung für das Beenden der Therapie liegt dann bei den behandelnden Ärzten. Erschwerend kommt hinzu, daß die zu fällenden Entscheidungen, ob eine weitere Therapie sinnvoll und zu vertreten ist, oft nicht mehr auf der Grundlage eindeutiger wissenschaftlicher Forschungsergebnisse gefällt werden können, da diese nur zu oft widersprüchlich sind. Der Arzt steht dann vor dem Dilemma, die Haltung des Patienten, die im Gespräch nicht eindeutig geklärt werden konnte, „erahnen" zu müssen.

Nachdem alle therapeutischen Anstrengungen nicht den erwünschten und erhofften Erfolg gezeigt haben, ist der Arzt einerseits mit dem medizinisch nicht lösbaren Problem konfrontiert, andererseits sieht er sich einem angstvollen Patienten gegenüber, der immer noch Hoffnung in das „ärztliche Können" hat. Es gilt für den betroffenen Arzt, „loszulassen" und Abschied zu nehmen von dem Wunsch, diesen Patienten durch die Strahlentherapie helfen zu können.

Vor diesem Hintergrund wird verständlich, daß in dieser Situation manchmal noch eine Therapiemöglichkeit angeboten wird, deren Sinn in medizinischer Hinsicht fragwürdig ist. Es ist sicher problematisch, eine palliative Therapie mit fraglichem Gewinn für den Patienten zu empfehlen, anstatt sich auf eine Auseinandersetzung mit dem Patienten um die Erfolglosigkeit der Therapie und um seinen bevorstehenden Tod einzulassen.

Die Alternative wäre, daß der Arzt im Gespräch mit dem Patienten und seinen Angehörigen den Prozeß des Krankheits- und Therapieverlauf transparent macht, wobei auch das Zeigen seiner eigenen emotionalen Betroffenheit eine wichtige Rolle spielen kann, z.B. Enttäuschung darüber auszudrücken, daß das anvisierte Therapieziel nicht erreicht werden konnte.

Im positven Fall kann dies dazu führen, daß der Patient den Arzt verbal oder auch stillschweigend aus dem „Behandlungsvertrag" entläßt, was für beide Seiten eine traurige, aber vielleicht auch befreiende Situation sein kann.

Im negativen Fall werden der Patient und die Angehörigen die Situation nicht aushalten können und alle Vorwürfe, die sich angestaut haben und angesichts der Situation zutage treten, können sich über den Arzt ergießen. Manchmal ist es hilfreich, diese „ungerechten Ausbrüche" von Patienten und Angehörigen nicht als Angriff auf die eigene ärztliche Kompetenz zu sehen, sondern sie als Ausdruck und Ventil für Gefühle der Ohnmacht und Angst zu begreifen.

Die palliative Therapie hat im Bereich der Krebstherapien einen wichtigen Stellenwert. Sie kann der Lebenszeitverlängerung und der Schmerzlinderung dienen. Der Patient, der nicht mehr geheilt werden kann, wird nicht fallengelassen, sondern bis zu seinem Tod begleitet. Im negativen Fall wird der palliative Therapiesatz als Flucht vor der eigenen Hilflosigkeit der Behandler mißbraucht und kann für alle Beteiligten ein „Ende mit Schrecken" werden.

Eine verstärkte Diskussion innerhalb der Ärzteschaft über die Besonderheiten des palliativen Therapieansatzes bei Krebspatienten, eine Einigung über erstrebenswerte Ziele palliativer Therapie und eine Auseinandersetzung über die Kommunikation zwischen Ärzten und Patienten mit infauster Prognose sind wünschenswert.
Vielleicht ist es insbesondere im Bereich der Onkologie an der Zeit, daß die dort arbeitenden Ärzte sich mit ihrem Berufsbild auseinandersetzen. Dem Anspruch, Menschen heilen zu wollen (oder zu müssen), sollte nicht immer die erste Priorität in ihrer Bewertung zugebilligt werden. Eine solche Revidierung des Berufsbildes könnte den Ärzten langfristig mehr Befriedigung verschaffen – von der Begleitung, Beratung und Therapie durch alle Phasen der Krebserkrankung, von der hoffnungsvollen Primärtherapie bis hin zur lindernden Schmerztherapie und menschlichen Unterstützung beim Abschiednehmen und Sterben.

7.2.3 Psychosoziale Betreuung von Krebspatienten

- Das Betreuungskonzept im ambulanten Bereich der Abteilung für Strahlentherapie
- Krisenintervention
- Supportive Therapie
- Integrative Therapie mit kreativen Medien
- Das Scheitern eines Gruppenangebotes für Patienten während der Strahlentherapie
- Konsequenzen für die Betreuung von Krebspatienten während der Strahlentherapie
- Wichtige und notwendige Fähigkeiten des Therapeuten

Das Betreuungskonzept im ambulanten Bereich der Abteilung für Strahlentherapie

Das Betreuungskonzept (vgl. Kapitel 4.2.2) hat sich im Großen und Ganzen als sinnvoll und praktikabel erwiesen. Folgende antizipierte Betreuungsangebote haben sich im ambulanten Bereich der Abteilung für Strahlentherapie bewährt:

Krisenintervention, Supportive Therapie, Integrative Therapie mit kreativen Medien, Gespräche und Entspannungsübungen zur Angst- und Schmerzreduktion sowie zur Bewältigung von Nebenwirkungen der Strahlentherapie, Betreuung von Nachsorgepatienten innerhalb der Beratungsstelle, Wochenendseminare für krebsbetroffene Menschen und Begleitung sterbender Menschen sowie Unterstützung der Angehörigen.

Folgende Betreuungsangebote wurden, da Bedarf bestand, zusätzlich eingeführt: Begleitung bei Aufklärungsgesprächen, Begleitung bei Behandlungsvorbereitungen und Erstbestrahlung, Psychische „Prophylaxe" (z.B. bei Patienten mit psychiatrischer Vorgeschichte) und Orientierungshilfe bei Psychotherapiewunsch.

Folgende antizipierte Betreuungsangebote wurden weniger oder gar nicht angenommen: Beratungsgespräche im eigentlichen Sinne und eine

Entspannungs- und Gesprächsgruppe für Patienten während der Strahlentherapie.

Krisenintervention

Im ambulanten Bereich der Abteilung für Strahlentherapie hatte der größte Anteil der Patientenkontakte den Charakter einer Krisenintervention (z.B. bei Wiedererkrankung und Angst).

Im Rahmen einer Krisenintervention ist die Basis der therapeutischen Interventionen, eine Atmosphäre herzustellen, in der der Patient sich angenommen fühlt, ganz gleich, was ihm geschehen ist und welche Gefühle ihn bestimmen. Es geht in erster Linie um Vertrauensbildung: zuhören und beruhigen; Beistand und Bestätigung haben Priorität.Vielen Patienten fällt es schwer, ihre Erfahrungen unter Therapie und die damit verbundenen Gefühle und Ängste als etwas Normales zu akzeptieren.

Angesichts der häufig daraus resultierenden Befürchtung von Patienten „verrückt zu sein" oder „verrückt zu werden", brauchen sie die Bestätigung des Therapeuten, daß ihre Gefühle und Reaktionen angesichts ihrer Erfahrungen nachvollziehbar und menschlich sind. Die therapeutischen Interventionen sollten den Patienten vermitteln, daß sie sich trotz ihrer chaotischen Gefühle noch im Bereich des Normalen befinden, daß die Grenzen der Normalität nicht die Grenzen des Menschlichen sind.

Psychologen können hier als „Abgesandte der Normalität" fungieren, die den Kontakt zu Krebspatienten halten, die aus ihrem „normalen" Alltag abzugleiten drohen bzw. bereits abgeglitten sind.

In der Krise können Psychologen als Begleiter durch das menschliche Chaos eine wichtige Funktion ausfüllen. Sie können helfen, das Chaos zum Beispiel durch Techniken der „inneren Distanzierung" oder der „inneren Stütze" wieder zu strukturieren und neue Wege und Perspektiven in einer zeitlich oft begrenzten Zukunft aufzuzeigen (vgl. Kapitel 6.2.7.2).

Es versteht sich von selbst, daß Psychologen, die sich dieser Aufgabe und den damit verbundenen angstbesetzten und zum Teil auch tabuisierten Themen der Patienten stellen, das „eigene psychische Feld gut beackert haben müssen" und sich in kontinuierlicher Supervision befinden sollten.

Supportive Therapie

Im Rahmen der stützenden Begleitung von Krebspatienten während der Strahlentherapie hat sich auch das Erklären und „Nach-Aufklären" als wichtig erwiesen.

In den meisten Fällen geht es um Angstabbau bezüglich der Abläufe der Behandlungsvorbereitungen und Erklärungen zur Strahlentherapie. Viele Patienten haben während des Aufklärungsgesprächs nur einen Bruchteil dessen aufgenommen bzw. verstanden, was der Arzt gesagt hat. In einzelnen Fällen sind die Mißverständnisse z.B. bezüglich des Therapieansatzes so gravierend, daß der Psychologe versuchen muß, den Patienten zu motivieren, mit seinen Fragen und Unsicherheiten erneut den Arzt aufzusuchen bzw. der behandelnde Arzt muß über den Aufklärungsstand des Patienten informiert werden.

Medizinische Kenntnisse und technisches Wissen zum Ablauf der Strahlentherapie sind deshalb für einen psychosozialen Mitarbeiter in einer Abteilung für Strahlentherapie unerläßlich.

Immer wieder suchen Patienten – mehr oder weniger verdeckt – nach der Versicherung des Therapeuten, daß ihre psychischen und körperlichen Reaktionen denen anderer Krebspatienten, die ähnliches durchgemacht haben, gleichen. Indem ich einigen Patienten wohldosiert von Empfindungen und Erfahrungen anderer Patienten erzählte, war meine Erfahrung, daß es ihnen dann möglich war, mehr von sich zu zeigen. Sie erschienen erleichtert und sagten, daß sie auch so empfinden würden, sich nur nicht getraut hätten, davon zu sprechen.

Die Akzeptanz dessen, was in den Gesprächen zwischen Therapeut und Patient thematisiert wird, ist wichtig, ganz gleich wie merkwürdig oder abstrus diese oder jene Laientheorien erscheinen mögen. Hilfreich ist, diesen Laientheorien auf den Grund zu gehen, denn in fast allen Fällen werden sie auf dem Hintergrund der Erfahrungen des Patienten nachvollziehbar. Auf dieser Basis können die subjektiven Theorien im Gespräch mit dem Patienten hinterfragt und ihrer oft beängstigenden Aspekte entledigt werden.

Die Zeit der Strahlentherapie ist für die Patienten physisch wie psychisch sehr belastend. Viele Patienten sind durch die Krebsdiagnose und eventuell bereits durchgeführte Krebstherapien psychisch stark labilisiert und haben alle Abwehrmechanismen aktiviert.

In Gesprächen mit Patienten habe ich immer wieder das Bild einer Rollade vor Augen gehabt, die die Patienten aus dem Boden her hochzogen, so daß sie ihr Blickfeld schnell variieren können, ohne sich (ihren Körper) dabei schutzlos preiszugeben. In der psychotherapeutischen Arbeit mit Patienten ist der Therapeut immer wieder mit psychischen Reaktionen wie Bagatellisierung, Verdrängung und Verleugnung der Krankheitssituation konfrontiert, die dem momentanen Schutzbedürfnis des Patienten entsprechen.

Wichtig ist, bei diesen psychischen Abwehrmechanismen in erster Linie den Bewältigungsversuch des Patienten zu sehen und zu akzeptieren, auch wenn die manchmal stark realitätsverzerrende Situation sehr befremdend sein kann. Aufgrund der Tatsache, daß die Patienten zwischen Extremen wie Gefühlsüberflutung und Verdrängung pendeln können, muß der Therapeut gewappnet sein, mit starken Gefühlsschwankungen seines Patienten konfrontiert zu werden.

Schwerpunktmäßig gilt es, dem Patienten als Gesprächspartner für dessen oft chaotische Gefühlswelt zur Verfügung zu stehen, ihm zu helfen, die heilen – noch funktionierenden – Anteile in seinem Leben zu entdecken, das Netzwerk des Patienten auf Unterstützung abzuklopfen und dieses, wenn möglich, zu mobilisieren.

Eine aufdeckende Psychotherapie ist angesichts einer solchen Situation kontraindiziert. Es gilt, mit den Themen zu arbeiten, die der Patient im Gespräch anbietet und Aufgabe des Therapeuten ist es, diese Themen in Beziehung zu alten Kränkungen und Traumen zu setzen, wenn dies hilfreich erscheint. Die Erfahrung vorangegangener überstandener Krisen kann dem Patienten in seiner erneuten Krise von großem Nutzen sein.

Integrative Therapie mit kreativen Medien

In der Integrativen Therapie gibt es den Leitgedanken, daß der Patient sich auf den Weg begibt, um das zu suchen und zu finden, was ihn heilt und was seinem Leben Sinn und Erfüllung gibt. Der Therapeut muß ihm Wege aufzeigen und ihn auf seinen Wegen begleiten.

In der psychotherapeutischen Begleitung von Patienten während der Strahlentherapie habe ich diesen Leitgedanken als sehr hilfreich empfunden. Die Kontaktaufnahme zu Patienten, die sich in einer Krise befinden und nicht nach einer Psychotherapie verlangen, schließt Therapieverträge aus, wie sie in sonst üblichen psychotherapeutischen Settings verabredet werden. Psychologische Arbeit mit Krebspatienten während der Strahlentherapie bedeutet Begleitung. Die therapeutischen Interventionen sind abhängig vom Krankheits- und Therapieverlauf sowie vom Prozeß der Krankheitsbewältigung des Krebspatienten. Der klinische Alltag und die sich häufig verändernden körperlichen Befindlichkeiten sowie die damit verbundenen wechselnden Bedürfnissen des Patienten müssen berücksichtigt werden und verlangen vom Therapeuten ein großes Maß an Flexibilität.

Es gibt Phasen im Krankheits- und Therapieverlauf des Patienten, in denen es dennoch möglich und hilfreich ist, verdrängte Störungen und Konflikte einfühlsam und dosiert aufzudecken und die Motive der im Lebenskontext auftauchender Muster, Konstrukte, Lebensstile und Wiederholungszwänge aufzuzeigen, zu reflektieren, zu hinterfragen und nach neuen Möglichkeiten der zukünftigen Lebensbewältigung und – gestaltung zu suchen. Eine Um- und Neubewertung lebensgeschichtlicher Zusammenhänge und aktueller Situationen kann so für den Patienten ermöglicht werden; dies kann zu einer Entlastung von „alten Hypotheken" führen.

In der Integrativen Therapie wird, wenn möglich, der Alltag des Patienten als Experimentier- und Übungsfeld mit einbezogen. So kann zum Beispiel ein Patient, der dem Arzt kritische Fragen nicht stellen mag, deren Beantwortung für ihn aber sehr wichtig sind, aufgefordert werden, sich auszumalen, was alles passieren könnte, wenn er die Fragen stellen würde. Nach der Bearbeitung aller Befürchtungen ist es oft nicht mehr schwer, die Fragen in der Realität zu stellen. Der Patient muß anschließend u.U. feststellen, daß seine Befürchtung, „für diese Anmaßung bestraft zu werden" mit alten Erfahrungen zu tun hatte, die in der Realität keine Bestätigung fanden.

Erlebnisse und Erfahrungen während des Krankheitsverlaufs und damit auch während der Strahlentherapie können – manchmal recht unvermittelt – dazu führen, daß sich der Krebspatient innerlich auf sein gewohntes Terrain zurückzieht. Er versucht damit vielleicht, jede weitere Irritation im Kontakt mit seinem Psychotherapeuten zu vermeiden, weil er spürt, daß es zu einer Destabilisierung seines momentanen Bewältigungsverhaltens führen könnte und er Angst davor hat, den „Boden unter den Füßen zu verlieren".

Konfrontative Interventionen sind in einer solchen Phase zu vermeiden; der Rückzug des Patienten sollte akzeptiert werden. Der Therapeut sollte signalisieren, daß der Rückzug akzeptiert wird und den Therapeuten nicht kränkt. Der Krebspatient bestimmt das Tempo und die Tiefe seiner Auseinandersetzung mit sich und seiner Umwelt. Für viele Patienten ist die Erfahrung, sich zurückziehen zu können – ohne abgelehnt oder „bestraft" zu werden – eine ganz neue Erfahrung. Sie kann das Vertrauen zum Therapeuten festigen und eine intensivere Auseinandersetzung mit dem aktuellen Geschehen und dem bislang gelebten Leben möglich machen.

Die grundsätzliche Akzeptanz des Therapeuten und das Sich-Kümmern schaffen die Möglichkeit, verschüttetes Grundvertrauen zu aktualisieren und Gespräche zu führen, in denen Empfindungen und Gefühle benannt werden können, die bislang nicht formuliert wurden, weil die antizipierte Reaktion darauf dies verhinderte oder weil „keine Worte zur Verfügung standen". Ich habe in der therapeutischen Arbeit mit Krebspatienten häufig Entspannungs- und Imaginationsübungen sowie das Malen des Erlebten eingesetzt.

Der Einsatz von erlebnisstimulierenden kreativen Medien ist ein wertvolles Mittel, um einen Zugang zu „sprachlosen", angstbesetzten und tabuisierten Themen zu bekommen.

Ein weiterer wichtiger Aspekt der Integrativen Therapie ist, die „Ursachen hinter den Ursachen" aufzudecken, wo immer dieses von Patienten ertragen und getragen werden kann. Bei einigen Krebspatienten spielt die Suche nach den Ursachen ihrer Krebserkrankung eine große Rolle. Gerade für Krebspatienten, die die Gründe für ihre Erkrankung ausschließlich in persönlichen Verfehlungen suchen, kann das Miteinbeziehen möglicher „äußerer" Ursachen, z.B. die schadstoffbelastete Situation unserer Umwelt und die möglicherweise berufsbedingten Belastungen, wichtig sein und dazu führen, daß das Spektrum möglicher Ursachen ihrer Krebserkrankung sich zur eigenen Entlastung erweitert.

Das Scheitern eines Gruppenangebotes für Patienten während der Strahlentherapie

Ein Gesprächs- und Entspannungsangebot für Patienten während der Strahlentherapie kam wegen mangelnder Teilnehmer nicht zustande. Das Angebot einer Entspannungs- und Gesprächsgruppe für Patienten während der Strahlentherapie ging auf die Anregung eines Arztes und auf die Aussagen von Nachsorgepatienten zurück, die sich rückblickend ein solches Angebot während der Therapie als hilfreich vorstellen konnten. Wir mußten durch unsere Erfahrung eine eindeutige Diskrepanz zwischen den formulierten Wünschen und dem tatsächlichen Bedarf feststellen.

Laut Frischenschlager et al. (1992) liegen kaum Untersuchungen zur Akzeptanz der psychosozialen Betreuung durch Krebspatienten vor: „Entweder wird über Ausfälle (meist im Rahmen von Studien) nicht berichtet, oder sie werden zwar deklariert, aber nicht begründet. Dabei scheint jedoch jedes Team, das sich mit der psychosozialen Problematik Krebskranker beschäftigt, auf dasselbe Problem zu stoßen" (S. 54).

Eine Befragung von Strahlentherapiepatienten nach dem Scheitern des Angebotes zeigte, daß die meisten Patienten das Angebot zwar für sinnvoll hielten, allerdings für „die anderen", für Alleinstehende oder für Patienten, denen es „sehr viel schlechter geht". Viele Patienten fühlten sich angesichts der vielen Arztbesuche und Aktivitäten während der Zeit der Bestrahlungen physisch und psychisch nicht in der Lage, einen weiteren Termin wahrzunehmen. Neben den organisatorischen Problemen dürften aber auch Verdrängungsmechanismen eine nicht unwesentliche Rolle gespielt haben (vgl. Kapitel 6.8.4).

Worden und Weisman (1980) nennen eine Reihe von Gründen für die Ablehnung eines Betreuungsprogramms, das sie Krebspatienten offeriert hatten. Ein knappes Drittel der Krebspatienten hatte das Angebot abgelehnt. Folgende Gründe wurden genannt: Verleugnung und Bagatellisierung der Problematik, Mißtrauen, Angst vor Irritation des psychischen Gleichgewichts durch Gespräche; des weiteren sahen einige Patienten im Gesprächsangebot ein schlechtes Omen für ihre Prognose.

Der Stellenwert von „Omen" und von „magischem Denken" sollte von keinem Behandler oder Begleiter von Krebspatienten unterschätzt werden. Einige Patienten glauben zum Beispiel, keine Kritik an ihrem Arzt üben zu dürfen, weil sie dann mit einem negativen Krankheitsverlauf „bestraft" werden würden. Andere Patienten wagen nicht, auf eine Heilung zu hoffen, weil sie befürchten, daß dann als „Quittung" das Gegenteil eintreten wird. Ich habe die Erfahrung gemacht, daß diese „magischen Verknüpfungen" auch bei gesunden Menschen weit verbreitet sind.

Konsequenzen für die Betreuung von Krebspatienten während der Strahlentherapie

Einige Krebspatienten ziehen sich im Verlauf ihrer Strahlentherapie innerlich auf ihr vertrautes Terrain zurück und versuchen jede weitere Irritation im Kontakt mit ihrer Umgebung zu vermeiden.

Wenn sich ein Patient in einer solchen Rückzugsphase befindet, ist es unwahrscheinlich, daß er ein eher unpersönlich angebotenes Hilfsangebot (z.B. eine schriftliche Einladung zu einer Gesprächs- und Entspannungsgruppe oder ein Informationsblatt über psychosoziale Angebote) annimmt, da er eine Destabilisierung seines Bewältigungsverhaltens befürchtet.

Einige Patienten können sich anfänglich auch gar nicht vorstellen, daß ein Gespräch mit einem Psychologen hilfreich sein könnte. Sie fühlen sich organisch krank und meinen, entsprechend ihren alten Bewältigungsmustern allein damit fertig werden zu müssen. Es ist deshalb wichtig, auf Patienten zuzugehen und ihnen ein individuelles psychosoziales Hilfsangebot zu machen, das den Charakter einer mehr oder weniger intensiven Begleitung hat.

Die Art der Begleitung und der therapeutischen Interventionen ist abhängig vom Krankheits- und Therapieverlauf sowie von dem Prozeß der Krankheitsbewältigung und den häufig wechselnden Bedürfnissen des Krebspatienten.Therapieverträge, wie sie in sonst üblichen psychotherapeutischen Settings geschlossen werden, sind in der akuten klinischen Situation nicht sinnvoll.

Die psychotherapeutischen Interventionen dürfen die Strahlentherapiepatienten nicht labiler machen, als sie schon sind. Auch eine zu engmaschige Begleitung durch den Psychologen kann den Patienten labilisieren, weil er dieses so interpretieren könnte, daß die Ärzte und Psychologen seine Belastbarkeit so gering einschätzen, daß er es allein überhaupt nicht schaffen würde.

Die Gesprächsatmosphäre spielt in der therapeutischen Beziehung eine große Rolle. Angstbesetzte oder gar tabuisierte Themen werden u.U. in der Klinikatmosphäre nicht angesprochen, sondern brauchen den geschützten Rahmen und auch den Abstand zum Ort des Geschehens. Die räumliche Umgebung hat deshalb einen besonderen Stellenwert. Daraus resultiert ein besonderes Problem in der Betreuung und Begleitung von Krebspatienten, die stationär in Mehrbettzimmern untergebracht sind.

Wichtige und notwendige Fähigkeiten des Therapeuten:

- Kooperationsfähigkeit mit verschiedenen Berufgruppen innerhalb des Arbeitsfeldes
- Flexibilität im klinischen Alltag und hohe Frustrationstoleranz
- Medizinische Kenntnisse und technisches Wissen zum Ablauf der Strahlentherapie
- Selbsterfahrungsorientierte Auseinandersetzung mit Themen wie Verstümmlung, Angst, Verzweiflung, Hoffnungslosigkeit und Ohnmacht sowie Tabus wie z.B. Suizidgedanken, Tod und Sterben
- Kenntnis und Praxis in der Anwendung verschiedener Entspannungsverfahren und Imaginationsübungen
- Kontinuierliche Teilnahme an einer Supervision zur eigenen Psychohygiene

7.2.4 Fortbildungs- und Gruppenangebote für Klinikpersonal und Krebsbetroffene

Erfolgreich durchgeführte Fortbildungs- und Gruppenangebote

Begleitung von Krebspatienten sehr belastend sein kann, haben wir den Aspekt der Gesundheitsförderung, die Auseinandersetzung mit der eigenen Gesundheit und deren Förderung in Fortbildungsangebote integriert.

Erfolgreich durchgeführte Fortbildungs- und Gruppenangebote

Charakteristisch für die erfolgreich durchgeführten Fortbildungsaktivitäten ist, daß sie in bereits bestehende Fortbildungsstrukturen der Abteilung für Strahlentherapie und der Innerbetrieblichen Fortbildung des Universitätskrankenhauses eingebettet waren.

Unsere abteilungsinterne Fortbildung im Jahre 1990 wurde zweiphasig durchgeführt. Die erste Phase galt der Einstimmung auf medizinpsychologische und psychoonkologische Themen, wobei u.a. die Beobachtungen der Psychologen zum Thema Aufklärung und Therapieerleben mit den Teilnehmern diskutiert wurden.

Die zweite Fortbildungsphase diente der Präsentation und Diskussion der Ergebnisse der von uns durchgeführten Mitarbeiterbefragung. Eine Auseinandersetzung mit der Situation in der Abteilung fand regelmäßig statt, Forschungsergebnisse flossen direkt zurück in den klinischen Alltag.

Die Auseinandersetzung mit den Forschungsergebnissen führte zu fruchtbaren Diskussionen und praktischen Konsequenzen innerhalb der Abteilung sowie zur Weiterentwicklung unserer Fortbildungsaktivitäten. Wir legten den Fortbildungsschwerpunkt auf die Darstellung unserer psychologischen Arbeit mit Krebspatienten und auf das Erleben der Strahlentherapie aus der Sicht von Nachsorge-Patienten, die im Rahmen einer Untersuchung befragt worden waren.

Das Fortbildungsseminar „Hilfe zur Betreuung von krebskranken Menschen" für Pflegekräfte und das medizinisch-technische Personal, das wir im Rahmen der Innerbetrieblichen Fortbildung des Universitätskrankenhauses durchführten, wurde u.a. von Mitarbeitern der Abteilung für Strahlentherapie wahrgenommen. Auf diese Weise konnten sie die psychologische Arbeit mit Krebspatienten und Angehörigen kennenlernen, was auch der Erhöhung der Transparenz unserer Arbeit diente. Das gemeinsame Interesse und der Austausch mit Mitarbeitern anderer Abteilungen des Universitätskrankenhauses wurde als entlastend und hilfreich empfunden (Kapitel 6.8.5).

Zu Beginn des Fortbildungsseminars wurden mit Hilfe einer angeleite-

Als Belastungsquellen im klinischen Alltag wurden häufig das Erleben von Patientenschicksalen, zwischen den Diensten nicht Abschaltenkönnen, Konflikte mit den Ärzten und innerhalb des Pflegeteams sowie Zweifel am Sinn verschiedener Krebstherapien genannt.

Von unseren Seminarteilnehmern wurden auch Entlastung und Entspannung sowie Austausch mit Mitarbeitern des Universitätskrankenhauses gewünscht. Häufig auftauchende Themen waren „Möglichkeiten des Selbstschutzes" während der Arbeit: der Umgang mit Nähe und Distanz zu Patienten und der Umgang mit Teamkonflikten. Entspannungs,- Bewegungs- und Wahrnehmungsübungen sowie musiktherapeutische Elemente zogen sich wie ein roter Faden durch unsere Fortbildungsseminare. Die psychosozialen Mitarbeiter konnten ihre klinischen Beobachtungen und Erfahrungen mit Krebsbetroffenen direkt in die Fortbildung einfließen lassen.

Der Seminarverlauf zeigte, daß der Austausch von Pflegekräften und MTAs untereinander ein großes Maß an Entlastung, Stabilisierung und gegenseitigem Verstehen bewirken kann.

Die Tatsache, daß Krebsbetroffene während des Seminars an einem Nachmittag anwesend waren und Gespräche über die Situation von Krebsbetroffenen und Klinikpersonal während der Therapie in Gang kamen, wurde von vielen Teilnehmern als besonders bereichernd erlebt. Die Teilnahme der Krebsbetroffenen am Gespräch wurde mit mir vorbereitet und das Erlebte anschließend mit den Krebsbetroffenen reflektiert.

Das Fortbildungsseminar „Hilfe zur Betreuung von krebskranken Menschen" entwickelte sich von Mal zu Mal weiter. Unsere eigenen Erfahrungen und die Rückmeldungen der Seminarteilnehmer wurden in das jeweils nächste Seminar integriert. Das Fortbildungsseminar wurde schrittweise prozeßorientierter gestaltet.

Die erfolgreiche Durchführung von Wochenendseminaren zur Krankheitsbewältigung und Gesundheitsförderung mit Frauen aus Selbsthilfegruppen bedurfte einer intensiven Vorbereitung, weil im Vorfeld viel „Vertrauensbildung" notwendig war. Inhaltliche Schwerpunkte der Seminare waren entlastende Gespräche, Entspannung und Einsatz von kreativen Medien (vgl. Kapitel 6.8.6). Die Rückmeldungen waren sehr positiv, und die Arbeit mit den Krebsbetroffenen, die sich in Selbsthilfegruppen zusammengefunden hatten, war eine Bereicherung für meine klinische Arbeit. Die Zusammenarbeit mit Selbsthilfegruppen ermöglichte schließlich, Krebsbetroffene und Klinikpersonal zwecks Austausch ihrer persönlichen Sicht der akuten Therapiesituation im Krankenhaus in Fortbildungsseminaren zusammenzuführen.

Gescheiterte Gruppenangebote für das Klinikpersonal

Zwei Gruppenangebote wurden auf geäußerte Wünsche von Klinikpersonal hin konzipiert und angeboten.

Obgleich etliche Mitarbeiter schon während der Projektvorbereitung Wünsche nach Entspannungs- und Unterstützungsangeboten geäußert hatten, wurde ein daraufhin angebotenes „Entspannungs- und Fortbildungsseminar" trotz vielfältiger Einladungen kaum angenommen und versandete nach kurzer Zeit. Inhaltlich waren eine themenzentrierte Darstellung psychologischer Arbeit mit Krebspatienten und Entspannungsübungen für Klinikmitarbeiter vorgesehen. Für dieses Seminar hatte der Direktor der Abteilung eine Freistellung von Dienst zugesagt (vgl. Kapitel 6.8.3).

Ein weiteres für die MTAs angebotenes „Entspannungsseminar zur Streßbewältigung", das aufgrund von geäußerten Wünschen während der MTA-Interviews von H. Donath angeboten wurde, scheiterte nach zwei Sitzungen.

Ein Abschlußgespräch mit einigen MTAs machte deutlich, daß es zu diesem Zeitpunkt große Spannungen und Beziehungsschwierigkeiten im Kreise der MTAs gab. Einzelne Teilnehmer hatten erlebt, daß persönliche Aussagen, die im „Streßbewältigungsseminar" gemacht worden waren, trotz entsprechender Absprachen, nicht vertraulich behandelt worden waren und in der Klinik kursierten.

Auch wiederkehrend formulierte Supervisionswünsche einzelner Berufsgruppen wurden nie in die Tat umgesetzt. Auch hier dürfte die Sorge eine Rolle gespielt haben, sich durch die Preisgabe von beruflichen und privaten Dingen verwundbar zu machen. Ich erinnere mich aber auch an Äußerungen von Pflegekräften anderer Abteilungen, die an einer von mir geleiteten Supervison teilnahmen und von ihren Kollegen die Reaktion erhielten: „Supervision? Das habe ich nicht nötig!" als sei die Teilnahme an einer Supervision Beweis für eine geringe psychische Belastbarkeit.

Psychosoziale Fortbildungs- und Supervisionsangebote werden vom Klinikpersonal oft für sinnvoll und wünschenswert erklärt, was aber offensichtlich nicht heißen muß, daß sie tatsächlich an realen Angeboten teilnehmen möchten. Muthny (1991) nannte diese Gruppen, die immer wieder Wünsche nach Supervision und Fortbildung formulieren, die dann aber z.B. aus Zeitgründen nicht zustande kommen in einem Vortrag „Phantomgruppen".

Im nachhinein muß ich selbstkritisch hinzufügen, daß ich mich hinsichtlich der Supervisionswünsche damals eher defensiv verhalten habe. Ich habe die interessierten Mitarbeiter aufgefordert, sich untereinander abzusprechen, um dann mit mir einen Termin zu vereinbaren. Zu Beginn des Projektes, angesichts der für mich noch nicht durchschaubaren Strukturen, der Suche nach meiner eigenen Rolle und offensichtlich starker Spannungen zwischen einzelnen Berufgruppen, deren Geschichte ich nicht kannte, fühlte ich mich im Grunde überfordert, eine Supervision in einem gemischten Team z.B. von Ärzten und MTAs zu übernehmen. Aus heutiger Sicht würde ich unbedingt einen externen Supervisor empfehlen.

Das Nicht-Zustandekommen einer Supervisionsgruppe innerhalb der Abteilung für Strahlentherapie könnte auch damit zusammenhängen, daß es für die Mitarbeiter der Abteilung, z.B. im Vergleich mit einer psychosomatischen Abteilung, durchaus nicht üblich ist, daß solche Termine auf dem Dienstplan stehen und auch wahrgenommen werden.

Auf den ersten Blick erscheinen die Fortbildungsangebote, die im Rahmen unseres Projektes für das Klinikpersonal und krebsbetroffene Menschen am Universitätskrankenhaus Hamburg-Eppendorf angeboten wurden, wie ein „Sammelsurium" von Angeboten. Auf den zweiten Blick sind sie miteinander vernetzt bzw. aus der Geschichte des Projekts und aus der Erfahrung in der Arbeit mit Krebsbetroffenen entstanden. Die Angebote ergänzen und fördern sich gegenseitig.

Die erfolgreich durchgeführten und die gescheiterten Angebote zeichnen ein Bild der Zusammenarbeit und der Disharmonie der Klinikmitarbeiter untereinander, spiegeln das Vertrauen in die betreuenden psychosozialen Mitarbeiter und zeigen das Maß an Offenheit, mit denen alle Beteiligten zum damaligen Zeitpunkt einander zu begegnen in der Lage waren.

7.3 Ausblick

Die vorliegenden Ergebnisse basieren auf der Auswertung der Feldnotizen des ersten Projektjahres.

Die Auswertung der Patientendokumentation (1140 Gesprächskontakte/159 Patienten) ist meine nächste Aufgabe.

Aufgrund der vorliegenden Ergebnisse werde ich folgende Auswertungsschwerpunkte setzen:

- Der palliative Therapieansatz, das Erleben von Patienten und Ärzten und die Kommunikation zwischen Patienten und ihren behandelnden Ärzten.
- Ängste und Probleme von Strahlentherapiepatienten.
- Einsatz erlebnisstimulierender kreativer Medien in der therapeutischen Arbeit mit Strahlentherapiepatienten.

8. Zusammenfassung

Psychologische Unterstützung in einer Strahlentherapeutischen Abteilung: Entwicklung und Implementierung eines Modellprojektes im ambulanten Bereich

Das vorliegende Buch entstand im Rahmen eines Projektes zur Betreuung von Krebspatienten und Fortbildung des Klinikpersonals in einer Abteilung für Strahlentherapie.

Es beschreibt einleitend Aspekte der allgemeinen Psychoonkologie und Ansätze zu einer speziellen Psychoonkologie in der Strahlentherapie, analysiert das klinische Setting vor Projektbeginn und stellt ein daraus resultierendes behandlungsintegriertes Unterstützungssystem für krebsbetroffene Menschen vor. Das Konzept beinhaltet:

- stationäre und ambulante Unterstützung von Krebspatienten und deren Angehörige
- Fortbildung und Supervision von Klinikpersonal
- Gruppenangebote zur Gesundheitsförderung für Klinikmitarbeiter und Patienten
- Netzwerkförderung.

Das Konzept wurde in enger Zusammenarbeit mit den Klinikern erarbeitet, wobei sich die Überprüfung und Weiterentwicklung an der Praxis orientierte.

Evaluationsmethode

Methodisch wählten wir den Zugang der qualitativen Forschung durch: Teilnehmende Beobachtung und Dokumentation durch Feldnotizen.

Die Feldnotizen des ersten Projektjahres wurden mit Hilfe eines Computerprogramms fragmentiert und Kategorien bzw. Schlagworten zugeordnet. Das Kategoriensystem zur Klassifizierung der Feldnotizen war ständig im Fluß; neue Kategorien kamen hinzu, alte wurden differenziert oder zusammengefaßt. Der konzeptuelle Rahmen der Beschreibung des Beobachtungsmaterials veränderte sich fortlaufend bis die Bearbeitung des Datenmaterials des Jahres 1990 abgeschlossen wurde.

Die so fragmentierten Feldnotizen wurden anschließend von mir und der Soziologin M. Frost diskutiert, überarbeitet und ggf. neu zugeordnet. Bei dieser Überarbeitung des Kategoriensystems identifizierten wir die relevanten Themen und deren Wechselbeziehungen in der Abteilung für Strahlentherapie.

Folgende Themen kristallisierten sich als Hauptpunkte heraus:

- Integration in die Abteilung und die Kooperation mit den Mitarbeitern
- Räume und Atmosphäre in der Abteilung für Strahlentherapie
- Psychosoziale Betreuung von Patienten
- Aufklärung
- Strahlentherapie: kurativ und palliativ
- Bedingungen, die das Therapieerleben von Patienten beeinflussen
- Tod und Sterben
- Fortbildung und Gruppenangebote für Klinikpersonal, Patienten und Selbsthilfegruppen
- Netzwerkaktivitäten und Netzwerkförderung.

Parallel zu unserem qualitativen Forschungsansatz führten wir zu Beginn unseres Projekts eine Mitarbeiterbefragung durch.

Zuerst wurden alle Mitarbeiter der Abteilung, die Kontakt zu Patienten hatten, in offenen, leitfadengestützten Interviews befragt. Schwerpunkte waren Themen wie Belastung und Zufriedenheit mit der Arbeit, Bewertung der eigenen Ausbildung in bezug auf psychosoziale Aspekte, Fortbildungswünsche, Erwartungen an Psychologen und Veränderungswünsche. 23 Medizinisch-Technische Assistenten wurden parallel dazu mit einem modifizierten Interviewleitfaden im Rahmen einer Diplomarbeit (Donath 1991) befragt.

Das breite Spektrum der Äußerungen in den offenen Interviews diente als Grundlage zur Entwicklung eines Fragebogens, der von allen Mitarbeitern der Abteilung für Strahlentherapie anonym ausgefüllt werden sollte. Von den 68 ausgeteilten Fragebögen wurden 50 Fragebögen innerhalb von 14 Tagen ausgefüllt zurückgegeben.

Die Darstellung der relevanten Themen (Evaluationsergebnisse) im vorliegenden Buch ist eine Synthese aus der Dokumentation eigener Beobachtungen (Feldnotizen) und der Sicht der Mitarbeiter (Mitarbeiterbefragung).

Die dokumentierten und ausgewerteten Erfahrungen und Beobachtungen in den Erlebniswelten der Strahlentherapeuten und der Krebspatienten führen dazu, beide Welten transparenter zu machen und das Verständnis füreinander zu fördern. Das Buch soll Psychologen, Sozialarbeitern, Seelsorgern, Ärzten, MTAs, Pflegekräften, aber auch Laienhelfern,

Die Ärzte, MTAs und Pflegekräfte wünschten sich von den Psychologen an erster Stelle die Betreuung von Patienten, an zweiter Stelle standen Fortbildungs- und Supervisionswünsche.

Im Rahmen der Mitarbeiterbefragung waren sich alle drei Berufsgruppen über das Verhältnis von angestrebter Patientenbetreuung und Fortbildung des Klinikpersonals durch die Psychologen einig. Zwei Drittel der Arbeitskapazität der Psychologen sollte der Betreuung von Patienten dienen, ein Drittel der Fortbildung der Mitarbeiter.

Bei den Betreuungswünschen rangierte der Wunsch nach Krisenintervention bei Patienten im Falle von Wiedererkrankung, infauster Prognose, reaktiver Depression und Angst ganz vorn.

Vor allem das Pflegepersonal und die MTAs äußerten verstärkt Wünsche nach einer ständigen Anwesenheit der Psychologen auf Station und im ambulanten Bereich der Abteilung. Auch bei dem Wunsch nach engmaschiger Betreuung von Patienten („Alle Patienten sollten wenigsten einmal von einem Psychologen gesehen werden") stimmten das Pflegepersonal und die MTAs dem deutlicher zu als die Ärzte.

Die geäußerten Wünsche nach Supervision bezogen sich u.a. auf Probleme in der Zusammenarbeit der Klinikmitarbeiter. Spannungen und Konflikte wurden geschildert; sowohl zwischen den Ärzten, Pflegekräften und MTAs als auch innerhalb der einzelnen Berufsgruppen. Meine persönliche Erfahrung geht dahin, daß diese Gespräche eher der Entlastung dienten, aber sicher auch dazu gedacht waren, mich – als neue Mitarbeiterin – über Abteilungsstrukturen und damit verbundene Probleme in Kenntnis setzen zu wollen. Diese Gespräche waren selten mit einem direkten Vermittlungswunsch verknüpft.

In unserer Mitarbeiterbefragung spaltete die Einschätzung der Frage: „Die Psychologen sollten helfen, Konflikte, die es im Personal gibt, zu klären", alle Berufsgruppen (Ärzte, MTAs und Pflegekräfte) in zwei etwa gleich große Lager. Die Umsetzung der Supervisionswünsche scheiterte durchgängig am geäußerten Mangel an Zeit im klinischen Alltag; in der Realität ist dieses wohl eher auf die Ambivalenz der Gruppen zurückzuführen.

Wünsche nach handlungsorientierter Veränderung kamen hauptsächlich von der Abteilungsleitung. Es wurde der Wunsch formuliert, daß die Psychologen durch ihre Forschungstätigkeit nicht nur eine Bestandsaufnahme und Analyse machen, sondern auch konkrete Handlungsanweisungen für den Umgang mit Patienten und die Organisation der Abteilung geben sollten.

Neben den Erwartungen und Wünschen der Klinikmitarbeiter dokumentierten wir auch die erfragten und spontan geäußerten Befürchtungen und Vorwürfe gegenüber den Psychologen im Verlauf des ersten Projektjahres.

Bei den Befürchtungen handelte es sich einerseits um landläufig bekannte Stereotype gegenüber Psychologen, wie z.B. der befürchtete „Röntgenblick" oder die Vermutung, Psychologen seien labile oder schwierige Menschen („Psychologen studieren Psychologie, um mit eigenen Problemen besser fertig werden zu können").

Eine wichtige Rolle spielten auch Ängste vor Grenzüberschreitungen und Sendungsbewußtsein der Psychologen, Angst davor, daß die Psychologen, die Mitarbeiter ungefragt analysieren könnten oder versuchen würden, sie in ihrem Sinne zu „missionieren". Auch Ängste vor psychosozialer und fachlicher Kontrolle durch die Psychologen wurden geäußert.

Einige Mitarbeiter hatten die Sorge, daß das Annehmen von Fortbildungs- oder Supervisionsangeboten von Kollegen als „Zugeständnis von Inkompetenz" oder „Schwäche" interpretiert werden könne.

Die Vorwürfe der Klinikmitarbeiter im ersten Projektjahr bezogen sich in erster Linie auf die mangelnde Präsenz der Psychologen in der Abteilung und auf mangelnde Rückmeldung über die Betreuung der Patienten.

Der Vorwurf der mangelnden Präsenz war aufgrund der häufigen Erkrankung des für die Station verantwortlichen Kollegen und auch aufgrund unserer Forschungsverpflichtungen, die außerhalb der Klinik stattfanden, in den meisten Fällen nachvollziehbar. Auch die Rückmeldung gegenüber den zuweisenden Klinikmitarbeitern wurde als nicht ausreichend empfunden. Viele Mitarbeiter wünschten sich eine institutionalisierte Form der Rückmeldung, wie z.B. Fallbesprechungen.

Die Transparenz der psychologischen Arbeit mit Krebspatienten und die Präsenz in der Abteilung haben am meisten dazu beigetragen, Berührungsängste, Skepsis und Mißtrauen gegenüber psychologischer Betreuung und Forschung abzubauen. Die Transparenz dessen, was wir taten und nicht taten, führte im Verlauf der Arbeit zu fruchtbaren Auseinandersetzungen und verbesserte kontinuierlich die Qualität der Zusammenarbeit innerhalb der Abteilung.

Räume und Atmosphäre in der Abteilung für Strahlentherapie

Das Erleben räumlicher Enge und fehlender Rückzugsmöglichkeiten verbindet Ärzte, MTAs, Pflegepersonal, Psychologen und Patienten miteinander.

Besonders die MTAs leiden unter der Enge ihrer Arbeitsplätze, den vollklimatisierten Räumen und dem Fehlen von Tageslicht. Viele Patienten klagen über Orientierungsschwierigkeiten in den steril wirkenden und sich stets ähnelnden Räumen. Diese Probleme können bereits vorhandene Unsicherheiten, Gefühle des Ausgeliefertseins und der Ohnmacht angesichts der Krebsdiagnose und der notwendigen Strahlentherapie negativ verstärken.

Die manchmal dichte Atmosphäre in engen Räumen hat Auswirkungen auf Patienten und Personal. Patienten fühlten Beklemmungen angesichts ihrer Mitpatienten in Warteräumen, und das Klinikpersonal berichtete von negativen Auswirkungen der räumlichen Situation auf die Zusammenarbeit mit Kollegen.

Der einzige Raum, der von Patienten und Klinikpersonal der Abteilung positiv hervorgehoben wurde, war der Warteraum im Kellergeschoß. Er war mit Hilfe von Geldmitteln aus der Industrie farbenfroh gestaltet, einzelne

Sitzgruppen für Patienten waren durch Stellwände voneinander abgeschirmt. Die Ausleuchtung war indirekt; es gab Teppich auf dem Boden, Bilder an den Wänden, Blumen und eine Spielecke für die Kinder.

Psychosoziale Betreuung von Patienten der Abteilung für Strahlentherapie

Hier geht es um meine Erfahrungen mit 73 Strahlentherapiepatienten und dem Zuweisungsverhalten des Klinikpersonals im ersten Projektjahr.

Ich nahm an Frühbesprechungen teil und war täglich mehrere Stunden in der Abteilung präsent. Ein Informationsblatt für die Patienten über unsere psychosozialen Angebote wurde entwickelt und im Aufklärungsgespräch an Patienten weitergegeben. Auf die meisten Patienten wurde ich jedoch direkt vom Klinikpersonal aufmerksam gemacht und um Kontaktaufnahme gebeten. Wichtig war in diesen Fällen zu überprüfen, ob der Betreuungswunsch auch wirklich von den Patienten ausging und nicht dem Gefühl des Überweisenden entsprang, dem Patienten etwas Gutes tun zu wollen.

Die MTAs hatten Hemmungen, aus ihrer Sicht betreuungsbedürftige Patienten an Psychologen zu verweisen bzw. die Patienten auf die Psychologen der Abteilung aufmerksam zu machen. Mehrfach wurde die Sorge geäußert, Patienten mit einem solchen Vorschlag zu kränken, daß sie sich abgeschoben oder in eine „pathologische Ecke“ gedrängt fühlen könnten. Mehr als die Hälfte von 23 MTAs hatten im Interview solche Befürchtungen geäußert.

Die Grunderkrankungen der von mir betreuten Patienten zeigten ein weites Spektrum. Schwerpunkte lagen bei Patienten mit Metastasen nach Brustkrebs, Hirntumoren und kolorektalen Karzinomen. 62% der von mir betreuten Patienten (45/73) waren wiedererkrankt (Rezidiv) oder in einem fortgeschrittenen Stadium ihrer Krebserkrankung.

74% der von mir betreuten Patienten (54/73) waren Frauen. Der Anteil der in der Abteilung bestrahlten Frauen betrug dagegen 42%. In einer Diskussion mit den Ärzten der Abteilung wurde deutlich, daß Frauen – im Gegensatz zu den männlichen Patienten – eher Gefühle wie Unsicherheit und Angst zeigten. Offensichtlich machte dieses Verhalten es den Behandelnden und Betreuenden leichter, auf die Frauen zuzugehen und ihnen psychologische Unterstützung anzubieten.

Insgesamt führte ich 349 Gespräche. 74% (212) der Gespräche fanden mit Patienten statt; 26% waren Gespräche oder briefliche Kontakte mit Ärzten, mit Patienten und Angehörigen, mit Angehörigen, mit Patient und Arzt, mit Psychologen, Sozialarbeitern, Pflegepersonal, Laienhelfern und der Deutschen Krebshilfe.

Bei meiner Arbeitsaufnahme hatte ich gegenüber dem Klinikpersonal keinerlei Betreuungskritierien für Patienten genannt, hatte allerdings die Zuweisungsgründe und Einschätzungen des Klinikpersonals dokumentiert. An erster Stelle stand die Wiedererkrankung, gefolgt von Angstsymptomen.

Die vor Projektbeginn geplanten Betreuungsangebote für Patienten haben sich mit kleinen Änderungen als sinnvoll und praktikabel erwiesen.

Folgende Betreuungsangebote wurden im ambulanten Bereich der Abteilung für Strahlentherapie durchgeführt:

- Krisenintervention
- Supportive Therapie
- Integrative Therapie mit kreativen Medien
- Gespräche und Entspannungsübungen zur Angst- und Schmerzreduktion sowie zur Bewältigung von Nebenwirkungen der Strahlentherapie.

Weiterhin wurden die Betreuung von Nachsorgepatienten, Wochenendseminare für krebsbetroffene Menschen, die Begleitung sterbender Menschen und die Unterstützung der Angehörigen angeboten und angenommen.

Folgende Betreuungsangebote wurden, da Bedarf bestand, zusätzlich eingeführt:

- Begleitung bei Aufklärungsgesprächen
- Begleitung bei Behandlungsvorbereitungen und Erstbestrahlung
- „Psychische Prophylaxe" (z.B. bei Patienten mit psychiatrischer Vorgeschichte)
- Orientierungshilfe bei Psychotherapiewunsch.

Folgende antizipierte Betreuungsangebote wurden weniger oder gar nicht angenommen:

- Beratungsgespräche
- eine Entspannungs- und Gesprächsgruppe für Patienten während der Strahlentherapie.

Die Kontaktaufnahme zu Strahlentherapiepatienten, die sich in einer Krise befanden und nicht nach einer Psychotherapie verlangten, schloß Therapieverträge aus, wie sie in sonst üblichen psychotherapeutischen Settings verabredet werden. Einige Patienten konnten sich anfänglich gar nicht vorstellen, daß ein Gespräch mit einem Psychologen hilfreich sein könne. Sie fühlten sich ausschließlich organisch krank und meinten, entsprechend ihren alten Bewältigungsmustern, allein damit fertig werden zu müssen. Es war deshalb wichtig, auf Patienten zuzugehen und ihnen ein individuelles psychosoziales Hilfsangebot zu machen, das den Charakter einer mehr oder weniger intensiven Begleitung hatte. Psychologische Arbeit mit Krebspatienten während der Strahlentherapie bedeutet Begleitung im wahrsten Sinne des Wortes.

Vielen Krebspatienten fiel es schwer, ihre Erfahrungen angesichts ihrer lebensbedrohenden Erkrankung und der notwendigen Strahlentherapie und die damit verbundenen Gefühle und Ängste als etwas Normales zu akzeptieren. Angesichts der häufig daraus resultierenden Befürchtung von Patienten, „verrückt zu sein" oder „verrückt zu werden", brauchten sie im Rahmen einer Krisenintervention die Bestätigung, daß ihre Gefühle und Reaktionen angesichts ihrer Erfahrungen nachvollziehbar und menschlich waren. Die therapeutischen Interventionen sollten dem Patienten vermitteln, daß er sich trotz seiner chaotischen Gefühle noch im Bereich des „Normalen“ befand.

Psychologen und auch Ärzte können hier als „Abgesandte der Normalität“ fungieren, die den Kontakt zu Krebspatienten halten, die aus ihrem „normalen“ Alltag abzugleiten drohen bzw. bereits abgeglitten sind.

Im Rahmen der stützenden (supportiven) Begleitung von Krebspatienten während der Strahlentherapie hat sich auch das Erklären der Planungs- und Behandlungsabläufe der jeweiligen Strahlentherapie als wichtig erwiesen. Medizinische Kenntnisse und technisches Wissen zum Ablauf der Strahlentherapie sind deshalb für einen psychosozialen Mitarbeiter in einer Abteilung für Strahlentherapie unerläßlich.

Die Integrative Therapie mit kreativen Medien begleitet den Patienten in seinem Prozeß und besitzt durch den Einsatz kreativer Medien ein wertvolles Mittel, einen Zugang zu „sprachlosen“, angstbesetzten und tabuisierten Themen zu erhalten.

In der psychotherapeutischen Arbeit mit Patienten war ich häufig mit psychischen Reaktionen wie Bagatellisierung, Verdrängung und Verleugnung der Krankheitssituation konfrontiert, die dem momentanen Schutzbedürfnis des Patienten entsprachen.

Wichtig war, bei diesen psychischen Abwehrmechanismen in erster Linie den Bewältigungsversuch des Patienten zu sehen und zu akzeptieren, wenn auch die manchmal stark realitätsverzerrende Situation sehr befremdend war. Einige Patienten pendelten zwischen Gefühlsüberflutung und Verdrängung. Eine aufdeckende Psychotherapie war angesichts einer solchen Situation kontraindiziert; es galt, mit den Themen zu arbeiten, die der Patient im Gespräch anbot.

Schwerpunktmäßig gilt es, dem Patienten als Gesprächspartner für dessen oft chaotische Gefühlswelt zur Verfügung zu stehen, ihm zu helfen, die heilen – noch „funktionierenden“ – Anteile in seinem Leben zu entdecken, das Netzwerk des Patienten auf Unterstützung abzuklopfen und dieses, wenn möglich, zu mobilisieren.

Es gibt jedoch auch Phasen im Krankheits- und Therapieverlauf eines Patienten, in denen es dennoch möglich und hilfreich ist, verdrängte Störungen und Konflikte einfühlsam und dosiert aufzudecken. Es gilt dann, Motive der im Lebenskontext auftauchender Muster, Konstrukte, Lebensstile und Wiederholungszwänge aufzuzeigen, zu reflektieren, zu hinterfragen und nach neuen Möglichkeiten der zukünftigen Lebensbewältigung und -gestaltung zu suchen. Eine Um- und Neubewertung lebensgeschichtlicher Zusammenhänge und aktueller Situationen kann so für den Patienten ermöglicht werden. Dies kann zu einer Entlastung von „alten Hypotheken“ führen. Die Erfahrung vorangegangener überstandener Krisen kann dem Patienten in seiner erneuten Krise von großem Nutzen sein.

Grundsätzlich gilt, daß die psychotherapeutischen Interventionen den Strahlentherapiepatienten nicht labiler machen dürfen, als er ohnehin schon ist.

Aufklärung

Jeder Arzt hat einen ganz persönlichen Aufklärungsstil, wobei es wenig Austausch der Kollegen untereinander gibt.

Die Mehrheit der Patienten wünscht sich eine offene Aufklärung, die ihnen Hoffnung läßt. Die Sprache und Wortwahl des Arztes erweist sich deshalb als Balanceakt. Patienten wünschen sich Offenheit, Sensibilität und einen geschützten Rahmen für die Aufklärungsgespräche mit dem Arzt. Sie reagieren auf Bagatellisierungen und „wohltätiges Verschweigen" von schlechten Nachrichten (von denen sie schließlich dennoch erfahren) mit dem Entzug des so wichtigen Vertrauens in den Arzt und in die therapeutische Beziehung.

Aufklärung kann besonders dann Angst reduzieren, wenn sie als ein Prozeß betrachtet wird, der sich von dem eigentlichen Aufklärungsgespräch über die Simulation (Behandlungsplanung) bis zu den einzelnen Bestrahlungen zieht. Es geht darum, den Patienten immer wieder erklärende Hinweise zu geben, sie zu Fragen aufzufordern, sie ihre Ängste verbalisieren zu lassen und ihnen eine Orientierung zu geben.

Folgende Problemfelder zeigten sich im ersten Projektjahr in der Aufklärungssituation von Patient und Arzt: Schwierigkeiten bei der Einschätzung der psychischen Belastbarkeit von Patienten, Kanalisierung der Informationsflut, Unsicherheiten über Behandlungserfolg und Auftreten von Nebenwirkungen, Aussagen über die Prognose und der Umgang mit Verdachts- und Arbeitsdiagnosen.

Die Aufklärung von Patienten zeigte sich auch als Konfliktfeld zwischen den Mitarbeitern der Abteilung für Strahlentherapie. Während die Ärzte der Abteilung eher die Auffassung vertraten, die Patienten würden gut aufgeklärt, erlebten das Pflegepersonal und die MTAs dies nicht so. Dies kann u.a. damit zusammenhängen, daß sich die MTAs, Schwestern und Pfleger nicht über die vielfältigen möglichen Verdrängungsmechanismen von Patienten bewußt sind und die Patienten deshalb für nicht richtig aufgeklärt halten.

Manche Reaktionen von Patienten auf die Eröffnung der Diagnose waren schwer nachzuvollziehen. Einige Patienten reagierten scheinbar gleichgültig, verfielen in eine Art Dämmerzustand, verharmlosten ihre Krebserkrankung oder verleugneten sie sogar.

Strahlentherapie: kurativ und palliativ

Die Ärzte der Abteilung für Strahlentherapie müssen oft erleben, daß die Wirksamkeit der Strahlentherapie von Ärzten anderer Fachgebiete unterschätzt und deshalb häufig zu spät eingesetzt wird, was dazu führt, daß kurative Therapiemöglichkeiten vertan werden und die Strahlentherapeuten den fortgeschrittenen Krebserkrankungen therapeutisch „hinterherlaufen" müssen.

Die Wahl des Strahlentherapiekonzeptes wird in Abhängigkeit von der Grundlagenforschung und wissenschaftlichen Studien, von dem Krankheitsstadium, von der Prognose der Patienten und von der Einschätzung durch die Ärzte gefällt. Nicht nur Alter und Allgemeinzustand der Patienten, sondern auch die klinischen Erlebnisse der behandelnden Ärzte, die daraus gewonnenen persönlichen Erfahrungen und das Maß des persönlichen Involviertseins der Ärzte spielen bei den Therapieentscheidungen eine wichtige Rolle.

Bei der Frage, ob und inwieweit Patienten in den Therapieentscheidungsprozeß einbezogen werden sollen, wird deutlich, daß die Entscheidung in erster Linie in den Händen der Ärzte liegt. Die meisten Patienten willigen in die ihnen vorgeschlagene Therapie ein und fühlen sich überfordert, Risiken und Nutzen einer Strahlentherapie im Falle ihrer Krebserkrankung gegeneinander abzuwägen. Sie fühlen sich nicht kompetent genug und vertrauen darauf, daß die Ärzte nach bestem Wissen und Gewissen eine Therapie wählen, die ihnen mehr nutzt als schadet. Einige wenige Patienten versuchen, über eine Reduktion von Nebenwirkungen oder möglichen Spätfolgen zu „verhandeln", lehnen die Therapie im Anschluß an das Aufklärungsgespräch ab oder verbuchen das Einbezogenwerden in die Therapieentscheidung durch die Ärzte sogar als Zeichen von „Unsicherheit und Inkompetenz".

Insbesondere Patienten, denen nur ein palliativer Therapieansatz angeboten werden kann, tendieren dazu, dies zu verdrängen, was die Kommunikation zwischen Arzt und Patient zu einem Seiltanz machen kann. Patienten in palliativer Behandlungssituation sind oft nicht in der Lage, Entscheidungen zu fällen, die von sogenannten mündigen Patienten verlangt werden können. Die Akzeptanz ihrer Situation würde beinhalten, daß sie sich der Tatsache stellen, daß ihre letzte Lebensphase unwiderruflich begonnen hat. Für einige Patienten ist dies eine offensichtliche Überforderung, und sie flüchten sich in Verdrängung oder Verleugnung.

Vor dem Hintergrund des palliativen Therapieansatzes scheinen sich viele Probleme zu verschärfen. Ärzte können unter großen psychischen Druck geraten, weil Patienten sich an sie klammern, in der Hoffnung, daß doch noch ein therapeutischer Ausweg gefunden werden könnte. Das kann dazu führen, daß Ärzte glauben, weitere Therapien anbieten zu müssen.

Nur wenige Patienten sind offensichtlich in der Lage, von sich aus Signale zum Beenden einer Therapie zu geben. Solange die Ärzte noch mögliche Therapien in Aussicht stellen oder anbieten, halten die Patienten an der Hoffnung fest, daß noch eine Chance auf Lebensverlängerung oder sogar auf Heilung besteht.

Die besondere Rolle des palliativen Therapieansatzes und die damit verbundenen Therapiekonzepte und -entscheidungen führten innerhalb der Abteilung für Strahlentherapie immer wieder zu Konflikten. Vor allem das Pflegepersonal und die MTAs vertraten die Auffassung, daß die Strahlentherapie auch dann noch fortgesetzt werden würde, wenn weder eine Heilung noch eine Verbesserung der Lebensqualität zu erwarten sei.

Bedingungen, die das Therapieerleben von Strahlentherapiepatienten beeinflussen können

Das Therapieerleben wird von den therapiebedingten Unsicherheiten, wie der fehlenden Garantie des Therapieerfolges und der möglichen Nebenwirkungen und Spätfolgen der Strahlentherapie beeinflußt. Je eingreifender die genannten möglichen Nebenwirkungen und Spätfolgen der Strahlentherapie, desto größer die Erwartungsängste der Patienten. Einigen Patienten gelingt es allerdings, das im Aufklärungsgespräch Gehörte zu verdrängen.

Auch die Art der Bestrahlungsgeräte, die Dauer der Bestrahlungszeit, der Ablauf der Organisation und verunsichernde Erlebnisse, insbesondere ein Geräteausfall und lange Wartezeiten angesichts der vielen Mitpatienten haben großen Einfluß darauf, wie ein Patient seine Strahlentherapie erlebt.

Wenn die Nebenwirkungen real auftreten, zeigt sich, daß sie die meisten Menschen tief treffen. Vorstellungsvermögen und Erleben von Haarausfall und Geschmacksverlust scheinen weit auseinanderzuklaffen und können die Patienten psychisch sehr stark labilisieren.

Wenn sie das Maß des Erträglichen für einen Patienten überschreiten, kann dies zu einem Mißtrauen in die ärztliche Kompetenz führen. Einige Patienten können sich nicht vorstellen, daß „Spezialisten die Nebenwirkungen nicht im Griff haben". Abbruchsphantasien treten vor allem in dieser Phase der Strahlentherapie auf, werden allerdings kaum in der Realität umgesetzt.

Das Erleben der Therapie wird sehr stark von den Vorerfahrungen, Bildern und auch vom Sprachgebrauch zur Strahlentherapie beeinflußt. Nicht nur die Medizin und die Medien, auch Patienten benutzen Worte, die eher mit Aggression und Krieg als mit Therapie und Heilung verknüpft sind. Die Bilder, die Patienten mit der Strahlentherapie assoziieren, haben häufig etwas Unbeherrschbares und Vernichtendes. Besondere Probleme scheinen Menschen mit einer grundsätzlichen kritischen Haltung gegenüber Strahlung und Kernenergie zu haben.

Die fehlende Kontrolle bei nicht vorhandenem Sinnesorgan für die Strahlen kann die Selbstbeobachtung schärfen, was zu durch Angst verursachten körperlichen Symptomen führen kann, die dann von den Strahlentherapiepatienten häufig als Nebenwirkungen der Stahlentherapie interpretiert werden.

Das Therapieerleben wird nicht nur von Erwartungsängsten geprägt, sondern auch von der mit der Krebserkrankung verbundenen Angst vor Schmerzen und Siechtum. Einige Menschen leiden unter Ängsten vor räumlicher Enge, die ihnen die Strahlentherapie erschwert. Andere Patienten müssen erleben, daß während der Strahlentherapie Traumen aktualisiert werden, die massive Irritationen und Ängste auslösen können, wie z.B. zurückliegende Kriegs-, Lager-, Flucht- und Gewalterlebnisse.

Tod und Sterben

Während die MTAs und das Pflegepersonal in unserer Mitarbeiterbefragung mehrheitlich der Auffassung waren, daß Psychologen sich insbesondere um sterbende Patienten kümmern sollten, lehnte die Mehrheit der Ärzte diese Einstellung ab.

Den Ärzten im ambulanten Bereich der Abteilung für Strahlentherapie ging es in den meisten Fällen nicht darum, Sterbende an mich zu überweisen, sondern Patienten, die mit der Enttäuschung einer Wiedererkrankung und der schwindenden Hoffnung auf Heilung oder Lebensverlängerung zurechtkommen mußten.

Der Wunsch nach einer Auseinandersetzung mit dem Thema Tod und Sterben wurde von Abteilungsmitarbeitern immer wieder formuliert; wir kamen diesem Wunsch in Fortbildungsveranstaltungen nach.

In der Begleitung von Sterbenden kristallisierten sich folgende wichtige Themen heraus: Angst vor Schmerzen, Siechtum und Isolation, Suche nach Sicherheit und Rückzug im Krankenhaus, Angst vor dem Sterben und das Gefühl, „etwas tun zu müssen" und Kommunikationsprobleme mit den Angehörigen.

Der Faktor „Hoffnung" spielte in der Begleitung Schwerkranker und Sterbender eine interessante und manchmal erstaunlich Rolle. Die Hoffnung, noch etwas länger leben zu können, wieder etwas selbständiger werden zu können, den Krebs vielleicht noch einmal zum Stillstand zu bringen, scheint oft erst mit dem physischen Tod des Menschen zu sterben. Alternative Therapien fungierten in der letzten Lebensphase häufig als wichtige Hoffnungsträger.

Im klinischen Alltag wurde deutlich, daß das Sterben und das Abschiednehmen im Krankenhaus keinen angemessenen Raum hat, und zwar sowohl räumlich als auch zeitlich.

Im Umgang mit sterbenden Menschen waren bei dem behandelnden Team und bei den Angehörigen vor allem zwei Strategien zu beobachten: Aktivismus und Rückzug. Beide Verhaltensweisen führten dazu, daß der Patient keine Gesprächspartner fand, die bereit waren, mit ihm über sein gelebtes Leben, seinen nahenden Tod und die damit verbundenen Wünsche und Ängste zu sprechen.

Für eine Annäherung an das Thema „Tod und Sterben" ist eine selbsterfahrungsorientierte Auseinandersetzung wichtig. Als Konsequenz haben wir ein Seminar mit dem Thema „Leben mit dem Abschied" entwickelt, das im Rahmen der Innerbetrieblichen Fortbildung des Universitätskrankenhauses von der Soziologin M. Frost und mir durchgeführt wurde.

Fortbildung und Gruppenangebote für Klinikmitarbeiter, Patienten und Selbsthilfegruppen

Als interessant und wichtig erwiesen sich die Erfahrungen mit „ad-hoc"-Fortbildungen im klinischen Alltag, die in der täglichen Klinikroutine geschehen. Diese Art, psychologisches oder psychoonkologisches Wissen – orientiert am Einzelfall – in eher kleinen Gruppen zu vermitteln, war gut durchführbar und löste Fortbildung aus ihrer Sonderrolle, integrierte sie in den normalen Ablauf des klinischen Alltags.

Unsere institutionalisierte abteilungsinterne Fortbildung im Jahre 1990 wurde zweiphasig durchgeführt. Die erste Phase galt der Einstimmung auf medizinpsychologische und psychoonkologische Themen, wobei u.a. die Beobachtungen der Psychologen zum Thema Aufklärung und Therapieerleben mit den Teilnehmern diskutiert wurden. Die zweite Fortbildungsphase diente der Präsentation und Diskussion der Ergebnisse der von uns durchgeführten Mitarbeiterbefragung; Forschungsergebnisse flossen direkt in den klinischen Alltag zurück.

Die Angebote eines Mitarbeiterseminars innerhalb der Abteilung und einer Entspannungs- und Gesprächsgruppe für Patienten der Abteilung fanden keine Resonanz.

Bei dem Angebot des Mitarbeiterseminars war ich auf geäußerte Wünsche von Abteilungsmitarbeitern nach „Entspannung nach getaner Arbeit" eingegangen. Die Absicht war, das Entspannungsangebot mit einer Informationsvermittlung über Möglichkeiten psychoonkologischer Arbeit zu verknüpfen. Obwohl der Zeitraum vom Abteilungsdirektor als Arbeitszeit anerkannt wurde, versandete das Angebot nach nur kurzer Zeit. Als Begründung wurde von Klinikmitarbeitern in erster Linie Zeitknappheit und organisatorische Probleme genannt. Ein weiteres gescheitertes Seminarangebot für die MTAs der Abteilung zeigte allerdings, daß zumindest in dieser Berufsgruppe zum damaligen Zeitpunkt Spannungen bestanden, die eine „gemeinsame Entspannung" und einen Austausch über eher private Dinge nicht zuließen.

Bei dem Entspannungs- und themenzentrierten Gesprächsangebot für die Patienten während der Strahlentherapie, das von einem Arzt der Abteilung und mir angeboten wurde, hatten wir übersehen, daß viele Patienten während der laufenden Therapie ein sehr großes Ausmaß an Energie für die Bewältigung und Organisation des Alltags und für die Verdrängung benötigen.

Wir führten ein Fortbildungsseminar für Klinikpersonal durch, das in Zusammenarbeit mit der „Innerbetrieblichen Fortbildung (IBF)" des Universitätskrankenhauses Hamburg-Eppendorf stattfand und folgende Leitgedanken und Ziele hatte:

- Kompetenzförderung im Umgang mit krebsbetroffenen Menschen
- Selbsterfahrung (Reflexion eigener Einstellungen, Erlebensweisen und eigener Anteile im Umgang mit krebsbetroffenen Menschen)
- Gesundheitsförderung („Wie bleibe ich angesichts der Belastungen gesund?")
- Netzwerkförderung (Klinische Mitarbeiter „lernen" von Krebsbetroffenen und erfahren, welche Institutionen welche Arten von Unterstützung für krebsbetroffene Menschen anbieten).

Die Resonanz fiel sehr positiv aus. Die Teilnehmer fühlten sich ernstgenommen, da wir mit den Themen arbeiteten, die sie wirklich berührten. Der Erfahrungsaustausch im Kreise von Kollegen aus anderen Abteilungen des Universitätskrankenhauses, das Kennenlernen von Entspannungs-, Atem- und Bewegungsübungen mit musiktherapeutischen Elementen und die Gespräche mit Krebsbetroffenen während des Seminars wurden als Bereicherung und Entlastung empfunden.

Weiterhin boten wir ein Wochenendseminar für Krebsbetroffene an. Im Vorfeld des Angebotes war viel „Vertrauensbildung" notwendig.

Gespräche, Entspannungs-, Imaginations- und Körperwahrnehmungsübungen sowie die Arbeit mit kreativen Medien bildeten inhaltliche Schwerpunkte dieses Seminars. Auch hier arbeiteten wir mit den Themen, die die Krebsbetroffenen mitbrachten und ernteten durchweg positive Rückmeldungen. Die offene und gelöste Atmosphäre und der persönliche themenzentrierte Austausch von Erfahrungen wurden positiv hervorgehoben. Weiterhin wurden die Möglichkeiten der Selbstreflexion, die anderen als „Spiegel" zu haben, sich gesehen und aufgehoben zu fühlen im Kreise von ebenfalls krebsbetroffenen Menschen als wichtig erlebt. Auch die erlebte Toleranz bei unterschiedlichen Auffassungen wurde im Rückmeldebogen als besonders wichtiges Erlebnis angeführt.

Netzwerkaktivitäten und Netzwerkförderung

Die Zusammenarbeit und der Erfahrungsaustausch mit Mitarbeitern klinikinterner Betreuungsinstitutionen (Sozialdienst, Klinikseelsorge und Laienhelfer) und den Mitarbeitern der „Innerbetrieblichen Fortbildung" des Universitätskrankenhauses Hamburg-Eppendorf, mit Fachkollegen in entsprechenden psychoonkologischen Arbeitskreisen und der Gesundheitsbehörde Hamburg sowie mit Mitgliedern von Selbsthilfegruppen hat sich als bereichernd für die psychoonkologische Arbeit und auch als ein wichtiger Beitrag zur eigenen „Psychohygiene" erwiesen.

Diskussion

Abschließend werden die „Welt der Strahlentherapie" und die „Welt der Krebspatienten" gegenübergestellt und beleuchtet.

Während sich die Ärzte – bei aller Empathie für ihre Patienten – in einer „Routinewelt" bewegen, ist für die meisten Patienten auf der Erlebnisebene alles neu und oft auch beunruhigend.

Viele Patienten tendieren dazu, nach außen hin „Fassung zu bewahren" und vermeiden es, ihre Ängste und auch ihr Mißtrauen gegenüber der Technik im ärztlichen Gespräch zu thematisieren.

Nebenwirkungen, körperliche Probleme und Unsicherheitsgefühle im Verlauf der Strahlentherapie können zu neuen psychischen Krisen oder zur Aktualisierung von alten Krisen von Patienten führen. Den meisten Patienten gelingt es, die vielfältigen Belastungen, die mit ihrer Krebserkrankung und der notwendigen Strahlentherapie verbunden sind – auch mit Hilfe von Verdrängungsmechanismen – zu bewältigen. Einige Patienten erleben während der Strahlentherapie allerdings eine derart massive psychische Labilisierung, daß eine Krisenintervention oder eine Therapiebegleitung notwendig wird.

Literaturverzeichnis

Andersen BL, Karlsson JA, Anderson B, Tewfik HW (1984) Anxiety and cancer treatment: Response to stressful radiotherapy. Health Psychol 3 (6): 535–551

Bappert L (1984) Ambulante psychosoziale Krebsnachsorge. MMW 126, MMV Medizin Verlag

Bartholomeyczik S (1987) Arbeitsbedingungen und Gesundheitsstörungen bei Krankenschwestern. Deutsche Krankenpflege-Zeitschrift (1): 2–9

Becker HS, Geer B, Hughes B, Strauss A (1961) Boys in white: Student culture in medical school. The University of Chicago Press, Chicago

Becker HS (1970) Whose side are we on? In: Filstead WJ (ed) Qualitative methodology: Firsthand involvement with the social world. Markham Publishing Company, Chicago

Becker P (1989) Eine Herausforderung unserer Zeit: Sterbebegleitung – Lebensbeistand. In: An der Hand eines anderen sterben ... Internationale Gesellschaft für Sterbebegleitung und Lebensbeistand, Bingen

Begemann H (1988) Therapie als Wissenschaft. Zitiert in: Schwarz R (1989) Psychologische Hilfen in der Verarbeitung von Chemotherapie und Strahlenbehandlung. In: Verres R, Hasenbring M (Hrsg) Jahrbuch der medizinischen Psychologie, Psychosoziale Onkologie. Springer, Berlin Heidelberg New York

Beutel M (1988) Bewältigungsprozesse bei chronischen Erkrankungen. In: Koch U (Hrsg) Psychologie in der Medizin, edition medizin, Weinheim

Bochumer Gesundheitstraining (1986) Beitel E, Niesel W (Hrsg) Ein Trainingsprogramm zur Unterstützung der natürlichen Heilkräfte bei Krebs und anderen Erkrankungen. Arbeitsgruppe Vegetative Physiologie, Ruhr-Universität Bochum

Bräutigam W (Hrsg) (1988) Kooperationsformen somatischer und psychosomatischer Medizin. Springer, Berlin Heidelberg New York

Bresler D (1985) Neue Möglichkeiten der Schmerzbehandlung. In: Milz H (Hrsg) Ganzheitliche Medizin. Athenäum, Königstein

Brusis J (1985) Die Akutphase – Probleme aus der Sicht einer Brustkrebspatientin. In: Ergebnisbericht der 3. und 4. Jahrestagung der „Deutschen Arbeitsgemeinschaft Psychoonkologie e.V.“ in Bad Karlshafen und Wiesbaden-Naurod, 29–41

Buddeberg C (1985) Ehen krebskranker Frauen. Urban & Schwarzenberg, München

Bullard DG (1980) Discussing sexual concerns with cancer patients. Zitiert in: Beutel M (1988) Bewältigungsprozesse bei chronischen Erkrankungen. In: Koch U (Hrsg) Psychologie in der Medizin, edition medizin, Weinheim

Bundesversicherungsanstalt für Angestellte (1984) Die Anschlußheilbehandlung. BfA-Mittteilungen 9/84

Burisch M (1989) Das Burnout-Syndrom. Springer, Berlin

Butler RN (1980) Die Lebensrückschau: Eine Interpretation der Erinnerung beim alten Menschen. Integrative Therapie 2 (3): 141–156

Capone MA, Westic KS, Good RS (1980) Sexual rehabilitation of the gynecological cancer patient: An effective counseling model. Zitiert in: Beutel M (1988) Bewältigungsprozesse bei chronischen Erkrankungen. In: Koch U (Hrsg) Psychologie in der Medizin, edition medizin, Weinheim

Cassileth BR, Volckmar D, Goodman RL (1980) The effect of experience on radiation therapy patients' desire for information. Int Radiat Oncol Biol Phys 6 : 493–497

Cook TD (1985) Postpositivist critical multiplism. In: Shotland RL, Mark MM (eds) Social science and social policy. Sage, Beverly Hills

Daniel R (1987) Der Krebskranke in der Wahrnehmung seiner Mitmenschen. Med. Dissertation, Universität Heidelberg

Deutsches Ärzteblatt 17 (85): 1272–1274

Donath H (1991) Die Arbeitssituation von Medizinisch-technischen AssistentInnen in der Strahlentherapie. Diplomarbeit im Studiengang Psychologie des Fachbereichs Psychologie, Universität Hamburg

Dornheim J (1983) Kranksein im dörflichen Alltag – soziokulturelle Aspekte im Umgang mit Krebs. Tübinger Vereinigung für Volkskunde, Tübingen

Dossey L (1987) Die Medizin von Raum und Zeit. Rowohlt, Reinbek

Duden (1982) Das Fremdwörterbuch. Mannheim

Eberbach WH (1984) Die Aufklärung des Patienten vor dem Hintergrund zum Tod. Medizinrecht 6 : 201–204

Farberow NL (1970) Suicide among patients with malignant neoplasms. Zitiert in: Jonasch K (1985) Zum Prozeß der Aufklärung bei Karzinompatienten. Med Dissertation, Universität Heidelberg

Feldenkrais M (1978) Bewußtheit durch Bewegung. Suhrkamp, Frankfurt

Fengler C, Fengler T (1980) Alltag in der Anstalt. Psychiatrie, Rehburg-Loccum

Forester BM, Kornfeld DS, Fleiss JL (1978) Psychiatric aspects of radiotherapy. Am J Psychiatry 135 : 960–963

Forester BM, Kornfeld DS, Fleiss JL (1985) Psychotherapy during radiotherapy: Effects on emotional and physical distress. Am J Psychiatry 142 : 22–27

Franke M, Adler A, Kister M (1988) Das Konzept in der Realität: Gewinn, Schwierigkeiten und Belastungen in der Sicht der Stationsärzte. In: Schüffel W (Hrsg) Sich gesund fühlen im Jahre 2000. Springer, Berlin Heidelberg New York

Frehen A (1988) Entwicklung und Beziehungen im Team und zu den Patienten. In: Schüffel W (Hrsg) Sich gesund fühlen im Jahre 2000. Springer, Berlin Heidelberg New York

Freudenberger HJ (1974) Staff burn-out. Soc Issues 30 : 159–165

Frischenschlager O, Hohenberg G, Handl-Zeller L (1991) Die Situation des onkologischen Patienten in der Strahlentherapie – physische und psychische Aspekte. Wien Klin Wochenschr 103 (2): 40–44

Frischenschlager O, Brömmel B, Russinger U (1992) Zur Effektivität psychosozialer Betreuung Krebskranker – Eine methodenkritische Literaturübersicht (Stand Dezember 1990). Psychother Psychosom Med Psychol 42 : 206–213

Frischenschlager O, Hohenberg G, Hexel M, Kropiunigg U, Handl-Zeller L (1992) Psychosoziale Betreuung radiologischer Patienten – Bedarf, subjektives Bedürfnis und Akzeptanz. Strahlenther Onkol 168 (1): 53–57

Frost M (1990) Die Mitarbeiterbefragung in der Abteilung für Strahlentherapie der Radiologischen Klinik des Universitätskrankenhauses Hamburg-Eppendorf. Unveröffentliches Manuskript

Geerzt C (1959) Thick description. Toward an interpretive theory of culture. In: The interpetation of cultures, Selected essays. Basic Books, New York (1973), 3–30

Gerdes K (1984) Der Sturz aus der normalen Wirklichkeit und die Suche nach dem Sinn. In: Ergebnisbericht der 2. Jahrestagung der „Deutschen Arbeitsgemeinschaft für Psychoonkologie“ e. V., Bad Herrenalb, 28–56

Glaser BG, Strauss AL (1974) Interaktion mit Sterbenden. Beobachtungen für Ärzte, Schwestern, Seelsorger und Angehörige. Vandenhoeck & Ruprecht, Göttingen (Originaltitel: Awareness of Dying, 1965)

Glaus A, Hunzinger R (1982) Rolle der Schwester in der Pflege von Tumorkranken. In: Glaus A, Jungi WF, Senn HJ (Hrsg) Onkologie für die Krankenpflegeberufe. Thieme, Stuttgart

Gofman I (1961) Asylums: Essays on the social situation of mental patients and other inmates. Doubleday and Company, Garden City, New York

Goffman E (1977) Stigma. Suhrkamp, Frankfurt

Gordon WA et al. (1980) Efficacy of psychosocial intervention with cancer patients. Consult Clin Psychol 48 (6): 743–759

Grossarth-Maticek R (1979) Soziales Verhalten und die Krebserkrankungen. Beltz-Forschungsbericht, Weinheim & Basel

Gyllensköld K (1978) Psychological reactions of breast cancer patients to radiotherapy. In: A workshop meeting report (ed) Breast Cancer: Psychosocial aspects of early detection and treatment. MTP Press, Lancaster, 81–89

Heim E (1988) Coping und Adaptivität: Gibt es geeignetes oder ungeeignetes Coping? Psychother Med Psychol 38 : 8–18

Hein-Nau B (1988) Wie entwickelt sich die „emotionale Arbeit“? In: Schüffel W (Hrsg) Sich gesund fühlen im Jahre 2000. Springer, Berlin Heidelberg New York

Herschbach P (1985) Psychosoziale Probleme und Bewältigungsstrategien von Brust- und Genitalkrebspatientinnen. Röttger, München

Herschbach P (1991) Psychische Belastung von Ärzten und Krankenpflegekräften. In: Koch U (Hrsg) Psychologie in der Medizin, edition medizin, Weinheim

Hoff F (1975) Der Krebskranke, der Arzt und die Wahrheit. Therapiewoche 26 : 6033–6039

Holland JC, Rowland JA, Lebovitz A, Rusalem R (1979) Reactions to cancer treatment: Assessment of emotional response to adjuvant radiotherapy as a guide to planned intervention. Psychiatr Clin North Am 2 : 347–358

Holland JC, Rowland J (1989) Radiotherapy. In: Handbook of psychooncology: Psychological care of the patient with cancer. Oxford University Press, New York Oxford

Irwin PH, Kramer S, Diamond NH, Malone D (1986) Sex differences in psychological distress during definitive radiation therapy for cancer. J Psychosoc Oncol 4 (4): 63–75

Ittelson WH, Proshansky HM, Rivlin LG, Winkel GH (1977) Einführung in die Umweltpsychologie. Klett-Cotta, Stuttgart

Jaspers K (1954) Die Idee des Arztes und ihre Erneuerung. In: Umstrittene Probleme in der Medizin, Medica, Stuttgart Zürich, 151–163

Jonasch K (1985) Zum Prozeß der Aufklärung bei Karzinompatienten. Medizinische Dissertation, Universität Heidelberg

Jungi WF (1982) Internistische Tumorbehandlung (Tumorchemotherapie). Zitiert in: Schwarz R (1989) Psychologische Hilfen in der Verarbeitung von Chemotherapie und Strahlenbehandlung. In: Verres R, Hasenbring M (Hrsg) Jahrbuch der medizinischen Psychologie, Psychosoziale Onkologie. Springer, Berlin Heidelberg New York

Kagan AR, Levitt PM, Arnold TM, Hattem J (1984) Honesty is the best policy: A radiation therapist's perspective on caring for terminal cancer patients. Am J Clin Oncol 7 : 38–383

Kast V (1989) Der schöpferische Sprung. Vom therapeutischen Umgang mit Krisen. Deutscher Taschenbuch-Verlag, München

Katschnig H (1986) Measuring life stress – a comparison of the checklist and the panel technique. In: Katschnig H (ed) Life events and psychiatric disorders: Controversial issues. Cambridge University Press, Cambridge

Kautzky R (Hrsg) (1978) Sterben im Krankenhaus. Herder, Freiburg Basel Wien

Kerekjarto M v, Schug S (1987) Psychosoziale Betreuung von Tumorpatienten im ambulanten und stationären Bereich. Zuckschwerdt, München Bern Wien San Francisco

King KB, Nail LM, Kreamer K, Strohl RA, Johnson JE (1985) Patients' descriptions of the experience of receiving radiation therapy. Oncol Nurs Forum 12 (4): 55–61

Klusmann D (1991) Textmontage und Rating – Ein Programm zur Unterstützung der Analyse von Interviewtexten und Feldnotizen. In: Glatzer W (Hrsg) Die Modernisierung moderner Gesellschaften, Frankfurt a. M., 809–811

Klusmann D (1992) HADA – Eine Datenbank zur Analyse von Feldnotizen und Patientengesprächen. Unveröffentliches Manuskript

Koch U, Lucius-Hoene G, Stegie R (Hrsg) (1988) Handbuch der Rehabilitationspsychologie. Springer, Berlin Heidelberg New York

Köhle K (1984) Aufklärung von Patienten im fortgeschrittenen Krebsstadium. MMW 126 : 214–218
Köhle K et al. (1986) Zum Umgang mit unheilbar Kranken. In: Uexküll T (Hrsg) Psychosomatische Medizin. Urban & Schwarzenberg, München Wien Baltimore
Köhle K (1988) Integration des psychosomatischen Verständnisansatzes in die internistische Routineversorgung – Ein Kölner Versuch. In: Schüffel W (Hrsg) Sich gesund fühlen im Jahre 2000. Springer, Berlin Heidelberg
Kubanek B, Köhle K (1981) Psychologische Führung von Krebskranken. MMW 123 : 16–20
Kübler-Ross E (1969) On death and dying. The Macmillian Company, New York
Kübler-Ross E (1971) Interviews mit Sterbenden. In: Eberbach WH (1984) Die Aufklärung des Patienten vor dem Hintergrund zum Tod. Medizinrecht 6 : 201–207
Lazarus RS (1987) Bewältigung krankheitsbedingter Belastungen. Manuskript eines Vortrags, gehalten auf dem internationalen Symposium „Gesundheitsförderung bei chronischen Erkrankungen" in Bad Honeff am 22. 6. 1987
Lentz L (1990) Der Indianer. Kellner, Hamburg
Leonhardt F (1984) Zu den Grundfragen der Ästhetik bei Bauwerken. In: Sitzungsberichte der Heidelberger Akademie der Wissenschaft – Mathematisch-naturwissenschaftliche Klasse, 2. Abhandlung. Springer, Berlin Heidelberg
Lerner M (1978) Exceptional cancer patients as an emerging force in cancer therapy and care: Their use of complementary cancer therapies and their search for personal strategies of intensive health promotion. Background Paper For W.H.O. Conference in Bad Honeff, June 1987
Levitan S, Kornfeld DS (1981) Clinical and cost benefits of liasion psychiatry. Am J Psychiatry 138 : 790–793
Lindblom CE, Cohen DK (1979) Usable knowledge social science and social problem solving. Yale University Press, New Haven
Lofland J, Lofland LH (1971) Analyzing social settings. Wadsworth, Belmont
Ludwig-Rosenthal R, Neufeld RWJ (1988) Stress management during noxious medical procedures: An evaluative review of outcome studies. Psychol Bull 104 (3): 326–342
Mackillop WJ et al. (1988) Cancer patients' perceptions of their disease and its treatment. Br J Cancer 58 : 355–358
Marcel G (1978) Leibliche Begegnung. In: Petzold HG (1985) Leiblichkeit, Philosophische, gesellschaftliche und therapeutische Perspektiven, Junfermann, Paderborn, 15–47
McCall GJ (1969) Qualitätskontrolle der Daten bei teilnehmender Beobachtung. In: Gerdes K (Hrsg) Explorative Sozialforschung. Enke, Stuttgart
McGrath JE et al. (1986) Some quasi-rules for making judgement calls in research. Sage Publications, Beverly Hills London New Delhi

McLaughlin MW (1985) Implementation realities and evaluation design. In: Shotland RL, Mark MM (eds) Social science and social policy. Sage, Beverly Hills

Meerwein F (1985) Einführung in die Psycho-Onkologie. Huber, Bern Stuttgart Toronto

Meerwein F (1988) Liaison-Psychiatrie auf einer Abteilung für Onkologie. Zitiert nach Vortragsmanuskript, Heidelberg

Mitchell GW, Glicksman AS (1977) Cancer patients: knowledge and attitudes. Cancer 40 : 61–66

Mumford E , Schlesinger H, Glass G (1982) The effect of psychosocial intervention on recovery from surgery ansd heart attack. Am J Public Health 72 : 142–151

Muthny FA, Beutel M (1990) Psychosoziale Belastung von medizinischem Personal und Personalfortbildung/Supervision. In: Broda M, Muthny FA (Hrsg) Umgang mit chronisch Kranken. Thieme, Stuttgart New York

Muthny FA (1991) Psychosoziale Fortbildung und Supervision für Pflegepersonal in der Onkologie – Ziele, Konzeptionen, Arbeitsformen. Vortrag auf dem II. Psychosozialen Krebskongreß in Heidelberg

Muthny FA, Stegie R (1992) Kompetenzerleben und Belastungen von onkologischem Personal – „Burnout" und Bedarf an psychosozialer Fortbildung und Supervision. (In Vorbereitung)

Nagel GA (1988) Begriff und Ursache der Überbehandlung in der Onkologie. Zitiert in: Schwarz R (1989) Psychologische Hilfen in der Verarbeitung von Chemotherapie und Strahlenbehandlung. In: Verres R, Hasenbring M (Hrsg) Jahrbuch der medizinischen Psychologie, Psychosoziale Onkologie. Springer, Berlin Heidelberg New York

Niederle N, Aulbert E (Hrsg) (1987) Der Krebskranke und sein Umfeld. Thieme, Stuttgart New York

„Ottawa-Charta" (1986) Health Promotion. World Health Organization, Ottawa

Parsons JA, Webster J, Dowd JE (1961) Evaluation of the placebo effect in the treatment of radiation sickness. Acta Radiol 56 : 129–140

Pattmos (1972) Menschlich sterben. In: Eberbach WH (1984) Die Aufklärung des Patienten vor dem Hintergrund zum Tod. Medizinrecht 6 : 201–207

Patton MQ (1983) Qualitative evaluation methods. Sage, Beverly Hills London

Peck A, Boland J (1977) Emotional reactions to radiation treatment. Cancer 40 : 180–184

Perez CA, Brady LW (1987) Principles and practice of radiation oncology, 252–290. 2, JB Lippincott, Philadelphia

Petzold HG (Hrsg) (1974) Psychotherapie und Körperdynamik. Junfermann, Paderborn

Petzold HG (1977c) Die Medien in der Integrativen Pädagogik. In: Petzold/Brown (1977) (Hrsg) Junfermann, Paderborn

Petzold HG (1978) Das Ko-respondenzmodell in der Integrativen Agogik. Integrative Therapie 1 : 21–58

Petzold HG (1979) Psychodrama-Therapie. Junfermann, Paderborn
Petzold HG (1980) Integrative Arbeit mit einem Sterbenden mit Gestalttherapie, Ton, Poesietherapie und kreativen Medien. Integrative Therapie 2 (3): 181–193
Petzold HG (1980) Modelle und Konzepte zu integrativen Ansätzen der Therapie. Integrative Therapie 1 (4): 323–350
Petzold HG (Hrsg) (1980g) Die Rolle des Therapeuten und die therapeutische Beziehung in der Integrativen Therapie. In: Petzold HG (1980f) (Hrsg) Die Rolle des Therapeuten und die therapeutische Beziehung, 223–290. Junfermann, Paderborn
Petzold HG, Mathias U (1982a) Rollenentwicklung und Identität. Junfermann, Paderborn
Petzold HG (1987) Integrative Therapie mit kreativen Medien und intermedale Kunstpsychotherapie. Integrative Therapie 2 (3): 104–140
Petzold HG (1988n) Integrative Bewegungs- und Leibtherapie. Junfermann, Paderborn
Petzold HG (1988f) „Heraklitische Wege" – zum Verhältnis von Gestalttherapie und integrativer Therapie. In: Mack N et al. (Hrsg) Tagungsband Münchner Gestalttage. München, 34–93
Petzold HG (1990) Die „vier Wege der Heilung" in der „Integrativen Therapie". In: Integrative Bewegungs- und Leibtherapie, 173–284. Junfermann, Paderborn
Petzold HG (1990) Beziehung und Deutung in der „Integrativen Bewegungstherapie" und leiborientierten Formen der Psychotherapie. In: Integrative Bewegungs- und Leibtherapie, 285–340. Junfermann, Paderborn
Pfaffenberg B (1988) Microcomputer applications in qualitative analysis. Sage, Beverly Hills
Pöppel E, Bullinger M (1990) (Hrsg) Medizinische Psychologie, edition medizin, VCH, Weinheim
Porzsolt F, Hossfeld DK, Heimpel H (1992) Ziele der palliativen Krebstherapien. Deutsches Ärzteblatt 37 : B 1889
Potthoff P (1980) Der Tod im medizinischen Denken. Enke, Stuttgart
Rainey LC (1985) Effects of preparatory patient education for radiation oncology patients. Cancer 56 : 1056–1061
Ratsak G, Schiebel-Piest B (1992) Psychoonkologie für Krankenpflegeberufe. Ein Lernprogramm. Vandenhoeck & Ruprecht, Göttingen
Reimer C, Kurthen B (1985) Zur Beziehungsproblematik zwischen Ärzten und Krebspatienten. Psychther Psychosom Med Psychol 35 : 86–94
Rhode JJ (1974) Veranstaltete Depressivität. Zitiert in: Schwarz R (1989) Psychologische Hilfen in der Verarbeitung von Chemotherapie und Strahlenbehandlung. In: Verres R, Hasenbring M (Hrsg) Jahrbuch der medizinischen Psychologie, Psychosoziale Onkologie. Springer, Berlin Heidelberg New York
Rotman M, Rogow L, DeLeon G, Heskel N (1977) Supportive therapy in radiation oncology. Cancer 39 : 744–750
Rubens (1992) Persönliche Stellungnahme. In: Porzsolt (1992) Kongreßbericht: Ziele der palliativen Krebstherapien. Deutsches Ärzteblatt 37: B 1889

Samp RJ, Curreri AR (1957) A questionnaire servey on public cancer education obtained from cancer patients an their families. In: Jonasch K (1985) Zum Prozeß der Aufklärung bei Karzinompatienten. Medizinische Dissertation, Universität Heidelberg

Schlömer U (1990) Klinische Beobachtungen zum Thema Aufklärung. Röntgenpraxis 43 (10): 380–384

Singer J, Pope KS (1986) Imaginative Verfahren in der Psychotherapie. Jungfermann, Paderborn

Senn HJ (1985) Wahrhaftigkeit am Krankenbett. In: Meerwein F (Hrsg) Einführung in die Psycho-Onkologie. Huber, Bern Stuttgart Toronto

Schaadt M (1988) Was kann die Innere Medizin in der intensiven Kooperation mit der Psychosomatik gewinnen? Erwartungen und Realität in der Sicht des internistischen Oberarztes. In: Schüffel W (Hrsg) Sich gesund fühlen im Jahre 2000. Springer, Berlin Heidelberg New York

Schwarz R (1985) Aufklärung über die Tumordiagnose und Vorwissen bei Patientinnen unter Brustkrebsverdacht. In: Bräutigam W, Meerwein F (Hrsg) Das therapeutische Gespräch mit Krebspatienten. Huber, Bern Stuttgart Toronto

Schwarz R (1986) Persönlichkeitsmerkmale bei Krebskranken – Ursachen oder Folge? Z Klin Psychopathol Psychother 34 (3): 205–216

Schwarz R (1989) Psychologische Hilfen in der Verarbeitung von Chemotherapie und Strahlenbehandlung. In: Verres R, Hasenbring M (Hrsg) Jahrbuch der medizinischen Psychologie, Psychosoziale Onkologie. Springer, Berlin Heidelberg New York

Schwarz R (1993) Psychosoziale Faktoren in der Karzinogenese: Zur Problematik der sogenannten Krebspersönlichkeit. Psychother Psychosom Med Psychol 43 (1): 1–36

Sechrest L (1985) Social science and social policy. Will our numbers be ever good enough? In: Shotland R, Mark MM (eds) Social science and social policy. Sage, Beverly Hills

Sontag S (1981) Krankheit als Metapher. Fischer, Frankfurt

Spengler M, Kleber R (1982) Psychische und sexuelle Situation von Patienten nach radikaler Prostatektomie. Zitiert in: Beutel M (1988) Bewältigungsprozesse bei chronischen Erkrankungen. In: Koch U (Hrsg) Psychologie in der Medizin, edition medizin, Weinheim

Der Spiegel (1992) Spezialeinheit auf Mordmission. 35 : 230–235

Spiegel D, Bloom JR (1983) Group therapy and hypnosis reduce metastatic breast carcinoma pain. Psychosom Med 45 : 333–339

Spiegel D , Glafkides MC (1983) Effects of group confrontation with death and dying. Int J Group Psychotherapy 33 : 433–474

Spiegel D, Bloom JR, Kraemer HC, Gottheil E (1989) Effect of psychosocial treatment on survival of patients with metastatic breast cancer. The Lancet 14 : 888–891

Steinert H (1986) Emotional reactions to radiotherapy. Paper presented at the VIIIth E.O.R.T.C. Workshop „Quality of Life" in Göteborg, Sweden

Steinert H (1987) Die Befindlichkeit von Krebspatienten während einer Strahlentherapie. In: Lamprecht F (Hrsg) Spezialisierung und Integrati-

on in Psychosomatik und Psychotherapy. Springer, Berlin Heidelberg New York
Steinert H (1988) Emotional reactions of cancer patients to radiation treatment. Vortrag während der „17th European Conference on Psychosomatic Research", Marburg, 4th–9th September
Stevens JO (1975) Die Kunst der Wahrnehmung. Chr. Kaiser, München
Tausch A (1980) Personenzentrierte Hilfe für Krebspatienten. In: Hautzinger M, Schulz W (Hrsg) Klinische Psychologie und Psychotherapie, Bd. 3. Kongreßbericht, Berlin, Tübingen, 207–214
Thiel HJ (1981) Strahlennebenwirkungen. Zitiert in: Schwarz R (1989) Psychologische Hilfen in der Verarbeitung von Chemotherapie und Strahlenbehandlung. In: Verres R, Hasenbring M (Hrsg) Jahrbuch der medizinischen Psychologie, Psychosoziale Onkologie. Springer, Berlin Heidelberg New York
Verres R (1986) Krebs und Angst. Springer, Berlin Heidelberg New York
Verres R (1988) Subjective lay-theories on etiology and treatment of cancer. Recent Results Cancer Res 111 : 179–184
Verres R (1991) Die Kunst zu leben. Piper, München Zürich
Verres R (1989) Mögliche Rückwirkungen gelungener Rehabilitation Betroffener auf das Gesundheitsverhalten ihrer Mitmenschen (zur Bedeutung des Vertrauens). In: Koch U, Potreck-Rose F (Hrsg) Rehabilitation von Krebskranken. Springer, Berlin Heidelberg New York
Wander M (1980) Leben wär' eine prima Alternative. Luchterhand, Darmstadt
Weisman AD, Worden WJ (1976–1977) The existential plight in cancer: Significance of the first 100 days. Int J Psychiatry Med 7 (1): 1–15
Weisman AD (1976) Coping behavior and suicide in cancer. In: Cullen FW, Fox BH, Isom RW (eds) Cancer: The behavioral dimensions, 331–341. Raven, New York
Weisman AD (1981) Coping with cancer. McGraw Hill, New York
Willi J, Heim E (Hrsg) (1986) Psychosoziale Medizin, Gesundheit und Krankheit in bio-psychosozialer Sicht. Bd. 1: Grundlagen, Bd. 2.: Klinik und Praxis. Berlin
Williams DD (1986) Naturalistic evaluation. Jossey-Bass, San Francisco
Wirsching M (1988) Krebs im Kontext. Patient, Familie und Behandlungssystem. Klett-Cotta, Stuttgart
Worden JW, Weisman AD (1980) Do cancer patients really want counselling? Gen Hosp Psychiatry 2 : 100–103
Wortman C, Dunkel-Schetter C (1979) Interpersonal relationships and cancer: A theoretical analysis. J Soc Issues 35 (1): 120–155
Wythe WF (1984) Learning from the field. Sage, Newbury Park
Yalom ID (1980) Existential Psychotherapy. Basic Books, New York

Anhang

Mitarbeiterbefragung
Abteilung für Strahlentherapie

Beratungsstelle Strahlentherapie, Universitätskrankenhaus Eppendorf,
Martinistr. 40, D-20246 Hamburg, Tel. 468 4940

Mitarbeiterbefragung Abteilung für Strahlentherapie

1. Welcher Berufsgruppe gehören Sie an?

○ Ärztinnen, Ärzte
○ Krankenschwestern, Krankenpfleger
○ medizinisch-technische Assistentinnen
○ Assistenten
○ Physiker, Ingenieure
○ andere Berufsgruppe

Arbeitsbelastung und Zusammenarbeit

2. Wie würden Sie das Betriebsklima in der Abteilung für Strahlentherapie insgesamt einschätzen?

○ optimal
○ im großen und ganzen gut
○ verbesserungsbedürftig
○ muß sich von Grund auf ändern
○ kann ich nicht beurteilen

3. Wie erleben Sie die Arbeitsbelastung an Ihrem Arbeitsplatz?

○ ist dauernd zu hoch
○ ist oft zu hoch
○ ist meist gerade richtig
○ ich fühle mich oft unterfordert

4. Kommt es vor, daß Sie sich nach einem Arbeitstag völlig erschöpft fühlen?

○ oft
○ manchmal
○ selten
○ nie

5. Kommt es vor, daß die Arbeit Ihr Privatleben stärker einschränkt, als Sie es richtig finden?

○ oft
○ manchmal
○ selten
○ nie

6. Wie beurteilen Sie die Zusammenarbeit zwischen Station und Therapiebereich?

○ funktioniert sehr gut
○ funktioniert gut
○ funktioniert befriedigend
○ funktioniert ausreichend
○ funktioniert mangelhaft
○ funktioniert ungenügend

Bitte beurteilen Sie die folgenden Aussagen:

7. In meinem Arbeitsbereich ist ein offener und direkter Umgang der Mitarbeiter die Regel.

○ trifft voll zu
○ trifft etwas zu
○ unentschieden
○ trifft weniger zu
○ trifft überhaupt nicht zu

8. Neue Mitarbeiter bekommen in dieser Abteilung viel Unterstützung, um sich in die Arbeit hineinzufinden.

○ trifft voll zu
○ trifft etwas zu
○ unentschieden
○ trifft weniger zu
○ trifft überhaupt nicht zu
○ kann ich nicht beurteilen

9. Entscheidungen, die ich in meinem Arbeitsbereich treffe, werden oft wieder von Kollegen umgeworfen

○ trifft voll zu
○ trifft etwas zu
○ unentschieden
○ trifft weniger zu
○ trifft überhaupt nicht zu

10. Die Mitarbeiter in meinem Arbeitsbereich arbeiten meist Hand in Hand.

○ trifft voll zu
○ trifft etwas zu
○ unentschieden
○ trifft weniger zu
○ trifft überhaupt nicht zu

11. In meinem Arbeitsbereich wird die Hierarchie zu sehr betont.

 ○ trifft voll zu
 ○ trifft etwas zu
 ○ unentschieden
 ○ trifft weniger zu
 ○ trifft überhaupt nicht zu

12. In meinem Arbeitsbereich werden alle wichtigen Entscheidungen mit den Mitarbeitern besprochen und abgestimmt.

 ○ trifft voll zu
 ○ trifft etwas zu
 ○ unentschieden
 ○ trifft weniger zu
 ○ trifft überhaupt nicht zu

13. Die Arbeit in dieser Abteilung ist stark von Konkurrenz bestimmt.

 ○ trifft voll zu
 ○ trifft etwas zu
 ○ unentschieden
 ○ trifft weniger zu
 ○ trifft überhaupt nicht zu

Aufklärung

14. Die Patienten hier werden gut über ihre Behandlung aufgeklärt.

 ○ trifft voll zu
 ○ trifft etwas zu
 ○ unentschieden
 ○ trifft weniger zu
 ○ trifft überhaupt nicht zu

15. Die meisten Patienten wollen, daß man ihnen die volle Wahrheit über ihre Erkrankung sagt.

 ○ trifft voll zu
 ○ trifft etwas zu
 ○ unentschieden
 ○ trifft weniger zu
 ○ trifft überhaupt nicht zu

16. Es ist für die meisten Patienten das beste, wenn man ihnen die volle Wahrheit über ihre Erkrankung sagt.

 ○ trifft voll zu
 ○ trifft etwas zu
 ○ unentschieden
 ○ trifft weniger zu
 ○ trifft überhaupt nicht zu

17. Die Patienten werden bei uns oft zu schonungslos aufgeklärt.

 ○ trifft voll zu
 ○ trifft etwas zu
 ○ unentschieden
 ○ trifft weniger zu
 ○ trifft überhaupt nicht zu

18. Wenn ein Patient nicht mehr lange zu leben hat, sollte der Arzt es von sich aus sagen oder sollte er warten, bis der Patient ihn nach seinen Überlebenschancen fragt?

 ○ Der Arzt sollte warten, bis der Patient von sich aus fragt
 ○ Der Arzt sollte den Patienten nicht direkt ansprechen, aber andeuten, daß es nicht gut steht
 ○ Der Arzt sollte von sich aus den Patienten ansprechen

Behandlung

19. Die Patienten werden hier, soweit es überhaupt möglich ist, an Behandlungsentscheidungen beteiligt.

 ○ trifft voll zu
 ○ trifft etwas zu
 ○ unentschieden
 ○ trifft weniger zu
 ○ trifft überhaupt nicht zu
 ○ kann ich nicht beurteilen

20. Bei der Umsetzung der Behandlungspläne werden oft die Konflikte zwischen den behandelnden Ärzten auf dem Rücken der Patienten ausgetragen.

○ trifft voll zu
○ trifft etwas zu
○ unentschieden
○ trifft weniger zu
○ trifft überhaupt nicht zu
○ kann ich nicht beurteilen

21. Die Patienten müssen oft unter organisatorischer Unzulänglichkeit leiden.

○ trifft voll zu
○ trifft etwas zu
○ unentschieden
○ trifft weniger zu
○ trifft überhaupt nicht zu
○ kann ich nicht beurteilen

22. Während der Behandlung haben die Patienten in der Regel genügend Möglichkeiten, Fragen an behandelnde Ärzte loszuwerden.

○ trifft voll zu
○ trifft etwas zu
○ unentschieden
○ trifft weniger zu
○ trifft überhaupt nicht zu
○ kann ich nicht beurteilen

23. Oft wird die Strahlentherapie auch dann noch fortgesetzt, wenn weder eine Heilung noch eine Verbesserung der Lebensqualität zu erwarten ist.

○ trifft voll zu
○ trifft etwas zu
○ unentschieden
○ trifft weniger zu
○ trifft überhaupt nicht zu
○ kann ich nicht beurteilen

24. Ärzte bekommen oft ungerechtfertigte Vorwürfe, wenn sie darauf beharren, daß ein belastender Behandlungsplan eingehalten wird.

○ trifft voll zu
○ trifft etwas zu
○ unentschieden
○ trifft weniger zu
○ trifft überhaupt nicht zu
○ kann ich nicht beurteilen

25. Die Belastungen der Strahlentherapie zahlen sich für die meisten Patienten aus.

○ trifft voll zu
○ trifft etwas zu
○ unentschieden
○ trifft weniger zu
○ trifft überhaupt nicht zu
○ kann ich nicht beurteilen

Sterbende Patienten

26. Haben Sie schon mal mit einem Patienten über seinen nahenden Tod gesprochen?

○ ja
○ nein

27. Das Thema Tod und Sterben ist in unserer Abteilung so etwas wie ein Tabu.

○ trifft voll zu
○ trifft etwas zu
○ unentschieden
○ trifft weniger zu
○ trifft überhaupt nicht zu
○ kann ich nicht beurteilen

28. In unserer Abteilung wird offener mit dem Sterben umgegangen, als in anderen Abteilungen des UKE.

○ trifft voll zu
○ trifft etwas zu
○ unentschieden
○ trifft weniger zu
○ trifft überhaupt nicht zu
○ kann ich nicht beurteilen

29. Was meinen Sie, wovon hängt es hauptsächlich ab, ob jemand mit Sterbenden oder Schwerkranken umgehen kann? (bitte nur eine Nennung)

○ von seiner Persönlichkeit
○ von dem, was er in der Ausbildung gelernt hat
○ von den praktischen Erfahrungen, die er mit Patienten gemacht hat

30. Es gibt viele Patienten, bei denen ich es besser gefunden hätte, sie in Ruhe sterben zu lassen, anstatt sie weiter zu bestrahlen.

○ trifft voll zu
○ trifft etwas zu
○ unentschieden
○ trifft weniger zu
○ trifft überhaupt nicht zu
○ kann ich nicht beurteilen

31. Nehmen wir an, es ist ziemlich sicher, daß ein Patient nur noch wenige Wochen zu leben hat. Der Patient glaubt aber an seine Genesung.
Welche Möglichkeit zu handeln würden Sie im allgemeinen am besten finden?

○ Man sollte es dem Patienten verschweigen und alles tun, damit er seine Hoffung auf Genesung behält
○ Man sollte sagen, daß es sehr ernst ist, aber die Möglichkeit einer Genesung nicht ausschließen, auch wenn praktisch keine Chance besteht
○ Man sollte erklären, wie es steht, auch wenn der Patient dadurch die Hoffung auf Genesung verliert

Kontakt mit Patienten

32. Bei uns wird die menschliche Seite der Behandlung ebenso wichtig genommen wie die technische Seite.

○ trifft voll zu
○ trifft etwas zu
○ unentschieden
○ trifft weniger zu
○ trifft überhaupt nicht zu

33. Die meisten Mitarbeiter hier würden gern mehr mit Patienten reden, wenn ihnen ihre Arbeit Zeit dazu ließe.

○ trifft voll zu
○ trifft etwas zu
○ unentschieden
○ trifft weniger zu
○ trifft überhaupt nicht zu

34. In dieser Abteilung wird viel getan, um die Persönlichkeit des Patienten zu achten.

○ trifft voll zu
○ trifft etwas zu
○ unentschieden
○ trifft weniger zu
○ trifft überhaupt nicht zu

35. Die Patienten hier haben es schwer, jemanden zu finden, der ihnen einfach einmal zuhört.

○ trifft voll zu
○ trifft etwas zu
○ unentschieden
○ trifft weniger zu
○ trifft überhaupt nicht zu

36. In meiner Arbeit bleibt eigentlich immer Zeit, auch einmal mit Patienten zu reden.

○ trifft voll zu
○ trifft etwas zu
○ unentschieden
○ trifft weniger zu
○ trifft überhaupt nicht zu

37. Patientenschicksale verfolgen mich oft bis in meine Freizeit.

○ trifft voll zu
○ trifft etwas zu
○ unentschieden
○ trifft weniger zu
○ trifft überhaupt nicht zu

38. Die Arbeit mit Krebskranken verstärkt bei mir die Angst, selbst an Krebs zu erkranken.

○ trifft voll zu
○ trifft etwas zu
○ unentschieden
○ trifft weniger zu
○ trifft überhaupt nicht zu

39. Wenn die seelische Seite der Betreuung von Krebspatienten zu kurz kommt, woran liegt das Ihrer Meinung nach hauptsächlich? (bitte nur eine Nennung)

○ Es fehlt die Zeit
○ Es liegt an einem Mangel an Ausbildung
○ Man muß sich vor seelischer Belastung schützen

40. Patienten, die an wissenschaftlichen Untersuchungen teilnehmen, müssen oft zusätzliche Belastungen in Kauf nehmen.

○ trifft voll zu
○ trifft etwas zu
○ unentschieden
○ trifft weniger zu
○ trifft überhaupt nicht zu

41. Wirklich befriedigend ist die Arbeit nur, wenn man Patienten heilen kann.

○ trifft voll zu
○ trifft etwas zu
○ unentschieden
○ trifft weniger zu
○ trifft überhaupt nicht zu

42. Die Schwestern und Pfleger der Abteilung gehen im allgemeinen sehr auf die seelischen Probleme der Patienten ein.

○ trifft voll zu
○ trifft etwas zu
○ unentschieden
○ trifft weniger zu
○ trifft überhaupt nicht zu

43. Die Ärzte der Abteilung gehen im allgemeinen sehr auf die seelischen Probleme der Patienten ein.

○ trifft voll zu
○ trifft etwas zu
○ unentschieden
○ trifft weniger zu
○ trifft überhaupt nicht zu

44. Die MTAs gehen im allgemeinen sehr auf die seelischen Belange der Patienten ein.

○ trifft voll zu
○ trifft etwas zu
○ unentschieden
○ trifft weniger zu
○ trifft überhaupt nicht zu

Erwartungen an Psychologen

45. Bei wievielen Patienten der Abteilung ist nach Ihrer Meinung die Hilfe eines Psychologen erforderlich?

Schätzen Sie bitte den Prozentsatz:

Zwischen ___ und ___ %

46. Wieviele Patienten der Abteilung würden nach Ihrer Meinung die Hilfe eines Psychologen annehmen, wenn man sie anbieten würde?

Schätzen Sie bitte den Prozentsatz:

Zwischen ___ und ___ %

Bitte beurteilen Sie die folgenden Aussagen:

47. Alle Patienten der Abteilung sollten wenigstens einmal von einem Psychologen gesehen werden.

○ trifft voll zu
○ trifft etwas zu
○ unentschieden
○ trifft weniger zu
○ trifft überhaupt nicht zu

48. Das Ziel der Psychologen müßte sein, uns so gut auszubilden, daß die Psychologen sich am Ende überflüssig machen.

○ trifft voll zu
○ trifft etwas zu
○ unentschieden
○ trifft weniger zu
○ trifft überhaupt nicht zu

49. Mir ist nicht klar, was Psychologen, die mit Krebskranken arbeiten, überhaupt machen.

○ trifft voll zu
○ trifft etwas zu
○ unentschieden
○ trifft weniger zu
○ trifft überhaupt nicht zu

50. Die Psychologen stehen vor der Wahl, sich mehr auf die Betreuung einzelner Patienten zu konzentrieren oder mehr auf die Weiterbildung der Mitarbeiter. Setzen wir einmal die Arbeit der Psychologen mit 100% an. Welchen Teil, meinen Sie, sollte die Patientenversorgung in Anspruch nehmen und welchen Teil die Weiterbildung der Mitarbeiter?

Patientenbetreuung ungefähr
___ %

Weiterbildung der Mitarbeiter ungefähr
___ %

Gesamt
100%

51. Glauben Sie, daß es möglich ist, durch psychologische Behandlung den Krankheitsverlauf zu beeinflussen?

○ Psychologische Behandlung hat darauf praktisch keinen Einfluß
○ Psychologische Behandlung kann in Einzelfällen den Krankheitsverlauf beeinflussen, für die Mehrheit der Patienten gilt das aber nicht
○ Psychologische Behandlung wird bei vielen Patienten auch den Krankheitsverlauf beeinflussen

52. Die Psychologen sollten sich ganz besonders um die sterbenden Patienten kümmern.

○ trifft voll zu
○ trifft etwas zu
○ unentschieden
○ trifft weniger zu
○ trifft überhaupt nicht zu

53. Ein Psychologe sollte auch Gedanken über das Jenseits an die Patienten herantragen, um ihre Auseinandersetzung mit dem Tode zu vertiefen.

○ trifft voll zu
○ trifft etwas zu
○ unentschieden
○ trifft weniger zu
○ trifft überhaupt nicht zu

54. Im Umgang mit Sterbenden sollten sich Psychologen darauf beschränken, dem Patienten zu helfen, die diesseitigen Dinge des Lebens zu ordnen.

○ trifft voll zu
○ trifft etwas zu
○ unentschieden
○ trifft weniger zu
○ trifft überhaupt nicht zu

55. Die Psychologen wollen die Ausbildung der Mitarbeiter im Umgang mit psychischen Problemen fördern.

Welche Auswirkungen erwarten Sie überwiegend (bitte nur eine Nennung)?

○ Belastung. Die Mitarbeiter werden mit zusätzlichen psychologischen Aufgaben belastet
○ Entlastung. Es wird für die Mitarbeiter leichter, in der Arbeit mit psychischen Belastungen fertigzuwerden
○ beides zu gleichen Teilen
○ weder Belastung noch Entlastung

56. Bei der Zusammenarbeit mit Psychologen befürchte ich, daß sie den Ärzten und Schwestern den Teil ihrer Arbeit fortnehmen, der in menschlicher Zuwendung besteht.

○ trifft voll zu
○ trifft etwas zu
○ unentschieden
○ trifft weniger zu
○ trifft überhaupt nicht zu

57 Bei der Zusammenarbeit mit Psychologen befürchte ich, daß diese sich zu sehr auf die Seite der Patienten stellen.

○ trifft voll zu
○ trifft etwas zu
○ unentschieden
○ trifft weniger zu
○ trifft überhaupt nicht zu

58. Die Psychologen sollten helfen, Konflikte, die es im Personal gibt, zu klären.

○ trifft voll zu
○ trifft etwas zu
○ unentschieden
○ trifft weniger zu
○ trifft überhaupt nicht zu

59. Die psychologische Betreuung von Strahlenpatienten ist ein Luxus, den man sich nur leisten sollte, wenn alles andere nicht mehr verbessert werden kann.

○ trifft voll zu
○ trifft etwas zu
○ unentschieden
○ trifft weniger zu
○ trifft überhaupt nicht zu

Strahlentherapie

60. Das Risiko der Strahlenbelastung ist hier so etwas wie ein Tabuthema.

○ trifft voll zu
○ trifft etwas zu
○ unentschieden
○ trifft weniger zu
○ trifft überhaupt nicht zu

61. Ich mache mir Sorgen wegen der Strahlenbelastung, der ich bei der Arbeit ausgesetzt bin.

○ trifft voll zu
○ trifft etwas zu
○ unentschieden
○ trifft weniger zu
○ trifft überhaupt nicht zu

62. Viele Mitarbeiter haben übertriebene Vorstellungen vom Strahlenrisiko bei ihrer Arbeit.

○ trifft voll zu
○ trifft etwas zu
○ unentschieden
○ trifft weniger zu
○ trifft überhaupt nicht zu

Wie zufrieden sind Sie mit folgenden Bedingungen an Ihrem Arbeitsplatz?

63. Mit der Klimaanlage, Belüftung

○ zufrieden
○ weder noch
○ unzufrieden
○ kann ich nicht beurteilen

64. Mit den Lichtverhältnissen am Arbeitsplatz

○ zufrieden
○ weder noch
○ unzufrieden
○ kann ich nicht beurteilen

65. Mit der Gestaltung der Wartezone oben

○ zufrieden
○ weder noch
○ unzufrieden
○ kann ich nicht beurteilen

66. Mit der Gestaltung der Wartezone unten

○ zufrieden
○ weder noch
○ unzufrieden
○ kann ich nicht beurteilen

67. Mit den Aufenthaltsräumen für das Personal

○ zufrieden
○ weder noch
○ unzufrieden
○ kann ich nicht beurteilen

68. Mit den Arbeitsräumen für die Ärzte

○ zufrieden
○ weder noch
○ unzufrieden
○ kann ich nicht beurteilen

69. Wie, glauben Sie, ist das Ansehen der Strahlentherapie bei anderen Abteilungen des Krankenhauses?

○ sehr hoch
○ hoch
○ mittel
○ gering
○ sehr gering
○ kann ich nicht beurteilen

70. Andere Abteilungen sehen die Indikation zur Strahlentherapie im Grunde genommen nur als letzte Möglichkeit.

○ trifft voll zu
○ trifft etwas zu
○ unentschieden
○ trifft weniger zu
○ trifft überhaupt nicht zu
○ kann ich nicht beurteilen

71. Die Strahlentherapie wird oft zu spät eingesetzt, um Heilungserfolge zu erzielen.

○ trifft voll zu
○ trifft etwas zu
○ unentschieden
○ trifft weniger zu
○ trifft überhaupt nicht zu
○ kann ich nicht beurteilen

72. Die Wirksamkeit der Strahlentherapie wird von vielen Ärzten anderer Disziplinen unterschätzt.

○ trifft voll zu
○ trifft etwas zu
○ unentschieden
○ trifft weniger zu
○ trifft überhaupt nicht zu
○ kann ich nicht beurteilen

Vielen Dank!
Bitte legen Sie diesen Fragebogen in den beigefügten Umschlag und werfen Sie ihn in den weißen Karton in der Anmeldung!

Computermasken der Patientendokumentation

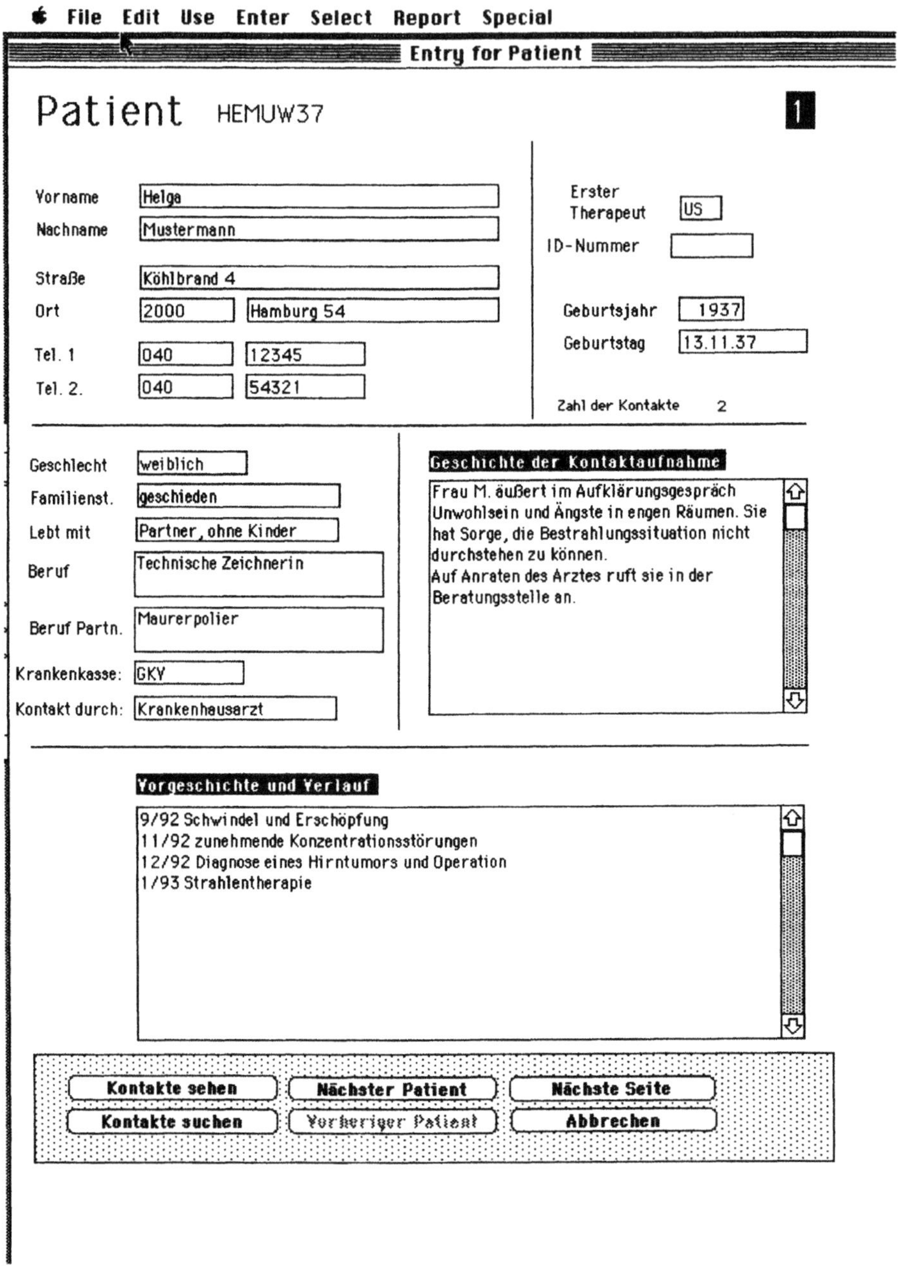

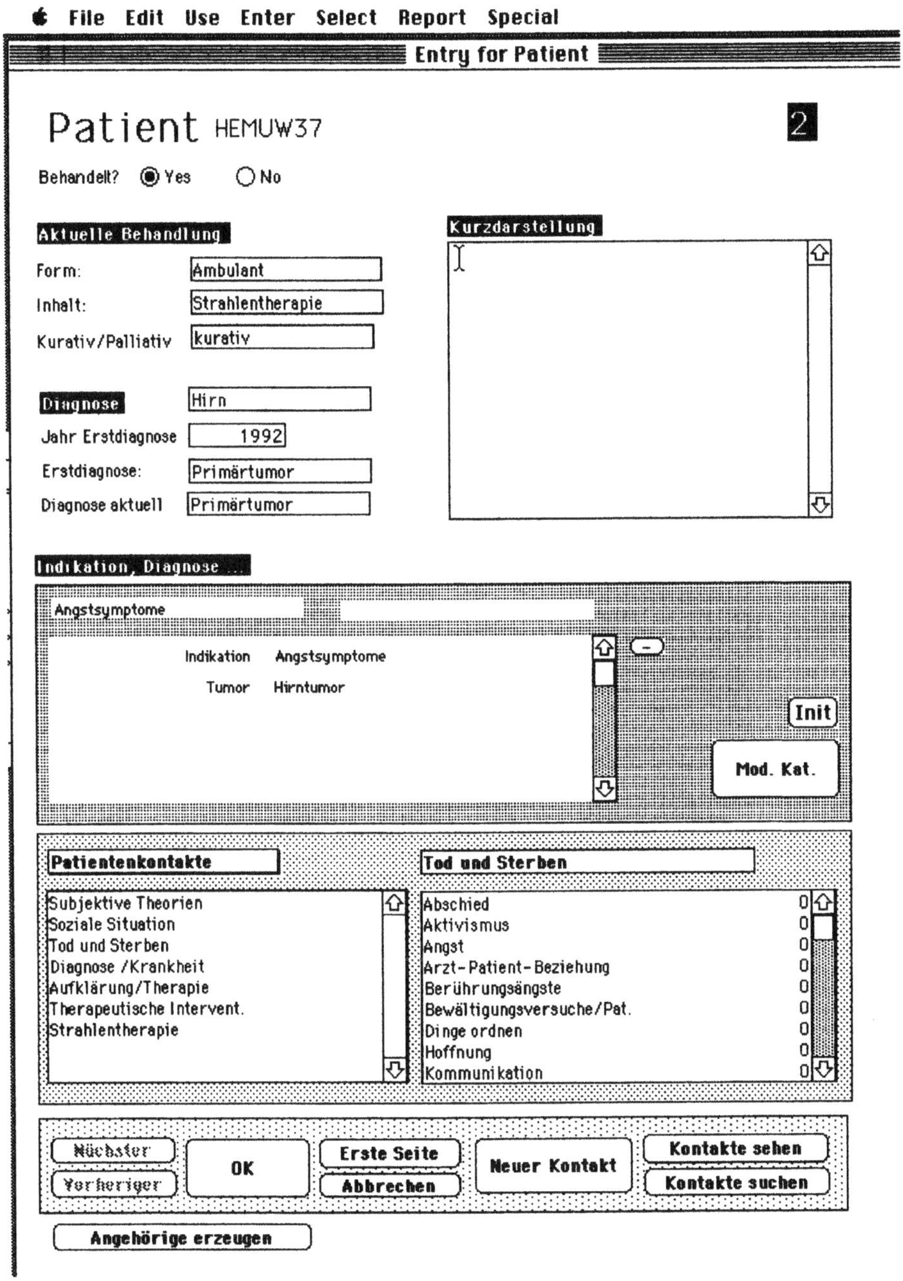
File Edit Use Enter Select Report Special
Entry for Patient
Patient HEMUW37
2
Behandelt? Yes No
Aktuelle Behandlung
Form: Ambulant
Inhalt: Strahlentherapie
Kurativ/Palliativ kurativ
Diagnose Hirn
Jahr Erstdiagnose 1992
Erstdiagnose: Primärtumor
Diagnose aktuell Primärtumor
Kurzdarstellung
Indikation, Diagnose ...
Angstsymptome
Indikation Angstsymptome
Tumor Hirntumor
Init
Mod. Kat.
Patientenkontakte
Subjektive Theorien
Soziale Situation
Tod und Sterben
Diagnose /Krankheit
Aufklärung/Therapie
Therapeutische Intervent.
Strahlentherapie
Tod und Sterben
Abschied 0
Aktivismus 0
Angst 0
Arzt-Patient-Beziehung 0
Berührungsängste 0
Bewältigungsversuche/Pat. 0
Dinge ordnen 0
Hoffnung 0
Kommunikation 0
Nächster
Vorheriger
OK
Erste Seite
Abbrechen
Neuer Kontakt
Kontakte sehen
Kontakte suchen
Angehörige erzeugen

Chronik der Projektvorbereitung bis Projektbeginn

Psychologische Unterstützung in der Abteilung für Strahlentherapie der Radiologischen Klinik des Universitätskrankenhauses Hamburg-Eppendorf: Entwicklung und Evaluation eines Modellprojektes

Jan./Febr. 1988	Prof. Hübener, Direktor der Abteilung für Strahlentherapie der Radiologischen Klinik, nimmt Kontakt auf mit Prof. Verres; erste Gespräche zwischen Rolf Verres und Ute Schlömer über ein mögliches Konzept einer psychosozialen Versorgung in dieser Abteilung
März 1988	Entwicklung eines ersten schriftlichen Konzeptes zur Vorlage bei Prof. Hübener
Juli 1988	Erstes Treffen zwischen Prof. Hübener, Prof. Verres, Dr. Klusmann und Ute Schlömer: Über wesentliche Punkte des Konzeptes, wie Integration der Mitarbeiter in das Team der Abteilung, eine räumliche Verankerung in der Klinik und die Einrichtung eines musiktherapeutischen Teilprojektes, wird Übereinstimmung erzielt
August 1988	Hospitation in der Abteilung für Strahlentherapie
Oktober 1988	Beginn der Arbeitsgruppe Verres/Klusmann/Schlömer Befragung von Mitarbeitern der Abteilung für Strahlentherapie: Entwicklung des Forschungsantrages
Dezember 1988	Kontaktaufnahme zu „netzwerkfördernden Institutionen" in Hamburg
Januar 1989	Der Forschungsantrag wird an das BMFT/Förderschwerpunkt Krebsrehabilitation weitergeleitet
Mai 1989	Das Projekt wird nach Kategorie B genehmigt mit der Auflage, ein vorhabenbegleitendes Beratungsgremium einzurichten; wir werden gebeten, ein Konzept für diese „externe Evaluation" zu entwickeln
Juli 1989	Unsere Arbeitsgruppe erweitert sich um Maike Frost, Soziologin. Schwerpunktmäßig geht es um methodische Fragestellungen und die gewünschte Nachforderung des BMFT-Gutachtergremiums Regelmäßige Kontakte mit den Mitarbeitern der Abteilung für Strahlentherapie gewährleisten, daß sie über den jeweiligen Stand der Entwicklung informiert sind
Januar 1990	Projektbeginn
Februar 1990	Beginn des musiktherapeutischen Teilprojektes
August 1990	Erstes Treffen mit unserem Gutachter- bzw. Beratergremium (Dr. Gerdes, Günzburg; Prof. Heim, Bern, und Prof. Lütolf, Zürich); Mittelentsperrung bis zum Projektende im Dezember 1994

Österreichische Gesellschaft für Psychoonkologie (Hrsg.)

Jahrbuch der Psychoonkologie 1993

1993. 6 Abbildungen. IX, 133 Seiten.
Broschiert DM 39,–, öS 275,–
ISBN 3-211-82526-6

Redaktion:
H.P. Bilek, O. Frischenschlager (verantwortlich), W. König, G. Linemayr

Wissenschaftlicher Beirat: H. Becker, C. Buddeberg, M. Hartmann, M. Kahleyss, R. Kreibich-Fischer, P. Kutter, M. Langer, B. Mangold, P. Möhring, M. Ringler, G. Strittmatter, R. Verres, A. v. Vietinghoff-Scheel, W. Wesiack, M. Wirsching

Inhaltsübersicht:
WissenschaftlicherTeil: Kappauf, H., Birkmann, J.: Psychoneuroimmunologie und ihre Bedeutung für die Krebsforschung • Gatterer, G., Sandor-Imre, B.: Psychosoziale Aspekte der Krebstherapie im höheren Lebensalter • Bilek, H. P.: Über den psychotherapeutischen Zugang zu krebskranken Menschen • Schlömer, U.,Hübener, K.-H., Verres, R., Klusmann, K., Frost, M.: Psychosoziale Unterstützung für ambulante Strahlentherapiepatienten: Entwicklung und Evaluation eines Modellprojektes • Schreiner-Frech, I., Langer, M.: Krankenhaushierarchie und Bewältigungsmechanismen bei Karzinompatienten

Beiträge zur psychoonkologischen Weiterbildung: König, W.: Umgang mit Extremsituationen • Über meinen Sohn - Referat mit Kommentar von H. P. Bilek • Hartmann, M.: Buchbesprechung.

Vorträge von den Jahrestagungen der Österreichischen Gesellschaft für Psychoonkologie in Bad Ischl: Simonton, C. O.: Die Rolle psychosozialer Beratung in der Behandlung von Krebskranken • Hellinger, B.: Was in der Schicksalsgemeinschaft von Familie und Sippe zu Krankheiten führt und zu Selbstmord und Tod und was vielleicht diese Schicksale wendet • Büntig, W.: Strukturierte Kommunikation in der Behandlung krebskranker Familien

Springer-Verlag Wien New York

Sachsenplatz 4–6, P.O.Box 89, A-1201 Wien · 175 Fifth Avenue, New York, NY 10010, USA
Heidelberger Platz 3, D-14197 Berlin · 37-3, Hongo 3-chome, Bunkyo-ku, Tokyo 113, Japan

GPSR Compliance

The European Union's (EU) General Product Safety Regulation (GPSR) is a set of rules that requires consumer products to be safe and our obligations to ensure this.

If you have any concerns about our products, you can contact us on ProductSafety@springernature.com

In case Publisher is established outside the EU, the EU authorized representative is:

Springer Nature Customer Service Center GmbH
Europaplatz 3
69115 Heidelberg, Germany

Batch number: 10816188

Printed by Printforce, the Netherlands